全国科学技术名词审定委员会

公　布

妇科肿瘤学名词

CHINESE TERMS IN GYNECOLOGIC ONCOLOGY

2022

医学名词审定委员会

妇科肿瘤学名词审定分委员会

国家自然科学基金资助项目

科学出版社

北　京

内 容 简 介

本书是全国科学技术名词审定委员会审定公布的妇科肿瘤学名词，内容包括总论、妇科肿瘤学基础、妇科肿瘤流行病学、妇科肿瘤预防学、妇科肿瘤诊断学、妇科肿瘤病理学、妇科肿瘤疾病、妇科肿瘤治疗学、妇科肿瘤生殖学和妇科肿瘤临床试验 10 个部分，共 1883 条，每条名词均给出了定义或注释。

这些名词是科研、教学、生产、经营及新闻出版等部门应遵照使用的妇科肿瘤学规范名词。

图书在版编目(CIP)数据

妇科肿瘤学名词/医学名词审定委员会，妇科肿瘤学名词审定分委员会审定. —北京: 科学出版社, 2022.9
全国科学技术名词审定委员会公布
ISBN 978-7-03-073064-0

Ⅰ. ①妇… Ⅱ. ①医… ②妇… Ⅲ. ①妇科学–肿瘤学–名词术语 Ⅳ. ①R737.3-61

中国版本图书馆 CIP 数据核字(2022)第 162735 号

责任编辑：高素婷 沈红芬 许红霞 商 涛/责任校对：张小霞
责任印制：李 彤/封面设计：吴霞暖

科 学 出 版 社 出版
北京东黄城根北街 16 号
邮政编码：100717
http://www.sciencep.com
北京中科印刷有限公司 印刷
科学出版社发行 各地新华书店经销
*
2022 年 9 月第 一 版 开本：787×1092 1/16
2022 年 9 月第一次印刷 印张：19 1/4
字数：440 000
定价：168.00 元
(如有印装质量问题，我社负责调换)

全国科学技术名词审定委员会
第七届委员会委员名单

特邀顾问：路甬祥　许嘉璐　韩启德
主　　任：白春礼
副 主 任：梁言顺　黄　卫　田学军　蔡　昉　邓秀新　何　雷　何鸣鸿
　　　　　裴亚军
常　　委（以姓名笔画为序）：

田立新　曲爱国　刘会洲　孙苏川　沈家煊　宋　军　张　军
张伯礼　林　鹏　周文能　饶克勤　袁亚湘　高　松　康　乐
韩　毅　雷筱云

委　　员（以姓名笔画为序）：

卜宪群　王　军　王子豪　王同军　王建军　王建朗　王家臣
王清印　王德华　尹虎彬　邓初夏　石　楠　叶玉如　田　森
田胜立　白殿一　包为民　冯大斌　冯惠玲　毕健康　朱　星
朱士恩　朱立新　朱建平　任　海　任南琪　刘　青　刘正江
刘连安　刘国权　刘晓明　许毅达　那伊力江·吐尔干　孙宝国
孙瑞哲　李一军　李小娟　李志江　李伯良　李学军　李承森
李晓东　杨　鲁　杨　群　杨汉春　杨安钢　杨焕明　汪正平
汪雄海　宋　彤　宋晓霞　张人禾　张玉森　张守攻　张社卿
张建新　张绍祥　张洪华　张继贤　陆雅海　陈　杰　陈光金
陈众议　陈言放　陈映秋　陈星灿　陈超志　陈新滋　尚智丛
易　静　罗　玲　周　畅　周少来　周洪波　郑宝森　郑筱筠
封志明　赵永恒　胡秀莲　胡家勇　南志标　柳卫平　闻映红
姜志宏　洪定一　莫纪宏　贾承造　原遵东　徐立之　高　怀
高　福　高培勇　唐志敏　唐绪军　益西桑布　黄清华　黄璐琦
萨楚日勒图　龚旗煌　阎志坚　梁曦东　董　鸣　蒋　颖
韩振海　程晓陶　程恩富　傅伯杰　曾明荣　谢地坤　赫荣乔
蔡　怡　谭华荣

第四届医学名词审定委员会委员名单

主　任：陈　竺

副主任：饶克勤　刘德培　贺福初　郑树森　王　宇　罗　玲

委　员（以姓名笔画为序）：

于　欣　王　辰　王永明　王汝宽　李兆申　杨伟炎

沈　悌　张玉森　陈　杰　屈婉莹　胡仪吉　徐建国

曾正陪　照日格图　魏丽惠

秘书长：张玉森(兼)

妇科肿瘤学名词审定分委员会委员名单

顾　问：马　丁

主　任：谢　幸　魏丽惠

副主任：孔北华　崔　恒　刘继红

委　员（以姓名笔画为序）：

王建六　吕卫国　向　阳　刘爱军　李　斌　吴小华

狄　文　沈丹华　张国楠　林仲秋　昌晓红　周　琦

孟元光　高雨农　薛凤霞

秘　书：李明珠

妇科肿瘤学名词编写委员会委员名单

主　编：魏丽惠

委　员（以姓名笔画为序）：

秘　书：李明珠(兼)

白春礼序

科技名词伴随科技发展而生，是概念的名称，承载着知识和信息。如果说语言是记录文明的符号，那么科技名词就是记录科技概念的符号，是科技知识得以传承的载体。我国古代科技成果的传承，即得益于此。《山海经》记录了山、川、陵、台及几十种矿物名；《尔雅》19篇中，有16篇解释名物词，可谓是我国最早的术语词典；《梦溪笔谈》第一次给"石油"命名并一直沿用至今；《农政全书》创造了大量农业、土壤及水利工程名词；《本草纲目》使用了数百种植物和矿物岩石名称。延传至今的古代科技术语，体现着圣哲们对科技概念定名的深入思考，在文化传承、科技交流的历史长河中做出了不可磨灭的贡献。

科技名词规范工作是一项基础性工作。我们知道，一个学科的概念体系是由若干个科技名词搭建起来的，所有学科概念体系整合起来，就构成了人类完整的科学知识架构。如果说概念体系构成了一个学科的"大厦"，那么科技名词就是其中的"砖瓦"。科技名词审定和公布，就是为了生产出标准、优质的"砖瓦"。

科技名词规范工作是一项需要重视的基础性工作。科技名词的审定就是依照一定的程序、原则、方法对科技名词进行规范化、标准化，在厘清概念的基础上恰当定名。其中，对概念的把握和厘清至关重要，因为如果概念不清晰、名称不规范，势必会影响科学研究工作的顺利开展，甚至会影响对事物的认知和决策。举个例子，我们在讨论科技成果转化问题时，经常会有"科技与经济'两张皮'""科技对经济发展贡献太少"等说法，尽管在通常的语境中，把科学和技术连在一起表述，但严格说起来，会导致在认知上没有厘清科学与技术之间的差异，而简单把技术研发和生产实际之间脱节的问题理解为科学研究与生产实际之间的脱节。一般认为，科学主要揭示自然的本质和内在规律，回答"是什么"和"为什么"的问题，技术以改造自然为目的，回答"做什么"和"怎么做"的问题。科学主要表现为知识形态，是创造知识的研究，技术则具有物化形态，是综合利用知识于需求的研究。科学、技术是不同类型的创新活动，有着不同的发展规律，体现不同的价值，需要形成对不同性质的研发活动进行分类支持、分类评价的科学管理体系。从这个角度来看，科技名词规范工作是一项必不可少的基础性工作。我非常同意老一辈专家叶笃正的观点，他认为："科技名词规范化工作的作用比我们想象的还要大，是一项事关我国科技事业发展的基础设施建设工作！"

科技名词规范工作是一项需要长期坚持的基础性工作。我国科技名词规范工作已经有 110 年的历史。1909 年清政府成立科学名词编订馆，1932 年南京国民政府成立国立编译馆，是为了学习、引进、吸收西方科学技术，对译名和学术名词进行规范统一。中华人民共和国成立后，随即成立了"学术名词统一工作委员会"。1985 年，为了更好地促进我国科学技术的发展，推动我国从科技弱国向科技大国迈进，国家成立了"全国自然科学名词审定委员会"，主要对自然科学领域的名词进行规范统一。1996 年，国家批准将"全国自然科学名词审定委员会"改为"全国科学技术名词审定委员会"，是为了响应科教兴国战略，促进我国由科技大国向科技强国迈进，而将工作范围由自然科学技术领域扩展到工程技术、人文社会科学等领域。科学技术发展到今天，信息技术和互联网技术在不断突进，前沿科技在不断取得突破，新的科学领域在不断产生，新概念、新名词在不断涌现，科技名词规范工作仍然任重道远。

110 年的科技名词规范工作，在推动我国科技发展的同时，也在促进我国科学文化的传承。科技名词承载着科学和文化，一个学科的名词，能够勾勒出学科的面貌、历史、现状和发展趋势。我们不断地对学科名词进行审定、公布、入库，形成规模并提供使用，从这个角度来看，这项工作又有几分盛世修典的意味，可谓"功在当代，利在千秋"。

在党和国家重视下，我们依靠数千位专家学者，已经审定公布了 65 个学科领域的近 50 万条科技名词，基本建成了科技名词体系，推动了科技名词规范化事业协调可持续发展。同时，在全国科学技术名词审定委员会的组织和推动下，海峡两岸科技名词的交流对照统一工作也取得了显著成果。两岸专家已在 30 多个学科领域开展了名词交流对照活动，出版了 20 多种两岸科学名词对照本和多部工具书，为两岸和平发展做出了贡献。

作为全国科学技术名词审定委员会现任主任委员，我要感谢历届委员会所付出的努力。同时，我也深感责任重大。

十九大的胜利召开具有划时代意义，标志着我们进入了新时代。新时代，创新成为引领发展的第一动力。习近平总书记在十九大报告中，从战略高度强调了创新，指出创新是建设现代化经济体系的战略支撑，创新处于国家发展全局的核心位置。在深入实施创新驱动发展战略中，科技名词规范工作是其基本组成部分，因为科技的交流与传播、知识的协同与管理、信息的传输与共享，都需要一个基于科学的、规范统一的科技名词体系和科技名词服务平台作为支撑。

我们要把握好新时代的战略定位，适应新时代新形势的要求，加强与科技的协同发展。一方面，要继续发扬科学民主、严谨求实的精神，保证审定公布成果的权威性和规范性。科技名词审定是一项既具规范性又有研究性，既具协调性又有长期性的综合性工作。在长期的科技名词审定工作实践中，全国科学技术名词审定委员会积累了丰富的经验，形成了一套完整的组织和审定流程。这一流程，有利于确立公布名词的权威性，有利于保证公布名词的规范性。但是，我们仍然要创新审定机制，高质高效地完成科技名词审定公布任务。另一方面，在做好科技名词审定公布工作的同时，我们要瞄准世界科技前沿，服务于前瞻性基础研究。习总书记在报告中特别提到"中国天眼"、"悟空号"暗物质粒子探测卫星、"墨子号"量子科学实验卫星、天宫二号和"蛟龙号"载人潜水器等重大科技成果，这些都是随着我国科技发展诞生的新概念、新名词，是科技名词规范工作需要关注的热点。围绕新时代中国特色社会主义发展的重大课题，服务于前瞻性基础研究、新的科学领域、新的科学理论体系，应该是新时代科技名词规范工作所关注的重点。

未来，我们要大力提升服务能力，为科技创新提供坚强有力的基础保障。全国科学技术名词审定委员会第七届委员会成立以来，在创新科学传播模式、推动成果转化应用等方面作了很多努力。例如，及时为 113 号、115 号、117 号、118 号元素确定中文名称，联合中国科学院、国家语言文字工作委员会召开四个新元素中文名称发布会，与媒体合作开展推广普及，引起社会关注。利用大数据统计、机器学习、自然语言处理等技术，开发面向全球华语圈的术语知识服务平台和基于用户实际需求的应用软件，受到使用者的好评。今后，全国科学技术名词审定委员会还要进一步加强战略前瞻，积极应对信息技术与经济社会交汇融合的趋势，探索知识服务、成果转化的新模式、新手段，从支撑创新发展战略的高度，提升服务能力，切实发挥科技名词规范工作的价值和作用。

使命呼唤担当，使命引领未来，新时代赋予我们新使命。全国科学技术名词审定委员会只有准确把握科技名词规范工作的战略定位，创新思路，扎实推进，才能在新时代有所作为。

是为序。

白春礼

2018 年春

路甬祥序

我国是一个人口众多、历史悠久的文明古国，自古以来就十分重视语言文字的统一，主张"书同文、车同轨"，把语言文字的统一作为民族团结、国家统一和强盛的重要基础和象征。我国古代科学技术十分发达，以四大发明为代表的古代文明，曾使我国居于世界之巅，成为世界科技发展史上的光辉篇章。而伴随科学技术产生、传播的科技名词，从古代起就已成为中华文化的重要组成部分，在促进国家科技进步、社会发展和维护国家统一方面发挥着重要作用。

我国的科技名词规范统一活动有着十分悠久的历史。古代科学著作记载的大量科技名词术语，标志着我国古代科技之发达及科技名词之活跃与丰富。然而，建立正式的名词审定组织机构则是在清朝末年。1909 年，我国成立了科学名词编订馆，专门从事科学名词的审定、规范工作。到了新中国成立之后，由于国家的高度重视，这项工作得以更加系统地、大规模地开展。1950 年政务院设立的学术名词统一工作委员会，以及 1985 年国务院批准成立的全国自然科学名词审定委员会（现更名为全国科学技术名词审定委员会，简称全国科技名词委），都是政府授权代表国家审定和公布规范科技名词的权威性机构和专业队伍。他们肩负着国家和民族赋予的光荣使命，秉承着振兴中华的神圣职责，为科技名词规范统一事业默默耕耘，为我国科学技术的发展做出了基础性的贡献。

规范和统一科技名词，不仅在消除社会上的名词混乱现象，保障民族语言的纯洁与健康发展等方面极为重要，而且在保障和促进科技进步，支撑学科发展方面也具有重要意义。一个学科的名词术语的准确定名及推广，对这个学科的建立与发展极为重要。任何一门科学（或学科），都必须有自己的一套系统完善的名词来支撑，否则这门学科就立不起来，就不能成为独立的学科。郭沫若先生曾将科技名词的规范与统一称为"乃是一个独立自主国家在学术工作上所必须具备的条件，也是实现学术中国化的最起码的条件"，精辟地指出了这项基础性、支撑性工作的本质。

在长期的社会实践中，人们认识到科技名词的规范和统一工作对于一个国家的科技发展和文化传承非常重要，是实现科技现代化的一项支撑性的系统工程。没有这样一个系统的规范化的支撑条件，不仅现代科技的协调发展将遇到极大困难，而且在科技日益渗透人们生活各方面、各环节的今天，还将给教育、传播、交流、经贸等多方面带来困难和损害。

全国科技名词委自成立以来，已走过近 20 年的历程，前两任主任钱三强院士和卢嘉锡院士为我国的科技名词统一事业倾注了大量的心血和精力，在他们的正确领导和广大专家的共同努力下，取得了卓著的成就。2002 年，我接任此工作，时逢国家科技、经济飞速发展之际，因而倍感责任的重大；及至今日，全国科技名词委已组建了 60 个学科名词审定分委员会，公布了 50 多个学科的 63 种科技名词，在自然科学、工程技术与社会科学方面均取得了协调发展，科技名词蔚成体系。而且，海峡两岸科技名词对照统一工作也取得了可喜的成绩。对此，我实感欣慰。这些成就无不凝聚着专家学者们的心血与汗水，无不闪烁着专家学者们的集体智慧。历史将会永远铭刻着广大专家学者孜孜以求、精益求精的艰辛劳作和为祖国科技发展做出的奠基性贡献。宋健院士曾在 1990 年全国科技名词委的大会上说过："历史将表明，这个委员会的工作将对中华民族的进步起到奠基性的推动作用。"这个预见性的评价是毫不为过的。

科技名词的规范和统一工作不仅仅是科技发展的基础，也是现代社会信息交流、教育和科学普及的基础，因此，它是一项具有广泛社会意义的建设工作。当今，我国的科学技术已取得突飞猛进的发展，许多学科领域已接近或达到国际前沿水平。与此同时，自然科学、工程技术与社会科学之间交叉融合的趋势越来越显著，科学技术迅速普及到了社会各个层面，科学技术同社会进步、经济发展已紧密地融为一体，并带动着各项事业的发展。所以，不仅科学技术发展本身产生的许多新概念、新名词需要规范和统一，而且由于科学技术的社会化，社会各领域也需要科技名词有一个更好的规范。另外，随着香港、澳门的回归，海峡两岸科技、文化、经贸交流不断扩大，祖国实现完全统一更加迫近，两岸科技名词对照统一任务也十分迫切。因而，我们的名词工作不仅对科技发展具有重要的价值和意义，而且在经济发展、社会进步、政治稳定、民族团结、国家统一和繁荣等方面都具有不可替代的特殊价值和意义。

最近，中央提出树立和落实科学发展观，这对科技名词工作提出了更高的要求。我们要按照科学发展观的要求，求真务实，开拓创新。科学发展观的本质与核心是以人为本，我们要建设一支优秀的名词工作队伍，既要保持和发扬老一辈科技名词工作者的优良传统，坚持真理、实事求是、甘于寂寞、淡泊名利，又要根据新形势的要求，面向未来、协调发展、与时俱进、锐意创新。此外，我们要充分利用网络等现代科技手段，使规范科技名词得到更好的传播和应用，为迅速提高全民文化素质做出更大贡献。科学发展观的基本要求是坚持以人为本，全面、协调、可持续发展，因此，科技名词工作既要紧密围绕当前国民经济建设形势，着重开展好科技领域的学科名词审定工作，同时又要在强调经济社会以及人与自然协调发展的思想指导下，开展好社会科学、文化教育和资源、生态、环境领域的科学名词审定工作，促进各个学科领域的相互融合和共同繁荣。科学发展观非常注重可持续发展的理念，因此，我们在不断丰富和发展已建立的科技名词体系的同时，还要进一步研究具有中国特色的术语学理论，以创建中国的术语学派。研究和建立中国特色的术语学理论，也是一种知识创新，是实现科技名词工作可持续发展的必由之路，我们应当为此付出更大的努力。

当前国际社会已处于以知识经济为走向的全球经济时代，科学技术发展的步伐将会越来越快。我国已加入世贸组织，我国的经济也正在迅速融入世界经济主流，因而国内外科技、文化、经贸的交流将越来越广泛和深入。可以预言，21世纪中国的经济和中国的语言文字都将对国际社会产生空前的影响。因此，在今后10到20年之间，科技名词工作就变得更具现实意义，也更加迫切。"路漫漫其修远兮，吾将上下而求索"，我们应当在今后的工作中，进一步解放思想，务实创新、不断前进。不仅要及时地总结这些年来取得的工作经验，更要从本质上认识这项工作的内在规律，不断地开创科技名词统一工作新局面，做出我们这代人应当做出的历史性贡献。

2004 年深秋

卢 嘉 锡 序

科技名词伴随科学技术而生，犹如人之诞生其名也随之产生一样。科技名词反映着科学研究的成果，带有时代的信息，铭刻着文化观念，是人类科学知识在语言中的结晶。作为科技交流和知识传播的载体，科技名词在科技发展和社会进步中起着重要作用。

在长期的社会实践中，人们认识到科技名词的统一和规范化是一个国家和民族发展科学技术的重要的基础性工作，是实现科技现代化的一项支撑性的系统工程。没有这样一个系统的规范化的支撑条件，科学技术的协调发展将遇到极大的困难。试想，假如在天文学领域没有关于各类天体的统一命名，那么，人们在浩瀚的宇宙当中，看到的只能是无序的混乱，很难找到科学的规律。如是，天文学就很难发展。其他学科也是这样。

古往今来，名词工作一直受到人们的重视。严济慈先生60多年前说过，"凡百工作，首重定名；每举其名，即知其事"。这句话反映了我国学术界长期以来对名词统一工作的认识和做法。古代的孔子曾说"名不正则言不顺"，指出了名实相副的必要性。荀子也曾说"名有固善，径易而不拂，谓之善名"，意为名有完善之名，平易好懂而不被人误解之名，可以说是好名。他的"正名篇"即是专门论述名词术语命名问题的。近代的严复则有"一名之立，旬月踟蹰"之说。可见在这些有学问的人眼里，"定名"不是一件随便的事情。任何一门科学都包含很多事实、思想和专业名词，科学思想是由科学事实和专业名词构成的。如果表达科学思想的专业名词不正确，那么科学事实也就难以令人相信了。

科技名词的统一和规范化标志着一个国家科技发展的水平。我国历来重视名词的统一与规范工作。从清朝末年的科学名词编订馆，到1932年成立的国立编译馆，以及新中国成立之初的学术名词统一工作委员会，直至1985年成立的全国自然科学名词审定委员会(现已改名为全国科学技术名词审定委员会，简称全国名词委)，其使命和职责都是相同的，都是审定和公布规范名词的权威性机构。现在，参与全国名词委领导工作的单位有中国科学院、科学技术部、教育部、中国科学技术协会、国家自然科学基金委员会、新闻出版署、国家质量技术监督局、国家广播电影电视总局、国家知识产权局和国家语言文字工作委员会，这些部委各自选派了有关领导干部担任全国名词委的领导，有力地推动科技名词的统一和推广应用工作。

全国名词委成立以后，我国的科技名词统一工作进入了一个新的阶段。在第一任主任委员钱三强同志的组织带领下，经过广大专家的艰苦努力，名词规范和统一工作取得了显著的成绩。1992 年三强同志不幸谢世。我接任后，继续推动和开展这项工作。在国家和有关部门的支持及广大专家学者的努力下，全国名词委 15 年来按学科共组建了 50 多个学科的名词审定分委员会，有 1800 多位专家、学者参加名词审定工作，还有更多的专家、学者参加书面审查和座谈讨论等，形成的科技名词工作队伍规模之大、水平层次之高前所未有。15 年间共审定公布了包括理、工、农、医及交叉学科等各学科领域的名词共计 50 多种。而且，对名词加注定义的工作经试点后业已逐渐展开。另外，遵照术语学理论，根据汉语汉字特点，结合科技名词审定工作实践，全国名词委制定并逐步完善了一套名词审定工作的原则与方法。可以说，在 20 世纪的最后15 年中，我国基本上建立起了比较完整的科技名词体系，为我国科技名词的规范和统一奠定了良好的基础，对我国科研、教学和学术交流起到了很好的作用。

在科技名词审定工作中，全国名词委密切结合科技发展和国民经济建设的需要，及时调整工作方针和任务，拓展新的学科领域开展名词审定工作，以更好地为社会服务、为国民经济建设服务。近些年来，又对科技新词的定名和海峡两岸科技名词对照统一工作给予了特别的重视。科技新词的审定和发布试用工作已取得了初步成效，显示了名词统一工作的活力，跟上了科技发展的步伐，起到了引导社会的作用。两岸科技名词对照统一工作是一项有利于祖国统一大业的基础性工作。全国名词委作为我国专门从事科技名词统一的机构，始终把此项工作视为自己责无旁贷的历史性任务。通过这些年的积极努力，我们已经取得了可喜的成绩。做好这项工作，必将对弘扬民族文化，促进两岸科教、文化、经贸的交流与发展做出历史性的贡献。

科技名词浩如烟海，门类繁多，规范和统一科技名词是一项相当繁重而复杂的长期工作。在科技名词审定工作中既要注意同国际上的名词命名原则与方法相衔接，又要依据和发挥博大精深的汉语文化，按照科技的概念和内涵，创造和规范出符合科技规律和汉语文字结构特点的科技名词。因而，这又是一项艰苦细致的工作。广大专家学者字斟句酌,精益求精,以高度的社会责任感和敬业精神投身于这项事业。可以说,全国名词委公布的名词是广大专家学者心血的结晶。这里,我代表全国名词委,向所有参与这项工作的专家学者们致以崇高的敬意和衷心的感谢!

审定和统一科技名词是为了推广应用。要使全国名词委众多专家多年的劳动成果——规范名词,成为社会各界及每位公民自觉遵守的规范,需要全社会的理解和支持。国务院和4个有关部委〔国家科委(今科学技术部)、中国科学院、国家教委(今教育部)和新闻出版署〕已分别于1987年和1990年行文全国,要求全国各科研、教学、生产、经营以及新闻出版等单位遵照使用全国名词委审定公布的名词。希望社会各界自觉认真地执行,共同做好这项对于科技发展、社会进步和国家统一极为重要的基础工作,为振兴中华而努力。

值此全国名词委成立15周年、科技名词书改装之际,写了以上这些话。是为序。

卢嘉锡

2000 年夏

钱 三 强 序

科技名词术语是科学概念的语言符号。人类在推动科学技术向前发展的历史长河中，同时产生和发展了各种科技名词术语，作为思想和认识交流的工具，进而推动科学技术的发展。

我国是一个历史悠久的文明古国，在科技史上谱写过光辉篇章。中国科技名词术语，以汉语为主导，经过了几千年的演化和发展，在语言形式和结构上体现了我国语言文字的特点和规律，简明扼要，蓄意深切。我国古代的科学著作，如已被译为英、德、法、俄、日等文字的《本草纲目》《天工开物》等，包含大量科技名词术语。从元、明以后，开始翻译西方科技著作，创译了大批科技名词术语，为传播科学知识，发展我国的科学技术起到了积极作用。

统一科技名词术语是一个国家发展科学技术所必须具备的基础条件之一。世界经济发达国家都十分关心和重视科技名词术语的统一。我国早在 1909 年就成立了科学名词编订馆，后又于 1919 年中国科学社成立了科学名词审定委员会，1928 年大学院成立了译名统一委员会。1932 年成立了国立编译馆，在当时教育部主持下先后拟订和审查了各学科的名词草案。

新中国成立后，国家决定在政务院文化教育委员会下，设立学术名词统一工作委员会，郭沫若任主任委员。委员会分设自然科学、社会科学、医药卫生、艺术科学和时事名词五大组，聘任了各专业著名科学家、专家，审定和出版了一批科学名词，为新中国成立后的科学技术的交流和发展起到了重要作用。后来，由于历史的原因，这一重要工作陷于停顿。

当今，世界科学技术迅速发展，新学科、新概念、新理论、新方法不断涌现，相应地出现了大批新的科技名词术语。统一科技名词术语，对科学知识的传播，新学科的开拓，新理论的建立，国内外科技交流，学科和行业之间的沟通，科技成果的推广、应用和生产技术的发展，科技图书文献的编纂、出版和检索，科技情报的传递等方面，都是不可缺少的。特别是计算机技术的推广使用，对统一科技名词术语提出了更紧迫的要求。

为适应这种新形势的需要，经国务院批准，1985 年 4 月正式成立了全国自然科学名词审定委员会。委员会的任务是确定工作方针，拟定科技名词术语审定工作计划、实施方案和步骤，组织审定自然科学各学科名词术语，并予以公布。根据国务院授权，委员会审定公布的名词术语，科研、教学、生产、经营以及新闻出版等各部门，均应遵照使用。

全国自然科学名词审定委员会由中国科学院、国家科学技术委员会、国家教育委员会、中国科学技术协会、国家技术监督局、国家新闻出版署、国家自然科学基金委员会分别委派了正、副主任担任领导工作。在中国科协各专业学会密切配合下，逐步建立各专业审定分委员会，并已建立起一支由各学科著名专家、学者组成的近千人的审定队伍，负责审定本学科的名词术语。我国的名词审定工作进入了一个新的阶段。

这次名词术语审定工作是对科学概念进行汉语订名，同时附以相应的英文名称，既有我国语言特色，又方便国内外科技交流。通过实践，初步摸索了具有我国特色的科技名词术语审定的原则与方法，以及名词术语的学科分类、相关概念等问题，并开始探讨当代术语学的理论和方法，以期逐步建立起符合我国语言规律的自然科学名词术语体系。

统一我国的科技名词术语，是一项繁重的任务，它既是一项专业性很强的学术性工作，又涉及亿万人使用习惯的问题。审定工作中我们要认真处理好科学性、系统性和通俗性之间的关系；主科与副科间的关系；学科间交叉名词术语的协调一致；专家集中审定与广泛听取意见等问题。

汉语是世界五分之一人口使用的语言，也是联合国的工作语言之一。除我国外，世界上还有一些国家和地区使用汉语，或使用与汉语关系密切的语言。做好我国的科技名词术语统一工作，为今后对外科技交流创造了更好的条件，使我炎黄子孙，在世界科技进步中发挥更大的作用，做出重要的贡献。

统一我国科技名词术语需要较长的时间和过程，随着科学技术的不断发展，科技名词术语的审定工作，需要不断地发展、补充和完善。我们将本着实事求是的原则，严谨的科学态度做好审定工作，成熟一批公布一批，提供各界使用。我们特别希望得到科技界、教育界、经济界、文化界、新闻出版界等各方面同志的关心、支持和帮助，共同为早日实现我国科技名词术语的统一和规范化而努力。

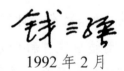

1992 年 2 月

前　言

妇科肿瘤学作为妇产科学中的一个重要分支，近年来发展迅速，妇科肿瘤学相关的名词术语也在不断增加和更新。特别伴随学科的发展，在妇科肿瘤的临床与科研中，不断有其他学科融合，也出现了一些交叉学科相关名词的应用。新出现的名词一些来源于英文或其他语言词汇的直译，一些来源于依托中文含义翻译的词汇，常常造成同一名词在不同出版物上会有多个不同表述的现象。名词使用的不规范、不统一，不仅影响疾病诊治的规范化、新技术的推广，还会影响学术交流和推动。因此，在我国建立统一、规范的妇科肿瘤学名词势在必行，而且具有重要意义。

在1989年全国自然科学名词审定委员会审定公布的《医学名词》（一）妇产科分支部分无专门涉及妇科肿瘤学专业的名词，而在肿瘤学名词中涉及的妇科肿瘤学名词也较少。鉴于此，2019年全国科学技术名词审定委员会（以下简称"全国科技名词委"）和中华医学会组建了妇科肿瘤学名词审定分委员会，并于2019年10月召开成立会议。由于妇科肿瘤学涉及的专业面广泛，我们组织多名妇科肿瘤学及相关学科专家成立了妇科肿瘤学名词编写委员会，成员来自北京大学人民医院、北京大学第一医院、北京大学第三医院、北京大学肿瘤医院、北京大学国际医院、中国医学科学院北京协和医院、中国医学科学院肿瘤医院、解放军总医院、天津医科大学总医院、首都医科大学宣武医院、首都医科大学附属妇产医院、首都医科大学附属北京天坛医院、郑州大学第一附属医院、北京中医药大学东直门医院、河北医科大学第二医院等。编写委员会委员通过共同努力，反复修改词条、斟酌词义，经过三审工作会议，并广泛征集妇科肿瘤学界专家意见，最终整理并完成了《妇科肿瘤学名词》。本书尽可能自成体系，包括总论、妇科肿瘤学基础、妇科肿瘤流行病学、妇科肿瘤预防学、妇科肿瘤诊断学、妇科肿瘤病理学、妇科肿瘤疾病、妇科肿瘤治疗学、妇科肿瘤生殖学和妇科肿瘤临床试验10个部分，共1883条，力求体现全面性、科学性、先进性和实用性，希望《妇科肿瘤学名词》一书能够成为我国妇科肿瘤领域临床、教学及科研工作的重要参考书。

感谢《妇科肿瘤学名词》编写团队所做的大量工作，从初稿到终稿，可谓快马加鞭，2019年10月召开《妇科肿瘤学名词》启动会，2019年12月和2020年1月8日召开两次目录审定会，2020年1月15日召开第二次审定会，经过反复修改、查重、调整及完善词条，2020年1月20日确定名词词条，并制定释义书写格式。2020年2月14日收齐词条、英文名及释义稿，2020年3~4月进入审核工作。因疫情原因，于2020年5月8日召开线上三审会，2020年6~7月进入名词词条最终审校阶段。主编魏丽惠教授花费了大量时间和精力反复推敲及完善全稿。在整个审定过程中，全国科技名词委、中华医学会医学名词办公室给予了大量指导和支持，对《妇科肿瘤学名词》的审定进行了全程跟踪指导，并在审定过程中多次深入参与讨论，给出具体建议，依照程序对《妇科肿瘤学名词》进行了仔细查重，对中文名、英文名和释义严格把关。在征求意见过程中潘伟教授从语言文字方面进行了细致的审阅。因妇科肿瘤疾病是本书的重中之重，在妇科肿瘤疾病释义临床部分的基础上，病理学专家沈丹华教授团队为每种妇科肿瘤疾病添加了相关病理的内容，使每个词条释义更加完整和丰富。在本书编写过程中，孔为民、高雨农、昌晓红、毕蕙、李斌、王世军、王永军、薛晓鸥、郭瑞霞、薛凤霞、李小平等教授及其团队付出了很多辛劳；在复审过程中，谢幸、孔北华、刘继红、吕卫国、向阳、王建六、狄文、吴小华、张国楠、林仲秋、孟元光等教授又提出了许多宝贵的意见和建议。最后经全国科技名词委高素婷编审审校，并于2021年8月18～24日召开讨论会后完成定稿。在此衷心感谢参与《妇科肿瘤学名词》编审校等工作的所有编写专家、审定专家、秘书及相关工作人员。

虽然各位编写专家做了大量的工作，但是书中疏漏和不妥之处在所难免，希望本书能得到全国同道的指点和帮助，并提出宝贵意见，以便修订和再版时进一步完善。

妇科肿瘤学名词审定分委员会
2021年9月

编 排 说 明

一、本书公布的是妇科肿瘤学名词，共 1883 条，每条名词均给出了定义或注释。

二、全书分 10 个部分：总论、妇科肿瘤学基础、妇科肿瘤流行病学、妇科肿瘤预防学、妇科肿瘤诊断学、妇科肿瘤病理学、妇科肿瘤疾病、妇科肿瘤治疗学、妇科肿瘤生殖学和妇科肿瘤临床试验。

三、正文按汉文名所属学科的相关概念体系排列。汉文名后给出了与该词概念相对应的英文名。

四、每个汉文名都附有相应的定义或注释。定义一般只给出其基本内涵，注释则扼要说明其特点。当一个汉文名有不同的概念时，则用（1）、（2）等表示。

五、一个汉文名对应几个英文同义词时，英文词之间用","分开。

六、凡英文词的首字母大、小写均可时，一律小写；英文除必须用复数者，一般用单数形式。

七、"[ ]"中的字为可省略的部分。

八、主要异名和释文中的条目用楷体表示。"全称""简称"是与正名等效使用的名词；"又称"为非推荐名，只在一定范围内使用；"俗称"为非学术用语；"曾称"为被淘汰的旧名。

九、正文后所附的英汉索引按英文字母顺序排列；汉英索引按汉语拼音顺序排列。所示号码为该词在正文中的序码。索引中带"*"者为规范名的异名或在释文中出现的条目。

目　录

正文

01. 总　　论

01.001　妇科肿瘤　gynecologic tumor, gynecologic neoplasm

发生于女性生殖系统的肿瘤。分良性和恶性。根据发生部位可分为外阴肿瘤、阴道肿瘤、宫颈肿瘤、子宫肿瘤、卵巢肿瘤、输卵管肿瘤等。以子宫、卵巢肿瘤多见，外阴、输卵管肿瘤少见。

01.002　妇科良性肿瘤　gynecologic benign tumor

细胞分化较成熟、生长缓慢、局限性生长、不发生浸润和转移、一般对机体影响相对小的妇科肿瘤。如外阴脂肪瘤、外阴平滑肌瘤、宫颈肌瘤、子宫肌瘤、卵巢黄体囊肿、卵巢滤泡囊肿、输卵管平滑肌瘤等，以子宫肌瘤最常见。

01.003　妇科恶性肿瘤　gynecologic malignant tumor

细胞分化不成熟、生长较迅速、浸润破坏器官的结构和功能并可发生转移、对机体影响较为严重的妇科肿瘤。如外阴癌、阴道癌、宫颈癌、子宫内膜癌、子宫肉瘤、卵巢癌、输卵管癌等，以宫颈癌、子宫内膜癌、卵巢癌最常见。

01.004　妇科肿瘤学　gynecologic oncology

研究妇科肿瘤的发病机制、流行规律、预防、诊断、治疗与预后的学科。

01.005　妇科肿瘤病因学　etiology of gynecologic tumor

研究妇科肿瘤发生的原因和条件的学科。

01.006　妇科肿瘤流行病学　epidemiology of gynecologic tumor

研究妇科肿瘤在人群中的分布规律、流行因素、预防措施及预后的学科。包括妇科肿瘤的分布，定量评估不同环境和宿主因素与妇科肿瘤的关联，揭示新的病因学线索，提高对发生机制的了解，评估预防措施的效果。

01.007　妇科肿瘤预防医学　preventive medicine of gynecologic tumor

以预防妇科肿瘤为目的，以人群健康和疾病与外界环境之间的关系为研究对象，以公共卫生、社区医学、环境医学、流行病学、卫生统计学和自我保健学为研究手段与措施，以预防和控制妇科肿瘤、保护和促进健康、延长寿命和提高生活质量为目的的学科。

01.008　妇科肿瘤组织病理学　histopathology of gynecologic tumor

对妇科肿瘤组织进行大体和显微镜下的检查，进而进行妇科肿瘤病理诊断的学科。在妇科肿瘤的临床诊断中起到不可替代的作用，常成为最终确诊的依据。

01.009　妇科肿瘤分子生物学　molecular biology of gynecologic tumor

在分子水平上研究生物大分子（如核酸、蛋白质）的结构、功能、生物合成和代谢等来阐明妇科肿瘤发生机制的学科。

01.010　妇科肿瘤遗传学　genetics of gynecologic tumor

研究妇科肿瘤疾病基因的结构、功能及其变异、传递和表达规律的学科。主要研究遗传易感性与妇科肿瘤发生之间的关系。

01.011　妇科肿瘤症状学　symptomatology of gynecologic tumor

研究妇科肿瘤疾病症状的识别、发生机制、个体化临床表现及其在诊断中作用的学科。

01.012　妇科肿瘤诊断学　diagnostics of gynecologic tumor

应用医学基本理论、基本知识和基本技能对妇科肿瘤疾病进行诊断的学科。

01.013　妇科肿瘤治疗学　therapeutics of gynecologic tumor

研究妇科肿瘤疾病的治疗原则、方法和手段的学科。

01.014　妇科肿瘤生殖学　gynecologic oncofertility

研究妇科肿瘤与生殖医学相互融合的新兴交叉学科。目的是既实现延长患者的生命，又能保存其生育能力。"oncofertility"最早于2006年由美国著名妇产科学教授伍德拉夫（T. Woodruff）提出，是首次将"onco"和"fertility"结合在一起提出的全新理念。

02.　妇科肿瘤学基础

02.01　妇科解剖学

02.001　妇科解剖学　gynecological anatomy

研究正常人体女性生殖系统形态结构的学科。

02.002　女性生殖系统　female genital system

女性内、外生殖器及相关组织与邻近器官的统称。

02.003　女性生殖器[官]　female genital organ, female genitalia

女性内、外生殖器的总称。内生殖器在女性的骨盆腔内，包括阴道、子宫、输卵管和卵巢；外生殖器露在女性的体表，包括阴阜、大阴唇、小阴唇、阴蒂和阴道前庭。

02.01.01　女性外生殖器

02.004　女性外生殖器　female external genital organ, female external genitalia

又称"外阴（vulva）"。女性生殖器官的外露部分。位于两股内侧间，前上方为耻骨联合，前方表面为阴阜，后下方为会阴。包括阴阜、大阴唇、小阴唇、阴蒂和阴道前庭。

02.005　阴阜　mons pubis

耻骨联合前方由大量富含皮下脂肪的结缔组织形成的隆起。青春期发育时，其表面皮肤开始生长出呈倒三角形分布的阴毛，阴毛

的疏密和色泽因种族与个体而异。

02.006　大阴唇　labium majus

邻近两股内侧的一对纵行隆起的皮肤皱襞。自阴阜向下向后延伸至会阴。青春期发育后有色素沉着和阴毛生长，内侧面潮湿似黏膜，内含有皮脂腺和汗腺。大阴唇皮下为疏松结缔组织和脂肪组织，含丰富血管、淋巴管和神经。

02.007　小阴唇　labium minus

位于两侧大阴唇内侧的薄片状皮肤皱襞。从阴蒂斜向后外下方，表面湿润、色褐、无毛、无脂肪，富含神经末梢，非常敏感。

02.008　阴蒂　clitoris
位于两侧小阴唇汇合处顶端的结构。内含一对海绵体，在性兴奋时勃起。分三部分：前端为阴蒂头，中间为阴蒂体，后部为阴蒂脚。

02.009　阴蒂头　glans of clitoris
阴蒂前部海绵体勃起组织的一个圆形小结节。富含神经末梢，对性刺激敏感。

02.010　阴蒂体　body of clitoris
位于阴蒂头和阴蒂脚的中部，由左右阴蒂海绵体在中线处联合形成的结构。表面覆以阴蒂包皮。

02.011　阴蒂脚　crus of clitoris
阴蒂海绵体的后端。呈圆柱形，附着于耻骨下支和坐骨下支的骨膜上，向内上方至耻骨联合下缘附近。

02.012　阴蒂包皮　prepuce of clitoris
两侧小阴唇前端融合再分为前后两叶（即分成内、外两条皱襞），前叶（即外侧襞）向上在阴蒂头上方汇合成包绕阴蒂的结构。

02.013　阴蒂系带　frenulum of clitoris
两侧小阴唇前端融合再分为前后两叶（即分成内、外两条皱襞），后叶（即内侧襞）较短小，两侧均向上附着于阴蒂头下面而形成的结构。即连于阴蒂包皮的皱襞，在经产妇中不明显。

02.014　阴唇系带　frenulum of pudendal labia, frenulum labium pudendal
大、小阴唇后端汇合在正中线形成的横行皮肤皱襞。是连接两侧小阴唇后端的组织，为阴道前庭的后界，在经产妇中不明显。

02.015　阴道前庭　vaginal vestibule
两侧小阴唇之间的菱形区域。前为阴蒂，后为阴唇系带。前方有尿道外口，后方有阴道口、处女膜，左、右两侧各有一前庭大腺开口。

02.016　前庭球　vestibular bulb
位于阴道前庭两侧的深部，由具有勃起性的静脉丛构成、呈马蹄铁形的海绵样结构。前部与阴蒂相接，后部与前庭大腺相邻，浅层由球海绵体肌覆盖。

02.017　前庭大腺　greater vestibular gland, major vestibular gland
又称"巴氏腺（Bartholin gland）"。位于大阴唇后部、被球海绵体肌覆盖的黄豆大小、左右各一的腺体。其腺管细长（1～2cm），开口于阴道前庭，有润滑作用。

02.018　尿道外口　external orifice of urethra, urethral meatus
尿道的体外开口部位。为矢状位裂口，周围隆起呈乳头状，位于阴道口的前方和阴蒂的后方。

02.019　阴道口　vaginal orifice
女性尿道外口后下方的裂孔。大小可以变化，当分娩时阴道能极度扩张，而在性交时可轻度扩张。

02.020　尿道旁腺　paraurethral gland
尿道外口后壁的一对并列腺体。

02.021　处女膜　hymen
阴道外口的一层有孔的薄膜。在初次性交时破裂，受分娩影响，产后仅留有处女膜缘。

02.022　阴道前庭窝　vestibular fossa of vagina

又称"舟状窝（fossa navicularis）"。位于阴道口后方与阴唇系带之间的浅窝。经产妇受分娩影响可消失。

02.023　会阴体　perineal body
又称"会阴中心腱（perineal central tendon）"。位于会阴深部，两侧会阴肌间的一纤维性

中隔。有肛门外括约肌、球海绵体肌及成对的会阴浅横肌、会阴深横肌和肛提肌等附着于此；直肠壶腹和肛管的纵肌层也参与其组成。

02.024　阴毛　pubic hair
覆盖耻骨区皮肤表面的毛。

02.01.02　女性内生殖器

02.025　女性内生殖器　female internal genital organ, female internal genitalia
位于女性真骨盆内的阴道、子宫、输卵管和卵巢的总称。

02.026　阴道　vagina
连接子宫和外生殖器的肌性管道。是女性的性交器官，也是排出月经和娩出胎儿的管道。由黏膜、肌层和外膜组成，富伸展性。

02.027　阴道穹窿　vaginal fornix
子宫颈与阴道间的圆周状隐窝。按其位置分为前、后、左、右四部分，其中后穹窿最深，与盆腔最低的直肠子宫陷凹相邻。临床上可经此穿刺、引流或作为手术入路。

02.028　阴道壁　vaginal wall
自内向外由黏膜层、肌层和纤维组织膜构成的结构。黏膜层由非角化鳞状上皮覆盖，无腺体，呈淡粉色，有许多横行皱襞，伸展性大，富有静脉丛。

02.029　子宫　uterus
女性产生月经和孕育胎儿的肌性器官。呈前后略扁的倒置梨形，分为子宫体和子宫颈两部分。子宫体和子宫颈的比例随年龄及卵巢功能而异。

02.030　子宫体　uterine body, body of uterus,
corpus uteri
简称"宫体"。子宫上部较宽部分。为空腔器官，是胚胎生长发育的场所。子宫体壁由三层组织构成，由内向外分为子宫内膜、子宫肌层和子宫浆膜层。

02.031　子宫内膜　endometrium
又称"子宫黏膜"。子宫体壁的内层。衬于宫腔表面的黏膜。分为致密层、海绵层和基底层。内膜表面2/3为致密层和海绵层，统称为功能层，受卵巢分泌的性激素影响，发生周期性变化而脱落，形成月经；基底层为靠近子宫肌层的1/3内膜。

02.032　子宫肌层　myometrium
又称"子宫肌膜"。子宫体壁的中层。由大量平滑肌组织、少量弹力纤维与胶原纤维组成，分为内、中、外三层。内层肌纤维环形排列，痉挛性收缩形成子宫收缩环；中层肌纤维交叉排列，收缩时压迫血管以制止子宫出血；外层肌纤维纵行排列，是子宫收缩的起始点。

02.033　子宫浆膜层　serous coat of uterus
又称"子宫外膜（perimetrium）"。子宫体壁的外层。为覆盖子宫底部及其前后面的脏腹膜。

02.034　直肠子宫陷凹　rectouterine pouch
又称"道格拉斯陷凹（Douglas pouch）""道

格拉斯腔"。在子宫后面，腹膜沿子宫壁向下，至子宫颈后方及阴道后穹窿再折向直肠形成的陷凹。是立位和半卧位时女性腹膜腔的最低部位。

02.035　子宫底　fundus of uterus
子宫体上端隆突部分。即位于两侧输卵管子宫口以上的部分。

02.036　子宫角　horn of uterus, cornua uteri
子宫底两侧与输卵管相通的部分。从子宫腔内双侧子宫角处分别可见双侧输卵管开口。

02.037　子宫腔　cavity of uterus, uterine cavity, cavum uteri
子宫体内部的空腔。呈上宽下窄的三角形，上部双侧子宫角处分别与双侧输卵管相通，下部尖端与子宫颈相接。

02.038　子宫颈　neck of uterus, cervix uteri, cervix
简称"宫颈"。子宫下部呈圆柱状的较窄部分。上与子宫体相连，下与阴道相连。

02.039　子宫颈管　cervical canal
简称"宫颈管"。子宫颈的内腔。呈梭形，内口通子宫腔，外口通阴道。

02.040　子宫颈内口　internal os of cervix
子宫颈管上端与子宫腔相通的口。

02.041　子宫颈外口　external os of cervix
子宫颈管下端与阴道相通的口。未产妇子宫颈外口呈圆形；经产妇因分娩影响形成横裂，将子宫颈分为前唇和后唇。

02.042　子宫峡部　isthmus of uterus, isthmus uteri
子宫体与子宫颈之间形成的最狭窄部分。位于子宫颈解剖学内口和组织学内口间，非妊娠期长约1cm，妊娠期逐渐伸展变长，可达7～10cm，形成子宫下段，成为软产道的一部分，也是剖宫产术常用的切口部位。

02.043　子宫颈解剖学内口　anatomic internal os of cervix
子宫峡部上端因解剖上狭窄，故名。

02.044　子宫颈组织学内口　histological internal os of cervix
子宫峡部下端因在此处子宫内膜转变为宫颈黏膜，故名。

02.045　子宫附件　uterine adnexa
简称"附件（adnexa）"。子宫左右两侧输卵管和卵巢的统称。

02.046　子宫位置　uterine position
正常位于盆腔中央的地方。前为膀胱，后为直肠，下端接阴道，两侧有输卵管和卵巢。子宫底位于骨盆入口平面以下，子宫颈外口位于坐骨棘水平稍上方。子宫的正常位置依靠子宫韧带及骨盆底肌和筋膜的支持，分为前位、中位和后位。

02.047　子宫前倾　anteversion of uterus
后位子宫的宫体与宫颈之间无明显角度，方向一致，宫颈朝向后方的状态。

02.048　子宫后倾　retroversion of uterus
后位子宫的宫体与宫颈之间无明显角度，方向一致，宫颈朝向前方的状态。

02.049　子宫前屈　anteflexion of uterus
子宫的宫体与宫颈间有明显的角度，宫体朝向前方的状态。

02.050　子宫后屈　retroflexion of uterus
子宫的宫体与宫颈间有明显的角度，宫体朝

向后方的状态。

02.051　子宫韧带　ligament of uterus
维持子宫在盆腔中正常位置的致密纤维结缔组织束。主要有4对，即子宫阔韧带、子宫圆韧带、子宫主韧带和子宫骶韧带。

02.052　子宫阔韧带　broad ligament of uterus
位于子宫两侧呈翼状的双层腹膜皱襞。由覆盖子宫前后壁的腹膜自子宫侧缘向两侧延伸达盆壁而成，能够限制子宫向两侧倾斜。由前后两叶组成。

02.053　骨盆漏斗韧带　infundibulopelvic ligament
又称"卵巢悬韧带（suspensory ligament of ovary）"。子宫阔韧带由前后两叶组成，上缘游离，内2/3部包绕输卵管，外1/3部包绕卵巢动静脉的皱襞。自骨盆缘至卵巢的输卵管端，内含卵巢血管、淋巴管、神经丛、结缔组织和平滑肌纤维，为手术时寻找卵巢血管的标志。

02.054　卵巢固有韧带　proper ligament of ovary
又称"子宫卵巢韧带（utero-ovarian ligament）""卵巢韧带（ovarian ligament）"。卵巢内侧与子宫角之间的阔韧带稍增厚形成的结缔组织。表面覆以腹膜，形成腹膜皱襞。

02.055　子宫圆韧带　round ligament of uterus
由平滑肌和结缔组织构成的一对长条状圆索。起自子宫的前面、输卵管近端的稍下方，在阔韧带前叶的覆盖下向前外侧走行，到达两侧骨盆侧壁后，经腹股沟管止于大阴唇前端。有维持子宫前倾的作用。

02.056　子宫主韧带　cardinal ligament of uterus
又称"子宫颈横韧带（transverse cervical ligament）"。在子宫阔韧带下部，横行于子宫颈两侧和骨盆侧壁之间的一对坚韧的平滑肌和结缔组织纤维束。是固定子宫颈位置、防止子宫脱垂的主要结构。

02.057　子宫骶韧带　uterosacral ligament
简称"宫骶韧带"。起自子宫体和子宫颈交界处后面的上侧方，向两侧绕过直肠到达第2、3骶椎前面的筋膜。短厚有力，向后上牵引子宫颈，维持子宫前倾。

02.058　输卵管　fallopian tube, uterine tube, oviduct
位于子宫底两侧、包裹在子宫阔韧带上缘内的一对细长而弯曲的肌性管道。内侧与子宫角相通，外端游离呈伞状，与卵巢相近，长8～14cm。是卵子与精子相遇的场所，也是运送受精卵的通道。根据形态由内向外可分为间质部、峡部、壶腹部和伞部。

02.059　输卵管间质部　interstitial portion of the fallopian tube
潜行于子宫壁内的输卵管部分。长约1cm，管腔最窄，直径为0.5～1.0mm。

02.060　输卵管峡部　isthmic portion of the fallopian tube
位于输卵管间质部外侧、由子宫壁向外延伸的部分。细而较直，占输卵管内1/3段，长2～3cm，管腔较窄，直径为0.9～2.0mm。

02.061　输卵管壶腹部　ampulla portion of the fallopian tube
输卵管峡部逐渐扩大至较宽的外侧部分。壁薄，管腔宽大且弯曲，直径为5～8mm，是输卵管最长、最粗的一段，约占输卵管全长的2/3。内含丰富皱襞，是受精过程常发生的部位。

02.062　输卵管伞部　fimbrial portion of the

fallopian tube

输卵管壶腹部向外逐渐膨大呈漏斗状，漏斗周缘多个呈放射状不规则指状突起的部分。长1.0～1.5cm，开口于腹腔，有"拾卵"作用。

02.063 输卵管壁 fallopian tube wall

由内向外为黏膜层、平滑肌层和浆膜层构成的结构。输卵管肌肉收缩和黏膜上皮变化均受性激素影响而出现周期性变化。

02.064 卵巢 ovary

位于女性盆腔内左右各一的呈扁椭圆形的性腺。表面覆有一层上皮，其下方为致密结缔组织构成的白膜。实质由皮质和髓质组成，皮质内含有卵泡，髓质在中心，无卵泡。具有生殖和内分泌功能，产生和排出卵子，并分泌性激素。

02.065 卵巢门 hilum of ovary, ovarian hilus

位于卵巢前缘中部，神经、血管出入卵巢的部位。

02.066 卵巢生发上皮 ovarian germinal epithelium

卵巢表面无腹膜，其表面覆盖的单层立方上皮。

02.067 卵巢白膜 tunica albuginea of ovary, tunica albuginea ovarii

卵巢上皮深面的一层致密纤维组织。向内为卵巢实质，又分为外层的皮质和内层的髓质。

02.068 卵巢皮质 ovarian cortex, cortex of ovary

卵巢实质的外层。是卵巢的主体，由大小不等的各级发育卵泡、黄体及其退化形成的残余结构和间质组织组成。

02.069 卵巢髓质 ovarian medulla, medulla of ovary

卵巢实质的内层。与卵巢门相连，由疏松结缔组织及丰富的血管、神经、淋巴管和少量与卵巢韧带相延续的平滑肌纤维构成。

02.01.03 盆 腔 血 管

02.070 盆腔血管 pelvic blood vessel

女性生殖器官的动脉及静脉。主要来源于髂内动、静脉。女性生殖器的血管与淋巴管相伴行，各器官间静脉及淋巴管以网状相吻合。

02.071 卵巢动脉 ovarian artery

腹主动脉供应卵巢的成对动脉分支。在肾动脉起始处的稍下方发自腹主动脉的前壁，沿腹后壁下行入骨盆，分布至卵巢和输卵管等结构。

02.072 子宫动脉 uterine artery

在腹膜后沿骨盆壁向下向前行，经阔韧带基底部、宫旁组织到达子宫外侧的髂内动脉前干分支。相当于子宫颈内口水平约2cm处，横跨输尿管至子宫侧缘。此后分为子宫体支

及子宫颈–阴道支。子宫体支又分为宫底支、输卵管支及卵巢支。

02.073 阴道动脉 vaginal artery

分布于阴道中下段前后壁、膀胱顶及膀胱颈的髂内动脉前干分支。与子宫颈–阴道支和阴部内动脉分支相吻合。

02.074 阴部内动脉 internal pudendal artery

经坐骨大孔的梨状肌下孔穿出骨盆腔，环绕坐骨棘背面，经坐骨小孔到达坐骨肛门窝的髂内动脉前干终支。分出4支：痔下动脉、会阴动脉、阴唇动脉和阴蒂动脉。

02.075 卵巢静脉 ovarian vein

起自卵巢静脉丛，经卵巢悬韧带两层间，再经髂外动脉表面，先合为两条，继而合为一条与卵巢动脉伴行上行的静脉。左侧汇入左肾静脉，右侧汇入下腔静脉。

02.076　子宫静脉　uterine vein
子宫动脉的伴行静脉。起自子宫阴道静脉丛的下部，在平子宫颈外口高度汇合成1～2支，注入两侧的髂内静脉或其属支。

02.077　阴道静脉丛　vaginal venous plexus
位于阴道两侧，与子宫静脉丛相延续，与膀胱、直肠静脉丛相交通的静脉网。每侧汇合成1～2支，注入髂内静脉或其属支。

02.078　阴部内静脉　internal pudendal vein
收纳会阴、肛管及外生殖器部位血液的主要静脉血管。与阴部内动脉伴行，最后注入髂内静脉。

02.01.04　女性生殖器淋巴

02.079　女性生殖器淋巴　female genital organ lymph
分布于女性生殖器的淋巴系统。主要分为外生殖器淋巴和盆腔淋巴两大组。

02.080　外生殖器淋巴　external genital lymph
分布于外生殖器的淋巴。分深浅两部分：腹股沟浅淋巴结和腹股沟深淋巴结，均汇入髂外淋巴结。

02.081　腹股沟浅淋巴结　superficial inguinal lymph node
腹股沟韧带下方的淋巴结。分上、下两群。上群沿腹股沟韧带排列，收纳外生殖器、会阴、阴道下段及肛门部的淋巴；下群位于大隐静脉末端周围，收纳会阴及下肢的淋巴。其输出淋巴管大部分汇入腹股沟深淋巴结，少部分汇入髂外淋巴结。

02.082　腹股沟深淋巴结　deep inguinal lymph node
位于股静脉周围和股管内的淋巴结。引流大腿和会阴深部结构的淋巴，并收纳腘淋巴结深群和腹股沟浅淋巴结的输出淋巴管，其输出淋巴管汇入髂外淋巴结。

02.083　盆腔淋巴　pelvic lymph
位于骨盆后壁和侧壁的淋巴结群。常沿相应的血管排列，由淋巴管相连，分为三组：髂淋巴组、骶前淋巴组和腰淋巴组。

02.084　髂淋巴组　iliac lymph nodes
髂总淋巴结、髂外淋巴结、髂内淋巴结、闭孔淋巴结的总称。

02.085　髂总淋巴结　common iliac lymph node
沿髂总血管排列的淋巴结。收纳髂外淋巴结、髂内淋巴结、骶淋巴结的输出淋巴管，其输出淋巴管汇入腰淋巴结。

02.086　髂外淋巴结　external iliac lymph node
沿髂外血管排列的淋巴结。引流腹前壁下部、膀胱、前列腺或子宫颈与阴道上部的淋巴，并收纳腹股沟浅、深淋巴结的输出淋巴管，其输出淋巴管汇入髂总淋巴结。

02.087　髂内淋巴结　internal iliac lymph node
沿髂内动脉及其分支和髂内静脉及其属支排列的淋巴结。引流大部分盆壁、盆腔脏器及会阴、臀部、股后部深层结构的淋巴，其输出淋巴管汇入髂总淋巴结。

02.088 闭孔淋巴结 obturator lymph node
位于闭膜管内口，沿闭孔动脉根部排列的淋巴结。引流子宫颈、阴道上部、膀胱及阴蒂的淋巴，其输出淋巴管汇入髂外淋巴结。

02.089 骶前淋巴组 sacral regional lymph nodes
位于骶骨前面的淋巴结群。为骶岬淋巴结、骶淋巴结、左侧髂总淋巴结、右侧髂总淋巴结的总称。

02.090 腰淋巴组 lumbar lymph nodes
又称"腹主动脉旁淋巴组（para-aortic lymph nodes）"。位于腹后壁，沿腹主动脉和下腔静脉排列的淋巴结群。包括左、右腰淋巴结和中间腰淋巴结引流腹后壁深层结构和腹腔成对器官的淋巴，并收纳髂总淋巴结的输出淋巴管，其输出淋巴管汇合成左、右腰干。

02.01.05 女性盆腔神经

02.091 女性盆腔神经 female pelvic nerve
又称"女性生殖器神经（female genital nerve）"。支配女性内、外生殖器的躯体神经和自主神经。

02.092 外生殖器神经 external genital nerve
支配外生殖器的神经。由第2～4骶神经分支组成，含感觉和运动神经纤维，与阴部内动脉伴行。

02.093 阴部神经 pudendal nerve
由骶丛第2～4神经根的神经纤维组成的神经干。分为肛神经、会阴神经和阴蒂背神经。

02.094 肛神经 anal nerve
又称"直肠下神经（inferior rectal nerve）"。分布于肛门外括约肌及肛门部皮肤的神经。是阴部神经的分支。

02.095 会阴神经 perineal nerve
在坐骨结节内侧下方分出，前行分支分布于会阴诸肌和外生殖器皮肤的神经。是阴部神经的分支。

02.096 阴蒂背神经 dorsal nerve of clitoris
在坐骨结节内侧下方分出，走行于阴蒂的背侧，分布于阴蒂海绵体及皮肤的神经。为女性阴部神经的终支。

02.097 内生殖器神经 internal genital nerve
支配内生殖器的神经。主要由交感神经和副交感神经组成。交感神经纤维由腹主动脉前神经丛分出，进入盆腔后分为两部分：卵巢神经丛和骶前神经丛。

02.098 卵巢神经丛 ovarian plexus
由肾丛和腹主动脉丛、上腹下丛和子宫阴道丛纤维组成的神经丛。其分支伴卵巢动脉至卵巢和输卵管。

02.099 骶前神经丛 anterior sacral plexus
大部分在子宫颈旁形成的骨盆神经丛。分布于子宫体、子宫颈、膀胱上部等。骨盆神经丛中含有第2～4骶神经的副交感神经纤维及向心传导的感觉纤维，使子宫平滑肌有自主节律活动。

02.100 下腹下丛 inferior hypogastric plexus
又称"盆丛（pelvic plexus）"。位于女性直肠、子宫颈、阴道穹窿和膀胱后部两侧的神经丛。其分支分布于盆腔脏器。

02.01.06　骨　盆

02.101　骨盆　pelvis
躯干和下肢之间的骨性连接。由骶骨、尾骨及左右两块髋骨组成。是支持躯干和保护盆腔脏器的重要器官。女性骨盆同时又是胎儿娩出时必经的骨性产道，其大小、形态直接影响分娩过程。

02.102　骶骨　sacrum
位于腰椎下方、由5～6块骶椎融合构成的呈楔形或三角形的骨。位于两髋骨之间，上接第5腰椎，下与尾骨相连。是骨盆的组成部分。

02.103　骶岬　sacral promontory, promontory of sacrum
骶骨上缘明显向前突出的部分。是妇科腹腔镜手术的重要标志之一及产科骨盆内测量对角径的重要依据。

02.104　尾骨　coccyx
由4～5节退化的尾椎融合而成的呈三角形的小骨块。上宽下窄朝向前下方。是骨盆的组成部分。

02.105　髋骨　hip bone
由髂骨、坐骨和耻骨三部分融合而成的骨。是骨盆的组成部分。幼年时，三骨借软骨相连，成年后三骨在髋臼处相互融合为不规则扁板状的骨块，中部略窄，上、下两端宽广，位于躯干下端的两侧。

02.106　髂骨　ilium
髋骨的后上部。可分为髂骨体和髂骨翼两部分，左右对称。髂骨体为髂骨下部肥厚而不规则的部分，构成髋臼的后上部；髂骨翼为髂骨上部宽广的部分，中部较薄，

周缘肥厚。

02.107　坐骨　ischium
髋骨的后下部。呈钩状，可分为坐骨体和坐骨支两部分。坐骨体为坐骨上部肥厚的部分，近似锥体形，构成髋臼的后下部；自坐骨体的下方弯向前上内方的部分为坐骨支，内外两面平坦，上缘锐薄，下缘钝而粗糙，其前端移行于耻骨下支。

02.108　坐骨棘　ischial spine
坐骨体后缘下部的三角形突起。位于真骨盆的中部，双侧坐骨棘间径是中骨盆的横径。是尾骨肌、肛提肌、上孖肌及骶棘韧带的附着部。

02.109　耻骨　pubis
髋骨的前下部。分为耻骨体、耻骨上支和耻骨下支三部分。耻骨体构成髋臼的前下部，向前下方延伸的细长骨条为耻骨上支，其内侧以锐角转折移行为耻骨下支。

02.110　骨盆关节　joint of pelvis
耻骨联合、骶髂关节和骶尾关节的统称。

02.111　耻骨联合　pubic symphysis
在骨盆前方，两耻骨之间的纤维软骨连接部位。妊娠期受女性激素影响变松动，分娩过程中可出现轻度分离，有利于胎儿娩出。

02.112　骶髂关节　sacroiliac joint
在骨盆后方，两髂骨与骶骨相接形成的关节。

02.113　骶尾关节　sacrococcygeal joint
第5骶椎与第1尾椎之间借椎间盘连接构成的关节。有一定的活动度，分娩时尾骨后移

可加大出口前后径。

02.114　骨盆韧带　ligament of pelvis
骨盆内连接相邻两骨之间的致密纤维结缔组织束。

02.115　骶结节韧带　sacrotuberous ligament
起自髂后下棘、骶骨下部和尾骨的外侧缘上部，斜向外下方，跨过骶棘韧带的后方，止于坐骨结节内侧缘的韧带。

02.116　骶棘韧带　sacrospinous ligament
位于骶结节韧带的前方，起自骶骨、尾骨的外侧缘，呈三角形，止于坐骨棘的韧带。其宽度即坐骨切迹宽度，是判断中骨盆是否狭窄的重要标志。妊娠期受激素影响，韧带松弛，有利于分娩。

02.117　腹股沟韧带　inguinal ligament
又称"腹股沟弓（inguinal arch）"。腹外斜肌腱膜下缘卷折增厚形成的韧带。连于髂前上棘与耻骨结节之间，是大腿和腹部的解剖分界。

02.118　腹股沟管　inguinal canal
位于腹前壁下部，腹股沟韧带内侧半的稍上方，腹前壁各层腹肌之间的一条裂隙。管内有精索（女性为子宫圆韧带）通过。是腹壁一个薄弱部位，正常时管腔狭窄；病态时则很大，腹腔内容物经此管突出，形成腹股沟斜疝。经常参加体育锻炼可增强腹壁肌肉和腱膜的力量及坚韧性，提高对腹压的抵抗能力，从而能防止疝气的发生。

02.119　骨盆分界　pelvic boundary

由耻骨联合上缘、髂耻缘和骶岬上缘构成的环形线。将骨盆分为假骨盆和真骨盆。

02.120　假骨盆　false pelvis
又称"大骨盆（greater pelvis）"。位于骨盆分界以上的部分。在腹腔的髂窝部，前方是腹壁下部，后方是第5腰椎。

02.121　真骨盆　true pelvis
又称"小骨盆（lesser pelvis）"。位于骨盆分界以下的部分。内腔即盆腔，前壁是耻骨联合和耻骨支，后壁是骶尾骨，两侧是坐骨、坐骨棘和骶棘韧带，容纳子宫、卵巢、输卵管、阴道及邻近的输尿管、膀胱、尿道、直肠等结构。是胎儿娩出的骨产道。

02.122　骨盆入口　pelvic inlet
又称"骨盆上口（superior pelvic aperture）"。真骨盆的上方，近似心形，由界线围成的结构。前方以耻骨梳为界，两侧界为弓状线，后界为骶岬。

02.123　骨盆出口　pelvic outlet
又称"骨盆下口（inferior pelvic aperture）"。真骨盆的下方。后方为尾骨尖，两侧为左、右骶结节韧带及坐骨结节，前方为坐骨下支、耻骨下支及耻骨弓状韧带，形状不规则，较上口狭窄。

02.124　骨盆腔　pelvic cavity
位于骨盆入口和骨盆出口之间，由前方的左、右耻骨，后方的骶骨及尾骨，两侧的髂骨及坐骨围成的短而弯曲的空腔。前壁短而后壁长。

02.01.07　骨　盆　底

02.125　骨盆底　pelvic floor
由多层肌肉和筋膜构成、封闭骨盆出口、承

托并保持盆腔脏器于正常位置的结构。两侧坐骨结节前缘的连线将骨盆底分为前后两个三角区：前三角区为尿生殖三角，后三角区为肛门三角。由外向内分为三层：骨盆底外层、尿生殖膈和盆膈。

02.126 骨盆底外层 outer layer of pelvic floor
位于外生殖器、会阴和皮下组织的下面，由会阴浅筋膜及其深面的3对肌肉（会阴浅横肌、球海绵体肌和坐骨海绵体肌）和肛门外括约肌组成的一层。此层肌肉的肌腱汇合于阴道外口与肛门之间，形成会阴中心腱。

02.127 会阴浅横肌 superficial transverse muscle of perineum
从两侧坐骨结节内侧面中线向会阴中心腱汇合的肌肉。

02.128 球海绵体肌 bulbocavernosus muscle, bulbospongiosus
又称"阴道括约肌""阴道缩肌"。位于阴道两侧，覆盖前庭球及前庭大腺的成对肌组织。部分肌纤维围绕尿道口，有括约尿道的作用；部分肌纤维为肛门外括约肌的直接延续，能紧缩阴道。还有一部分肌纤维压迫阴蒂背静脉，使阴蒂勃起。

02.129 坐骨海绵体肌 ischiocavernosus muscle
始于坐骨结节内侧，沿坐骨升支及耻骨降支前行，向上止于阴蒂海绵体（阴蒂脚处）的成对肌组织。

02.130 肛门外括约肌 external anal sphincter
围绕肛门的环形肌束。前端汇合于会阴中心腱，有缩肛作用，可随意控制。按其所在部位的深浅分为皮下部、浅部和深部。

02.131 尿生殖膈 urogenital diaphragm
又称"三角韧带（triangular ligament）"。骨盆底的中层。由上下两层坚韧的筋膜及其间的一对会阴深横肌及尿道括约肌组成的

结构，覆盖于由耻骨弓、两侧坐骨结节所形成的骨盆出口前部的三角平面上，其中有尿道和阴道穿过。

02.132 会阴深横肌 deep transverse muscle of perineum
位于尿生殖膈上、下筋膜之间的肌肉。肌束横行，张于两侧坐骨支之间，止于会阴中心腱，有加强会阴中心腱稳固性的作用。

02.133 尿道括约肌 urethral sphincter
位于会阴深横肌前方的肌肉。肌束围绕尿道膜部，为随意肌。在女性中则环绕尿道和阴道。收缩时可紧缩尿道和阴道。

02.134 盆膈 pelvic diaphragm
骨盆底的内层。为最坚韧的一层，由肛提肌、尾骨肌及覆盖于两肌上、下面的盆膈上筋膜和盆膈下筋膜构成的结构。其中有尿道、阴道、直肠贯穿。封闭骨盆下口，具有支持和固定盆内脏器的作用，并与排便、分娩等有关。

02.135 肛提肌 levator ani muscle
位于直肠周围并与尾骨肌共同形成盆膈的肌肉。左、右各一，起自骨盆两侧壁，止于直肠两侧壁下部，分为耻骨直肠肌、耻骨尾骨肌和髂骨尾骨肌，是托起盆底、协助排便和括约肛管的重要结构。

02.136 尾骨肌 coccygeus
位于肛提肌后方的肌肉。紧贴骶棘韧带的上面，起自坐骨棘盆面，止于尾骨及骶骨下部的侧缘。

02.137 耻尾肌 pubococcygeus
起自耻骨背面、盆筋膜腱弓前部的肌肉。两侧肌束在肛尾缝交叉成一致密的腱膜，对盆腔脏器有坚强的支持作用，少数纤维不交

叉，直接附着于尾骨尖。耻尾肌纤维在靠近肛管直肠结合处，沿肛管向下延伸，形成肛管的纵肌。是肛提肌的重要部分，分为提肌板和肛门悬韧带两部分。

02.138　髂尾肌　iliococcygeus

起自肛提肌腱弓后部，向中间及向后走行，与耻尾肌汇合，绕肛门两侧，止于尾骨侧缘及肛尾韧带的肌肉。

02.139　坐尾肌　ischiococcygeus
起自两侧坐骨棘，止于尾骨与骶骨的肌肉。

02.01.08　骨盆邻近器官

02.140　尿道　urethra
始于膀胱三角尖端、穿过尿生殖膈、终于阴道前庭部的尿道外口的一肌性管道。女性尿道短而直，与阴道邻近，容易引起泌尿系统感染。

02.141　膀胱　urinary bladder
储存尿液的囊状肌性器官。排空的膀胱位于耻骨联合和子宫之间，膀胱充盈时可突向盆腔甚至腹腔。分为顶、底、体和颈四部分。膀胱三角区位于膀胱底部，与阴道前壁紧密相连。

02.142　输尿管　ureter
起自肾盂，在腹膜后沿腰大肌前面偏中线侧下行，在骶髂关节处跨髂外动脉起点的前方进入骨盆腔的一对圆索状肌性管道。在腹膜后沿髂内动脉下行，到达阔韧带基底部向前内方行走，于子宫颈阴道上部的外侧斜向前内穿越输尿管隧道进入膀胱。

02.143　直肠　rectum
消化道最下段的管腔结构。位于盆腔后部，上接乙状结肠，下接肛管；前为子宫及阴道，后为骶骨。

02.144　阑尾　vermiform appendix
连于盲肠内侧壁的盲端细管。形似蚯蚓，其位置、长短、粗细变异很大，常位于右髂窝内，下端有时可达右输卵管及卵巢位置。

02.145　大网膜　greater omentum
连于胃大弯与横结肠之间、由四层腹膜形成的类似围裙状的结构。由胃大弯和十二指肠起始部下延形成大网膜的前两层，下垂至脐平面或稍下方，再向后反折向上形成后两层连于横结肠，呈围裙状下垂并覆盖横结肠和大部分空肠、回肠的前面。血供丰富，具有保护、防御、分泌、吸收和修复等功能。

02.02　妇科胚胎学

02.146　妇科胚胎学　gynecological embryology
研究女性生殖器官的发生、发育和功能等的学科。

02.02.01　性　腺　发　生

02.147　性腺　gonad
又称"生殖腺"。女性和男性能产生生殖细胞和分泌性激素的器官。女性为卵巢，男性为睾丸。

02.148　原始生殖细胞　primitive germ cell,

PGC

人胚第3～4周时，近尿囊根部的卵黄囊内胚层出现的大而圆的细胞。于第4周借变形运动沿背侧肠系膜迁入生殖嵴，后分化为精原细胞或卵原细胞。是生殖细胞的前体细胞，其形态、分子标志物及分化潜能类似于胚胎干细胞。

02.149 尿生殖嵴 urogenital ridge
人胚第4周末，生肾索组织增生，在胚体后壁中轴线两侧出现的左右对称的一对纵行隆起。是中肾、性腺和性腺管道发生的原基。

02.150 生殖嵴 genital ridge
又称"生殖腺嵴（gonadal ridge）"。人胚第5周时，尿生殖嵴被其中央出现的纵沟分为两部分的内侧部分。是性腺发生的原基。

02.151 中肾嵴 mesonephric ridge
人胚第5周时，尿生殖嵴被其中央出现的纵沟分为两部分的外侧部分。是中肾的原基。

02.152 原始性腺 primitive gonad
又称"原始生殖腺"。人胎第6周时，原始生殖细胞沿后肠背系膜迁移到生殖嵴构成的尚未发生性别分化的性腺。和不同生殖嵴细胞结合，可分化为卵巢或睾丸。

02.02.02 女性生殖管道发育

02.153 性腺管道 gonad pipeline
又称"生殖腺管道"。性腺发育过程中形成的各种管道样结构。包括中肾管、中肾旁管、泄殖腔等。

02.154 中肾 mesonephros
人胚第4周末，发生于前肾尾侧、生肾索内的肾。有两对纵行管道，一对为中肾管，另一对为中肾旁管。在人胚第7周前中肾管和中肾旁管并存，尔后若性腺分化为卵巢，中肾管退化，中肾旁管则充分发育；若性腺分化为睾丸，中肾管发育，中肾旁管则完全退化。

02.155 中肾管 mesonephric duct
又称"沃尔夫管（Wolffian duct）"。汇集中肾小管的左右两条纵行管道。由前肾管演变而来，尾端通入泄殖腔。在女性胎儿中，完全退化；在男性胎儿中，则演变为附睾管、输精管和射精管。

02.156 中肾旁管 paramesonephric duct
又称"副中肾管""米勒管（Müllerian duct）"。发生于中肾管的外侧，中肾外侧的体腔上皮凹陷部分边缘汇合而成的管。在女性胎儿中，其上段演变成输卵管，中段和下段合并后形成子宫和阴道的上段；在男性胎儿中则完全退化。

02.157 窦结节 sinus tubercle
又称"中肾旁管结节（paramesonephric tubercle）""米勒结节（Müllerian tubercle）"。左右中肾旁管的下段在中线合并后，尾端突入尿生殖窦背侧壁内形成的隆起。其增生形成阴道的上段。

02.158 阴道板 vaginal plate
由窦结节增生延长而形成的结构。之后管化形成阴道的下部。

02.159 尿生殖窦 urogenital sinus
人胚第6～7周，尿囊起始部与后肠之间的间充质增生，形成一镰状隔膜突入泄殖腔，将其分割为背、腹两部分中的腹侧部。

02.160 泄殖腔 cloaca
人胚第4周，后肠末端膨大的部分。其腹侧头端与尿囊相连通，腹侧尾端以泄殖腔膜封闭。若为女性，则发育为阴道下段和外阴；若胚胎发育的关键时期有雄激素作用将发育为雄性外生殖器（如阴茎、阴囊等）。

02.161 尿生殖膜 urogenital membrane
尿直肠隔向下生长，直达泄殖腔膜，将泄殖腔膜分为背、腹两部分中的腹侧部。

02.162 尿生殖褶 urogenital fold
又称"尿道褶（urethral fold）"。尿生殖膜两侧的两条隆起。女性的尿生殖褶不合并，形成小阴唇；男性的两侧尿生殖褶在中线愈合后形成尿道海绵体部。

02.163 生殖结节 genital tubercle
人胚第5周初，尿生殖膜头侧中胚层增生形成的突起。是阴茎或阴蒂的原基。如果性腺分化为睾丸，在睾丸产生的雄激素作用下，生殖结节发育为阴茎；如果性腺分化为卵巢，则生殖结节略增大，发育成阴蒂。

02.02.03 卵 子 发 生

02.164 生殖细胞 germ cell
特殊分化的、最终产生单倍体配子的细胞的总称。女性一生中由胚胎期原始生殖细胞分化为卵原细胞，先后进入第一次减数分裂但中止于前期双线期，直至青春期后每次排卵前夕才完成第一次减数分裂，形成次级卵母细胞，等待受精，若未受精则退化。

02.165 卵原细胞 oogonium
人胚第6～8周时，原始生殖细胞不断有丝分裂，细胞数增多，体积增大，从而分化形成最幼稚的女性生殖细胞。仅存于胚胎时期的卵泡内。

02.166 卵母细胞 oocyte
进入生长期的卵原细胞。根据发育阶段的不同，可分为初级卵母细胞和次级卵母细胞。

02.167 初级卵母细胞 primary oocyte
卵原细胞经过有丝分裂形成的细胞。人胚第11～12周，由卵巢内的卵原细胞分化，细胞体积增大，细胞核进入第一次减数分裂前期，并静止于前期；在胎龄9个月，卵巢内初级卵母细胞几乎全部进入前期双线期，持续数天至数年，至青春期排卵前。

02.168 次级卵母细胞 secondary oocyte
初级卵母细胞完成第一次减数分裂后形成的细胞。

02.169 卵子 egg
次级卵母细胞经减数分裂产生的成熟的女性生殖细胞。为单倍体细胞，可与精子结合成受精卵。

02.170 卵泡 ovarian follicle
卵巢皮质中由一个卵母细胞和包绕在其周围的许多小型细胞组成的泡状结构。自胚胎形成后就有卵泡形成，出生后到青春期卵泡退化，数目减少。根据卵泡形态、大小、生长速度和组织学特征，可分为原始卵泡、窦前卵泡、窦状卵泡和成熟卵泡等。

02.171 原始卵泡 primordial follicle
又称"始基卵泡"。处于静止状态的卵泡。中央有一个大的初级卵母细胞，外周有一层扁平的卵泡细胞。位于卵巢皮质浅层，体积小。

02.172 窦前卵泡 preantral follicle
青春期后开始生长发育的卵泡。其初级卵母细胞体积增大，细胞器增多；卵泡细胞由单层变为复层。初级卵母细胞与颗粒细胞之间出现透明带，卵泡外围结缔组织形成卵泡膜。包括初级卵泡和次级卵泡。

02.173 初级卵泡 primary follicle
原始卵泡启动生长后，包围初级卵母细胞的颗粒细胞由扁平变为单层立方形时的卵泡。与此同时，颗粒细胞合成和分泌黏多糖，在卵子周围形成一透明环形区，即透明带。

02.174 次级卵泡 secondary follicle
初级卵泡继续发育，颗粒细胞层数增至6～8层（600个细胞以下）时的卵泡。此阶段颗粒细胞上出现卵泡生长发育所必需的三种特异性受体，即卵泡刺激素受体、雌激素受体和雄激素受体。卵泡基底膜附近的梭形细胞形成两层卵泡膜，即卵泡内膜与卵泡外膜，卵泡内膜上出现黄体生成素受体。

02.175 窦状卵泡 antral follicle
又称"囊状卵泡（vesicular follicle）"。在卵泡刺激素（FSH）的持续影响下，内部有卵泡液生成的卵泡。其募集发生在前一次月经周期的黄体晚期和本次月经周期的卵泡早期，体内血清卵泡刺激素水平达到一定阈值后卵巢内有一组窦状卵泡被募集进入发育轨道。是评估卵巢功能的一项指标。

02.176 成熟卵泡 mature follicle
又称"赫拉夫卵泡（Graafian follicle）""排卵前卵泡（preovulatory follicle）"。发育到最后阶段的卵泡。卵泡腔很大，颗粒层变薄，卵泡直径可达2cm以上，占卵巢皮质全层并

突向卵巢表面。在排卵前36～48h，初级卵母细胞完成第一次减数分裂，形成次级卵母细胞。

02.177 闭锁卵泡 atretic follicle
在卵泡发育的各个阶段停止生长并退化的卵泡的总称。

02.178 颗粒细胞 granulose cell
分布于卵泡腔周边的体积较小、排列密集、呈颗粒状的细胞。构成卵泡壁，随卵泡发育逐渐成熟，细胞表面有女性相关激素受体，并可合成类固醇激素。

02.179 滋养细胞 trophoblast cell
环绕在胚泡腔和内细胞团外周的细胞。由桑葚胚中位于周边的细胞分化而来，呈扁平状，单层排列。受精后发育的胚胎植入子宫内膜，囊胚表面的滋养细胞分为外层的合体滋养细胞和内层的细胞滋养细胞，穿透并侵入子宫内膜、内1/3肌层和血管，并被内膜覆盖，随胚胎发育，与胚外中胚层形成绒毛。具有胎儿与母体间交换营养和气体的功能。

02.180 排卵 ovulation
在内分泌激素的调节下，成熟卵泡中的卵细胞和其周围的卵丘颗粒细胞一起被排出的过程。随卵细胞同时排出的还有透明带、放射冠及小部分卵丘内的颗粒细胞。多发生在下次月经来潮前14天左右。

02.181 黄体 corpus luteum
排卵后，卵泡液流出，卵泡腔内压力下降，卵泡壁内颗粒细胞和卵泡膜细胞向内侵入，周围有卵泡外膜包围形成的富含血管的内分泌细胞团。排卵后7～8天体积和功能达到高峰，外观呈黄色；若未受精，其功能限于14天。

02.182 白体 corpus albicans
排卵后如未受精，黄体在排卵后9～10天开 始退化至14天，体积缩小，并逐渐被增生的结缔组织取代而形成的白色纤维化组织。

02.03 妇科肿瘤分子生物学

02.183 子宫内膜癌分子分型 molecular phenotyping of endometrial carcinoma
根据分子特征，将子宫内膜癌组织进行分类的方法。癌症基因组图谱计划运用整合基因组学将子宫内膜癌分为4种亚型，即聚合酶ε基因超突变组、微卫星不稳定高突变组、低拷贝数变异体组和高拷贝数变异体组。

02.184 雌激素效应 estrogen effect
雌激素作用于细胞、组织、器官所产生的促进细胞增殖、刺激骨组织和乳腺导管生长及降低血管通透性等效应。与雌激素依赖型子宫内膜癌的发病密切相关，根据雌激素受体细胞定位的不同，分为基因组效应和非基因组效应。

02.185 卵巢癌二元论模型 dualistic model of ovarian carcinoma
根据形态学、分子遗传学和临床特征将上皮性卵巢癌分为Ⅰ、Ⅱ两种不同亚型的发病模式。2004年由施益民（Ie-Ming Shih）和库尔曼（R. J. Kurman）教授提出。

02.186 人乳头瘤病毒免疫逃逸 human papilloma virus immune evasion, HPV immune evasion
人乳头瘤病毒（HPV）逃避机体免疫识别和攻击的现象。与子宫颈上皮内瘤变的发生密切相关。

02.04 妇科肿瘤遗传学

02.187 遗传性妇科肿瘤综合征 hereditary gynecologic tumor syndrome
由父母传给孩子的某些基因突变引起的患妇科肿瘤的风险高于正常水平的遗传性疾病。具有家族聚集性。

02.188 遗传性乳腺癌-卵巢癌综合征 hereditary breast and ovarian cancer syndrome, HBOC
一个家族中有两个一级亲属或一个一级亲属和一个二级亲属患乳腺癌或卵巢癌，并具有遗传倾向，出现乳腺癌和卵巢癌的症状。是由$BRCA1$或$BRCA2$基因突变引起的常染色体显性遗传综合征。患者50岁之前患乳腺癌风险高，患第二原发性乳腺癌风险高，可同时患有乳腺癌和卵巢癌。

02.189 位点特异性卵巢癌 site-specific ovarian cancer
遗传性乳腺癌–卵巢癌综合征的一种特殊形式。家族中一般有两个或以上成员患上皮性来源的卵巢癌，与$BRCA1/BRCA2$、$BRAD1$、$BRIP1$、$CHEK2$、$MRE11A$、$MSH6$、NBN、$PALB2$、$RAD50$、$RAD51C$和$TP53$等基因突变有关。体细胞突变，散发，具有家族遗传性。

02.190 副肿瘤性小脑变性 paraneoplastic cerebellar degeneration, PCD
又称"亚急性小脑变性（subacute cerebellar degeneration）"。累及中枢神经系统的最多见的神经系统副肿瘤综合征。是与肺癌、卵巢癌、乳腺癌或霍奇金淋巴瘤相关的自身免疫性疾病。患者可检出多种对癌细胞及小脑浦肯野细胞起交叉反应的抗体，其中抗Yo抗体最具特征性。

02.191 林奇综合征 Lynch syndrome
又称"遗传性非息肉病性结直肠癌（hereditary nonpolyposis colorectal cancer，HNPCC）"。由DNA错配修复基因功能障碍导致的高度微卫星不稳定而引起的个体具有结直肠癌及某些其他癌症（如子宫内膜癌、胃癌）明显遗传易感性的一种常染色体显性遗传病。具有家族遗传性，先证者常为家族中早发结直肠癌患者。

02.192 林奇综合征Ⅰ Lynch syndromeⅠ
以发生结直肠癌为遗传特异性、结直肠癌是唯一恶性肿瘤的一种林奇综合征。临床特征为发病较早，近侧结直肠癌多见（约占70%），同时或异时多源性结直肠癌发生率高（发生率为35%）。家族成员常发生肠内外恶性肿瘤。

02.193 林奇综合征Ⅱ Lynch syndromeⅡ
以可发生结直肠外癌为特征的一种林奇综合征。如胃癌、子宫内膜癌、胆胰系统癌和泌尿道癌。

02.194 缪尔-托尔综合征 Muir-Torre syndrome, MRTES
以不常见的皮肤肿瘤（以皮脂腺腺瘤多见）和内脏恶性肿瘤（以胃肠道恶性肿瘤多见）为发病特征的一种罕见肿瘤综合征。是林奇综合征Ⅱ的一种，与*MSH2*基因或*MLH1*基因突变有关。

02.195 芳香化酶过剩综合征 aromatase excess syndrome, AEXS
一种以雌激素水平升高为特征的常染色体显性遗传病。由*CYP19A1*基因突变引起，可伴子宫内膜癌。女性患者表现为月经不调、身材矮小；男性患者在儿童晚期或青少年时期经历乳房增大。

02.05 妇科肿瘤与微生物

02.196 阴道微生态 vaginal microecology
由阴道微生物群、宿主的内分泌系统、阴道解剖结构及阴道局部免疫系统共同组成的生态系统。正常阴道微生物群种类繁多（包括革兰氏阳性需氧菌和兼性厌氧菌、革兰氏阴性需氧菌和兼性厌氧菌、专性厌氧菌、其他真菌及支原体），以乳杆菌为主，这些微生物与宿主阴道之间相互依赖、相互制约，达到动态的生态平衡。

02.197 乳杆菌 lactobacillus
可发酵糖类（碳水化合物）并产生大量乳酸的一组杆状革兰氏阳性菌。其DNA中G+C含量低于55%。在阴道微生物群中以产过氧化氢的乳杆菌为优势菌，在维持阴道微生态平衡方面发挥重要作用。

02.198 阴道致病菌群 vaginal pathogenic bacterium flora
与阴道炎相关的微生物群。包括细菌、衣原体、支原体、真菌、阴道毛滴虫等。

02.199 细菌 bacterium
一类形状细短、结构简单、多以二分裂方式进行繁殖的原核微生物。主要由细胞壁、细胞膜、细胞质、核质体等部分构成，部分有荚膜、鞭毛、菌毛等特殊结构。分为革兰氏阳性菌和革兰氏阴性菌两大类。

02.200 衣原体 chlamydia

一类严格胞内寄生的原核细胞型微生物。有独特发育周期，能通过滤菌器，其中沙眼衣原体与泌尿生殖道感染相关。

02.201　支原体　mycoplasma
一类缺乏细胞壁，呈高度多形性，能通过滤菌器，在无生命培养基中能生长繁殖的最小原核细胞型微生物。其中人型支原体、生殖支原体、解脲脲原体与泌尿生殖道感染相关。

02.202　真菌　fungus
一类具有真正细胞核和细胞壁，产生孢子，不含叶绿素，以寄生或腐生等方式吸取营养的异养生物。其中念珠菌属菌种与阴道感染相关，常见菌种包括白念珠菌、热带念珠菌、近平滑念珠菌等。

02.203　阴道毛滴虫　*Trichomonas vaginalis*
寄生在人体阴道和泌尿道的鞭毛虫。主要引起滴虫性阴道炎和尿道炎。

02.204　肠道菌群　intestinal flora
寄居在肠道内的正常菌群、条件致病菌、致病菌等。包括肠杆菌科的肠杆菌属、埃希菌属、志贺菌属等。

02.205　肠杆菌属　*Enterobacteria*
隶属于肠杆菌科的一个类群。为兼性厌氧的革兰氏阴性杆菌。常寄居在人及动物的肠道内，多数菌种是条件致病菌。

02.206　埃希菌属　*Escherichia*
隶属于肠杆菌科的一个类群。为革兰氏阴性短杆菌。包括6个种，其中大肠埃希菌（*Escherichia coli*）是临床最常见、最重要的一个种，是肠道中重要的正常菌群，并能为宿主提供一些具有营养作用的合成代谢产物，在宿主免疫力下降或细菌侵入肠道外组织器官后，即可成为条件致病菌，引起肠

道外感染。

02.207　志贺菌属　*Shigella*
隶属于肠杆菌科的一个类群。为革兰氏阴性短小杆菌。无荚膜，无芽孢，无鞭毛，有菌毛，需氧或兼性厌氧，可引起细菌性痢疾。

02.208　沙门菌属　*Salmonella*
隶属于肠杆菌科的一个类群。为革兰氏阴性杆菌。无荚膜，无芽孢，多数细菌有周身鞭毛和菌毛。有动力，不分解乳糖，可引起肠热症（伤寒、副伤寒）、胃肠炎、败血症等。

02.209　克雷伯菌属　*Klebsiella*
隶属于肠杆菌科的一个类群。为兼性厌氧革兰氏阴性较短粗杆菌。有荚膜，不运动，无芽孢，多数有菌毛。共有7个种，其中肺炎克雷伯菌肺炎亚种、鼻炎克雷伯菌臭鼻亚种、鼻硬结克雷伯菌硬结亚种与人类关系密切。

02.210　肠道菌群失调　intestinal flora dysregulation
正常肠道菌群之间及菌群与宿主之间的生态平衡关系被打破，发生菌群定性、定量和定位改变的状态。可能与妇科肿瘤的发生有关。

02.211　病毒　virus
一种个体微小，结构简单，只含一种核酸（DNA或RNA），必须在活细胞内寄生并以复制方式增殖的非细胞型生物。侵入人体后可以致病。

02.212　人乳头瘤病毒　human papilloma virus, HPV
隶属于乳多空病毒科乳头瘤病毒属的一组球形、微小、无包膜的环状双链DNA病毒。具有嗜上皮性，主要引起人类皮肤、黏膜的

增生性病变。分为高危型、中危型和低危型三大类。

02.213 高危型人乳头瘤病毒 high risk human papilloma virus, high risk HPV
与子宫颈癌等恶性肿瘤相关的人乳头瘤病毒。依据世界卫生组织（WHO）国际癌症研究机构（IARC）等研究成果，中国国家药品监督管理局建议将HPV 16、18、31、33、35、39、45、51、52、56、58、59、66、68等14种基因型列为高危风险型别。

02.214 中危型人乳头瘤病毒 intermediate risk human papilloma virus, interme-diate risk HPV
与子宫颈癌等恶性肿瘤相关，但致病率低于高危型人乳头瘤病毒的人乳头瘤病毒。中国国家药品监督管理局建议将HPV 26、53、73、82等4种基因型列为中等风险型别。

02.215 低危型人乳头瘤病毒 low risk human papilloma virus, low risk HPV
与泌尿生殖道皮肤黏膜尖锐湿疣相关的人乳头瘤病毒。其中HPV 6、11型最常见，可引起生殖道感染。

02.216 高危型人乳头瘤病毒持续性感染 persistent infection with high risk human papilloma virus, persistent infection with high risk HPV
与生殖道恶性肿瘤发生相关，持续感染后，鳞状上皮可从低级别病变（CIN1）向高级别病变（CIN2和CIN3）逐渐进展，最终发展成宫颈癌的现象。

02.217 疱疹病毒 herpes virus
一类具有包膜的双链DNA病毒。因代表种单纯疱疹病毒能引起匐行性疱疹而得名，分为α疱疹病毒、β疱疹病毒、γ疱疹病毒和未分类疱疹病毒等。其中具有代表性的α疱疹病毒有单纯疱疹病毒1型和2型，与生殖道感染相关。

02.218 人类免疫缺陷病毒 human immuno-deficiency virus, HIV
引起获得性免疫缺陷综合征和相关疾病的RNA反转录病毒。主要侵犯$CD4^+$ T淋巴细胞。

02.06 妇科肿瘤与内分泌

02.219 激素 hormone
曾称"荷尔蒙"。生物体内分泌腺或内分泌细胞产生的、对机体代谢和生理功能发挥高效调节作用的化学物质。按其化学性质可分为三大类：类固醇激素、含氮激素（包括蛋白质激素、多肽激素及氨基酸衍生物激素）、脂肪酸衍生物激素。

02.220 促性腺激素释放激素 gonadotropin-releasing hormone, GnRH
下丘脑弓状核神经细胞分泌的一种肽类物质。以脉冲式释放，通过门脉系统到达腺垂体后可促进黄体生成素和卵泡刺激素的释放。月经周期的生理和病理变化均伴有相应的促性腺激素释放激素脉冲式分泌模式的变化。

02.221 促性腺激素 gonadotropin, Gn
由腺垂体嗜碱细胞分泌、以性腺为靶器官的糖蛋白激素。包括卵泡刺激素和黄体生成素两种。分别与卵巢的相应受体结合，调节生殖细胞的发育及性激素的合成与分泌。

02.222 卵泡刺激素 follicle-stimulating hormone, FSH
又称"促卵泡激素"。腺垂体分泌的两种促

性腺激素之一。对下丘脑促性腺激素释放激素的脉冲式刺激起反应，并呈脉冲式分泌。促进卵泡生长发育、雌二醇的合成和分泌、卵巢内窦状卵泡群的募集，调节优势卵泡的选择，促进排卵及黄素化等。

02.223　黄体生成素　luteinizing hormone, LH
腺垂体分泌的两种促性腺激素之一。对下丘脑促性腺激素释放激素的脉冲式刺激起反应，并呈脉冲式分泌。卵泡期刺激卵泡膜细胞合成雄激素，为雌激素合成提供底物，排卵前促使卵母细胞最终成熟及排卵，黄体期维持黄体功能等。

02.224　催乳素　prolactin, PRL
又称"促乳素"，曾称"泌乳素"。由腺垂体嗜酸性细胞分泌的蛋白质激素。呈节律性和脉冲式分泌，促进乳汁合成。主要受下丘脑释放入门脉循环的多巴胺抑制性调节以维持血中催乳素的生理水平。高催乳素血症可引起性腺功能减退、不孕或溢乳。

02.225　类固醇激素　steroid hormone
又称"甾体激素"。具有环戊烷多氢菲结构的激素。是一类四环脂肪烃化合物。包括性腺激素（雌激素、孕激素和雄激素）和肾上腺皮质激素。

02.226　雌激素　estrogen
卵巢的卵泡膜细胞与颗粒细胞在卵泡刺激素和黄体生成素的共同作用下，将胆固醇转化合成与分泌的一种含18个碳原子的类固醇激素。通过与细胞核膜上的雌激素受体结合，维持女性生殖道和乳腺的发育及全身代谢调节，并对下丘脑、垂体有反馈作用。

02.227　孕激素　progestogen

卵巢合成与分泌的一种含21个碳原子的类固醇激素。由成熟卵泡的颗粒细胞或排卵后的黄体分泌，主要为孕酮，结合胞质孕激素受体，主要作用为使增殖期子宫内膜转化为分泌期子宫内膜，以及保障孕卵的着床和维持妊娠。与雌激素有协同和拮抗作用，并对下丘脑、垂体有反馈作用。

02.228　雄激素　androgen
主要由睾丸分泌的一种含19个碳原子的类固醇激素。肾上腺皮质、卵巢也能分泌少量的雄激素。包括睾酮、雄烯二酮、脱氢表雄酮。睾酮和雄烯二酮是合成雌激素的重要中间产物。对女性生殖系统发育、性欲调节、机体代谢调节发挥重要作用。

02.229　肾上腺皮质激素　adrenal cortical hormone
肾上腺皮质受腺垂体分泌的促肾上腺皮质激素刺激产生的类固醇激素。按其生理作用特点可分为盐皮质激素和糖皮质激素。前者主要调节机体水、盐代谢和维持电解质平衡；后者主要与糖、脂肪、蛋白质代谢和生长发育等有关。

02.230　人绒毛膜促性腺激素　human chorionic gonadotrophin, hCG, HCG
正常人胎盘合体滋养细胞合成和分泌的一种糖蛋白。由α、β亚基组成。α亚基结构与垂体分泌的卵泡刺激素、黄体生成素、促甲状腺激素基本相似，而β亚基不同。临床上用β亚基的特异性抗体检测母体血清β亚基，判断妊娠状态，或用于滋养细胞疾病的诊断及预后、随访评估。

02.231　人胎盘催乳素　human placental prolactin, human placental lactogen, HPL
曾称"人胎盘生乳素"。由正常人胎盘合体滋养层分泌的一种蛋白质。妊娠5～6周用放射免疫法可在母血中测出，随妊娠进展，分泌量持续增加，产后7h测不出。主要具有催乳和促生长作用，其抗体主要用于绒毛膜癌、中间滋养细胞肿瘤及其他肿瘤中异位性激素阳性肿瘤的诊断，阳性定位于细胞质。

02.232 受体 receptor
能与细胞外专一信号分子（配体）结合引起细胞反应的蛋白质。可以介导细胞间信号转导、细胞间黏附、胞吞等过程。

02.233 促性腺激素释放激素受体 gonadotropin-releasing hormone receptor, GnRH receptor, GnRHR
垂体促性腺细胞膜上的高亲和力受体。可以介导促性腺激素释放激素（GnRH）发挥生理作用。GnRH在人体内主要有GnRH-Ⅰ和GnRH-Ⅱ两种亚型，并对应两种受体。卵巢癌是激素依赖性肿瘤，80%的上皮性卵巢癌表达GnRH受体。

02.234 卵泡刺激素受体 follicle-stimulating hormone receptor, FSH receptor, FSHR
卵泡刺激素与靶器官细胞表面特异性结合的受体。发生构象改变，进一步激活细胞膜相关的G蛋白偶联信号系统，调节细胞内蛋白质的功能，发挥促性腺激素的生理作用。主要存在于性腺，但性腺外也有表达。

02.235 黄体生成素受体 luteinizing hormone receptor, LHR
全称"黄体生成素-绒毛膜促性腺激素受体（luteinizing hormone/choriogonadotropin receptor, LHCGR）"。既能与黄体生成素也能与绒毛膜促性腺激素结合并相互作用的一种G蛋白偶联受体。主要在卵巢中表达。排卵后，颗粒细胞和卵泡膜细胞分化为黄体细胞，并表达较高水平的黄体生成素受体。

02.236 类固醇激素受体 steroid hormone receptor
又称"甾体激素受体"。通过游离形式的类固醇与靶器官内特异性受体结合的蛋白质。使后者发生构象变化，从而成为有活性的分子，再与特定基因上的应答元件结合，发挥激活或抑制基因表达的调控作用。包括雌激素受体、孕激素受体、雄激素受体等。

02.237 雌激素受体 estrogen receptor, ER
通过与雌激素结合而发挥生物学效应的蛋白质。具有促进机体生长发育、调节女性生殖系统的功能。生物学效应与雌激素受体的类型和数量密切相关，正常存在于子宫内膜、平滑肌、乳腺上皮细胞中，是判断乳腺癌、子宫内膜癌等预后和指导治疗的重要指标。

02.238 孕激素受体 progesterone receptor, PR
一类位于孕酮靶组织细胞内或细胞表面的特异性蛋白质。特异性地与孕酮结合，存在于卵巢、子宫、乳腺等女性生殖器官的组织及细胞中，是判断乳腺癌、子宫内膜癌等预后和指导治疗的重要指标。

02.239 雄激素受体 androgen receptor
靶细胞内存在的一种能与雄激素发生特异性结合的蛋白质。必须与其受体结合才能发挥生理作用。基因定位于X染色体的长臂。

02.240 抑制素 inhibin, INH
由卵巢分泌的一种非类固醇多肽糖蛋白异二聚体。分为抑制素A（α和β_A）和抑制素B（α和β_B）。主要生理作用是选择性抑制垂体卵泡刺激素的合成和分泌，增强黄体生成素的活性。在病理组织中，主要表达于卵巢粒层细胞、卵泡膜细胞及其来源的肿瘤，阳性定位于胞质。可用于性索间质细胞及其肿瘤与卵巢上皮性肿瘤的诊断和鉴别诊断。

02.241 激活素 activin, ACT
又称"激活蛋白"。由卵巢分泌的一种非类固醇多肽糖蛋白。由抑制素的两个β亚单位构成。主要在垂体局部通过自分泌作用，增加垂体细胞的促性腺激素释放激素（GnRH）受体数量，提高垂体对GnRH的反应性，从而刺激卵泡刺激素的产生。月经周期中，激活素水平较低，保持稳定。

02.242 卵泡抑制素 follistatin, FST
主要由卵泡颗粒细胞分泌的一种糖蛋白。与

抑制素和激活素的β亚单位具有亲和力。与激活素结合后，失去刺激卵泡刺激素产生的能力。主要功能是通过自分泌和旁分泌作用抑制卵泡刺激素的产生。

02.243 激活素–抑制素–卵泡抑制素系统
activin-inhibin-follistatin system,
ACT-INH-FS
主要由垂体细胞和卵巢颗粒细胞分泌的调节卵泡刺激素–黄体生成素分泌的新家族。是细胞转化生长因子–β超家族的成员。通过内分泌、自分泌和旁分泌调节作用参与女性体内众多的生殖生理活动。

02.07 妇科肿瘤与环境

02.244 环境内分泌干扰物 environmental endocrine disruptor, EED
又称"环境激素（environmental hormone）"。能够通过干扰人体内激素的功能而对人体的生殖、神经和免疫系统等功能产生影响的环境化合物。多为有机污染物、重金属物质、环境雌激素、农药污染物等。

02.245 环境雌激素干扰物 environmental estrogen disruptor
可以模仿雌激素的生物学效应，干扰体内正常内分泌物质的合成、释放、转运、结合和代谢的一类环境中存在的化合物。按其来源可以分为天然雌激素、植物雌激素、动物雌激素、人工合成雌激素四大类。

02.246 天然雌激素 natural estrogen
生物体内存在的具有广泛生物活性的雌激素类化合物。主要有雌二醇、雌三醇、雌酮等。

02.247 植物雌激素 phytoestrogen
一类在植物中具有弱雌激素作用的天然化

合物。分子结构与动物雌激素相似，在激素相关疾病治疗中被广泛应用。存在于如大豆（大豆异黄酮）、葛根、麻籽等中。

02.248 动物雌激素 animal estrogen
通过生物界内食物链蓄积效应，大量的多种雌激素存在于动物体内，在体内产生的类似天然雌激素效应的物质。

02.249 人工合成雌激素 artificial synthetic estrogen
人工合成的雌激素。包括己烯雌酚、乙炔基醚、乙炔基雌二醇等。

02.250 环境雄激素干扰物 environmental androgen disruptor
在体内具有模拟雄激素样生物学效应，干扰体内正常内分泌物质的合成、释放、转运、结合和代谢的一类环境中存在的化合物。

02.251 天然雄激素 natural androgen
生物体内存在的具有广泛生物活性的雄激素类化合物。如睾酮、雄烯二酮等。

02.252　人工合成雄激素　artificial synthetic androgen

人工合成的雄激素。如去甲雄三烯醇酮、甲基睾酮等。

02.253　环境甲状腺素干扰物　environmental thyroxine interferer

在体内具有模拟甲状腺素样生物学效应，干扰体内正常物质代谢的一类环境中存在的化合物。

02.254　环境糖皮质激素受体干扰物　environmental glucocorticoid receptor interferer

在体内激活皮质醇受体，干扰体内正常生理活动的一类环境内分泌干扰物。

02.255　环境污染　environmental pollution

自然或人为原因引起环境系统的结构与功能发生变化，环境质量下降，从而危害人类健康、影响生物正常生长、破坏生态与环境的现象。主要包括大气污染、水污染、土壤污染等。

02.256　大气污染　atmospheric pollution, air pollution

自然或人为原因使大气中某些成分超过正常含量或排入有毒有害的物质，对人类、生物和物体造成危害的现象。

02.257　水污染　water pollution

由于大量的污染物进入河流、湖泊、海洋或地下水等水体，其强度长期大于水体的自净能力，水环境质量逐步下降，致使水体的使用价值降低的现象。

02.258　土壤污染　soil pollution

土壤中含有害物质过多，超过土壤的自净能力，引起土壤的组成、结构和功能发生变化，达到危害人体健康的程度。包括有机污染和无机污染。

02.259　重金属污染　heavy metal pollution

铅、汞、镉、砷、有机锡、铝、铁、硒、铜、锰、锌等生物毒性显著的重金属元素及其化合物对环境造成的污染。

02.260　室内环境污染　indoor environmental pollution

室内空气中存在的多种挥发性有机物或日常生活用品对环境造成的污染。如厨房油烟、化妆品、消毒剂、洗涤剂、杀虫剂、塑料增塑剂等。

02.261　物理因素　physical factor

对环境或人体造成影响的电离辐射、电磁辐射、光辐射、超声波、噪声等的统称。

02.262　电离辐射　ionizing radiation

能引起物质产生离子对的辐射。种类很多，高速带电粒子有α粒子、β粒子、质子，不带电粒子有中子及X线、γ射线。

02.263　电磁辐射　electromagnetic radiation

能量以电磁波形式由源发射到空间或以电磁波形式在空间传播的现象。有些电磁辐射可能对人体造成影响。

02.264　光辐射　light radiation

波长从100nm到1mm的电磁辐射。一般按辐射波长及人眼的生理视觉效应分成三部分：紫外辐射、可见光和红外辐射。可对人体造成危害。

02.265　超声波　ultrasonic wave

频率高于20 000Hz、超过人听觉上限的声波。

02.266　噪声　noise

一种频率、强弱变化无规律、杂乱无章的声

音。令人生理或心理上觉得不舒服。

02.267　化学因素　chemical factor
对环境或人体造成影响的药物、强酸、强碱、毒物等的统称。

02.268　生物因素　biological factor
导致环境污染或对人体造成影响的细菌、病毒等微生物及生物毒素等因素的统称。

02.269　生活因素　living factor
凡是影响个人及其家庭的生活方式、性生活、生育状况、工作压力等因素的统称。

02.270　生活方式　life style
狭义指个人及其家庭的日常生活的活动方式，包括衣、食、住、行及闲暇时间的利用等。广义指人们一切生活活动的典型方式和特征的总和，包括劳动生活、消费生活和精神生活（如政治生活、文化生活、宗教生活）等活动方式。

02.271　性生活　sexual life
处于青春期或之后的人通过身体的亲密接触，以进行生育后代的本能或获取愉悦体验的行为。

02.272　生育因素　fertility factor
与肿瘤相关的生育状况，包括妊娠及分娩等因素。

02.273　绝经晚　late menopause
绝经年龄超过55岁的现象。

02.274　配偶因素　spouse factor
配偶包皮过长、包茎、前列腺癌、阴茎癌等因素的统称。

02.275　压力　stress

生活环境对人产生的影响。分为精神压力、心理压力、生活压力。压力过大时，可直接使机体免疫力下降，诱发疾病，包括肿瘤发生。

02.276　心理素质　psychological quality
一个人在社会生活中思想与行为的具体表现。包括一个人全部的心理方面的能力表征，与生理和精神相区别，主要包括个性、性格和气质；智力、感觉、知觉、记忆、思维、想象、注意力、意志力等；心理适应能力、自我意识、人际交往、心理应变、竞争协作、承受挫折、调适情绪、控制行为的能力；心态；与心理相关的行为表现及道德品质。

02.277　职业接触　occupational exposure
又称"职业暴露"。在职业活动中，一些有害物质通过眼、口、鼻及皮肤等进入人体，从而对人体健康产生危害的状态。

02.278　环境毒理学　environmental toxicology
利用毒理学方法研究环境污染物对人体健康的影响及其机制的学科。是环境医学的组成部分，也是毒理学的一个分支。

02.279　环境污染物　environmental pollutant
进入环境后使环境的正常组成和性质发生直接或间接有害于人类变化的物质。主要是人类生产和生活活动中产生的各种化学物质。也有自然界释放的物质，如火山爆发喷射出的气体、尘埃等。

02.280　大气颗粒物　atmospheric particulate matter
大气中存在的各种固体和液体颗粒物的总称。大气中灰尘的存在是使地球保持温暖的主要原因之一。生产性粉尘也是人类健康的天敌，是许多疾病的主要原因。例如，粉尘会引起尘肺病，细颗粒物（PM2.5）会诱发肺癌、心脑血管疾病等。

02.281 含氮化合物 nitrogen compound
工业生产和汽车尾气排放的含有氮的化合物。其中氮氧化物是大气中的主要污染物，会对环境和人体健康造成危害。

02.282 含硫化合物 sulfur compound
工业生产和汽车尾气排放的含有硫的化合物。其中二氧化硫是大气中的主要污染物，对呼吸道有刺激作用，能引起呼吸道和心血管疾病。

02.283 含碳化合物 carbon compound
工业生产和汽车尾气排放的含有碳的化合物。其中一氧化碳和二氧化碳是大气的污染物，会对环境和人体造成危害。

02.284 含卤素化合物 halogenated compound
生产利用释放的含有氟、氯、溴、碘或砹元素的化合物。如双对氯苯基三氯乙烷（DDT）、甲氧DDT、六氯环己烷（六六六）等有毒性，对环境和人体产生危害。

02.285 含磷化合物 phosphorous compound
生产利用释放的含有磷的化合物。会对水体造成污染。其中有机磷农药会对人畜的生命安全造成威胁。

02.286 烷烃类 alkanes
工业生产释放的含有碳和氢的饱和有机化合物。空气中其含量增加导致人体缺氧，发生窒息。低浓度长期接触会引起神经系统功能障碍等。

02.287 多环芳烃 polycyclic aromatic hydrocarbon, PAH
工业生产释放的含有一个苯环以上的芳香化合物。其中有许多被证明具有致癌毒性。

02.288 酚类 phenols
工业生产释放的羟基与芳香环直接相连的一类芳香有机化合物。会对环境造成污染。常以苯酚和甲酚等挥发性酚作为污染指标。

02.289 苯类化合物 benzene compound
工业生产释放的含有苯环结构的化合物。会对环境造成污染，并对人体造成危害。其浓度作为大气环境常规监测之一。

03. 妇科肿瘤流行病学

03.001 女性下生殖道病变流行病学 epidemiology of the lower female genital tract lesion
研究女性下生殖道（包括外阴、阴道、宫颈）病变在人群中的分布规律、流行病因和预防措施的学科。包括通过研究病变的分布，定量评估不同环境和宿主因素与病变的关联，揭示新的病因学线索，提高对发生机制的了解，评估预防措施的效果，研究预后因素。

03.002 人乳头瘤病毒感染率 infection rate of human papilloma virus, infection rate of HPV
在某个时间内能检查的整个人群样本中，人乳头瘤病毒现有感染人数所占比例。人乳头瘤病毒感染率=受检者中人乳头瘤病毒阳性人数/受检人数×100%。

03.003 发病率 incidence, incidence rate, morbidity
又称"粗发病率（crude incidence, crude incidence rate）"。一定期间（一般为一年）

内，特定人群中某病新发病例出现的频率。是反映疾病对人群健康影响和描述疾病分布状态的一项测量指标。发病率=（某时期内某人群中某病新病例人数/同时期内暴露人口数）×K（K=100%、1000‰、10000/万或100 000//10万等）。

03.004 死亡率 mortality, mortality rate, death rate
又称"粗死亡率（crude mortality, crude mortality rate, crude death rate）"。某年某地平均每千人口中的死亡数。反映当地居民总的死亡水平。常用千分率（‰）表示。

03.005 年龄别率 age-specific rate
不同年龄段某疾病的发病率或死亡率。

03.006 标准化率 standardized rate
简称"标化率"，又称"调整率（adjustment rate）"。利用某一指定的标准人口构成，按选定的"标准"调整后算得的率，故名。使资料间具有可比性。标准人口应该选择有代表性、较稳定、数量较大的人群，如全国、全世界、全省的人口为标准人口，时间也最好与被标化资料一致或接近。标准化率=实际观察发病人数或死亡人数/期望发病人数或死亡人数。常见的是年龄标准化率。

03.007 年龄标准化率 age-standardized rate, ASR
简称"年龄标化率"。按照某一个标准人口的年龄结构所计算的发病率或死亡率。

03.008 鳞状上皮内病变发病率 incidence of squamous intraepithelial lesion, incidence of SIL
在一定时期、一定人群中下生殖道鳞状上皮内病变新发生病例出现的频率。下生殖道鳞状上皮内病变发病率=（某时期内某人群中下生殖道鳞状上皮内病变新病例数/同时期内暴露人口数）×K（K=100%、1000‰等）。

03.009 宫颈低级别鳞状上皮内病变发病率 incidence of cervical low-grade squamous intraepithelial lesion, incidence of LSIL
在一定时期、一定人群中宫颈低级别鳞状上皮内病变新发生病例出现的频率。宫颈低级别鳞状上皮内病变发病率=（某时期内某人群中宫颈低级别鳞状上皮内病变新病例数/同时期内暴露人口数）×K（K=100%、1000‰等）。

03.010 宫颈高级别鳞状上皮内病变发病率 incidence of cervical high-grade squamous intraepithelial lesion, incidence of HSIL
在一定时期、一定人群中宫颈高级别鳞状上皮内病变新发生病例出现的频率。宫颈高级别鳞状上皮内病变发病率=（某时期内某人群中宫颈高级别鳞状上皮内病变新病例数/同时期内暴露人口数）×K（K=100%、1000‰等）。

03.011 宫颈上皮内瘤变2级发病率 incidence of cervical intraepithelial neoplasia grade 2, incidence of CIN2
在一定时期、一定人群中宫颈上皮内瘤变2级新发生病例出现的频率。宫颈上皮内瘤变2级发病率=（某时期内某人群中宫颈上皮内瘤变2级新病例数/同时期内暴露人口数）×K（K=100%、1000‰等）。

03.012 宫颈上皮内瘤变3级发病率 incidence of cervical intraepithelial neoplasia grade 3, incidence of CIN3
在一定时期、一定人群中宫颈上皮内瘤变3级新发生病例出现的频率。宫颈上皮内瘤变3级发病率=（某时期内某人群中宫颈上皮内瘤变3级新病例数/同时期内暴露人口数）×

K（K=100%、1000‰等）。

03.013 宫颈原位腺癌发病率 incidence of cervical adenocarcinoma *in situ*, incidence of cervical AIS

在一定时期、一定人群中宫颈原位腺癌新发生病例出现的频率。宫颈原位腺癌发病率=（某时期内某人群中宫颈原位腺癌新病例数/同时期内暴露人口数）×K（K=100%、1000‰等）。

03.014 阴道鳞状上皮内病变发病率 incidence of vaginal squamous intraepithelial lesion

又称"阴道上皮内瘤变发病率（incidence of vaginal intraepithelial neoplasia, incidence of VaIN）"。在一定时期、一定人群中阴道鳞状上皮内病变新发生病例出现的频率。阴道鳞状上皮内病变发病率=（某时期内某人群中阴道鳞状上皮内病变新病例数/同时期内暴露人口数）×K（K=100%、1000‰等）。

03.015 外阴鳞状上皮内病变发病率 incidence of vulvar squamous intraepithelial lesion

又称"外阴上皮内瘤变发病率（incidence of vulvar intraepithelial neoplasia, incidence of VIN）"。在一定时期、一定人群中外阴鳞状上皮内病变新发生病例出现的频率。外阴鳞状上皮内病变发病率=（某时期内某人群中外阴鳞状上皮内病变新病例数/同时期内暴露人口数）×K（K=100%、1000‰等）。

03.016 肛门鳞状上皮内病变发病率 incidence of anal squamous intraepithelial lesion

又称"肛门上皮内瘤变发病率（incidence of anal intraepithelial neoplasia, incidence of AIN）"。在一定时期、一定人群中肛门鳞状上皮内病变新发生病例出现的频率。肛门鳞状上皮内病变发病率=（某时期内某人群中肛门鳞状上皮内病变新病例数/同时期内暴露人口数）×K（K=100%、1000‰等）。

03.017 肛周鳞状上皮内病变发病率 incidence of perianal squamous intraepithelial lesion

又称"肛周上皮内瘤变发病率（incidence of perianal intraepithelial neoplasia, incidence of PIN）"。在一定时期、一定人群中肛周鳞状上皮内病变新发生病例出现的频率。肛周鳞状上皮内病变发病率=（某时期内某人群中肛周鳞状上皮内病变新病例数/同时期内暴露人口数）×K（K=100%、1000‰等）。

03.018 宫颈癌发病率 incidence of cervical cancer

又称"宫颈癌粗发病率（crude incidence of cervical cancer）"。某年某地登记的每10万人口宫颈癌新病例数。宫颈癌发病率=（某年某地宫颈癌新病例数/某年某地年均人口数）×100 000（1/10万）。

03.019 宫颈癌中国人口年龄标准化发病率 age-standardized incidence rate by Chinese standard population of cervical cancer, ASIRC of cervical cancer

按照中国某一标准人口的年龄结构所计算的宫颈癌发病率。目前使用2021年第七次全国人口普查的人口构成。宫颈癌中国人口年龄标准化发病率=（Σ中国标准人口年龄构成×宫颈癌年龄别发病率）/Σ中国标准人口年龄构成。

03.020 宫颈癌世界人口年龄标准化发病率 age-standardized incidence rate by world standard population of cervical cancer, ASIRW of cervical cancer

按照世界某一标准人口的年龄结构所计算的宫颈癌发病率。目前使用日本学者漱木（Segi）世界标准人口构成。宫颈癌世界人口年龄标准化发病率=（Σ世界标准人口年龄构成×宫颈癌年龄别发病率）/Σ世界标准人口年龄构成。

03.021 宫颈癌死亡率 mortality of cervical cancer

又称"宫颈癌粗死亡率（crude mortality of cervical cancer）"。某年某地登记的每10万人口宫颈癌死亡数。宫颈癌死亡率=（某年某地宫颈癌死亡数/某年某地年均人口数）×100 000（1/10万）。

03.022 宫颈癌中国人口年龄标准化死亡率 age-standardized mortality rate by Chinese standard population of cervical cancer, ASMRC of cervical cancer

按照中国某一标准人口的年龄结构所计算的宫颈癌死亡率。目前使用2021年第七次全国人口普查的人口构成。宫颈癌中国人口年龄标准化死亡率=（Σ中国标准人口年龄构成×宫颈癌年龄别死亡率）/Σ中国标准人口年龄构成。

03.023 宫颈癌世界人口年龄标准化死亡率 age-standardized mortality rate by world standard population of cervical cancer, ASMRW of cervical cancer

按照世界某一标准人口的年龄结构所计算的宫颈癌死亡率。目前使用日本学者漱木（Segi）世界标准人口构成。宫颈癌世界人口年龄标准化死亡率=（Σ世界标准人口年龄构成×宫颈癌年龄别死亡率）/Σ世界标准人口年龄构成。

03.024 宫颈癌生存率 survival rate of cervical cancer

某一批随访的宫颈癌患者中，生存期大于等于该时间（通常为1年、3年、5年）的宫颈癌患者所占比例。宫颈癌 t 时刻生存率=t 时刻仍存活的宫颈癌患者例数/总观察宫颈癌患者例数。

03.025 宫颈鳞癌发病率 incidence of cervical squamous carcinoma

又称"宫颈鳞癌粗发病率（crude incidence of cervical squamous carcinoma）"。某年某地登记的每10万人口宫颈鳞癌新病例数。宫颈鳞癌发病率=（某年某地宫颈鳞癌新病例数/某年某地年均人口数）×100 000（1/10万）。

03.026 宫颈鳞癌死亡率 mortality of cervical squamous carcinoma

又称"宫颈鳞癌粗死亡率（crude mortality of cervical squamous carcinoma）"。某年某地登记的每10万人口宫颈鳞癌死亡数。宫颈鳞癌死亡率=（某年某地宫颈鳞癌死亡数/某年某地年均人口数）×100 000（1/10万）。

03.027 宫颈腺癌发病率 incidence of cervical adenocarcinoma

又称"宫颈腺癌粗发病率（crude incidence rate of cervical adenocarcinoma）"。某年某地登记的每10万人口宫颈腺癌新病例数。宫颈腺癌发病率=（某年某地宫颈腺癌新病例数/某年某地年均人口数）×100 000（1/10万）。

03.028 宫颈腺癌死亡率 mortality of cervical adenocarcinoma

又称"宫颈腺癌粗死亡率（crude mortality rate of cervical adenocarcinoma）"。某年某地登记的每10万人口宫颈腺癌死亡数。宫颈腺癌死亡率=（某年某地宫颈腺癌死亡数/某年某地年均人口数）×100 000（1/10万）。

03.029 子宫体恶性肿瘤发病率 incidence of corpus carcinoma

又称"子宫体恶性肿瘤粗发病率（crude incidence rate of corpus carcinoma）"。某年

某地登记的每10万人口子宫体恶性肿瘤新病例数。子宫体恶性肿瘤发病率=（某年某地子宫体恶性肿瘤新病例数/某年某地年均人口数）×100 000（1/10万）。

03.030 子宫体恶性肿瘤中国人口年龄标准化发病率 age-standardized incidence rate by Chinese standard population of corpus carcinoma, ASIRC of corpus carcinoma

按照中国某一标准人口的年龄结构所计算的子宫体恶性肿瘤发病率。目前使用2021年第七次全国人口普查的人口构成。子宫体恶性肿瘤中国人口年龄标准化发病率=（Σ中国标准人口年龄构成×子宫体恶性肿瘤年龄别发病率）/Σ中国标准人口年龄构成。

03.031 子宫体恶性肿瘤世界人口年龄标准化发病率 age-standardized incidence rate by world standard population of corpus carcinoma, ASIRW of corpus carcinoma

按照世界某一标准人口的年龄结构所计算的子宫体恶性肿瘤发病率。目前使用日本学者漱木（Segi）世界标准人口构成。子宫体恶性肿瘤世界人口年龄标准化发病率=（Σ世界标准人口年龄构成×子宫体恶性肿瘤年龄别发病率）/Σ世界标准人口年龄构成。

03.032 子宫体恶性肿瘤死亡率 mortality of corpus carcinoma

又称"子宫体恶性肿瘤粗死亡率（crude mortality rate of corpus carcinoma）"。某年某地登记的每10万人口子宫体恶性肿瘤死亡数。子宫体恶性肿瘤死亡率=（某年某地子宫体恶性肿瘤死亡数/某年某地年均人口数）×100 000（1/10万）。

03.033 子宫体恶性肿瘤生存率 survival rate

of corpus carcinoma

某一批随访的子宫体恶性肿瘤患者中，生存期大于等于该时间（通常为1年、3年、5年）的子宫体恶性肿瘤患者所占比例。子宫体恶性肿瘤 t 时刻生存率= t 时刻仍存活的子宫体恶性肿瘤例数/总观察子宫体恶性肿瘤例数。

03.034 子宫体恶性肿瘤中国人口年龄标准化死亡率 age-standardized mortality rate by Chinese standard population of corpus carcinoma, ASMRC of corpus carcinoma

按照中国某一标准人口的年龄结构所计算的子宫体恶性肿瘤死亡率。目前使用2021年第七次全国人口普查的人口构成。子宫体恶性肿瘤中国人口年龄标准化死亡率=（Σ中国标准人口年龄构成×子宫体恶性肿瘤年龄别死亡率）/Σ中国标准人口年龄构成。

03.035 子宫体恶性肿瘤世界人口年龄标准化死亡率 age-standardized mortality rate by world standard population of corpus carcinoma, ASMRW of corpus carcinoma

按照世界某一标准人口的年龄结构所计算的子宫体恶性肿瘤死亡率。目前使用日本学者漱木（Segi）世界标准人口构成。子宫体恶性肿瘤世界人口年龄标准化死亡率=（Σ世界标准人口年龄构成×子宫体恶性肿瘤年龄别死亡率）/Σ世界标准人口年龄构成。

03.036 子宫内膜癌发病率 incidence of endometrial carcinoma

又称"子宫内膜癌粗发病率（crude incidence of endometrial carcinoma）"。某年某地登记的每10万人口子宫内膜癌新病例数。子宫内膜癌发病率=（某年某地子宫内膜癌新病例数/某年某地年均人口数）×100 000（1/10万）。

03.037　子宫内膜癌死亡率　mortality of endometrial carcinoma

又称"子宫内膜癌粗死亡率（crude mortality of endometrial carcinoma）"。某年某地登记的每10万人口子宫内膜癌死亡数。子宫内膜癌死亡率=（某年某地子宫内膜癌死亡数/某年某地年均人口数）×100 000（1/10万）。

03.038　子宫肉瘤发病率　incidence of uterine sarcoma

又称"子宫肉瘤粗发病率（crude incidence of uterine sarcoma）"。某年某地登记的每10万人口子宫肉瘤新病例数。子宫肉瘤发病率=（某年某地子宫肉瘤新病例数/某年某地年均人口数）×100 000（1/10万）。

03.039　子宫肉瘤死亡率　mortality of uterine sarcoma

又称"子宫肉瘤粗死亡率（crude mortality of uterine sarcoma）"。某年某地登记的每10万人口子宫肉瘤死亡数。子宫肉瘤死亡率=（某年某地子宫肉瘤死亡数/某年某地年均人口数）×100 000（1/10万）。

03.040　外阴癌发病率　incidence of vulvar cancer

又称"外阴癌粗发病率（crude incidence of vulvar cancer）"。某年某地登记的每10万人口外阴癌新病例数。外阴癌发病率=（某年某地外阴癌新病例数/某年某地年均人口数）×100 000（1/10万）。

03.041　外阴癌死亡率　mortality of vulvar cancer

又称"外阴癌粗死亡率（crude mortality of vulvar cancer）"。某年某地登记的每10万人口外阴癌死亡数。外阴癌死亡率=（某年某地外阴癌死亡数/某年某地年均人口数）×100 000（1/10万）。

03.042　外阴癌生存率　survival rate of vulvar cancer

某一批随访的外阴癌患者中，生存期大于等于该时间（通常为1年、3年、5年）的外阴癌患者所占比例。外阴癌 t 时刻生存率= t 时刻仍存活的外阴癌例数/总观察外阴癌例数。

03.043　阴道癌发病率　incidence of vaginal cancer

又称"阴道癌粗发病率（crude incidence of vaginal cancer）"。某年某地登记的每10万人口阴道癌新病例数。阴道癌发病率=（某年某地阴道癌新病例数/某年某地年均人口数）×100 000（1/10万）。

03.044　阴道癌死亡率　mortality of vaginal cancer

又称"阴道癌粗死亡率（crude mortality of vaginal cancer）"。某年某地登记的每10万人口阴道癌死亡数。阴道癌死亡率=（某年某地阴道癌死亡数/某年某地年均人口数）×100 000（1/10万）。

03.045　卵巢癌发病率　incidence of ovarian cancer

又称"卵巢癌粗发病率（crude incidence of ovarian cancer）"。某年某地登记的每10万人口卵巢癌新病例数。卵巢癌发病率=（某年某地卵巢癌新病例数/某年某地年均人口数）×100 000（1/10万）。

03.046　卵巢癌中国人口年龄标准化发病率　age-standardized incidence rate by Chinese standard population of ovarian cancer, ASIRC of ovarian cancer

按照中国某一标准人口的年龄结构所计算的卵巢癌发病率。目前使用2021年第七次全国人口普查的人口构成。卵巢癌中国人口年龄标准化发病率=（Σ中国标准人口年龄构成×卵巢癌年龄别发病率）/Σ中国标准人口年龄构成。

03.047 卵巢癌世界人口年龄标准化发病率 age-standardized incidence rate by world standard population of ovarian cancer, ASIRW of ovarian cancer

按照世界某一标准人口的年龄结构所计算的卵巢癌发病率。目前使用日本学者漱木（Segi）世界标准人口构成。卵巢癌世界人口年龄标准化发病率=（Σ世界标准人口年龄构成×卵巢癌年龄别发病率）/Σ世界标准人口年龄构成。

03.048 卵巢癌死亡率 mortality of ovarian cancer

又称"卵巢癌粗死亡率（crude mortality of ovarian cancer）"。某年某地登记的每10万人口卵巢癌死亡数。卵巢癌死亡率=（某年某地卵巢癌死亡数/某年某地年均人口数）×100 000（1/10万）。

03.049 卵巢癌生存率 survival rate of ovarian cancer

某一批随访的卵巢癌患者中，生存期大于等于该时间（通常为1年、3年、5年）的卵巢癌患者所占比例。卵巢癌t时刻生存率=t时刻仍存活的卵巢癌例数/总观察卵巢癌例数。

03.050 卵巢癌中国人口年龄标准化死亡率 age-standardized mortality rate by Chinese standard population of ovarian cancer, ASMRC of ovarian cancer

按照中国某一标准人口的年龄结构所计算的卵巢癌死亡率。目前使用2021年第七次全国人口普查的人口构成。卵巢癌中国人口年龄标准化死亡率=（Σ中国标准人口年龄构成×卵巢癌年龄别死亡率）/Σ中国标准人口年龄构成。

03.051 卵巢癌世界人口年龄标准化死亡率 age-standardized mortality rate by world standard population of ovarian cancer, ASMRW of ovarian cancer

按照世界某一标准人口的年龄结构所计算的卵巢癌死亡率。目前使用日本学者漱木（Segi）世界标准人口构成。卵巢癌世界人口年龄标准化死亡率=（Σ世界标准人口年龄构成×卵巢癌年龄别死亡率）/Σ世界标准人口年龄构成。

03.052 输卵管癌发病率 incidence of the fallopian tube cancer

又称"输卵管癌粗发病率（crude incidence of the fallopian tube cancer）"。某年某地登记的每10万人口输卵管癌新病例数。输卵管癌发病率=（某年某地输卵管癌新病例数/某年某地年均人口数）×100 000（1/10万）。

03.053 输卵管癌死亡率 mortality of the fallopian tube cancer

又称"输卵管癌粗死亡率（crude mortality of the fallopian tube cancer）"。某年某地登记的每10万人口输卵管癌死亡数。输卵管癌死亡率=（某年某地输卵管癌死亡数/某年某地年均人口数）×100 000（1/10万）。

04. 妇科肿瘤预防学

04.01 一级预防

04.001 一级预防 primary prevention

又称"初级预防""病因预防（etiologic

prevention）"。疾病尚未发生时针对致病因子、可疑致病因子或相关因素所采取的措施。是预防疾病发生和消灭疾病的根本措施。

04.002　健康促进　health promotion
运用行政或组织的手段，广泛协调社会各相关部门及社区、家庭和个人，使其履行各自对健康的责任，共同维护和促进健康的一种社会行为和社会战略。

04.003　社会动员　social mobilization
通过采取一系列综合、高效的动员策略和方法，促使社会各阶层、各部门广泛地主动参与，把健康促进目标转化为满足广大社区居民健康需求的社会目标。

04.004　健康教育　health education
通过有计划、有组织、有系统的社会教育活动，使人们自觉地采纳有益于健康的行为和生活方式，消除或减轻影响健康的危险因素，预防疾病，促进健康，提高生活质量，并对教育效果做出评价。

04.005　行为干预　behavioral intervention
运用传播、教育、指导、说服、鼓励与限制等方法和手段，对存有危害健康行为的个体或群体进行教育，促使其改变不利于健康行为的活动与过程。

04.006　化学预防　chemoprophylaxis
在实验室和理论研究基础上，利用某些天然或人工合成的化合物对癌症发生的过程进行抑制、逆转或预防的研究，并将明确的研究成果在健康人群中推广应用，最终达到降低某一地区或国家癌症病死率目的的方法。是癌症预防的重要手段。

04.007　人乳头瘤病毒疫苗　human papillomavirus vaccine, HPV vaccine

通过将人乳头瘤病毒主要衣壳蛋白晚期基因1（late gene 1，L1）诱导生成的人乳头瘤病毒衣壳蛋白病毒样颗粒装配在酵母菌、杆状病毒、大肠埃希菌、痘病毒等不同的载体中，诱导机体产生特异性抗体，从而达到预防相关型别人乳头瘤病毒感染导致的宫颈癌及癌前病变等疾病的疫苗。

04.008　人乳头瘤病毒 L1 衣壳蛋白病毒样颗粒　human papillomavirus L1 virus-like particle, HPV L1 VLP
外源表达的L1衣壳蛋白在体外自组装成的超微结构和免疫原性与天然人乳头瘤病毒类似的病毒样颗粒。由72个L1衣壳颗粒自组装形成二十面体，可诱导产生特异性中和抗体。目前已上市或在研的人乳头瘤病毒预防性疫苗均是以此为基础研发。

04.009　双价人乳头瘤病毒吸附疫苗　bivalent human papillomavirus adsorbed vaccine
以人乳头瘤病毒衣壳蛋白病毒样颗粒为抗原，通过脱氧核糖核酸重组技术用杆状病毒系统表达人乳头瘤病毒的L1结构蛋白，经过纯化，在一定条件下使其组装为衣壳蛋白病毒样颗粒（VLP），辅以铝佐剂系统得到的可用于预防HPV 16型和HPV 18型感染的VLP疫苗。

04.010　双价重组人乳头瘤病毒疫苗　recombinant human papillomavirus bivalent vaccine
以大肠埃希菌（*Escherichia coli*）为载体，表达HPV 16、18型衣壳蛋白，经过重组和纯化过程获得衣壳蛋白病毒样颗粒（VLP），可用于预防HPV 16型和HPV 18型感染的VLP疫苗。

04.011　四价重组人乳头瘤病毒疫苗　recom-

binant human papillomavirus quadriva-
lent vaccine

以酵母菌为载体制得的可预防由HPV 16型和HPV 18型引起的宫颈癌和癌前病变，以及由HPV 6型和HPV 11型引起的生殖器疣等疾病的预防性疫苗。

04.012 九价重组人乳头瘤病毒疫苗 recombinant human papillomavirus 9-valent vaccine

以酵母菌为载体制得的可预防由HPV 16、18、31、33、45、52、58型引起的宫颈、外阴、阴道和肛门癌，以及HPV 6型或HPV 11型引起的生殖器疣等疾病的预防性疫苗。

04.013 人乳头瘤病毒疫苗保护效力 efficacy of human papillomavirus vaccine

在临床试验中对接种者表现出的疾病预防效果。是衡量疫苗抵抗感染或疾病的能力。评价疫苗效力的有效方法是随机双盲安慰剂对照试验。疫苗保护效力 = [（对照组终点事件 – 疫苗组终点事件）×100%]/对照组终点事件。

04.014 人乳头瘤病毒疫苗保护效果 effectiveness of human papillomavirus vaccine

疫苗组与对照组相比，人乳头瘤病毒疫苗使疾病减少的发病率。是衡量疫苗在真实世界中发挥作用的一项指标。测量的相对危险度是评价疫苗流行病学预防效果的主要指标。

04.015 人乳头瘤病毒疫苗免疫原性 immunogenicity of human papillomavirus vaccine

人乳头瘤病毒抗原能刺激特定的免疫细胞，使免疫细胞活化、增殖和分化，最终产生免疫效应物质抗体和致敏淋巴细胞的特性。人

乳头瘤病毒疫苗的免疫原性检测有其重要的用途，如评估免疫反应的程度、作为长期保护的依据、评价新一代疫苗的可能效力等。

04.016 血清阳转率 seroconversion percentage

接种疫苗人群中，抗体阳转（即机体从没有抗体到产生抗体）的比例。代表机体产生抗体的能力。阳转率=（疫苗接种后抗体阳性人数/疫苗接种总人数）×100%。

04.017 人乳头瘤病毒疫苗安全性 safety of human papillomavirus vaccine

接种人乳头瘤病毒预防性疫苗后接种者是否会发生不良反应或严重不良反应，并对危害进行监测评估。分为上市前的评估和上市后的监测两个阶段，两者同等重要。是保证免疫预防取得成功的重要条件。

04.018 人乳头瘤病毒疫苗不良反应 adverse reaction of human papillomavirus vaccine

在正常用法和用量条件下，疫苗产生的对机体的有害和损伤作用。包括副作用、毒性反应、特异性反应、过敏反应、致畸、致突变反应等。

04.019 人乳头瘤病毒疫苗不良事件 adverse event of human papillomavirus vaccine

受试者接种人乳头瘤病毒预防性疫苗后出现的身体或其他方面的不适、病情改变等非疫苗预期效用的负面反应。但并不一定与疫苗有因果关系。

04.020 人乳头瘤病毒疫苗严重不良事件 serious adverse event of human papillomavirus vaccine, SAE of HPV vaccine

接种人乳头瘤病毒预防性疫苗过程中发生的，但与接种疫苗无明确直接关系的，需住院治疗、延长住院时间、造成伤残、影响工作能力、危及生命或造成死亡、导致先天畸形等事件。

04.021　人乳头瘤病毒疫苗临床试验终点
　　endpoint for clinical trial of human papillomavirus vaccine
　　当接种者被随访到出现预期的疾病发展终点时（包括死亡率、致残率或其他严重临床

事件等）就停止不再继续观察的阶段。疫苗的临床试验主要以预防癌前病变的发展作为临床试验终点，包括2级及以上宫颈上皮内瘤变（CIN2+）等，是用于评价接种疫苗的结局指标。

04.02　二 级 预 防

04.022　二级预防　secondary prevention
　　防止疾病发生或减缓疾病的发展而采取的措施。即早发现、早诊断、早治疗。

04.023　群体筛查　population screening, mass
　　　　　screening
　　又称"人群筛查"。通过某种检查方法或指标，对某一地区（或人群）进行遗传病的普查，以了解该地区（或人群）中存在的遗传病的病种、发病率、遗传方式、遗传异质性等情况，对发病率高、危害性大的遗传病进行筛选的过程。是症状出现前预防的重要手段，可以有效控制遗传病在该地区的流行。

04.024　组织性筛查　organizational screening
　　利用现有资源对最高危人群达到最大数量的筛查。通常在国家和地区水平进行。

04.025　机会性筛查　opportunistic screening
　　临床医生或保健医生对来诊者加用其他筛检方法，以发现与主诉无关疾病的方法。侧重于针对产前和计划生育保健的低危年轻妇女。

04.026　目标筛查　targeted screening
　　对有某种因素暴露的人群或高危人群等进行的定期健康检查。以早期发现患者，及时给予治疗。

04.027　单项筛查　single screening
　　用一种快速、简便的检验检查手段，从表面

健康者中查出可能患某种疾病的过程。

04.028　多项筛查　multiple screening
　　在筛检中应用多种方法，可以同时筛检多种疾病的过程。

04.029　宫颈癌筛查　cervical cancer screening
　　从特定女性人群中筛选高危、宫颈高级别病变及早期宫颈癌个体的过程。

04.030　一般人群宫颈癌筛查　cervical cancer
　　　　　screening of general population
　　对一定年龄女性进行的宫颈癌筛查。世界卫生组织（WHO）2021年建议筛查年龄为30～49岁，我国建议筛查年龄为30～65岁。

04.031　人类免疫缺陷病毒感染女性宫颈癌筛查　cervical cancer screening among women living with human immunodeficiency virus, WLHIV screening
　　又称"艾滋病病毒感染女性宫颈癌筛查"。对感染人类免疫缺陷病毒的女性进行的宫颈癌筛查。世界卫生组织（WHO）2021年建议筛查年龄为25～49岁。筛查方法同普通人群，但筛查起始时间早、间隔短。

04.032　宫颈癌初筛　primary screening for
　　　　　cervical cancer
　　通过醋酸试验、巴氏涂片、液基细胞学检查或人乳头瘤病毒检测等某种简便的方法筛选大量的人群，从中获得符合上述方法结果

阳性的过程。

04.033　宫颈癌筛查异常分流　triage of screening abnormality for cervical cancer
宫颈癌初筛后对不同结果类型人群的下一步诊治进行管理分割的风险分层法。通常对初筛结果阴性者进行随访，对初筛结果异常者用另一种生物标志物或筛查技术进一步检测，筛选出更高风险者行阴道镜检查，必要时行活组织检测。

04.034　醋酸试验　acetic acid test
又称"醋白试验（acetowhitening test）"。在下生殖道上皮组织表面涂以3%～5%醋酸溶液，3～5min后组织变白为阳性，不变色为阴性的一种试验方法。

04.035　巴氏涂片　Pap smear
又称"宫颈脱落细胞涂片"。从宫颈部取少量的细胞样品放在玻璃片上，在显微镜下判断细胞形态学有无改变，进而推断宫颈是否发生病变的一种传统细胞学筛查。

04.036　液基细胞学检查　liquid-based cytology, LBC
又称"液基薄层细胞学检测（thin-prep cytologic test，TCT）"。取材后迅速放入具有固定作用的细胞保存液内，以去除血液、黏液等影响诊断的干扰成分，利用自动化机械装置涂片，增加相关的可分析细胞，在集中区域进行细胞学分析的病理技术。

04.037　巴氏细胞学分级　Pap class
传统宫颈异常细胞学的分级诊断。1914年由巴氏（Papanicolaou）发现可以通过阴道局部评价子宫颈细胞的变化，故得名。分为Ⅰ、Ⅱ（ⅡA、ⅡB）、Ⅲ、Ⅳ和Ⅴ级5级。缺点为以此为细胞学改变的程度易造成假象，似乎每个级别均有严格的区别，使临床医生仅

根据分类级别的特定范围处理患者，主观因素较多。目前此方法已逐渐被宫颈细胞学贝塞斯达报告系统（TBS）所取代。

04.038　宫颈细胞学贝塞斯达报告系统　the Bethesda system for reporting cervical cytology, TBS for reporting cervical cytology
又称"TBS分类法"。1988年美国国家癌症研究所（National Cancer Institute，NCI）在马里兰州贝塞斯达（Bethesda）召开会议制定了阴道贝塞斯达命名系统。1991年该细胞学诊断报告被正式采用，2001年（第2版）、2014年（第3版）再次修订。主要改良了3个方面：将涂片制作质量作为细胞学检查结果报告的一部分；对病变进行必要描述；给予细胞病理学诊断并提出治疗建议。

04.039　不典型鳞状细胞　atypical squamous cell
又称"非典型鳞状细胞"。宫颈细胞学贝塞斯达报告系统（TBS）分类中的一种。提示有鳞状上皮内病变的细胞改变，但从质量和数量上又不足以做出明确判断。分为无明确诊断意义的不典型鳞状细胞和不能排除高级别鳞状上皮内病变的不典型鳞状细胞两类。

04.040　无明确诊断意义的不典型鳞状细胞　atypical squamous cell of undetermined significance, ASC-US
又称"意义不明确的非典型鳞状细胞"。宫颈细胞学贝塞斯达报告系统（TBS）分类中的一种。属于不典型鳞状细胞。细胞改变提示低级别鳞状上皮内病变，但不足以确定，是细胞学判读最多、可重复性最低的上皮细胞异常。

04.041　不能排除高级别鳞状上皮内病变的不典型鳞状细胞　atypical squamous

cell-cannot exclude HSIL, ASC-H
又称"不典型鳞状细胞不除外高级别鳞状上皮内病变"。宫颈细胞学贝塞斯达报告系统（TBS）分类中的一种。属于不典型鳞状细胞。细胞大小与不成熟化生细胞相似、核质比接近高级别鳞状上皮内病变（HSIL），但核不正常（如染色质增多、不规则和核形状不规则）不如HSIL明显。

04.042 低级别鳞状上皮内病变 low-grade squamous intraepithelial lesion, LSIL
宫颈细胞学贝塞斯达报告系统（TBS）分类中的一种。属于鳞状上皮内病变。主要是由高危型人乳头瘤病毒（HPV）短暂感染或低危型HPV感染引起，细胞形态学的异常改变一般限于中、表层鳞状细胞，是一种低度危险的上皮内病变，大多数病例在2年内可以恢复。

04.043 高级别鳞状上皮内病变 high-grade squamous intraepithelial lesion, HSIL
宫颈细胞学贝塞斯达报告系统（TBS）分类中的一种，属于鳞状上皮内病变。主要是由高危型人乳头瘤病毒持续感染引起的细胞形态学改变，不正常的细胞较低级别鳞状上皮内病变的细胞小、分化不成熟，细胞核质比明显升高，进展到浸润腺癌的风险高。

04.044 鳞状细胞癌 squamous cell carcinoma, SCC
宫颈细胞学贝塞斯达报告系统（TBS）分类中的一种。除呈现高级别鳞状上皮内病变特点外，在涂片中出现浸润表现：细胞大小和形态显著不一致，可以有明显的核畸形及明显增大的单个或多个核仁，染色质贴边或有明显的分布不均匀，涂片背景中常有肿瘤素质（退变坏死的肿瘤细胞和陈旧性出血）。

04.045 不典型腺细胞 atypical glandular cell, AGC
又称"非典型腺细胞"。宫颈细胞学贝塞斯达报告系统（TBS）分类中的一种。其细胞形态学介于良性反应改变与原位腺癌或腺癌之间的腺上皮细胞改变。核轻度增大、核仁明显、核密集排列、核拉长、胞质稀少。来源于宫颈管或子宫内膜细胞。诊断包括不典型腺细胞无具体指定和不典型腺细胞倾向瘤变。

04.046 不典型腺细胞无具体指定 atypical glandular cell-not otherwise specified, AGC-NOS
宫颈细胞学贝塞斯达报告系统（TBS）分类中的一种。属于腺细胞异常，腺细胞核的不典型改变超过了反应性或修复性改变，但缺乏原位癌或浸润腺癌的特点。

04.047 不典型腺细胞倾向瘤变 atypical glandular cell-favor neoplastic, AGC-FN
宫颈细胞学贝塞斯达报告系统（TBS）分类中的一种。属于腺细胞异常，腺细胞形态学改变提示原位腺癌或浸润腺癌，但无论在数量上还是在质量上均不足以诊断原位癌或浸润腺癌。

04.048 原位腺癌 adenocarcinoma *in situ*, AIS
宫颈细胞学贝塞斯达报告系统（TBS）分类中的一种。属于腺细胞异常。是宫颈管腺上皮的高度病变。特点是细胞核增大、深染、成层、分裂活跃，但没有浸润表现。

04.049 腺癌 adenocarcinoma
宫颈细胞学贝塞斯达报告系统（TBS）分类中的一种。属于腺细胞异常，其细胞形态学改变可以与原位腺癌重叠，但能显示浸润特点。

04.050 人乳头瘤病毒检测 human papilloma

virus test, HPV test

使用特殊的装置或特定的方法对是否感染人乳头瘤病毒进行观察和评价的方法。最常用的有杂交捕获法检测和聚合酶链反应检测。

04.051 杂交捕获法检测 hybrid capture test, HC test

利用核糖核酸探针，将核糖核酸–脱氧核糖核酸（RNA-DNA）杂交体固定在链霉素包被的孔中，利用抗体捕获和荧光化学信号技术进行高危型人乳头瘤病毒检测的方法。

04.052 核糖核酸检测 ribonucleic acid test, RNA test

取被检者的血液、其他体液或组织细胞，扩增其基因信息后，通过特定设备对被检者细胞中的RNA分子信息进行检测的方法。

04.053 脱氧核糖核酸检测 deoxyribonucleic acid test, DNA test

取被检者的血液、其他体液或组织细胞，扩增其基因信息后，通过特定设备对被检者细胞中的DNA分子信息进行检测的方法。

04.054 蛋白质检测 protein detection

以免疫组织、细胞化学和非同位素标记核酸分子杂交技术为基础，识别人乳头瘤病毒亚型衣壳蛋白的方法。

04.055 酶切信号放大法 enzyme digestion signal amplification

由酶特异性识别并切割目标DNA分子结构，通过识别目标DNA并进行信号放大，直接检测特定核苷酸序列，无须进行基因扩增的方法。

04.056 支链 DNA 信号放大法 branched DNA signal amplification

不依赖聚合酶链反应扩增的核酸杂交信号放大检测技术。无须抽提纯化核糖核酸、反转录和聚合酶链反应扩增，只需将样本用特定裂解液裂解后，经探针杂交与信号放大后即可迅速得到基因定量结果。

04.057 聚合酶链反应检测 polymerase chain reaction test, PCR test

在体外利用人工合成的寡聚核苷酸作为引物和DNA聚合酶进行的DNA特定区域扩增检测人乳头瘤病毒（HPV）DNA片段的方法。不仅可以对HPV阳性感染进行确诊，还可以进行HPV的分型。

04.058 荧光探针–聚合酶链反应 fluorescent probe-based polymerase chain reaction

在聚合酶链反应（PCR）体系中加入荧光基团，利用荧光信号积累实时监测整个PCR进程，最后通过标准曲线对未知模板进行定量分析的方法。

04.059 聚合酶链反应–反向斑点杂交 polymerase chain reaction-reverse dot blot hybridization, PCR-RDB

将生物素标记的特异性聚合酶链反应（PCR）扩增产物与固定于膜上的探针杂交显色，进行基因分型、基因突变检测的方法。该方法结合PCR扩增核酸分子，通过在不同位置固定多种等位基因，只需一次杂交就可实现多种等位基因的筛查。

04.060 恒温扩增法 thermostatic amplification

在恒定温度下，通过添加不同活性的酶和各自特异性引物来达到快速核酸扩增目的的方法。

04.061 测序法 sequencing

一种在单链DNA 5'端做放射性标记，用几组与碱基发生专一性反应的化学试剂分别修饰碱基，在修饰碱基特异部位随机断裂DNA链，通过凝胶电泳将DNA链按长短分开，放射自显影显示电泳区带，直接读出核苷酸序列的方法。

04.062　表面等离子体共振　surface plasmon resonance, SPR
又称"表面等离激元共振"。一种由隐失波引发金属表面疏密电子振荡的物理学现象。DNA探针在金属表面的固定及靶序列与探针序列杂交引起金属表面邻近电介质改变。邻近介质折射率不同则表面共振角就会不同。通过分析共振角可分析分子间相互作用。

04.063　聚合酶链反应-毛细管电泳法　polymerase chain reaction-capillary electrophoresis, PCR-CE
利用毛细管电泳对聚合酶链反应产物进行分析的方法。

04.064　目视检查　visual inspection
又称"肉眼观察"。在宫颈涂抹5%醋酸或鲁氏碘液后，根据宫颈表面上皮着色异常区域形态、边界、大小、异常区域与鳞-柱交接部的距离及消退速度等做出初步诊断的方法。包括醋酸目视观察法和鲁氏碘液染色目视观察法。

04.065　醋酸溶液　acetic acid solution
用冰醋酸与蒸馏水混合配制成含3%～5%醋酸的溶液。用于目视检查和阴道镜检查。

04.066　鲁氏碘液　Lugol's iodine solution, Lugol's solution
又称"复方碘溶液（compound iodine solution）"，曾称"卢戈碘液"。将5g碘、10g碘化钾和85ml蒸馏水混合配制的溶液。用于目视检查和阴道镜检查。

04.067　醋酸目视检查　visual inspection with acetic acid, VIA
又称"醋酸肉眼观察"。用5%醋酸溶液擦拭宫颈，1min后待溶液充分渗透上皮，用普通光源照明，根据醋白区域上皮的厚度、范围、边界、轮廓、表面形态、浑浊度及消失快慢，肉眼观察做出初步诊断的方法。

04.068　鲁氏碘液目视检查　visual inspection with Lugol iodine, VILI
曾称"卢戈碘液染色肉眼观察"。以鲁氏碘液涂抹宫颈，根据宫颈表面上皮着色异常区域的形态、边界、大小，着色异常的程度，异常区域与鳞-柱交接部的距离及消退速度等做出初步诊断的方法。

04.069　联合筛查　combined screening
同时应用多个诊断试验进行诊断，只要有任何一项试验结果为阳性即可定为阳性，只有全部试验结果均为阴性才将最终结果判断为阴性的方法。可以提高灵敏度，降低特异度。

04.070　人乳头瘤病毒-宫颈细胞学联合筛查　co-testing with HPV and cytology
对受检妇女的采样标本同时进行人乳头瘤病毒检测和液基细胞学或巴氏涂片检测，对任一检测结果阳性妇女进行进一步诊治的方法。

04.071　人乳头瘤病毒-醋酸联合筛查　co-testing with HPV and acetic acid
对受检妇女的采样标本同时进行人乳头瘤病毒检测和醋酸目视检查，对任一检测结果阳性妇女进行进一步诊治的方法。

04.072　取样　collected sample
又称"取材"。宫颈癌筛查时采集受检者宫颈阴道标本的方法。

04.073 医务人员取样 health-care provider collected sample

医务人员用阴道扩张器暴露被筛查者宫颈后，自宫颈外口采集宫颈脱落细胞等标本进行细胞学或人乳头瘤病毒等相关检测的方法。

04.074 自取样 self-collected sample

又称"自采样"。受检妇女自行用妇科专用阴道取样刷采集宫颈、阴道分泌物等标本进行人乳头瘤病毒等相关检测的方法。

04.075 筛查准确性 screening accuracy

又称"筛查真实性"。筛查所获得的结果与实际结果的符合程度。通常以组织病理学结果作为筛查结果的"金标准"来评估筛查的准确性。筛查结果异常，称为结果"阳性"；筛查阳性者的病变与病理学结果一致为"真阳性"；筛查阳性者的病理学结果无病变为"假阳性"；筛查结果正常，称为结果"阴性"；筛查阴性者的病理学结果无病变为"真阴性"；筛查阴性，但病理学结果证实有病变为"假阴性"。

04.076 真阳性率 true positive rate

又称"灵敏度（sensitivity，Se）""敏感度"。实际有病且被该诊断试验正确地判为有病的概率。是评价诊断试验发现患者能力的指标。真阳性率=真阳性人数/（真阳性人数+假阴性人数）×100%。

04.077 真阴性率 true negative rate

又称"特异度（specificity，Sp）"。实际无病，按该诊断试验被正确地判为无病的概率。是评价诊断试验甄别出非患者能力的指标。真阴性率=真阴性人数/（真阴性人数+假阳性人数）×100%。

04.078 正确诊断指数 Youden index, YI

又称"约登指数"。真阳性率与真阴性率之

和减1。范围为0～1，表示诊断试验能正确判断患者和非患者的能力。正确诊断指数=（真阳性率+真阴性率）−1。

04.079 受试者操作特征曲线 receiver operator characteristic curve, ROC curve

以诊断试验的真阳性率为纵坐标（Y轴），1−真阴性率为横坐标（X轴），依照连续分组测定的数据，分别计算真阳性率和真阴性率，按照平面几何方法，将给出各点连成的曲线。一般认为该曲线越左凸，其诊断价值越高。

04.080 阳性预测值 positive predictive value, PPV

诊断试验结果为阳性的对象中真正患者（用金标准确诊患某病者）所占的概率。对于一项诊断试验来说，该值越大越好。阳性预测值=（真阳性人数/诊断试验阳性人数）×100%。

04.081 阴性预测值 negative predictive value, NPV

诊断试验结果为阴性的对象中真正无病者（用金标准确诊未患某病者）所占的概率。对于一项诊断试验来说，该值越大越好。阴性预测值=（真阴性人数/诊断试验阴性人数）×100%。

04.082 假阳性率 false positive rate, FPR

又称"误诊率""第一类错误（type I error）"。实际无病但根据该诊断试验被确定为有病的概率。假阳性率=假阳性人数/金标准阴性人数。

04.083 假阴性率 false negative rate, FNR

又称"漏诊率""第二类错误（type II error）"。实际有病但依据该诊断试验被确定为非患者的概率。假阴性率=假阴性人数/金标准阳性人数。

04.084 阳性似然比 positive likelihood ratio, PLR

真阳性率与假阳性率的比值。说明患者中该诊断试验出现阳性结果的机会是非患者的多少倍。该比值越大说明该诊断试验的诊断价值越高。阳性似然比=真阳性率/假阳性率。

04.085 阴性似然比 negative likelihood ratio, NLR

假阴性率与真阴性率的比值。说明患者中该诊断试验出现阴性结果的机会是非患者的多少倍，该比值越小说明该诊断试验的诊断价值越高。阴性似然比=假阴性率/真阴性例。

04.086 符合率 agreement rate

又称"一致率""准确度（accuracy）"。同一批研究对象两次诊断结果均为阳性与均为阴性的人数之和占所有进行诊断试验人数的比例。

04.03 三 级 预 防

04.087 三级预防 tertiary prevention

又称"临床预防（clinical prevention）"。疾病后期为了减少疾病危害所采取的措施。目的是防止病残和促进功能恢复，提高生存质量，延长寿命，降低病死率。

05. 妇科肿瘤诊断学

05.01 病 史

05.001 病史 history of disease

患者的基本信息，本次疾病的发生、演变和诊疗的过程，以及历次所患疾病的情况。

05.002 主诉 chief complaint

患者就诊时对病情的描述。主要包括症状（或体征）与持续时间。

05.003 现病史 history of present illness

患者从起病到本次就诊时疾病的发生、发展、诊治及现在症状的表述。

05.004 月经史 menstrual history

妇女行经的相关情况。包括初潮年龄，末次月经日期，末次前月经日期，月经周期，经行天数，经量、经色、经质的变化，经期前后的症状，现在或经断前后的情况。

05.005 婚育史 obstetrical history, history of marriage, pregnancy and delivery

女性婚姻与生育的相关情况。包括婚否、性生活史、结婚年龄、婚次、目前婚姻状况，以及孕育否、孕产次数、末次孕育时间、流产早产病史、妊娠合并症和并发症、现存子女数量、男方状况。

05.006 既往史 past history

过去的健康状况和曾经患过的疾病、手术、外伤和输血等与疾病相关的历史。

05.007 个人史 personal history

个人经历的记录。包括出生、成长、生活居住情况，生活习惯、烟酒嗜好、药物使用情况，以及有无危险暴露、是否曾患性传播疾病或具备高危因素。

05.008　家族史　family history
　　有血缘关系的直系亲属（如兄弟姐妹、父母、祖父母、外祖父母、子女）中患过具有遗传性或遗传倾向性疾病的病史。

05.02　症　　状

05.02.01　生殖系统症状

05.009　生殖系统症状　symptom of reproductive system
　　生殖系统因发生疾病而表现出的异常状态。包括患者自身的各种异常感觉及医者的感觉器官所感知的各种异常表现。

05.010　阴道流血　vaginal bleeding
　　又称"阴道出血"。除正常月经外，女性生殖道任何部位的出血现象。如阴道、宫颈、宫体及输卵管，绝大多数来自宫体。妇科恶性肿瘤时常有阴道不规则流血。

05.011　月经过多　hypermenorrhea, menorrhagia, profuse menstruation
　　月经量较其正常量（一般为30～50ml）明显增多（超过100ml），而月经周期正常，连续发生2个周期以上的现象。一般为子宫肌瘤、子宫内膜息肉、子宫内膜异位症、子宫内膜炎等器质性疾病所致，还可能是激素异常、精神紧张或者血液凝固机制障碍所致。持续性的月经过多会造成贫血。

05.012　月经过少　hypomenorrhea, oligomenorrhea
　　月经量较其正常量（一般为30～50ml）明显减少（少于5ml），或行经时间缩短（不足2天），甚至点滴即净，而月经周期正常，连续发生2个周期以上的现象。常由反复人工流产后子宫内膜萎缩、子宫发育不全、无排卵性月经、卵巢功能不良等引起。

05.013　持续性阴道流血　constant vaginal bleeding
　　延续不断的阴道流血。根据有无周期性规律可分为周期不规则阴道流血和无任何周期规律的持续性阴道流血。

05.014　周期不规则阴道流血　vaginal bleeding with irregular period
　　具有月经周期、与以往规律不同的阴道流血。多为无排卵性异常子宫出血，围绝经期妇女应注意排除早期子宫内膜癌。性激素或避孕药物引起的"突破性出血"也表现为不规则阴道流血。

05.015　无任何周期规律的持续性阴道流血　constant vaginal bleeding without any cycle
　　长期、持续、无规律性的阴道流血。多为生殖道恶性肿瘤所致，首先应考虑宫颈癌或子宫内膜癌的可能。

05.016　停经后阴道流血　vaginal bleeding with amenorrhea, vaginal bleeding after menelipsis
　　有规律月经周期的女性在前次月经后无月经来潮时出现的阴道流血。发生于生育期妇女时，多与妊娠相关的疾病有关；发生于围绝经期妇女时，多为无排卵性异常子宫出血，但应首先排除生殖道恶性肿瘤。

05.017　接触性出血　contact bleeding
　　性交或阴道检查后，立即有鲜血流出的现象。多见于急性宫颈炎、宫颈癌、宫颈息肉及子宫黏膜下肌瘤。

05.018　性交后出血　postcoital bleeding
性交后阴道有鲜血流出的现象。量不定，多持续时间短，是早期宫颈癌常见症状。

05.019　经间期出血　intermenstrual bleeding
出现在正常月经周期之间的阴道流血现象。多见于排卵性异常子宫出血，可由许多原因导致，虽然有些很容易治疗，但有的与严重的潜在疾病相关。

05.020　绝经后阴道流血　postmenopausal vaginal bleeding
发生于绝经后的阴道流血现象。量可多可少，可见于绝经后内分泌变化、老年性阴道炎，也可见于妇科恶性肿瘤，尤其需要警惕子宫内膜癌和宫颈癌。

05.021　异常子宫出血　abnormal uterine bleeding, AUB
月经的周期频率、周期规律性、经期长度和经期出血量中任何一项发生变化的现象。可由单一病因引起，也可由多病因并存引起。按病因分为结构性改变异常子宫出血和无结构性改变异常子宫出血两大类，细分为9个类型。

05.022　结构性改变异常子宫出血　abnormal uterine bleeding-PALM, AUB-PALM
一组存在结构性改变、可采用影像学技术和（或）组织病理学方法诊断的异常子宫出血现象。包括4个类型：AUB-P表示由子宫内膜息肉（polyp）所致；AUB-A表示由子宫腺肌病（adenomyosis）所致；AUB-L表示由子宫平滑肌瘤（leiomyoma）所致；AUB-M表示由子宫内膜恶变和非典型增生（malignancy and hyperplasia）所致。

05.023　无结构性改变异常子宫出血　abnormal uterine bleeding-COEIN, AUB-COEIN
一组无结构性改变的异常子宫出血现象。包括5个类型：AUB-C表示由全身凝血相关疾病（coagulopathy）所致；AUB-O表示由排卵障碍（ovulatory dysfunction）所致；AUB-E表示由子宫内膜局部异常（endometrial）所致；AUB-I表示由医源性（iatrogenic）因素所致；AUB-N表示未分类（not yet classified）的异常子宫出血。

05.024　阴道炎　vaginitis
病菌入侵阴道并繁殖引起的炎症。病原体可为细菌、真菌、原虫等，也可由正常菌群失调或过敏引起。

05.025　阴道分泌物　vaginal discharge
又称"白带（leucorrhea）"。阴道中流出的少量黏性分泌物。由阴道黏膜渗出物、宫颈管及子宫内膜腺体分泌物等混合而成，其形成与雌激素的作用有关。正常呈白色稀糊状或蛋清样，高度黏稠，无腥臭味，量少，对妇女健康无不良影响。生殖道出现炎症，特别是阴道炎、宫颈炎或发生癌变时，数量增多且性状也有改变。

05.026　阴道分泌物异常　abnormal vaginal discharge
又称"白带异常（abnormal leucorrhea）"。女性阴道内的分泌物发生数量、性状或气味改变的现象。可见于阴道炎、宫颈炎或内生殖器炎症、生殖道恶性肿瘤，可呈灰黄色泡沫状、豆渣样、脓性、血性、水样等。

05.027　透明黏性阴道分泌物　clear and sticky vaginal discharge
又称"透明黏性白带（clear and sticky leucorrhea）"。外观与正常相似，但量显著增多的阴道分泌物。见于慢性宫颈内膜炎、卵巢功能失调、阴道腺病或宫颈高分化腺癌等疾病。

05.028 泡沫状阴道分泌物 bubbly vaginal discharge
又称"泡沫状白带（bubbly leucorrhea）"。稀薄、呈泡沫状的阴道分泌物。可为灰黄色或黄白色，可伴有外阴瘙痒。

05.029 豆渣样阴道分泌物 cottage cheese-like vaginal discharge
又称"豆渣样白带（cottage cheese-like leucorrhea）""凝乳块状白带"。白色膜状、覆盖于阴道黏膜表面的块状阴道分泌物。多伴外阴奇痒或灼痛，为假丝酵母菌阴道炎的特征。

05.030 鱼腥味阴道分泌物 fishy-smelling vaginal discharge, vaginal discharge with fishy odor
又称"鱼腥味白带（fishy-smelling leucorrhea）"。伴有鱼腥气味的阴道分泌物。多为灰白色、均质，可伴有外阴瘙痒或灼痛，为细菌性阴道炎的特征。

05.031 脓性阴道分泌物 purulent vaginal discharge
又称"脓性白带（purulent leucorrhea）"。黏稠、绿色、呈化脓样的阴道分泌物。最常由输卵管、宫颈或卵巢炎症导致，阴道癌或宫颈癌并发感染、宫腔积脓或阴道内异物残留也可导致。

05.032 血性阴道分泌物 bloody vaginal discharge
又称"血性白带（bloody leucorrhea）"。内混有血液、呈淡红色的阴道分泌物。量多少不一，可由宫颈息肉、宫颈癌、子宫内膜癌、子宫黏膜下肌瘤或输卵管癌所致。

05.033 腹痛 abdominal pain
在躯干肋骨下方和骨盆上方感到的疼痛或不适。一般来自腹部的器官或邻近腹部的器官，由炎症、器官膨胀或器官供血丧失引起。下腹正中疼痛多由子宫病变引起；一侧下腹痛可能为该侧附件病变；全腹痛可由盆腔腹膜炎时的炎性渗出物或异位妊娠出血刺激腹膜引起。

05.034 急腹症 acute abdomen
突然而剧烈的腹痛。常伴有恶心、呕吐、出汗及发热症状，严重时可出现休克，甚至危及生命。多为医疗紧急情况，需要紧急和具体诊断，有些需要立即手术治疗。

05.035 撕裂样痛 tearing pain
突然发生的腹部或下腹部撕裂样疼痛。程度重，可出现休克，甚至危及生命。多为内脏破裂等，如异位妊娠破裂、肿瘤破裂、阑尾穿孔等。

05.036 绞痛 colic, colicky pain
痉挛性的剧烈疼痛。多为输卵管、肠管等空腔脏器的管壁平滑肌收缩所致，表现为阵发性或痉挛性绞痛。

05.037 下腹痛 lower abdominal pain
脐水平以下腹部的疼痛。多与内生殖器疾病相关，如盆腔炎、子宫内膜异位症、妇科恶性肿瘤等。

05.038 盆腔痛 pelvic pain
盆腔部位的疼痛。与盆腔粘连、盆腔充血、恶性肿瘤等相关。

05.039 慢性盆腔痛 chronic pelvic pain
位于下腹部或盆腔，呈非周期性间断或持续性超过6个月的疼痛。可见于泌尿道、生殖道、胃肠道、肌肉骨骼等系统的器质性疾病或者功能性疾病，需排除妊娠和恶性肿瘤。典型表现为非周期性疼痛、性交痛、慢性疼痛综合征等。

05.040　盆腔炎　pelvic inflammatory disease, PID
女性内生殖器及其周围结缔组织、盆腔腹膜发生的炎症。以小腹疼痛拒按或坠胀，累及腰骶，或伴发热，阴道分泌物增多等为主要表现。包括子宫内膜炎、输卵管炎、盆腔腹膜炎、盆腔结缔组织炎、肝周围炎等。

05.041　腹胀　abdominal distension
腹部胀大或胀满不适的症状。可以是主观上的感受，感到腹部的一部分或全腹部胀满，通常伴有相关的症状，如呕吐、腹泻、嗳气等；也可以是一种客观上的检查所见，发现腹部的一部分或全腹部膨隆。

05.042　腹水　ascites
腹腔内游离液体聚积过多，超出正常腹腔内游离液体（一般少于200ml）的状态。常可发生于恶性肿瘤晚期。500ml以上时腹部叩诊移动性浊音阳性。

05.043　肛门坠胀感　anal pendant expansion
因肿块或液体积聚于直肠子宫陷凹，导致发生于直肠、肛门、会阴的一种不适症状。多见于肿物压迫、腹腔内积液（恶性肿瘤时腹水）或积血（异位妊娠破裂或卵巢囊肿破裂后），子宫脱垂时也可以有此症状。

05.044　压迫症状　pressure symptom

因实体肿瘤或血肿挤压周围器官、组织引起的症状。

05.045　尿意　micturition desire
膀胱壁的感受器受到刺激后冲动上传到脑干和大脑皮质高级中枢产生的排尿感觉。生理性见于膀胱尿量充盈到一定程度时（400～500ml）。肿瘤压迫膀胱也可产生尿意。

05.046　便意　defecation desire
直肠壁内的感受器受到刺激后冲动上传到达大脑皮质高级中枢所产生的排便感觉。肿瘤压迫直肠也可引起便意。

05.047　腹部包块　abdominal mass
腹部出现的肿块。是妇科患者就医时的常见主诉，可能是无意中发现，也可能是因其他症状做检查时发现。常见的原因有脏器肿大、炎症粘连及良恶性肿瘤等。可分为囊性、实性或囊实性。

05.048　盆腔肿物　pelvic neoplasm
又称"盆腔包块（pelvic mass）""下腹部包块（lower abdominal mass）"。来源于盆腔脏器组织（包括子宫、附件、膀胱、肠管、后腹膜等）的肿块。包括炎症、异位妊娠及良性肿瘤等。

05.049　附件包块　adnexal mass
又称"附件肿物"。来源于输卵管、卵巢的肿块。为囊性或实性，伴或不伴压痛，如炎症、肿瘤及异位妊娠。

05.02.02　外　阴　症　状

05.050　外阴瘙痒　pruritus vulvae
多由外阴不同病变引起或外阴正常者也可发生的瘙痒症状。多位于阴蒂、小阴唇，也可波及大阴唇、会阴甚至肛周等皮损区。为妇科患者的常见症状。外阴阴道假丝酵母菌病和滴虫阴道炎是最常见的原因，还有细菌性阴道炎、老年性阴道炎等。

05.051 外阴痛 vulvodynia
阴道口周围的慢性疼痛或不适。原因不明，持续3个月以上，可被描述为瘙痒、性交困难、疼痛、烧灼感、粗糙、搏动感、刺痛，可持续数月到数年。

05.052 女性生殖器创伤 female genital trauma
女性生殖器遭受外力所致的损伤。轻者仅皮肤黏膜擦伤、裂伤，重者可合并盆底肌肉及筋膜、肛门括约肌、直肠黏膜损伤，由于血运丰富，易出血或形成血肿。

05.02.03 其 他 症 状

05.053 消瘦 emaciation
由各种原因造成体重低于标准体重 10% 的一种状态。低于标准体重的 20% 为明显消瘦。

05.054 贫血 anemia
外周血中血红蛋白（Hb）浓度、红细胞计数（RBC）和红细胞压积（HCT）低于同年龄、同性别、同地区正常最低值的现象。我国常用的诊断贫血标准：男性成人Hb<120g/L，女性成人Hb<110g/L，孕妇Hb<100g/L。

05.055 乏力 fatigue
患者自觉全身软弱无力，劳动能力明显下降，外表无特殊症状的现象。程度不一，轻者可从事一般性工作，但容易疲劳，体力恢复慢；严重者萎靡不振、疲惫不堪，甚至卧床不起。

05.056 心悸 palpitation
一种自觉心脏快速跳动、飘动或拍打的感觉。可伴有恐慌感，不能自主控制。压力、锻炼、药物治疗及极为少见的医疗活动会引发这些症状。

05.057 气短 shortness of breath
又称"气急"。表现为呼吸费力、气不够用或呼吸短促的一种异常主观感觉。重者语言不连续或呼吸勉强。

05.058 呼吸过速 tachypnea
又称"呼吸急促"。呼吸频率超过24次/分的一种浅而速的呼吸现象。是临床常见的呼吸系统症状，往往是呼吸系统疾病或者由控制及影响呼吸的器官或组织病变导致呼吸功能不全的早期症状，病情进一步加重可出现呼吸窘迫或呼吸困难，甚至呼吸衰竭而危及生命。

05.059 眩晕 vertigo
患者感到自身或周围环境物体在沿着一定的方向旋转、移动或摇动的一种主观感觉。典型的眩晕多由前庭系统功能障碍引起。

05.060 头痛 headache
额、顶、颞及枕部的疼痛。可见于多种疾病，大部分无特殊意义。精神紧张、过度疲劳也可引起头痛，但反复或持续性头痛发作可能是某些器质性疾病的信号。

05.061 咳嗽 cough
人体清除呼吸道内分泌物或异物的保护性呼吸反射动作。特点是首先短促深吸气，声门紧闭，呼气肌（包括肋间内肌、腹肌等）快速猛烈收缩，形成肺内高压，然后声门开放，使肺内气体喷射而出。

05.062 恶心 nausea
上腹部不适、紧迫欲吐的感觉。可伴有迷走

神经兴奋的症状，如皮肤苍白、出汗、流涎、血压降低及心动过缓，常为呕吐的前奏，但也可单独存在。

05.063　呕吐　vomit
胃和部分小肠的内容物经食管、口腔而排出体外的现象。为复杂的反射现象，可由多种因素引起。

05.064　疼痛　pain
可由疾病、创伤或潜在伤害性刺激引起的不愉快的主观体验。是一种复杂的生理、心理活动，也是临床上最常见的症状之一。

05.065　肝区疼痛　hepatalgia
肝表面或肝内的疼痛。通常是由炎症（特别是肝脓肿）、原发性或继发性肝脏恶性肿瘤增大或肿胀（如心力衰竭或肝脂肪变性）引起的肝外膜（包膜）拉伸所致。

05.066　腰痛　lumbodynia
腰背部组织的局部炎症、创伤或附近器官疾病引起的腰部疼痛感。可以是自主感觉痛，也可无自觉痛。只是按压痛或叩击痛，往往提示病变可能较轻，病变重者则二者兼有。

05.067　背痛　backache
背部疼痛。疼痛的主要原因可以是背部本身或其他疾病引起，程度可轻可重。

05.068　下肢痛　melosalgia
与躯干下部直接相连的肢体部位的疼痛。包括臀、股、膝、小腿、踝及足部。

05.069　尿频　frequent micturition
排尿次数增多的现象。即成人每日排尿≥8次或夜间排尿≥2次，且每次排出尿量小于200ml。

05.070　尿急　urgent micturition
突发、急迫且很难被延迟的尿意。严重时可造成急迫性尿失禁。可由膀胱炎、膀胱异物、神经源性膀胱、膀胱出口梗阻等引起。

05.071　排尿困难　dysuria
须增加腹压才能排出尿液的现象。可分为功能性和阻塞性两大类。

05.072　排便困难　difficult defecation
排便费力、时间延长、粪便难以排出或排净等的现象。

05.03　生殖系统体征

05.073　外阴异常　vulvar abnormality
女性生殖器官外露部分的非正常表现。包括发育异常、部位变化、局部炎症或缺损、外阴赘生物、色泽变化、损伤或瘢痕等。

05.074　外阴赘生物　vulvar neoplasm
高出外阴皮肤或黏膜表面的各种异常新生组织的统称。可见于良性或恶性病变。

05.075　外阴外生型病变　vulvar exophytic lesion
外阴病变位于组织表面，往表面方向生长，

造成组织表面失去正常形态的现象。

05.076　外阴结节　vulvar nodule
位于外阴真皮或皮下组织的局限性、实质性、深在性皮肤损害。可隆起于皮面，也可不隆起，可触及，呈圆形、椭圆形或不规则形，直径大于1cm，见于化脓性汗腺炎、外阴鳞状细胞癌、基底细胞癌、黑色素瘤、表皮样囊肿、乳头样汗腺瘤等。

05.077　外阴囊肿　vulvar cyst

位于外阴的囊性肿块。肿块内衬覆上皮，充满液体或细胞成分。一般位于真皮或更深部位，可隆起于皮面，或仅可触及。分为肿瘤性、先天性、寄生虫性、潴留性或种植性。如前庭大腺囊肿、表皮样囊肿。

05.078 外阴水疱 vulvar vesicle
外阴皮肤局限性、隆起性的含有液体、直径≤1cm的病变。可见于单纯疱疹、带状疱疹、急性湿疹、过敏性接触性皮炎、淋巴管扩张等。

05.079 外阴大疱 vulvar bulla
外阴皮肤局限性、隆起性的含有液体、直径＞1cm的病变。可见于大疱性脓疱病、大疱性类天疱疮、黏膜类天疱疮、固定性药疹、史–约（Stevens-Johnson）综合征等。

05.080 外阴脓疱 vulvar pustule
外阴局限性、隆起性的含脓液的病变。周围常有红晕。可由细菌或非感染性炎症引起。脓液可浑浊、稀薄或黏稠，可见于毛囊炎、脓疱性银屑病、念珠菌病等。

05.081 外阴斑疹 vulvar macule
与外阴皮肤和黏膜平齐、无隆起或凹陷的局限性皮肤颜色改变。不可触及，形状可不规则，边界清楚或模糊。可分为炎性和非炎性两种。根据发病机制和特征可分为红斑、出血斑、色素沉着斑及色素减退斑等。常见于外阴真菌感染、外阴炎等。

05.082 外阴斑点 vulvar patch
外阴皮肤黏膜发生颜色变化的扁平区域。直径＜1cm，常见于黑色素瘤、炎症后色素沉着、毛细血管扩张等。

05.083 外阴丘疹 vulvar papule
外阴高出皮肤表面的局限性丘形小疹。直径≤1cm，边界清楚，隆起可触及。呈扁平、圆形脐凹状或乳头状，颜色可呈紫红色、淡黄色、黑褐色、红色或肤色。分为炎性及非炎性，可由表皮或真皮浅层细胞增殖、代谢产物积聚或炎症细胞浸润引起。常见于疣、传染性软疣、经典型扁平苔藓、色素痣、汗腺腺瘤、脂溢性角化病、早期化脓性汗腺炎、皮肤结节、外阴上皮内瘤变、血管角皮瘤、基底细胞癌等。

05.084 外阴斑块 vulvar plaque
外阴皮肤隆起的局限性病变。直径＞1cm，可触及，边界清楚，为丘疹扩大或相互融合而成。可见于银屑病、硬化性苔藓、肥厚性扁平苔藓、单纯性苔藓、慢性家族性良性天疱疮、外阴上皮内病变、乳房外佩吉特（Paget）病等。

05.085 外阴苔藓样变 vulvar lichenification
外阴皮肤局限性上皮增厚现象。多由于长期摩擦、搔抓或长期病变所致。表现为皮嵴隆起、皮沟加深，界限清楚，严重时呈皮革样外观。常伴有剧痒，见于慢性单纯性苔藓、慢性湿疹等。

05.086 外阴表皮剥脱 vulvar exfoliation
外阴皮肤上皮缺失现象。多为搔抓所致。可见于外阴湿疹、银屑病、硬化性苔藓等。

05.087 外阴紫癜 vulvar purpura
外阴皮肤和黏膜下出现的含有血液的斑点或瘀斑性病变。压之不退色。多呈紫色、红色斑疹或斑片，可大小不一，高出或不高出皮面，如外阴角皮瘤。

05.088 外阴瘢痕 vulvar scar
外阴皮肤和黏膜真皮及皮下组织损伤后，由新生结缔组织过度增生修复引起的皮肤表现。可分为增生性瘢痕和萎缩性瘢痕两种。

前者呈隆起、无毛发的条索状或形状不规则的暗红色略硬斑块；后者较正常皮肤凹陷，表皮变薄，局部毛细血管扩张。患者往往具有瘢痕体质，肤色深的人种易发生。

05.089　外阴糜烂　vulvar erosion
外阴局限性皮肤或黏膜上皮浅层或全部的缺失。呈红色、湿润、较浅的创面，愈合后一般不留瘢痕。可见于糜烂型扁平苔藓、严重念珠菌病或外阴恶性肿瘤，以及性传播疾病等。

05.090　外阴溃疡　vulvar ulceration
外阴局限性皮肤或黏膜上皮缺损形成的溃烂、发炎的一种表现。可达真皮或更深部位，可由感染、损伤、肿瘤、血管炎引起。基底部常有坏死组织附着，边缘可陡直、倾斜或高于周围皮肤。因损害基底层细胞，故愈合较慢且愈合后可留有瘢痕。可见于外阴手术后、外阴银屑病、外阴硬化性苔藓等。

05.091　外阴皲裂　vulvar rhagades
外阴皮肤或黏膜上皮和（或）真皮浅层的线性裂开现象。常由炎症、角质层增厚、皮肤干燥导致皮肤弹性下降、脆性增加，牵拉后所致。可见于外阴念珠菌病、外阴银屑病、外阴硬化性苔藓等。

05.092　外阴出血　vulvar bleeding
多种因素造成外阴皮肤和黏膜血管或血液成分异常出现的血管溃破、血液流出的现象。分为内出血和外出血。前者是血液积聚于体腔内或组织内，如外阴皮下血肿；后者是血液排出体外或微小的出血进入皮肤、黏膜形成较小的出血瘀点或紫癜。

05.093　外阴过度角化　vulvar hyperkeratosis
外阴皮肤和黏膜上皮的角质细胞过度增生，角蛋白层增厚，角质细胞缺乏细胞核引起的

皮肤黏膜改变。表现为皮肤黏膜增厚，多数变白，如苔藓样变、银屑病，长期、严重病变者有癌变的可能。

05.094　外阴色素沉着　vulvar pigmentation
多种因素造成外阴皮肤色素增加的现象。生理性色素沉着通常是黄斑对称性色素沉着，在小阴唇上最明显；病理性色素沉着主要为恶性黑色素瘤。

05.095　外阴白色病变　vulvar white lesion
外阴皮肤和黏膜由于硬化性苔藓及鳞状上皮细胞增生多呈白色的异常改变。依据2011年国际外阴阴道疾病研究协会（ISSVD）分类，外阴色素减退性疾病属于白色病变。组织病理学分类包括棘层细胞增生型、苔藓样型、均质化或硬化型等，为外阴部位的非肿瘤性皮肤病变之一。常见的有外阴慢性单纯性苔藓、外阴硬化性苔藓等。

05.096　外阴皮肤色病变　vulvar skin-color lesion
外阴皮肤颜色与周围正常皮肤颜色相同或相似的异常改变。见于过敏性水肿、汗管瘤、克罗恩病等。

05.097　外阴红色病变　vulvar red lesion
外阴皮肤呈红色的异常改变。可由炎性或非炎性原因引起，如细菌性或念珠菌性外阴炎、过敏性皮炎等。

05.098　外阴黑色病变　vulvar dark lesion
外阴皮肤呈黑色或深色的色素沉着的异常改变。可呈局限性或弥漫性。可由先天性、生理性或病理性原因引起。如妊娠、炎症后色素沉着、痣、黑棘皮病、外阴黑变病、外阴上皮内病变、外阴色素性病变、基底细胞癌等。

05.099　外阴蓝紫色病变　vulvar blue or red

powder-burn lesion

外阴皮肤或黏膜出现局限性蓝紫色形态结构的异常改变。可见于外阴局部出血、外伤后外阴血肿、阴道子宫内膜异位症、妊娠滋养细胞肿瘤阴道转移结节，也见于阴道壁和宫颈病变。

05.100 尿道口异常 abnormal urethral meatus

位于阴蒂头的后下方及前庭前部的尿道开口周围的非正常表现。包括色泽改变、赘生物或先天畸形等。

05.101 阴道口异常 abnormal vaginal opening

阴道开口处的结构异常。如先天畸形、处女膜闭锁、缺如、外阴溃疡、赘生物、色泽异常、损伤等。

05.102 会阴瘢痕 perineal scar

女性外生殖器与肛门之间狭小区域的软组织因各种创伤出现的外观形态和组织病理学改变。多见于外伤愈合后或分娩后外阴裂伤未修复而自然愈合后。

05.103 阴道异常 vaginal abnormality

阴道壁黏膜色泽改变、溃疡、赘生物、囊肿、先天畸形、分泌物异常等的统称。

05.104 阴道赘生物 vaginal neoplasm

新生、高出阴道黏膜表面、病理过程中形成的组织。如阴道腺病、阴道湿疣、阴道壁息肉等。

05.105 阴道包块 vaginal mass

位于阴道壁的肿块。可为囊性或实性，可突向阴道内，可为良性或恶性。囊性包块多见于阴道壁囊肿及血管瘤等，实性包块以阴道平滑肌瘤、纤维瘤较为多见。

05.106 阴道残端出血 vaginal stump bleeding

子宫切除术后阴道残端出现的局部出血现象。术后早期多与血管结扎、愈合不良有关，也可见于阴道残端包块坏死及妇科恶性肿瘤术后阴道残端复发。

05.107 阴道残端包块 vaginal stump mass

子宫切除术后阴道残端出现的包块。在术后即刻出现，多为阴道残端血肿；在恶性肿瘤手术后出现，多与肿瘤复发有关。

05.108 阴道狭窄 colpostenosis, stenosis of vagina

阴道缺乏弹性，内径小于正常比值，且性功能和生殖功能均难以实现的状态。一般分为先天性和后天性两种。先天性主要由胚胎发育不良所致；后天性多由难产伤、骨盆复合伤、阴道腐蚀伤等严重创伤，或会阴部肿瘤放疗使阴道黏膜损毁等所致。

05.109 阴道溃疡 vaginal ulcer

阴道黏膜表面因坏死脱落形成的缺损、溃烂。可见于阴道炎症、生殖器疱疹、阴道萎缩性改变或阴道恶性肿瘤复发。

05.110 宫颈异常 cervical abnormality

子宫下部呈圆柱状的较窄部位的非正常表现。包括大小、形态、颜色、质地异常，以及糜烂、撕裂、外翻、赘生物或肿块、触血、宫颈分泌物异常、宫颈举痛等。

05.111 宫颈赘生物 cervical neoplasm

新生于宫颈上的异常外突组织。可为一个或多个，如宫颈息肉、宫颈肌瘤、宫颈湿疣、宫颈恶性肿瘤等。

05.112 宫颈炎 cervicitis

宫颈受损伤和感染后引起的炎症。包括子宫颈阴道部炎症及宫颈管黏膜炎症。由于部位相邻，阴道炎症及宫颈管炎症均可同时发生。

05.113　急性宫颈炎　acute cervicitis
病原体感染、物理化学因素刺激或机械性损伤引起的宫颈急性炎症。表现为局部充血、水肿，上皮变性、坏死，镜下可见黏膜及黏膜下组织有大量中性粒细胞浸润，腺腔内有脓性分泌物。

05.114　慢性宫颈炎　chronic cervicitis
病原体持续感染，或由急性宫颈炎迁延而来的宫颈炎。宫颈间质内有大量淋巴细胞、浆细胞浸润，伴有宫颈间质增生和鳞状上皮化生。表现为慢性宫颈管黏膜炎、宫颈息肉和宫颈肥大。

05.115　慢性宫颈管黏膜炎　chronic cervical canal mucositis
宫颈感染后，表现为宫颈管黏液增多，有脓性分泌物的现象。

05.116　宫颈息肉　cervical polyp
宫颈管腺体和间质局限性增生，并向宫颈外口突出形成的赘生物。当蒂部位于宫颈管上方不能暴露于宫颈外口时称"宫颈管息肉（endocervical polyp）"。

05.117　宫颈肥大　cervical hypertrophy
由于慢性炎症的长期刺激，宫颈组织充血、水肿，宫颈腺体和间质增生致使宫颈呈不同程度增大，硬度也增加的现象。腺体的深部有黏液潴留形成囊肿，但外表多光滑，有时可见到潴留囊肿突出。

05.118　宫颈白斑　cervical leukoplakia
醋酸作用前通过裸眼或阴道镜观察到的宫颈白色斑块。应进行活组织检查以排除早期癌变。

05.119　宫颈柱状上皮异位　cervical columnar ectopy, cervical ectropion
又称"宫颈柱状上皮外翻""宫颈柱状上皮外移"，曾称"宫颈糜烂（cervical erosion）"。女性进入青春期后，受雌激素影响，宫颈管内的柱状上皮移位至宫颈外口，由于柱状上皮菲薄，肉眼观宫颈呈鲜红色改变的现象。这种变化并非真正的糜烂，多无症状，一般无须治疗。但由于宫颈上皮内病变或早期宫颈癌时，宫颈也会有类似表现，故应定期进行宫颈癌筛查。

05.120　宫颈溃疡　cervical ulcer
由宫颈癌或急性宫颈炎所致的宫颈表面局部呈红色的组织缺损现象。晚期宫颈癌时，由于肿瘤生长迅速，癌组织脱落坏死，可形成溃疡或呈空洞状，类似火山口，此时分泌物多，呈水样伴恶臭。

05.121　宫颈蓝紫色病变　cervical blue or red powder-burn lesion
宫颈表面出现的局限性蓝紫色形态结构。可见于局部出血、宫颈子宫内膜异位症。

05.122　宫颈裂伤　laceration of cervix
宫颈裂口大于1cm且伴有不同程度出血的现象。多见于分娩期间、阴道手术助产、宫腔手术强行扩张时，向上可延及穹窿，甚至可累及子宫下段。分娩后经手术修补可恢复至正常形态，如自然愈合，则形成宫颈陈旧性裂伤。

05.123　宫颈腺囊肿　Nabothian cyst
又称"纳氏囊肿""纳博特囊肿"。宫颈柱状上皮异位后，修复过程中宫颈腺体分泌物引流受阻，滞留形成的囊肿。深部囊肿可表现为宫颈肥大，通常不需要处理。

05.124　宫颈举痛　cervical motion tenderness, CMT
妇科检查上抬宫颈时下腹部出现的疼痛。可

见于盆腔炎性疾病、盆腔炎后遗症、异位妊娠腹腔内积血等。

05.125　宫颈菜花样　cervix cauliflower-like
宫颈表面呈菜花状、组织松脆、触及出血的现象。是宫颈癌外生型的一种表现。

05.126　桶状宫颈　barrel-shaped cervix
由宫颈内生型鳞癌或宫颈腺癌向宫颈间质组织浸润，宫颈表面光滑或仅有轻度糜烂样改变，宫颈粗大、质地变硬的现象。

05.127　子宫异常　uterine anomaly
子宫出现的大小、形态、质地、活动度，以及突起或压痛等方面的非正常表现。

05.128　子宫增大　increment of uterus
子宫较正常状态变大的现象。分为生理性和病理性。生理性增大多由妊娠引起；病理性增大可由良性病变（子宫肌瘤、子宫内膜异位症、子宫腺肌病、子宫腺肌瘤等）和恶性病变（如子宫内膜癌、子宫肉瘤等）引起。

05.129　子宫压痛　uterine tenderness
在妇科内诊检查（双合诊、三合诊、直肠-腹部诊）时，抬举和按压宫颈或宫体时有痛感的现象。

05.130　子宫摇摆痛　uterine swing pain
妇科检查双合诊时，将宫体左右摇摆时出现的下腹部疼痛。可见于盆腔炎性疾病、盆腔炎后遗症、异位妊娠腹腔内积血等。

05.131　附件异常　adnexal abnormality
妇科检查时，发现的输卵管和卵巢大小、位置等的非正常表现。有时伴有增厚、压痛和包块等。

05.132　附件增厚　adnexal thickening
当慢性炎症、附件有肿块时，妇科检查可触及输卵管、卵巢的现象。

05.133　附件压痛　adnexal tenderness
盆腔双合诊检查时，按压子宫旁附件部位有痛感的现象。可见于盆腔炎性疾病、异位妊娠、附件肿块等。

05.134　盆腔异常　pelvic abnormality
在对外阴、阴道、宫颈、宫体及两侧附件进行检查的过程中发现的生殖器官及其周边组织、结构、器官的非正常表现。

05.135　冰冻骨盆　frozen pelvis
曾称"冰冻盆腔"。慢性炎症或妇科恶性肿瘤浸润子宫骶韧带及宫旁组织，使纤维组织、宫旁组织增厚变硬，盆腔内器官位置固定、不活动，整个盆腔呈硬块状，宛如被冰冻了一样，故名。

05.04　体　格　检　查

05.136　体格检查　physical examination
医生用自己的感官或辅助器具（如血压计、听诊器等）对患者进行的观察和检查。包括视、触、叩、听等物理诊断方法。

05.137　发热　fever
机体在致热原作用下或各种原因引起体温调节中枢的功能障碍时，体温升高超出正常范围（36.3～37.2℃）的现象。

05.138　神志不清　unconsciousness
神志昏蒙，呼之能应，或时有谵语，失去对事情的判断和处理能力的状态。

05.139　昏迷　coma
意识活动丧失，对外界各种刺激或自身内部不能感知，可有无意识的自发活动的状态。

05.140　心动过速　tachycardia
安静状态下成年人心率超过100次/分，婴幼儿心率超过150次/分的现象。分为生理性和病理性两种。

05.141　水肿　edema
由身体组织中的多余液体引起的肿胀。可发生在身体的任何部位，但通常在手、臂、脚、脚踝和腿更易发现。可能由药物治疗、妊娠或潜在疾病引起，通常见于充血性心力衰竭、肾病或肝硬化。

05.142　恶病质　cachexia
因饥饿或疾病使食欲缺乏、极度消瘦、乏力、贫血和全身衰竭的状态。

05.143　浅表淋巴结肿大　superficial lymph node enlargement, SLNE
位于浅筋膜内的淋巴结细胞增生或肿瘤细胞浸润而使淋巴结体积增大的现象。非常多见，可见于多种良性（多见于炎性疾病）及恶性疾病。

05.144　锁骨上淋巴结肿大　supraclavicular lymph node enlargement
锁骨与胸锁乳突肌所形成的夹角处的皮肤下可触及增大的淋巴结的现象。多见于晚期恶性肿瘤或恶性肿瘤治疗后复发。

05.145　腹股沟淋巴结肿大　inguinal lymph node enlargement
位于腹股沟韧带下方的股三角内的淋巴结增大的现象。局部的腹股沟淋巴结增大可见于部分性传播疾病、晚期恶性肿瘤转移或治疗后，以及局部炎症。

05.146　胸腔积液　hydrothorax
又称"胸水"。全身或局部病变破坏了胸腔液自毛细血管和淋巴系统形成与回收的动态平衡，导致胸膜腔内液体超过正常量（3～15ml）的病理状态。

05.147　黄疸　jaundice
血清内胆红素含量升高，致使皮肤、巩膜、黏膜、体液和其他组织发黄的现象。可见于肝脏疾病或癌症，或妇科恶性肿瘤肝转移；胆管堵塞也可引起。

05.148　腹部检查　abdominal examination
通过视、触、叩、听对腹壁、腹腔、腹腔脏器等进行体格检查的过程。通过腹部检查可及较大的腹部肿块、腹水、腹部疼痛，以及腹部压痛及反跳痛等。

05.149　腹部压痛　abdominal tenderness
体格检查时用一定的压力按压腹部时出现疼痛感的现象。可由腹壁或腹腔内疾病（如炎症、肿物破裂等）引起。

05.150　腹部反跳痛　abdominal rebound pain
医生用手按压腹部出现压痛后，迅速将手抬起，此时患者感觉腹痛骤然加重，并常伴有痛苦表情或呻吟的现象。是腹膜受到炎症等刺激的表现。多在妇科异位妊娠破裂内出血、盆腔急性炎症有渗出液或外科急腹症时出现。

05.151　腹肌紧张　abdominal muscular tension
全腹或局部腹肌紧张度增加的现象。是腹膜刺激征之一。见于急、慢性腹膜炎及异位妊娠破裂出现血腹等。

05.152　腹肌强直　abdominal muscle rigidity
由于急性脏器破裂导致急性弥漫性腹膜炎，腹膜刺激而引起腹肌痉挛，腹壁明显紧张，甚至强直硬如木板的症状。多发生于外科急腹症。

05.153 移动性浊音 shifting dullness
腹部有腹水或血腹达500ml以上时，叩诊时腹部浊音区因体位的改变而出现变动的现象。当患者仰卧位时，呈蛙状腹，腹部两侧呈浊音，腹中部呈鼓音；随体位变为侧卧位时，下部呈浊音，上部呈鼓音。

05.05 妇科检查及方法

05.154 妇科检查 gynecologic examination
外阴、阴道、宫颈、宫体及双侧附件检查的统称。

05.155 盆腔检查 pelvic examination
通过双合诊、三合诊或直肠-腹部诊扪清阴道壁、宫颈、宫体、输卵管、卵巢、子宫韧带及宫旁结缔组织的方法。了解有无盆腔内其他组织来源的肿块，当阴道黏膜存在病变或宫颈癌时，需了解病变组织质地或癌肿浸润范围。

05.156 外阴检查 vulvar examination
对外阴部进行初步的查看。主要观察外阴发育、阴毛多少及分布、有无畸形，观察外阴皮肤的颜色，有无溃疡、肿物、增厚、变薄或萎缩，有无手术瘢痕，观察阴蒂长度、大小，阴唇颜色，阴道口和尿道口黏膜色泽，有无赘生物，处女膜是否完整，观察有无阴道前后壁膨出、子宫脱垂或压力性尿失禁等。

05.157 阴道检查 vaginal examination
对阴道进行初步的查看。主要观察阴道壁黏膜色泽、褶皱、分泌物，以及有无溃疡、赘生物、囊肿、阴道隔或双阴道等先天畸形。分泌物异常者应做滴虫、假丝酵母菌及淋菌等检查。

05.158 宫颈检查 cervical examination
对宫颈进行的视诊、触诊及标本采集。观察宫颈大小、颜色、外口形状，以及有无出血、肥大、糜烂样改变、撕裂、外翻、腺囊肿、息肉、赘生物，宫颈管内有无出血或分泌物等，可以同时采集宫颈外口鳞-柱交接部脱落细胞做宫颈细胞学检查和人乳头瘤病毒检测。

05.159 双合诊检查 bimanual examination
对有性生活者，进行阴道和腹部联合检查以了解盆腔脏器情况的方法。主要检查阴道、宫颈、宫体、输卵管、卵巢、宫旁结缔组织及骨盆腔内壁有无异常。

05.160 三合诊检查 trimanual examination, vagino-recto-abdominal examination
对有性生活者，进行腹部、阴道和直肠联合检查以了解盆腔脏器情况的方法。了解后倾后屈子宫的大小，发现子宫后壁、直肠子宫陷凹、子宫骶韧带及双侧盆腹后壁的病变。

05.161 直肠-腹部诊 recto-abdominal examination
又称"肛腹诊"。检查者一手示指深入直肠，另一手在腹部配合的检查。适用于无性生活史、阴道闭锁或其他不宜行双合诊检查的患者。

05.162 妇科检查床 gynecological examining table
又称"妇科手术台"。进行各种妇科检查、诊断和手术的辅助医疗设备。可根据实际情况任意调节患者体位。

05.163　阴道扩张器　vaginal dilator
俗称"阴道窥器（vaginal speculum）"。将其两叶合拢并沿顺时针方向插入阴道的后下方，置入后两叶张开即可暴露阴道和宫颈，对其进行初步查看的器械。

05.164　影像学检查　imaging examination, imageological examination
借助某种介质（如X线、电磁场、超声波等）与人体相互作用，把人体内部组织器官结构、密度以影像方式呈现出来的技术。供医生根据影像信息进行判断，从而对人体健康状况进行评价。

05.165　超声检查　ultrasonography
通过各种换能器发出高频率声波，从表面接收深部反射回波生成组织结构图像的技术。获取其回声振幅信息可形成二维图像（二维超声检查，即B超）；或利用血液流动声波的频率改变，彩色亮暗度表示其频移信息，反映流速、走向（即多普勒超声）；同时具备这两种成像的检查（即彩超）。

05.166　二维超声检查　two-dimensional ultrasonography
又称"B超（B-scan ultrasonography, B mode ultrasound）"。从二维空间显示器官和组织不同方位的断层结构、毗邻关系与动态变化的一种超声影像检查技术。是以灰阶即亮度（brightness）模式二维显示，故名。由于其操作简便，实时动态，经济实用，是目前应用最广、影响最大的超声检查方法。

05.167　经腹部超声检查　transabdominal ultrasonography
检查者手持探头在腹部皮肤上移行，获得脏器或病变的轮廓和内部结构图像，或在一个立体扇形范围内获得各个角度切面的声像图，以观察病变的整个情况的检查方法。检查前适度充盈膀胱，形成良好的"透声窗"，便于观察盆腔内的脏器和病变。

05.168　经阴道超声检查　transvaginal ultrasonography
通过腔内微凸探头经阴道进行检查的技术。检查前探头需消毒，并套上一次性使用的橡胶套（常用避孕套），套内外涂耦合剂。与经腹部超声检查相比，无须充盈膀胱，操作简单，腔内探头能更好地贴近盆腔深部器官且探头频率高，能获取高分辨率图像，可观察盆腔器官的细微结构以利于病灶观察。是妇科疾病的主要检查方法。

05.169　经直肠超声检查　transrectal ultrasonography
将超声检查探头经肛门进入直肠腔内，对子宫、卵巢及盆腔情况进行检查的技术。适用于无性生活史、阴道狭窄及会阴阴道手术后的患者。

05.170　多普勒超声　Doppler ultrasound
通过多普勒技术得到的物体运动速度在某一平面内的分布以灰度或彩色的方式形成图像的技术。

05.171　彩色多普勒超声检查　color Doppler ultrasonography, CDS
简称"彩超（color ultrasound）"。利用多普勒原理，实时显示组织器官的血流速度、血液状态等信息的技术。是一种无创伤性检查心内分流和反流的技术。在妇产科领域，用于评估血管收缩期和舒张期血流状态的常用指数为阻力指数、搏动指数，以及收缩期与舒张期血流速度的比值（S/D）。

05.172　彩色多普勒血流成像　color Doppler flow imaging, CDFI
将所得的血流信息经相位检测、自相关处

理、彩色灰阶编码，把平均血流速度资料以彩色显示，并将其组合，叠加显示在二维灰阶图像上的一种超声影像检查技术。实时彩色编码显示血流的方向、性质和血流速度的高低（红色为迎向超声探头的血流，蓝色为背离超声探头的血流，方向杂乱的湍流为绿色，色明亮为流速快，色暗淡则为流速慢）。

05.173　彩色多普勒能量图　color Doppler energy image, CDE image
利用血流中红细胞的密度散射强度或能量分布，亦即单位面积红细胞通过的数量及信号振幅大小进行成像的技术。以红细胞散射能量的总积分进行彩色编码，代表红细胞的存在，红细胞的聚集多少代表能量多少，所显示颜色也不同，与多普勒效应无关，所以无法显示血流方向，但是对低速微弱的血流信号更为敏感。

05.174　频谱多普勒超声成像　spectral Doppler ultrasound imaging
利用多普勒效应进行超声检测，将多普勒频移大小在零线上下显示为波幅高低的曲线（即频谱多普勒）而进行成像的技术。在观察血流方向与速度上有重要意义。包括脉冲波多普勒超声成像和连续波多普勒超声成像。

05.175　脉冲波多普勒超声成像　pulsed wave Doppler ultrasound imaging, PW Doppler ultrasound imaging
由同一个或一组晶片发射并接收超声波，用较少的时间发射，而用更多的时间接收的一种超声影像检查技术。采用深度选通（或距离选通）技术进行定点血流测定，因此该成像具有很高的距离分辨率，也可对血流的性质做出准确的分析。

05.176　连续波多普勒超声成像　continous

wave Doppler ultrasound imaging, CW Doppler ultrasound imaging
采用两个或两组晶片，由其中一组连续地发射超声波，而由另一组连续地接收回波的一种超声影像检查技术。具有很高的速度分辨率，能检测到较高速的血流，但缺乏距离分辨能力。

05.177　三维超声成像　three-dimensional ultrasound imaging
利用容积探头对某部位或脏器进行快速扫描，同时对回声信号进行实时处理，在屏幕上显示该部位或脏器的三维重建立体图像的技术。可对三维成像进行测量，包括距离、面积、体积等。

05.178　超声弹性成像　ultrasonic elastography
根据各种不同组织（正常及病变）的弹性系数不同，在加外力或交变振动后其应变（形态改变）也不同，将受压前后回声信号移动幅度的变化转化为实时彩色图像，弹性系数小、受压后位移变化大的组织显示为红色，弹性系数大、受压后位移变化小的组织显示为蓝色，弹性系数中等的组织显示为绿色，借图像色彩反映组织硬度的技术。利用生物组织的弹性信息帮助疾病的诊断，能更生动地显示及定位病变。

05.179　剪切波弹性成像　shear wave elastography, SWE
通过发射声辐射叩击组织施加激励，利用马赫锥原理可在组织中产生足够强度的剪切波，通过超高速成像系统捕获、追踪剪切波，以彩色编码技术实时显示组织弹性图的技术。

05.180　声辐射力脉冲弹性成像　acoustic radiation force impulse elastography, ARFI elastography

利用普通诊断超声探头（线阵或凸阵）向目标组织发射聚焦推力脉冲，组织在纵向产生瞬时位移，横向产生剪切波，组织的弹性与纵向的位移成反比，与剪切波速度的平方成正比，能定性及定量反映组织硬度的成像技术。

05.181　超声造影　ultrasound contrast, contrast-enhanced ultrasound, CEUS
通过将与人体软组织间回声特性明显不同或声阻抗率显著差别的外界物质注入体腔、管道或血管内，以增强对脏器或病变显示的技术。

05.182　超声造影剂　ultrasound contrast agent, UCA
含有直径为数微米气泡的液体。主要作用是使血液与周围组织的对比增强，达到增强图像效果的目的。

05.183　血管途径超声造影　transvascular route contrast-enhanced ultrasound
注入反射系数特别大、与红细胞大小相当、一定浓度的微泡使其进入血液循环，明显增大血流的超声散射，增强血流的超声检出与显示度，以增强对脏器或病变显示的技术。

05.184　非血管途径超声造影　non-vascular route contrast-enhanced ultrasound
将造影剂（灭菌生理盐水、CO_2气体、CO_2微泡剂或血管内超声造影剂）经专科特殊器械与配备的特种导管注入非血管腔道（如膀胱、输尿管及肾盂，以及子宫、输卵管等），用以发现及评价脏器内病变、管腔通畅度的一种检查方法。

05.185　子宫输卵管超声造影　hysterosalpingo-contrast sonography, HyCoSy
将造影剂经置入宫腔的导管注入子宫腔和输卵管内，超声下显示子宫腔和输卵管腔的形态、位置，用于发现子宫腔和输卵管内病变、畸形，以及评估输卵管通畅性的一种检查方法。

05.186　X线子宫输卵管造影　X-ray hysterosalpingography, HSG
将碘海醇造影剂经置入子宫腔的导管注入子宫腔和输卵管内，X线下显示子宫腔和输卵管腔的形态、位置，用于发现子宫腔和输卵管内病变、畸形，以及评估输卵管通畅性的一种检查方法。

05.187　时间-强度曲线　time-intensity curve
定量分析记录病灶内造影剂从开始增强、强度达到高峰、开始消退及持续增强的整个过程的曲线。分析开始增强时间、达峰时间、峰值强度、廓清时间、曲线下面积等。

05.188　超声征象　ultrasonic sign
一些疾病在超声影像上的独特特征。如宫颈癌的火环征、卵巢囊性畸胎瘤的面团征等。

05.189　宫颈火环征　ring of fire sign of cervix
通过彩色多普勒血流成像技术显示宫颈处呈树枝状或网状，甚至呈火球状血流的特征。常见于宫颈癌患者的宫颈病灶。

05.190　宫腔内落雪征　snowstorm sign of uterine cavity
通过超声技术显示的子宫增大，宫腔内充满血管团回声，内含簇状微小囊肿（水肿的绒毛）的特征。是完全性葡萄胎的典型超声表现，也可呈蜂窝状。

05.191　盆腔肿物面团征　dough sign of pelvic neoplasm
卵巢囊性畸胎瘤的特征性声像图表现之一。肿物内毛发与油脂物裹成团块，在声像图上呈边缘较清晰的强回声团并附于侧壁，周围为液体或未凝结的油脂物所形成的无回声区。

05.192 盆腔肿物脂液分层征 fat-fluid level sign of pelvic neoplasm

卵巢囊性畸胎瘤的特征性声像图表现之一。因肿物内含有液态脂质和液体，构成油液平面，声像图上表现为肿瘤内有一高回声水平分界线，线上脂质成分呈均质密集点状强回声，线下则为液性无回声区。

05.193 盆腔肿物瀑布征 waterfall sign of pelvic neoplasm

卵巢囊性畸胎瘤的特征性声像图表现之一。瘤内毛发与油脂物松散存在而未结合成团块时，在声像图上表现为表面回声强、后方回声渐次减弱，而且反射活跃，似瀑布状或垂柳状。

05.194 盆腔肿物星花征 tiny spot sign of pelvic neoplasm

卵巢囊性畸胎瘤的特征性声像图表现之一。肿物内可见黏稠的油脂质，其呈均质密集的点状强回声，星星点点地漂浮于液性无回声区内，推动或加压时可见点状强回声随之移动。

05.195 计算机体层成像 computerized tomography, computed tomography, CT

又称"计算机体层摄影""计算机断层扫描"。利用精确准直的成像媒介（如X线、γ射线、超声波等）与高灵敏度的探测器，围绕人体的某一部位进行逐层扫描，并根据需要重建断面影像的一种成像方法。根据照射源不同可分为X线计算机体层成像（X-CT）、γ射线计算机体层成像（γ-CT）和超声计算机体层成像（UCT）等。具有扫描快、图像清晰等特点，可用于多种疾病的检查。

05.196 平扫 plain scan

血管内不注射造影剂的扫描。

05.197 增强计算机体层成像 contrast-enhanced computed tomography, contrast-enhanced CT

静脉注射水溶性有机碘造影剂后，器官与病变内碘的浓度可产生差别，形成密度差，可以使病变显影更为清晰的一种计算机体层成像技术。

05.198 胸部计算机体层成像 chest computed tomography, chest CT

对胸部进行计算机体层成像检查的一种技术。肺窗主要观察肺纹理及肺实质，纵隔窗观察肺门、气管支气管、主要肺血管、胸膜、肋骨及胸壁软组织。

05.199 腹部计算机体层成像 abdominal computed tomography, abdominal CT

对腹部进行计算机体层成像检查的一种技术。用于了解腹腔脏器有无感染性疾病，如脓肿等，有无占位，如良、恶性肿瘤等，有无畸形、结石、梗阻、穿孔、积液等。

05.200 盆腔计算机体层成像 pelvic computed tomography, pelvic CT

对盆腔进行计算机体层成像检查的一种技术。用于鉴别膀胱、输尿管、子宫及其附件肿物的性质，了解盆腔肿大淋巴结的程度及范围，显示骨盆及盆腔脏器的损伤程度等。

05.201 计算机体层成像血管造影 computed tomography angiography, CT angiography, CTA

又称"血管造影CT（angiography computed tomography, angiography CT）"。静脉注入造影剂，当造影剂流经靶区血管时，采用多层螺旋计算机体层摄影进行快速连续扫描，再经多平面及三维计算机体层成像重组获得血管成像的一种方法。可多平面、多方位、多角度显示动脉及静脉系统，观察病变与血管的关系。可用于肾部分切除术前的肾动脉及其分支成像。

05.202　计算机体层成像尿路造影　computed tomography urography, CTU
又称"CT尿路成像"。一种应用多探头计算机体层成像技术进行的排泄性尿路造影的泌尿系统成像技术。主要用于血尿、肾结石、肾肿瘤、肾绞痛和尿路上皮肿瘤的检查。

05.203　正电子发射体层成像　positron emission tomography, PET
一种探测摄入人体内的正电子衰变同位素发出的由正电子湮没产生的成对光子的非侵入式三维功能成像技术。正电子衰变同位素（如^{18}F、^{68}Ga、^{124}I）通常标记在具有特定生物通道或分子相互作用的造影剂或药物（最常用的是含^{18}F-氟代脱氧葡萄糖）上，通过注射进入人体内特定的部位（如糖代谢旺盛的肿瘤或恶性淋巴组织）。该技术可给出正电子衰变同位素标志物在体内的三维空间分布，反映药物标志部位的代谢活性和癌变的转移。由于探测灵敏度高，可用于肿瘤的早期诊断。

05.204　正电子发射计算机体层显像仪　positron emission computed tomography, positron emission tomography and computed tomography, PET/CT
将正电子发射体层仪与计算机体层显像仪同轴、序贯安装于同一机架的显像设备。可以一次完成正电子发射计算机体层成像采集，并利用计算机体层成像图为正电子发射体层成像图像重建提供衰减校正图，可同时获得病变部位的功能代谢状况和精确解剖结构定位信息，并可以图像融合的方式显示结果。

05.205　^{18}F-氟代脱氧葡萄糖　^{18}F-fluorodeoxyglucose, ^{18}F-FDG
脱氧葡萄糖分子中第2位碳上的氢被放射性核素^{18}F取代后所得到的产物。是正电子发射体层成像技术中应用最广泛的正电子显像剂，可用于肿瘤、心肌和脑等组织或器官的葡萄糖代谢的测定。

05.206　标准摄取值　standardized uptake value, SUV
局部组织摄取显像剂的放射性活度与全身平均注射活度的比值。是正电子发射体层成像（PET）在肿瘤诊断中常用的半定量指标。已被广泛用于肿瘤良、恶性鉴别及疗效评价、预后预测等。

05.207　像素　pixel
构成数字图像的基本单元。一个二维概念，是二维图像中不可分割的最小面积元，大小用像素尺寸表示。

05.208　磁共振成像　magnetic resonance imaging, MRI
利用人体中质子在强磁场内受到脉冲激发，产生磁共振现象，经过空间编码技术，把以电磁波形式放出的共振信号接收转换，最后通过计算机形成图像，从而进行疾病诊断的技术。

05.209　腹部磁共振成像　abdominal magnetic resonance imaging, abdominal MRI
对腹部进行磁共振成像检查的技术。可用于肝、胆、胰、脾等良恶性肿瘤及原发或转移性肿瘤的鉴别。在早期恶性肿瘤的血管侵犯及肿瘤分期方面优于计算机体层成像。

05.210　盆腔磁共振成像　pelvic magnetic resonance imaging, pelvic MRI
对盆腔进行磁共振成像检查的技术。主要用

于检查女性患者膀胱、子宫及附件的病变并有助于鉴别肿物性质，且能比较准确地判断肿瘤侵犯范围及其与周围结构的关系。

05.211　胸部磁共振成像　chest magnetic reso- nance imaging, chest MRI

对胸部进行磁共振成像检查的技术。可用于观察纵隔肿瘤及其与周围血管的解剖关系，是否有腋下、臂丛及椎管侵犯，用于鉴别肺门占位。

05.06　妇科肿瘤标志物

05.212　妇科肿瘤标志物　gynecologic tumor maker
在妇科肿瘤发生和增殖过程中，肿瘤细胞本身特征性存在或分泌的，或受肿瘤细胞刺激后宿主细胞所产生的，能反映肿瘤发生、发展或可用于监测肿瘤病程变化和治疗反应的一些特异性物质。主要存在于肿瘤患者的组织、体液和排泄物中，能够用免疫学、生物学等方法检测。

05.06.01　血清学肿瘤标志物

05.213　血清学肿瘤标志物　serological tumor marker
在血液循环中可检出的、对于肿瘤较为特异的标志物。用于恶性肿瘤的辅助诊疗。

05.214　糖类抗原　carbohydrate antigen, CA
利用杂交瘤技术研制出的单克隆抗体所识别的肿瘤特异性大分子糖蛋白类抗原。是肿瘤标志物的一种类型，主要包括CA125、CA15-3、CA19-9、CA72-4等。通过检测相关的糖类抗原，辅助恶性肿瘤的诊断。

05.215　糖类抗原125　carbohydrate antigen 125, CA125
又称"癌抗原125（cancer antigen 125，CA125）"。糖类抗原的一种。为卵巢癌上皮性肿瘤标志物，在多数卵巢浆液性囊腺癌中表达显著升高，阳性率可达80%以上。在临床上广泛应用于盆腔肿块的鉴别诊断、卵巢癌病程变化和治疗效果的监测及预后判断，也用于宫颈腺癌、子宫内膜癌、子宫内膜异位症、子宫腺肌病等的辅助诊断。

05.216　糖类抗原15-3　carbohydrate antigen 15-3, CA15-3
又称"癌抗原15-3（cancer antigen 15-3，CA15-3）"。一种高分子量（超过400kDa）糖类抗原。为乳腺癌最重要的特异性标志物。30%～50%的乳腺癌患者的CA15-3明显升高，是乳腺癌患者诊断和监测术后复发、观察疗效的最佳指标。在妇科肿瘤如卵巢癌中也有表达。

05.217　糖类抗原19-9　carbohydrate antigen 19-9, CA19-9
又称"糖链抗原19-9"。一种低聚糖与神经脂质鞘氨醇结合的糖类抗原。为鞘糖脂质肿瘤标志物之一。在消化道肿瘤中增高明显，主要见于胰腺癌，也可见于肝胆系肿瘤、食管癌、乳腺癌和卵巢癌，在卵巢上皮性肿瘤中也有约50%的表达。卵巢黏液性囊腺癌的CA19-9阳性表达率可达76%，子宫内膜癌及宫颈腺癌也有一定的阳性表达。

05.218　糖类抗原72-4　carbohydrate antigen

72-4, CA72-4

一种鞘糖脂质抗原。为鞘糖脂质非特异性肿瘤标志物之一。见于胃肠道癌、肺癌和卵巢癌等；与癌胚抗原有互补意义。对卵巢黏液性囊腺癌的敏感度较高。

05.219 癌胚抗原 carcinoembryonic antigen, CEA

正常胚胎组织产生、出生后逐渐消失或仅存极微量的蛋白多糖复合物。是蛋白质性肿瘤标志物之一。当细胞癌变时，此类抗原表达可明显增多，可从血清、脑脊液、粪便等多种体液和排泄物中检出，常作为结直肠癌的特异性标志物，在乳腺癌、卵巢癌及其他恶性肿瘤患者血清中也有升高。在恶性肿瘤的诊断、监测、疗效评价等方面有重要临床价值。

05.220 人附睾蛋白4 human epididymis protein 4, HE4

一种与精子成熟相关的蛋白酶抑制剂。为卵巢癌敏感及特异性标志物。在正常卵巢上皮中不表达，但在浆液性卵巢癌和子宫内膜样卵巢癌中明显高表达。临床上用于上皮性卵巢癌的早期诊断、病情监测和术后复发监测。子宫内膜癌中也有一定的表达，测定值与子宫内膜癌的分期及分化程度密切相关。

05.221 鳞状细胞癌抗原 squamous cell carcinoma antigen, SCCA

从子宫颈鳞状上皮细胞癌分离制备的一种肿瘤糖蛋白相关抗原。分子量为48kDa。对各种鳞状上皮细胞癌的诊断均有很高特异性的。是外阴、阴道和宫颈鳞状上皮细胞癌的有效和敏感的标志物，用于鳞状细胞癌的诊断、监测及预后评估。

05.222 血清铁蛋白 serum ferritin, SF

血清中去铁蛋白和铁核心（Fe^{3+}）形成的复合物。是铁的储存形式，许多恶性肿瘤患者的血清铁蛋白失衡，如肝癌、卵巢癌等。是恶性肿瘤辅助诊断指标之一，用于癌症的诊断、监测及预后评估。

05.223 C反应蛋白 C-reactive protein, CRP

一种急性时相蛋白质。为酸性热敏感蛋白（118kDa），属于正五聚蛋白质家族。存在于人或者猴血清中，在感染早期、炎症、组织损伤或坏死时可以检测到，正常情况下检测不到。在恶性肿瘤中表达升高，用于癌症的诊断、监测及疗效评估。

05.224 甲胎蛋白 alpha-fetoprotein, AFP

在胎儿肝和羊水中发现的一种糖蛋白。在成人中水平极低，70%的肝癌患者血清中该蛋白水平升高，但在患者和胎儿中，该蛋白的糖链结构不同。出生后部分器官恶性病变，如肝癌细胞和卵巢生殖细胞肿瘤都可有分泌该蛋白的能力。临床上用于卵巢恶性生殖细胞肿瘤、肝癌的诊断及疗效监测。

05.225 血管内皮生长因子 vascular endothelial growth factor, VEGF

一种血小板源性生长因子家族的生长因子。刺激血管内皮细胞的有丝分裂和血管的发生，提高单层内皮的通透性，能与胎盘生长因子形成异二聚体。可以促进肿瘤组织、正常胚胎的发育、创伤愈合及慢性炎症时的血管生成，增加血管通透性，进而促进血浆蛋白质在细胞基中沉积，为成纤维细胞和血管内皮提供临时基质。在肿瘤生长及转移中起关键作用，是与肿瘤分期相关的独立预后指标。

05.226 抗米勒管激素 anti-Müllerian hormone, AMH

由睾丸支持细胞及窦卵泡的颗粒细胞分泌的一种二聚体糖蛋白。属于转化生长因子-β超家族成员之一。在女性中由窦前卵泡和小窦卵泡产生，主要生理功能是在性腺分化过程中抑制中肾旁管（即米勒管）发育，抑制卵泡启动募集和卵泡的生长发育。月经周期各阶段均明显波动，是评估卵巢储备功能的最佳指标。临床上主要用于诊断卵巢早衰、卵巢颗粒细胞瘤及儿童性别发育异常，以及预测卵巢的储备功能。

05.06.02 尿液肿瘤标志物

05.227 尿液肿瘤标志物 urinary tumor marker
在尿液中可检出的、对于肿瘤较为特异的标志物。用于恶性肿瘤的辅助诊疗。

05.228 *O*-糖基化蛋白质 *O*-glycosylated protein
带有*O*-糖苷键的蛋白质。尿液中*O*-糖基化蛋白质含量增高可能有助于卵巢癌的早期诊断。

05.06.03 基因类肿瘤标志物

05.229 基因类肿瘤标志物 genetic tumor marker, GTM
一类在肿瘤的早期筛查、辅助诊断、预后判断、疗效评价、用药指导、复发和转移监测中具有重要意义的基因。

05.230 肿瘤突变负荷 tumor mutation burden, TMB
在一个特定的肿瘤组织中相对的基因突变数量，即一份肿瘤样本中，所评估基因的外显子编码区每兆碱基序列中发生突变的总数。肿瘤突变负荷=总突变数量（包括同义、非同义点突变及置换、插入、缺失突变）/目标区域编码区大小（mut/Mb）。

05.231 肿瘤相关基因突变 tumor-associated gene mutation
在恶性肿瘤中存在的标志性的基因突变。如*BRCA1/BRCA2*、*p53*突变，化疗相关基因突变等，可以用于恶性肿瘤的辅助诊疗、用药指导、预后评估等。

05.232 WT1基因 Wilms tumor gene 1, WT1
又称"肾母细胞瘤基因1"。位于染色体11p13上的一种抑癌基因。正常表达可见于肾、睾丸支持细胞、子宫蜕膜细胞、卵巢颗粒细胞和某些造血细胞。在肾母细胞瘤、后肾腺瘤、间皮瘤及一些白血病中可呈阳性，卵巢来源的高级别浆液性癌也可以呈阳性，而子宫原发的浆液性癌一般呈阴性，可以协助鉴别浆液性癌的起源。

05.233 p53基因 p53 gene
位于人类染色体17p13.1上的一种抑癌基因。因编码一种分子量为53kDa的蛋白质而得名，是生物体内一种抑制细胞转变为癌细胞的基因，也是重要的转录因子。正常的*p53*基因能激活或抑制某些基因的转录，参与机体DNA损伤后修复，诱导细胞凋亡，从而维持细胞基因组的稳定性。其失活对肿瘤形成起重要作用。

05.234 循环肿瘤细胞 circulating tumor cell, CTC
脱离原发灶、进入血液循环的肿瘤细胞。可以通过循环播散到其他组织器官，并在新的环境中黏附、定植和生长，成为新的病灶。在卵巢癌等妇科恶性肿瘤患者的体液中存在，用于诊断和评估预后。

05.235 第8号染色体异倍体循环肿瘤细胞 aneuploid chromosome 8 circulating tumor cell
鉴别肿瘤源性和非肿瘤源性细胞的一种肿瘤细胞标志物。肿瘤细胞具有遗传不稳定性，染色体异倍体广泛存在于实体和血液肿瘤中，人第8号染色体异倍体在卵巢癌等多种肿瘤细胞中极为多见，同时也存在于循环肿瘤细胞中，故为检测的重要标志。是肿瘤细胞的一项判断标准。

05.236　异倍体循环肿瘤血管内皮细胞　aneuploid circulating tumor-derived endothelial cell, aneuploid CTEC

一种新型肿瘤标志物。肿瘤组织血管上的肿瘤内皮细胞具有CD31$^+$及不同于正常血管内皮细胞的染色体异倍体等特征，从血管脱落进入循环的肿瘤血管内皮细胞在转移肿瘤新生血管形成中可能发挥重要作用。

05.237　循环肿瘤 DNA　circulating tumor deoxyribonucleic acid, ctDNA

人体血液循环系统中不断流动的携带一定特征的（包括突变、重排、拷贝数异常等）来自恶性肿瘤基因组的DNA片段。是液体活检的一部分。在妇科恶性肿瘤患者的体液中存在，用于诊断、预测疾病发展及评估预后。

05.238　肿瘤细胞来源外泌体　tumor cell-derived exosome, TEX

恶性肿瘤细胞分泌的一种膜性小泡体。携带蛋白质、核酸等多种具有生物学活性的物质，可介导细胞间的信息交流和物质交换，在肿瘤转移过程中发挥重要作用。在妇科恶性肿瘤患者的体液中存在，用于诊断、预测疾病发展及评估预后。

05.06.04　免疫组织化学标志物

05.239　细胞角蛋白　cytokeratin, CK

分布于上皮角质细胞中的主要骨架蛋白。抗体可识别绝大多数酸性细胞角蛋白和碱性细胞角蛋白，用于标记角化上皮、复层扁平上皮及各种单层上皮，包括这些上皮来源的肿瘤，特别是对鉴别和判断转移性肿瘤是否为上皮来源有一定意义。

05.240　细胞角蛋白 7　cytokeratin 7, CK7

一种分子量为54kDa的碱性细胞角蛋白。存在于大多数正常组织的腺上皮和移行上皮细胞中。大部分卵巢癌可以呈阳性，可与细胞角蛋白20联合用于鉴别腺癌的来源。

05.241　细胞角蛋白 20　cytokeratin 20, CK20

由40～68kDa的多肽组成的一种细胞角蛋白。存在于正常胃肠道、移行上皮等，与细胞角蛋白7联合用于鉴别腺癌的来源。

05.242　细胞角蛋白 19 片段　cytokeratin 19 fragment

细胞角蛋白19的可溶性片段。上皮细胞凋亡时，其细胞中这些角蛋白碎片降解后变成可溶性物质进入血液，使血中含量增高。最早发现在宫颈癌及子宫内膜癌患者血清中升高。目前临床主要用于肺癌的诊断、病情监测及预后评估，妇科肿瘤也有一定的阳性率。

05.243　p16 基因　p16^{INK4a} gene

又称"多肿瘤抑制因子1（multiple tumor suppressor 1，MTS1）"。位于人染色体9p21上的一种抑癌基因。因其编码分子量为16kDa的蛋白质而得名。是人类细胞衰老的重要基因。抑制细胞生长分裂，其作用是与细胞周期蛋白D竞争性结合CDK4/6，阻止细胞从G$_1$期进入S期，从而对有丝分裂进行负调节。在肿瘤细胞中，由于基因的突变或缺失，p16表达增加。P16蛋白与人乳头瘤病毒感染所致的宫颈癌密切相关，是判断宫颈高级别病变及宫颈癌的重要标志。

05.244　结蛋白　desmin

广泛分布在骨骼肌、心肌、平滑肌、肌上皮细胞及其来源的肿瘤组织中的一种中间丝蛋白。分子量为53kDa，主要用于标记平滑肌和横纹肌源性肿瘤。

05.245　平滑肌肌动蛋白　smooth muscle actin, SMA

主要用于标记平滑肌细胞、肌成纤维细胞和肌上皮细胞，定位于细胞质和细胞核的肌动蛋白。有6种类型，对于鉴别平滑肌瘤、平滑肌肉瘤和多型性腺癌有价值。

05.246　波形蛋白　vimentin

在间质细胞均可表达的一种磷酸化的中间丝蛋白。在细胞分裂时磷酸化程度提高，是正常间叶细胞及其来源的肿瘤的敏感性标志物，但是其特异性较差，在许多上皮细胞及其肿瘤中也可表达。阳性部位为细胞质。

05.247　PTEN 基因　phosphatase and tensin homologue deleted on chromosome ten gene, PTEN gene

全称"第10号染色体上缺失与张力蛋白同源的磷酸酶基因""人第10号染色体缺失的磷酸酶及张力蛋白同源的基因"。位于人类染色体10q23上的一种抑癌基因。该基因编码的磷酸酶可调节细胞周期、凋亡的进程，在人类多种肿瘤和遗传易感综合征中，*PTEN*基因常发生突变，阳性表达于细胞核和（或）细胞质，其免疫组织化学表达在一定程度上反映*PTEN*基因失活，大部分子宫内膜样癌存在因基因失活导致的*PTEN*表达缺失。

05.248　人错配修复基因　human mismatch repair gene

一类参与检测、切除和修复DNA复制中错配碱基的基因。其编码的蛋白质可特异性识别、切除和修复DNA复制中的错配碱基，

保证遗传物质的稳定性和完整性。采用免疫组织化学法检测结直肠癌患者中4种错配修复基因蛋白（MLH1、MSH2、MSH6和PMS2），可用于由基因突变DNA错配所导致的林奇综合征筛查。阳性表达于细胞核。

05.249　上皮膜抗原　epithelial membrane antigen, EMA

广泛分布于各种上皮细胞及其来源肿瘤的一种高分子量跨膜糖蛋白。可用于标记大部分正常上皮及其来源肿瘤，阳性表达于细胞膜及细胞质，此外，间变型大细胞淋巴瘤也可以呈现阳性。

05.250　黏蛋白样癌相关抗原　mucinous carcinoma-associated antigen, MCA

一种富含唾液酸、分子量为35kDa的多链糖蛋白。见于乳腺癌、卵巢癌、消化道肿瘤。主要用于乳腺癌病情的追踪。

05.251　黏蛋白5AC　mucin 5AC, MUC5AC

主要存在于正常胃黏膜上皮、结肠癌及其癌前病变中的一组高分子量糖蛋白。在部分卵巢、支气管等组织中也有表达，但在正常结肠黏膜上皮中不表达。

05.252　钙网膜蛋白　calretinin

主要存在于神经组织及间皮细胞中的一种钙结合蛋白。与S-100同属EF手形蛋白家族。阳性定位于细胞质或细胞核，绝大多数间皮瘤及一些卵巢性索间质肿瘤可以呈现阳性表达，可作为诊断间皮瘤及性索间质肿瘤的一种有用的标志物。

05.253　八聚体结合转录因子4　octamer binding transcription factor 4

维持干细胞多能性和自我更新作用的关键性调控因子。是POU家族的转录因子成员之一，主要表达于胚胎干细胞，而在分化细胞

中不表达，故可用于精原细胞瘤、中枢神经系统的生殖细胞瘤、卵巢无性细胞瘤和胚胎癌等的诊断与研究。

05.254　人类婆罗双树样基因 4　spalt-like transcription factor 4, sal-like 4, SALL4

通过调节八聚体结合转录因子4（OCT4）来维持和调节胚胎干细胞多能性及自我更新的一种锌指转录因子。是一种新发现的原癌基因，对于原始生殖细胞具有高度灵敏度和特异性，故可作为诊断精原细胞瘤和卵巢原始生殖细胞肿瘤的标志物。

05.255　胎盘碱性磷酸酶　placental alkaline phosphatase, PLAP

从胎盘中提取的一种膜相关的唾液糖蛋白酶。是膜结合的碱性磷酸酶和其同工酶家族成员之一，在某些生殖系统肿瘤、胃肠道肿瘤及肺癌中可作为一种癌胚抗原。主要用于胎盘滋养细胞肿瘤、卵巢生殖细胞肿瘤和睾丸精原细胞瘤的诊断与鉴别诊断。阳性表达于细胞膜或细胞质。

05.256　肝细胞核因子 1β　hepatocyte nuclear

factor 1β, HNF1β

一种与多器官胚胎发育有关的转录因子。特别是肝、肾、胰腺和中肾旁管（即米勒管）的胚胎发育。在卵巢透明细胞肿瘤中有表达，阳性表达于细胞核。

05.257　程序性死亡受体 1　programmed death-1, PD-1

常表达在活化的T/B细胞、巨噬细胞、自然杀伤细胞、树突状细胞上的一种重要的免疫抑制分子，即CD279。与程序性死亡受体配体1（PD-L1）的结合会下调T细胞的活性，阻断体内免疫系统对肿瘤细胞的攻击。目前针对程序性死亡受体1的人源化IgG单克隆抗体已批准上市。

05.258　程序性死亡受体配体 1　programmed death-ligand 1, PD-L1

表达于T细胞、B细胞等免疫细胞及肿瘤细胞膜上的一种跨膜蛋白，即CD274。当肿瘤细胞膜上的PD-L1与T细胞等免疫细胞上的PD-1结合后能抑制机体免疫功能。目前临床上 PD-L1 免疫组织化学检测被用来预测 PD-1/PD-L1 抑制剂的疗效。

05.07　妇科肿瘤内镜检查

05.259　妇科肿瘤内镜检查　gynecologic tumor endoscopy

利用内镜（包括阴道镜、宫腔镜、腹腔镜及输卵管镜等）对妇科肿瘤进行探查的方法。

05.07.01　阴　道　镜

05.260　阴道镜　colposcope, vaginoscope

用于外阴、阴道和宫颈上皮结构及血管形态观察的一种光学内镜。可将被观察的局部放大10～40倍。

05.261　光学阴道镜　optical colposcope

又称"传统阴道镜"。采用光学透镜系统成

像放大，通过目镜直接观察的阴道镜。

05.262　电子阴道镜　video colposcope

又称"视频阴道镜""数字阴道镜"。利用视频摄像装置采集图像在显示屏上观察的阴道镜。

05.263　光电一体阴道镜　optical video integration colposcope

同时具备光学和视频摄像装置的阴道镜检查系统。

05.264　阴道镜活体取样钳　colposcopic biopsy forceps

用于阴道镜下取外阴、阴道及宫颈组织，便于组织病理学检查的器械。

05.265　宫颈管搔刮术　endocervical curettage, ECC

当宫颈鳞-柱交接部完全或部分不可见，或怀疑宫颈管内病变时，需要用宫颈管刮匙对宫颈管内膜进行刮取组织取样的一种操作。

05.266　阴道镜检查　colposcopy

利用阴道镜在强光源照射下，放大6～40倍，借以观察肉眼难以观察到的宫颈阴道部上皮较微小病变的方法。也可用于外阴、阴道、肛周病变的检查，辅助诊断相应部位的癌前病变及早期癌。

05.267　阴道镜检查总体评价　general assessment of colposcopy

对阴道镜检查的充分性、鳞-柱交接部的可见性、宫颈转化区类型等进行全面概括。

05.268　充分性阴道镜检查　adequate colposcopy

能全部暴露宫颈、无其他干扰因素影响检查可靠性的阴道镜检查。

05.269　不充分性阴道镜检查　inadequate colposcopy

不能全部暴露宫颈，或有其他干扰因素如宫颈炎症、出血、瘢痕等影响检查可靠性的阴道镜检查。

05.270　宫颈原始鳞状上皮　cervical original squamous epithelium

覆盖在宫颈表面的一种复层上皮组织。表层细胞呈扁平形，其厚度受激素影响而不同。阴道镜下表现为表面光滑，呈粉红色，无柱状上皮残存。

05.271　宫颈成熟鳞状上皮　cervical mature squamous epithelium

体内雌激素水平较高时可见的宫颈原始鳞状上皮。其表层上皮富含丰富糖原，阴道镜下呈粉红色，碘染着色。

05.272　宫颈萎缩性鳞状上皮　cervical atrophic squamous epithelium

体内雌激素水平降低时可见的宫颈鳞状上皮。其上皮薄，阴道镜下呈现苍白色或潮红状态，碘染着色差。

05.273　宫颈柱状上皮　cervical columnar epithelium

宫颈管内具有分泌功能的单层上皮。相互融合呈绒毛或颗粒状，阴道镜下观察呈深红色的颗粒状。

05.274　宫颈化生鳞状上皮　cervical metaplastic squamous epithelium

简称"宫颈化生上皮"。宫颈原始鳞-柱交接部的柱状上皮逐渐转化成的鳞状上皮。单层柱状上皮比较脆弱，暴露于阴道酸性环境中或接受外界刺激后，细胞发生增殖并逐渐转化为鳞状上皮。化生过程中如受不良因素（如人乳头瘤病毒）影响，将会发生异常改变。

05.275　鳞状上皮化生　squamous metaplasia

暴露于宫颈阴道部的柱状上皮受阴道酸性环境影响，柱状上皮下未分化储备细胞开始增殖，并逐渐转化为鳞状上皮，随后柱状上皮脱离而被复层鳞状细胞所替代的现象。

05.276 鳞状上皮化 squamous epithelization
宫颈阴道部鳞状上皮直接长入柱状上皮与其基底膜之间，直至柱状上皮完全脱离而被鳞状上皮替代的过程。

05.277 不成熟化生上皮 immature metaplastic epithelium
宫颈转化区内的细胞多层、细胞质少、密度较大的柱状上皮。即化生早期未成熟的柱状上皮。当分化与极性不明显时，须注意与非典型增生、原位癌相鉴别。此区为阴道镜检查最重要的靶区。

05.278 异型增生上皮 dysplastic epithelium
又称"非典型增生上皮"。单层柱状上皮在阴道内受酸性环境刺激或致癌因子打击，在化生的基础上细胞分化与成熟发生障碍，出现异型的状态。即从幼稚的基底细胞向上增生伸展，细胞核增大、不规则、染色质增多，核分裂活跃，核质比增大，在一定程度上与癌细胞相似。

05.279 宫颈隐窝开口 cervical crypt opening
柱状上皮折叠形成的凹陷。

05.280 妊娠期蜕膜 deciduosis in pregnancy
妊娠期子宫内膜或宫颈管内膜间质细胞受激素影响发生蜕膜化改变的状态。有时可见于宫颈外口。

05.281 鳞-柱交接部 squamo-columnar junction, SCJ
曾称"鳞柱交界"。宫颈鳞状上皮与柱状上皮交接的部位。分为原始鳞-柱交接部和新鳞-柱交接部。

05.282 原始鳞-柱交接部 original squamo-columnar junction, original SCJ, OSCJ
全称"原始鳞状上皮–柱状上皮交接部"。胎儿期至青春期前，宫颈外口的鳞状上皮与宫颈管柱状上皮相邻形成的交接部位。

05.283 新鳞-柱交接部 new squamo-columnar junction, new SCJ, NSCJ
又称"生理性鳞-柱交接部"。女性一生受卵巢激素影响，鳞-柱交接部可以变化，青春期后，在雌激素作用下，宫颈管柱状上皮及其间质外移到达宫颈外口部位，即子宫颈阴道部形成的鳞-柱交接部。与原始鳞-柱交接部之间形成转化区。根据宫颈新鳞-柱交接部的可见程度分为完全可见、部分可见和不可见三种。

05.284 鳞-柱交接部完全可见 squamo-columnar junction completely visible
阴道镜下360°宫颈新鳞-柱交接部可完全清楚看见的状态。

05.285 鳞-柱交接部部分可见 squamo-columnar junction partially visible
阴道镜下大部分宫颈新鳞-柱交接部可见，还有一部分位于宫颈管内不可见的状态。

05.286 鳞-柱交接部不可见 squamo-columnar junction not visible
阴道镜下新鳞-柱交接部完全位于宫颈管内且完全看不到的状态。

05.287 宫颈转化区 cervical transformation zone, cervical TZ
又称"宫颈移行带"。宫颈原始鳞-柱交接部和新鳞-柱交接部之间的区域。是宫颈癌和癌前病变高发的区域，也是柱状上皮向鳞状上皮转化的区域，可以位于宫颈表面，或者宫颈外口以内（即宫颈管内），范围因人而异。

05.288 宫颈 1 型转化区 cervical transformation zone type 1, cervical TZ1

阴道镜下新鳞–柱交接部完全可见于宫颈外口的状态。

05.289 宫颈 2 型转化区 cervical transformation zone type 2, cervical TZ2

阴道镜下新鳞–柱交接部不能被完全看到，借助器械可以被完全看到的状态。

05.290 宫颈 3 型转化区 cervical transformation zone type 3, cervical TZ3

阴道镜下新鳞–柱交接部位于宫颈管内，借助器械也仅部分可见或完全不可见的状态。

05.291 阴道镜下宫颈病变部位 location of cervical lesion under colposcopy

阴道镜下所见宫颈异常改变于宫颈转化区内或转化区外的位置。

05.292 阴道镜下醋酸试验 acetic acid test under colposcopy

阴道镜下，在下生殖道上皮涂抹3%～5%醋酸1min后，正常及异常组织中核质比增加的细胞会出现暂时的白色（醋酸白），周围的正常鳞状上皮则保留其原有粉红色的一种试验方法。醋酸白出现或消失的速度随病变类型的不同而不同，是发现下生殖道上皮内病变的一种重要检测方法。

05.293 醋白上皮 aceto-white epithelium

下生殖道上皮在醋酸试验后，由原来的粉色或红色变为白色，故名。

05.294 阴道镜下碘试验 iodine test under colposcopy

阴道镜下，宫颈或阴道涂抹鲁氏碘液后，富含糖原的成熟鳞状上皮呈深棕色的试验方法。柱状上皮、未成熟化生上皮及病变上皮等涂碘后往往不着色或不全着色。

05.295 阴道镜下宫颈病变范围 size of cervical lesion under colposcopy

阴道镜下所见宫颈异常改变的区域。

05.296 阴道镜所见宫颈次要病变 cervical minor abnormal colposcopic finding

阴道镜下所见的宫颈低级别鳞状上皮内病变。

05.297 阴道镜下薄醋白上皮 thin aceto-white epithelium under colposcopy

阴道镜下生殖道上皮在醋酸试验后，表现为浅淡醋白上皮的现象。多为一过性改变，是阴道镜下化生上皮或轻度异常的表现之一。

05.298 阴道镜下不规则醋白上皮 irregular aceto-white epithelium under colposcopy

阴道镜下，宫颈或阴道低级别鳞状上皮内病变的图像特征。醋白上皮呈不规则的形态和大小不一的斑片状。

05.299 阴道镜下地图样改变 geographic border under colposcopy

阴道镜下，宫颈或阴道低级别鳞状上皮内病变的图像特征。醋白上皮的边界如地图样形态不规则，也可见孤立的卫星灶。

05.300 阴道镜下细小镶嵌 fine mosaic under colposcopy

阴道镜下，在宫颈或阴道上皮周围，间质中的血管排列呈镶嵌样改变。其血管管径较细，血管间距较小，是阴道镜下低级别鳞状上皮内病变的表现之一，也可见于正常的不成熟鳞状上皮化生。

05.301 阴道镜下细小点状血管 fine punctation under colposcopy

阴道镜下,宫颈或阴道低级别或高级别鳞状上皮内病变的图像特征。由基质乳突中的毛细血管上行达上皮表面构成,血管垂直状出现在上皮表面,呈红色点状。为管径较细小、均一的点状血管。

05.302　阴道镜所见宫颈主要病变　cervical major abnormal colposcopic finding
阴道镜下所见的宫颈高级别鳞状上皮内病变。

05.303　阴道镜下厚醋白上皮　dense aceto-white epithelium under colposcopy
下生殖道上皮在阴道镜下醋酸试验后,为致密醋白上皮的现象。通常出现较快且持续时间较长,是下生殖道高级别鳞状上皮内病变的图像特征。

05.304　阴道镜下醋白快速出现　rapid appearance of acetowhitening under colposcopy
阴道镜下,宫颈高级别鳞状上皮内病变的图像特征。宫颈上皮在短时间,如30～60s,即可出现由红色变为白色的现象。也可见于阴道高级别鳞状上皮内病变。

05.305　阴道镜下袖口状腺体开口　cuffed crypt gland opening under colposcopy
阴道镜下,宫颈高级别鳞状上皮内病变的图像特征。围绕在腺开口隐窝外围的化生上皮,较厚,色白,如袖口状。

05.306　阴道镜下粗大镶嵌　coarse mosaic under colposcopy
阴道镜下,宫颈高级别鳞状上皮内病变的图像特征。在上皮周围,间质中的血管排列呈镶嵌样改变。其血管管径较粗,血管间距较大,是阴道镜下上皮中重度异常的表现之一,也可见于阴道高级别鳞状上皮内病变。

05.307　阴道镜下粗大点状血管　coarse punctation under colposcopy
阴道镜下,宫颈高级别鳞状上皮内病变的图像特征。由基质乳突中的毛细血管上行达上皮表面构成,血管垂直状出现在上皮表面,呈红色点状,管径大的血管表现为粗大点状。也可见于阴道高级别鳞状上皮内病变。

05.308　阴道镜下非典型血管　atypical vessel under colposcopy
与正常血管相比,直径、走行、间隔和分支形态上都表现出怪异变化的表浅血管。质地脆,易于出血。为早期宫颈浸润癌的图像特征。但有时在正常变异中也可见到,如活跃修复的组织、炎性肉芽等。

05.309　阴道镜下边界锐利　sharp border under colposcopy
宫颈高级别鳞状上皮内病变的图像特征。病变的边缘锐利、边界清晰,也可见于阴道高级别鳞状上皮内病变。

05.310　阴道镜下内部边界　inner border sign under colposcopy
宫颈高级别鳞状上皮内病变的图像特征。存在于同一个病变区域的醋白上皮厚薄不一,可以分辨厚、薄醋白上皮的分界线。也可见于阴道高级别鳞状上皮内病变。

05.311　阴道镜下嵴样隆起　ridge sign under colposcopy
宫颈高级别鳞状上皮内病变的图像特征。为上皮轮廓的一种变化,转化区内白色上皮不透明隆起。

05.312　宫颈病变切除术　cervical excision procedure
将宫颈病变切除的手术。根据转化区类型分为1型、2型和3型。

05.313 宫颈病变切除术 1 型 cervical excision procedure type 1

对宫颈1型转化区病变进行切除的手术。因转化区鳞-柱交接部暴露在宫颈外口以外，需要切除的宫颈组织相对表浅，对宫颈管损伤小。

05.314 宫颈病变切除术 2 型 cervical excision procedure type 2

对宫颈2型转化区病变进行切除的手术。切除小部分宫颈管组织。

05.315 宫颈病变切除术 3 型 cervical excision procedure type 3

对宫颈3型转化区病变进行切除的手术。切除组织较多，包括相当一部分宫颈管组织。可以用于腺上皮疾病、微小浸润癌或者再次治疗的患者。

05.316 外阴皮肤 vulvar skin

外阴两侧小阴唇哈特（Hart）线外侧的角化复层鳞状上皮。被覆在外阴表面、直接与外界环境相接触的组织。由外阴上皮、真皮和皮下组织构成，并包含各种皮肤附属器、神经、脉管和肌肉，其毛发、皮脂腺、汗腺丰富，渗透性高。具有保护、感觉、分泌、排泄、呼吸等功能。

05.317 哈特线 Hart line

沿着小阴唇内侧的肌部可以看到的一条皮肤和黏膜的分界线。一直延伸到舟状窝，将阴唇系带的皮肤和处女膜的黏膜组织分隔开来。用于小阴唇的内侧面和前庭的界定。

05.318 外阴上皮 vulvar epithelium

被覆外阴皮肤的上皮。分为角化复层鳞状上皮和非角化复层鳞状上皮，两者以小阴唇内侧哈特线为界，即皮肤与黏膜的分界。哈特线外侧为角化复层鳞状上皮，即皮肤；哈特线内侧为非角化鳞状上皮，即黏膜。

05.319 外阴鳞状上皮 vulvar squamous epithelium

被覆外阴的复层鳞状上皮。主要由形成细胞、黑色素细胞、朗格汉斯细胞和梅克尔细胞等构成。角化鳞状上皮由浅至深分别为角质层、颗粒层、棘层和基底层。

05.320 外阴黏膜 vulvar mucosa

外阴两侧小阴唇哈特线内侧的非角化鳞状上皮。位于外阴前庭，前为阴蒂，后为阴唇系带。

05.321 外阴醋白上皮 vulvar aceto-white epithelium

在3%～5%的醋酸作用下，外阴上皮细胞核内的核蛋白沉淀凝固，并遮挡皮下血管，在光反射下，短暂地由原有的肤色、粉色或红色等变为白色的外阴上皮。

05.322 外阴点状血管 vulvar punctation vessel

外阴基质乳突中的毛细血管垂直上行，出现在上皮表面，可由于单环末端毛细血管的扩张、扭曲、不规则，肉眼观为红色点状的现象。

05.323 外阴非典型血管 vulvar atypical vessel

阴道镜下显示外阴局部血管异常增生的现象。管腔扩大，失去正常血管的分支状，相互距离变宽，走向紊乱，形态特殊。

05.324 外阴表面不规则 vulvar surface irregularity

外阴皮肤和黏膜上皮的表面粗糙、凹凸不平，扁平或半片状鳞状上皮及绒毛状柱状上皮轮廓发生改变，呈现高低不平、形态不规则的现象。

05.325　宫腔镜　hysteroscope
一种能进入子宫腔进行检查、活体取材、手术的光导纤维内镜。

05.326　硬性宫腔镜　rigid hysteroscope
腔镜内鞘及镜体本身硬、不可随意弯曲的宫腔镜。

05.327　纤维宫腔镜　fibrohysteroscope
腔镜内鞘及镜体本身柔软、可在一定角度内弯曲的宫腔镜。从功能上可分为诊断性纤维宫腔镜和治疗性纤维宫腔镜。

05.328　宫腔镜设备　hysteroscopic equipment
用于子宫腔检查和手术的将现代电子、光学、机械等高科技精密设备融为一体的治疗性手术设备。包括宫腔镜器械、能源系统、光源系统、灌流系统和成像系统。

05.329　宫腔镜显示器　hysteroscopic display
将宫腔镜摄像镜头采集的宫腔内图像呈现出来以便操作人员观察的装置。

05.330　宫腔镜能源系统　hysteroscopic energy system
宫腔镜高频电能和激光两种转导形式的统称。高频电能又分为双极和单极输出，宫腔镜电能源的工作方式又分为电切和电凝。

05.331　宫腔镜光源系统　hysteroscopic light source system
为宫腔镜显像提供足够光照使视野清晰的装置。包括冷光源（包括氙光源和卤素光源）和导光束。

05.332　宫腔镜膨宫系统　hysteroscopic distending system
用特定的膨宫介质灌流能使子宫腔膨胀的装置。有保证宫内压力且还能起到循环灌流及冲洗的作用。原理是灌流液通过一个旋转的泵经过灌流流入道进入宫腔，可预先设定泵的压力和流速，宫腔内的灌流液通过流出道被收集在一个有刻度的容器内。灌流液的入量与出量的差值就是吸收量。

05.333　宫腔镜膨宫介质　hysteroscopic distending medium
宫腔镜手术时在连续灌注和一定压力下能充分扩张宫腔和保障清澈无血视野的介质。理想的灌流液特征包括无菌、无毒、透明性好；不导电，能维持机体渗透压；易制备、相对便宜；代谢产物少而无害。目前仅提倡液体膨宫。

05.334　宫腔镜低黏度膨宫介质　hysteroscopic low viscosity distending medium
黏度低的膨宫介质。易于通过输卵管，手术时间过长可致体液超负荷。但使用简便、价廉、安全，是目前最常用的膨宫介质，包括生理盐水、5%葡萄糖溶液和5%甘露醇等。

05.335　宫腔镜膨宫泵　hysteroscopic uterine pump
膨宫介质经宫腔镜的流入道进入子宫腔所特有的压力泵。其压力和流速均可预先设定。

05.336　宫腔镜膨宫压　hysteroscopic distending pressure
能将子宫膨胀以利于视野观察及操作的压力。

05.337　宫腔镜膨宫流速　hysteroscopic distending rate
膨宫介质通过膨宫泵进入子宫腔的流动速率。

05.338　宫腔镜成像系统　hysteroscopic camera system

采集子宫腔内图像的装置。有些具备电子染色功能，通常包括数据分析，增强组织表面、边缘及血管色彩表现，以及通过光谱染色技术，对黏膜下的血管网进行深度透视，增加辨识度，从而辅助术者进行诊断。

05.339　宫腔镜光学视管　hysteroscopic optical tube

宫腔镜内使用柱状透镜来传递图像光线的管腔。由传导影像的镜片及传送光源的光导纤维系统组成。

05.340　宫腔镜内鞘　hysteroscopic inner sheath

紧贴在光学视管外的管鞘。

05.341　宫腔镜外鞘　hysteroscopic outer sheath

配合镜体使用的最外层的管鞘。有些附有操作孔道，经操作孔插入抓钳等器械可进行治疗性操作。

05.342　宫腔镜工作手件　hysteroscopic manipulator

配合宫腔镜进行治疗性操作的部分。能接驳能源系统进行手术。

05.343　宫腔镜手术器械　hysteroscopic surgical instrument

宫腔镜临床手术中所使用的抓钳、剪刀、电极等医疗器械。

05.344　宫腔镜冷器械　hysteroscopic cold equipment

宫腔镜不带有能量的金属器械。如抓钳、剪刀等。

05.345　宫腔镜抓钳　hysteroscopic gripper forceps

宫腔镜检查时可用于钳夹取出宫腔内组织及异物的器械。由钳口、操作杆和手柄构成。

05.346　宫腔镜鳄嘴钳　hysteroscopic alligator forceps

钳端形似鳄鱼嘴的一种异物钳。钳咬合力较大，可用于钳夹取出嵌顿的宫内节育器、残留的缝合线及其他异物等。

05.347　宫腔镜活检钳　hysteroscopic biopsy forceps

宫腔镜检查时可用于采集宫内可疑病灶或内膜组织，供病理学活检用的器械。也可用于分离宫腔粘连等。由钳口、操作杆和手柄构成。

05.348　宫腔镜剪刀　hysteroscopic scissors

宫腔镜中由一对中间连接的叶片组成，头部带刃的器械。用于分离子宫腔内粘连、剪开子宫纵隔和剪断宫腔内残存的线头等。

05.349　宫腔镜能源器械　hysteroscopic energy equipment

宫腔镜中可以将任何能量转换为热效应的器械。其主要副作用为周围组织的热损伤。在妇科手术中这样的能源器械主要为单极或双极。

05.350　宫腔镜单极能源器械　hysteroscopic unipolar energy equipment

宫腔镜中以非电解质溶液作为膨宫介质，借助负极板形成人体和大地闭合环路的器械。若出现漏电或者接触不良，会导致严重灼伤。

05.351　宫腔镜单极电切环　hysteroscopic unipolar electric cutting ring

宫腔镜的一种环形单极电极。包括开放型（U形）、关闭型（O形），以及有12°、30°、90°、120°之分。其可用于切除子宫纵隔、子宫内膜、子宫肌瘤、子宫息肉,松解宫腔粘连及取出子宫内物。需借助负极板形成闭合环路,电流经过人体,若出现漏电或负极板接触不良时可导致严重灼伤。

05.352 宫腔镜单极针状电极 hysteroscopic unipolar needle electrode

宫腔镜的一种呈针状的单极电极。适用于划开子宫内膜和肌层,开窗切除肌壁间肌瘤。需借助负极板形成闭合环路,电流经过人体,若出现漏电或负极板接触不良,会导致严重灼伤。以葡萄糖溶液作为介质,不适用于糖尿病患者。

05.353 宫腔镜单极球状电极 hysteroscopic monopolar rolling ball electrode

宫腔镜的一种外观呈球状的单极电极。包括2mm、3mm、5mm等不同规格,可循轴滚动,接触面宽,更适用于去除子宫内膜及电凝止血。需借助负极板形成闭合环路,电流经过人体,若出现漏电或负极板接触不良,会导致严重灼伤。以葡萄糖溶液作为介质,不适用于糖尿病患者。

05.354 宫腔镜单极气化电极 hysteroscopic monopolar vaporization electrode

宫腔镜的一种呈沟槽状的单极电极。使用的电流功率为200W,可气化子宫内膜和小的腔内肌瘤。需借助负极板形成闭合环路,电流经过人体,若出现漏电或负极板接触不良,会导致严重灼伤。以葡萄糖溶液作为介质,不适用于糖尿病患者。

05.355 宫腔镜双极能源系统 hysteroscopic bipolar energy system

两端形成闭合环路,无须借助负极板,使用生理盐水作为灌流液和导电体,安全性大,操作效率高的宫腔镜能源系统。

05.356 宫腔镜双极电切环 hysteroscopic bipolar electric cutting ring

宫腔镜的一种环形双极电极。其两端形成闭合环路,无须借助负极板,使用生理盐水作为灌流液和导电体,安全性大,操作效率高。包括开放型(U形)、关闭型(O形),以及有12°、30°、90°、120°之分。可用于切除子宫纵隔、子宫内膜、子宫肌瘤、子宫息肉,松解宫腔粘连及取出子宫内物。

05.357 宫腔镜双极针状电极 hysteroscopic bipolar needle electrode

宫腔镜的一种针形双极电极。其两端形成闭合环路,无须借助负极板,使用生理盐水作为灌流液和导电体,安全性大,操作效率高。适用于划开子宫内膜和肌层,开窗切除肌壁间肌瘤。

05.358 宫腔镜双极球状电极 hysteroscopic bipolar rolling ball electrode

宫腔镜的一种外观呈球形的双极电极。其两端形成闭合环路,无须借助负极板,使用生理盐水作为灌流液和导电体,安全性大,操作效率高。分2mm、3mm、5mm等不同规格,可循轴滚动,接触面宽,更适用于去除子宫内膜及电凝止血。

05.359 宫腔镜双极气化电极 hysteroscopic bipolar vaporization electrode

宫腔镜的一种呈沟槽状的双极电极。其两端形成闭合环路,无须借助负极板,使用生理盐水作为灌流液和导电体,安全性大,操作效率高。使用的电流功率为200W,可气化子宫内膜和小的腔内肌瘤。

05.360 宫腔镜刨削系统 hysteroscopic shaver system

宫腔镜的一种纯机械化切除子宫腔内赘生物的手术设备。无能源器械造成的副损伤,具有简便、安全、学习曲线短的特点。

05.361　宫腔镜检查　hysteroscopy
应用膨宫介质扩张子宫腔，将宫腔镜导入子宫腔内，直视下观察宫颈管、宫颈内口、子宫内膜及输卵管开口，对子宫腔内的生理及病理情况进行检查和诊断的方法。

05.362　宫腔镜检查所见　hysteroscopic finding
通过宫腔镜检查系统，对所检查部位的观察结果。可直观、准确地判断子宫颈与子宫形态及子宫内膜情况，对子宫出血性疾病及子宫内膜病变有诊断、分析等作用。

05.363　宫腔镜下正常宫颈表现　normal cervical appearance under hysteroscopy
宫腔镜下宫颈管内的黏膜皱襞呈纵行，宫颈管黏膜为单层高柱状上皮，黏膜层腺体可分泌碱性黏液，形成宫颈管内黏液栓，堵塞宫颈外口，宫颈阴道部被覆复层鳞状上皮的状态。

05.364　宫腔镜下正常子宫内膜表现　normal endometrium appearance under hysteroscopy
宫腔镜下增生早、中期子宫内膜厚度比月经期结束后增加4~5倍，子宫内膜可略带紫红色，皱襞增多且明显，腺体开口呈较为清晰可辨的状态。增生晚期和分泌早期子宫内膜（月经中期内膜）是指排卵期前后2~3天可见息肉样皱襞明显，内膜呈波浪形起伏外观，腺管开口凹陷尤为突出，于膨宫压力较低时更甚。分泌期子宫内膜增厚，往往呈半球状或息肉样突起，腺体开口几乎难辨。此期子宫腔也较难以膨胀。

05.365　宫腔镜下正常输卵管开口　normal fallopian tube opening under hysteroscopy
宫腔镜下两侧子宫角与输卵管连接处的状态。

05.366　宫颈粘连　cervical adhesion, adhesion of cervix
宫颈管黏膜受损伤致宫颈管狭窄或闭锁的状态。

05.367　宫颈畸形　cervical deformity
宫颈形成约在胚胎发育第14周，由于中肾旁管尾端发育不全或发育停滞所致的宫颈发育异常现象。主要包括宫颈缺如、宫颈闭锁、先天性宫颈管狭窄、宫颈角度异常、先天性宫颈延长症伴宫颈管狭窄、双宫颈等。

05.368　子宫内膜充血　endometrial hyperemia
子宫内膜表面可见点片状或斑片状出血或充血区域的现象。一般由子宫炎症引起。

05.369　子宫内膜不平　endometrium unevenness
子宫内膜随着月经周期卵巢激素周期性分泌变化而出现相应的周期性变化，若子宫内膜异常增生或者局部缺失可表现为不平整的现象。如子宫内膜不均匀增厚，表现为子宫内膜凹凸不平则称"子宫内膜异常突起（endometrium malignancy）"。

05.370　子宫内膜赘生物　endometrium neoplasm
子宫内膜局部因过度增生形成的突出于子宫腔内的单个或多个光滑肿物。蒂长短不一，可引起不规则阴道流血、不孕等。

05.371　薄型子宫内膜　thin endometrium
黄体中期厚度<7mm的子宫内膜。子宫内膜过薄可影响子宫内膜容受性，导致胚胎种植率及临床妊娠率降低。

05.372　子宫内膜异形血管　varicose blood vessel of endometrium
子宫内膜增生时出现特异的腺体间质改变，宫腔镜下表现为子宫内膜静脉-毛细血管异常，以及弥漫性血管微小畸形、毛细血管密度增加、静脉毛细血管网扩张等现象。

05.373　子宫腔畸形　uterine cavity malformation
由于两条中肾旁管在胚胎时期发育、融合及中隔吸收的某一过程停滞而造成的子宫形态异常现象。包括双子宫、单角子宫、双角子宫、纵隔子宫等。

05.374　双子宫　didelphic uterus, double uterus
胚胎发育期两侧中肾旁管发育正常但未完全融合，各自发育而形成的完全分开的两个子宫。附有各自的输卵管，各具功能，亦常伴有双阴道。

05.375　单角子宫　unicornous uterus
仅一侧中肾旁管正常发育形成的子宫。同侧卵巢功能正常，另一侧完全未发育或未形成管道，未发育侧卵巢、输卵管和肾脏也往往同时缺如。

05.376　双角子宫　bicornate uterus
由于两侧中肾旁管融合障碍，子宫底部融合不全所致的外形似两个角的子宫。根据子宫底部凹陷程度分为完全双角子宫和部分双角子宫。

05.377　纵隔子宫　septate uterus, uterus septus
由两侧中肾旁管融合后隔膜吸收障碍所发育的子宫。依据隔状组织终止部位不同又分为两种类型：不全纵隔子宫，纵隔末端终止在宫颈内口以上水平；完全纵隔子宫，纵隔末端终止在宫颈内口或以下水平，有时纵隔末端终止在宫颈外口，外观似"双宫颈"。

05.378　子宫腔粘连　intrauterine adhesion, IUA
由于宫腔操作、感染等导致子宫腔或宫颈部分或者全部的子宫内膜间质被纤维组织替代引起的子宫腔呈部分或全部闭锁的状态。

05.379　子宫腔内异物　foreign body in uterine cavity
流产或中期引产后胚物和胎盘组织残留、粘连、植入、机化，胎骨残留，节育器迷失，取环过程中节育器断裂、嵌顿等造成的宫内残留物。

05.380　妊娠残留物　residue of pregnancy
流产或分娩后仍留于宫腔内的部分妊娠组织。可继发于药物流产、手术流产、自然流产、经阴道或剖宫产分娩后。

05.381　宫内节育器残留　remain of intrauterine device, remain of IUD
子宫内节育器迷失，取环过程中节育器断裂、嵌顿，以及宫腔操作过程中器械断裂等造成其在子宫内残留的现象。

05.382　输卵管开口阻塞　obstruction of oviduct opening
因子宫腔粘连或发育异常导致输卵管开口闭锁的现象。

05.383　阴道内镜检查　vaginoscopy
又称"非接触性宫腔镜检查（noncontact hysteroscopy）"。操作过程中可以不放阴道扩张器、不夹持子宫颈，将宫腔镜置于阴道，在镜下清晰地显示宫颈外口，沿宫颈管进入宫腔的检查方法。最佳适用人群为无性生活者或者阴道检查极为困难者。目前也广泛应用于门诊、无麻醉下诊断，甚至治疗。

05.384　宫腔镜手术　hysteroscopic surgery
经阴道用宫腔镜进行的微创手术。适用于久治无效的异常子宫出血、子宫内膜息肉，影响宫腔形态的子宫肌瘤、宫腔粘连、子宫畸形、宫腔内异物，以及与妊娠相关的宫腔病变、子宫内膜异常增生及幼女阴道异物、肿瘤等。

05.385　宫腔镜手术一级　first stage of hysteroscopic surgery
宫腔镜检查术及宫腔镜定位活检术的统称。

05.386　宫腔镜活检术　hysteroscopic biopsy
在宫腔镜直视下评估宫腔形态及宫腔病变和（或）宫颈管病变，并对可疑病变部位进行活检，以取得病理标本作为诊断依据的检查方法。可以直视下用活检钳取材，也可确定部位后定位刮宫取材行病理学检查。

05.387　宫腔镜手术二级　second stage of hysteroscopic surgery
宫腔镜 0 型黏膜下肌瘤切除术、直径＜3cm的1型黏膜下肌瘤切除术、子宫内膜息肉切除术、宫颈管赘生物切除术及宫内异物取出术的统称。

05.388　宫腔镜 0 型黏膜下肌瘤切除术　hysteroscopic type 0 submucous myomectomy
在宫腔镜直视下用冷刀或电刀切除黏膜下肌瘤引起宫腔形态改变、月经过多或异常出血的0型黏膜下肌瘤的手术。

05.389　宫腔镜 1 型黏膜下肌瘤切除术　hysteroscopic type 1 submucous myomectomy
在宫腔镜直视下用冷刀或电刀切除引起的宫腔形态改变、月经过多或异常出血，直径＜3cm、3cm≤直径＜5cm或直径≥5cm的1型黏膜下肌瘤的手术。其中直径＜3cm的1型黏膜下肌瘤切除术属于宫腔镜手术二级，3cm≤直径＜5cm的1型黏膜下肌瘤切除术属于宫腔镜手术三级，直径≥5cm的1型黏膜下肌瘤切除术属于宫腔镜手术四级。

05.390　子宫内膜息肉切除术　endometrial polypectomy
在宫腔镜直视下用冷刀或电刀切除子宫内膜息肉的手术。适用于有症状的子宫内膜息肉及需排除息肉恶变者。

05.391　宫颈管赘生物切除术　removal of cervical canal neoplasm
在宫腔镜直视下用冷刀或电刀追溯宫颈管赘生物根部并切除宫颈管赘生物的手术。

05.392　宫内异物取出术　removal of intrauterine foreign body
在宫腔镜直视下用电切环或异物钳等取出子宫内异物组织包括宫内游离异物和嵌顿异物的手术。

05.393　宫腔镜手术三级　third stage of hysteroscopic surgery
宫腔中度粘连分离术及整复术、3cm≤直径＜5cm的1型黏膜下肌瘤切除术、残留妊娠物切除术、选择性输卵管间质部插管术的统称。

05.394　宫腔镜下宫腔中度粘连分离术　hysteroscopic adhesiolysis of moderate intrauterine adhesion
在宫腔镜直视下通过机械或电切方法分离及修复宫腔粘连的手术。通常先行宫腔镜检查，并依据结果进行粘连程度分级。目前尚无通用的分类系统，应用最广泛的美国生育学会（AFS）评分考虑以5～8分为中度粘连。

05.395　残留妊娠物切除术　removal of residual pregnancy
又称"妊娠物残留清除术"。在宫腔镜直视下用冷刀或电刀切除因流产残留于子宫内的胎盘和（或）胎儿组织的手术。

05.396 选择性输卵管间质部插管术 selective interstitial tubal intubation

在宫腔镜直视下寻找输卵管开口，有条件者将输卵管导管插入输卵管间质部进行的输卵管加压通液术。

05.397 宫腔镜手术四级 fourth stage of hysteroscopic surgery

宫腔镜手术中技术难度大、手术过程复杂、风险度极高、特有并发症极易发生的各种手术。包括宫腔重度粘连分离术、宫腔镜2型黏膜下肌瘤切除术等。

05.398 宫腔镜下宫腔重度粘连分离术 hysteroscopic adhesiolysis of severe intrauterine adhesion

通常通过宫腔镜，并辅以B超或腹腔镜监护对宫腔粘连程度经各类评分系统评为重度粘连的患者进行的手术。

05.399 宫腔镜2型黏膜下肌瘤切除术 hysteroscopic type 2 submucous myomectomy

在宫腔镜直视下用冷刀或电刀切除肌壁内的部分超过肌瘤总体积50%的2型黏膜下肌瘤的手术。适用于月经过多或有生育需求的女性，多辅以B超监护。

05.400 多发性黏膜下肌瘤切除术 multiple submucosal myomectomy

在宫腔镜直视下去除宫内数量在2个以上的黏膜下肌瘤的手术。适用于月经过多或有生育需求的女性，多辅以B超监护，为避免术后粘连，需多次反复手术。

05.401 子宫肌壁间肌瘤切除术 intramural myomectomy

在宫腔镜直视下去除完全不在宫腔内，但与内膜紧邻或完全在肌层内，既没有向浆膜层也没向内膜扩展的壁间内突肌瘤的手术。仅适用于月经过多或有生育需求且存在反复流产史的女性。手术多辅以B超监护。

05.402 先天性生殖道畸形整复术 restitution of congenital genital tract malformation

通过宫腔镜及阴式手术对有生育需求或有临床症状的下生殖道畸形女性进行修复的手术。如子宫纵隔、阴道纵隔等，并辅以B超或腹腔镜监护。

05.403 特殊部位妊娠物切除术 removal of special site of pregnancy

在宫腔镜直视下用冷刀或电刀取出宫颈、宫角、剖宫产瘢痕等部位妊娠物的手术。常辅以腹腔镜或B超监护。

05.404 子宫内膜切除术 endometrial ablation

又称"子宫内膜去除术"。在宫腔镜直视下用电切环、滚球电极、激光或热疗等方法使子宫内膜组织凝固或坏死的手术。因去除了子宫内膜功能层、基底层及浅基层，达到了子宫内膜不能再生的目的，故适用于没有器质性病变及异常增生且无生育需求的女性。如用于治疗早期子宫内膜癌，则需严格限制局限于子宫内膜层无肌层浸润的高分化子宫内膜腺癌。

05.405 剖宫产切口憩室修补术 repair of cesarean section defect, repair of CSD

应用宫腔镜电刀切除切口下缘瘢痕组织并电凝憩室创面，使经血流出顺畅，缓解患者临床症状，减少瘢痕妊娠和妊娠子宫破裂风险的手术。手术时必须辅以B超监护。适用于有临床症状，或有生育需求且最薄处厚度≥3mm的女性。

05.406 宫腔镜并发症 hysteroscopic complication

宫腔镜手术操作引起的其他组织器官损伤、缺失、功能障碍等症状。

05.407　经尿道前列腺电切术综合征　trans-urethral resection of prostate syndrome, TURP syndrome

简称"TURP综合征"。宫腔镜手术时由于膨宫压力和灌流介质的作用，灌流液被大量吸收而引起体液超负荷、稀释性低钠血症，引起的一系列临床症状。主要表现为烦躁不安、干呕、肌肉抽搐震颤等。如诊治不及时可致死亡，是宫腔镜手术中最严重的并发症之一。

05.408　空气栓塞　air embolism

宫腔镜手术时空气进入血液循环至肺，阻塞肺动脉主要通路并引起严重休克的现象。是手术中严重、罕见且致命的并发症。

05.409　子宫内膜切除术-输卵管绝育术后综合征　post-ablation-tubal sterilization syndrome, PASS

又称"子宫内膜去除术-输卵管绝育术后综合征"。曾行输卵管绝育术的患者在进行子宫内膜切除术后出现的一侧或双侧周期性下腹绞痛伴或不伴异常阴道流血，宫腹腔镜检查发现子宫卒中、输卵管积血等的一组综合征。

05.07.03　腹　腔　镜

05.410　腹腔镜　laparoscope

通过腹壁进入腹腔，并能在监视器上直观地看到摄像装置捕捉到的实时腹腔情况，从而对病情进行分析，还可采用特殊仪器进行手术治疗的一种带有微型摄像头的医疗器械。由摄录像监视系统、二氧化碳气腹系统、电切割系统、冲洗-吸引系统、手术器械5部分组成。

05.411　腹腔镜检查　laparoscopy

将腹腔镜自腹壁插入腹腔，观察腹腔病变的形态和部位，必要时取组织行病理学检查以明确诊断的方法。

05.412　腹腔镜手术　laparoscopic operation

腹腔充气后，将腹腔镜及其相关器械送入盆、腹腔内，在直视屏幕引导下于体外操纵进行手术治疗的技术。

05.413　非气腹腹腔镜手术　gasless laparoscopic operation, GLO

又称"免气腹腹腔镜手术"。利用特殊的腹壁支撑系统暴露盆、腹腔并进行盆、腹腔疾病诊断和治疗的一种方法。无须腹腔内注入二氧化碳，避免了二氧化碳气腹引起的并发症及该气体泄漏带来的问题。

05.414　经阴道注水腹腔镜检查　transvaginal hydrolaparoscopy, THL

将特制的气腹针-扩张套管穿刺针经阴道后穹窿置入盆腔后，置入内镜，借助生理盐水膨胀介质观察不孕妇女盆腔解剖和输卵管病变的微创诊断方法。

05.415　机器人腹腔镜系统　robotic laparoscopy system

外科医生在操作台上的手部运动被传输到腹腔镜手术器械，通过该设备系统提供的三维视图和灵巧的机械臂，可以精确地处理病变及周围组织，减少并发症发生的一种特殊的腹腔镜设备系统。主要有达芬奇（Da Vinci）机器人操作系统及宙斯（Zeus）机器人操作系统。因达芬奇机器人操作系统做了进一步的创新和改进，成为主导的机器人手术系统。

05.416　机器人　robot
自动执行工作的机器装置。既可以接受人类指挥，又可以运行预先编排的程序，也可以根据人工智能技术制定的原则纲领行动。

05.417　机器人机械臂系统　robotic arm system
包括 2～3 只工作臂及 1 只持镜臂的设备系统。持镜臂用于术中握持腹腔镜物镜，工作臂用于完成达芬奇机器人术中的各种操作。

05.418　机器人可移动基座　robotic movable base
床旁机械臂系统的支撑底座。通过移动基座可将机械臂系统移动至手术操作需要的合适位置。

05.419　机器人手术器械　robotic surgical instrument
专门配备于达芬奇机器人手术系统中特殊的手术操作器械。有别于开腹及普通的腹腔镜手术器械。

05.420　达芬奇机器人操作系统　Da Vinci robot operating system
又称"内镜手术器械控制系统"。主要由医生操控台、床旁机械臂系统和成像系统组成的现仅有的、可以正式在腹腔镜手术中使用的机器人手术系统。进行手术的医生在操控台上操作，系统将医生在患者体外的动作精确传递到机械臂，转化为手术器械在患者体内的动作来完成外科手术。

05.421　达芬奇机器人医生操控台　Da Vinci robotic surgeon console
达芬奇机器人操作系统的控制核心。由计算机系统、监视器、操作手柄、脚踏控制板及输出设备等组成。在手术中，医生坐在无菌区外的控制台前，使用双手（操作两个主控制器）及脚（踩脚踏板）来控制器械和一个三维高清内镜完成手术。

05.422　达芬奇机器人床旁机械臂系统　Da Vinci robotic patient cart
达芬奇机器人操作系统的操作部件。其主要功能是为工作臂和持镜臂提供支撑。助手医生在无菌区内的床旁机械臂系统旁边工作，负责更换器械和内镜，协助主刀医生完成手术。

05.423　达芬奇机器人成像系统　Da Vinci robotic vision cart
内装有达芬奇机器人操作系统的图像处理设备。在手术过程中位于无菌区外还可放置辅助手术设备（如二氧化碳充气系统），一个双高强光源系统，一个双电荷耦合器件（CCD）摄像系统。术中由台下巡回护士操作，通过三维高清立体成像系统为术者提供真实的术野，以利于术中辨认组织关系，同时使缝合、打结等操作更简便，提高手术效率。

05.424　内腕持针器　endowrist acutenaculum
配备于达芬奇机器人手术系统上的用于夹持手术缝合针完成腹腔镜下组织缝合的器械。

05.425　内腕手术刀　endowrist scalpels
配备于达芬奇机器人手术系统上的手术刀。用于组织器官的切割。

05.426　内腕剪刀　endowrist scissors
配备于达芬奇机器人手术系统上的手术剪刀。用于剪除病损并剪断手术缝线。

05.427　内腕抓钳　endowrist graspers
配备于达芬奇机器人手术系统上的用于抓持组织的器械。用于夹持组织器官或病灶，暴露手术视野，完成手术。

止血。

05.428　内腕单极钳 endowrist monopolar forceps

配备于达芬奇机器人手术系统上的单极钳。属能量器械，通过脚踏激发，完成电切及电凝等操作，从而实现组织器官的切割及电凝

05.429　内腕双极钳 endowrist bipolar forceps

配备于达芬奇机器人手术系统上的双极钳，属能量器械，通过脚踏激发，可电凝进行血管闭合，从而达到手术止血目的。

05.07.04　输　卵　管　镜

05.430　输卵管镜 falloposcope

一种可以直接进入输卵管的内镜。通过端口镜头将病变部位的状况直接呈现在医生眼前，并可将图像记录下来。可对输卵管内膜病变及程度进行直接评价，了解管腔内的各种病理改变，提高对输卵管病变诊断的准确性，并决定治疗方案，同时可松解细小的输卵管内粘连。

05.431　诊断性刮宫 diagnostic curettage

经阴道、宫颈采用刮匙刮取宫颈管内膜及子宫腔内膜组织或其他宫腔内容物，对刮出物进行组织病理学检查后做出诊断的方法。以明确有无宫颈或子宫内膜或间质等良、恶性肿瘤，判断子宫异常出血原因，监测排卵，同时也可达到止血等治疗作用。

05.432　分段诊刮 fractional curettage

诊断性刮宫时先刮取宫颈管组织，再探查宫腔并刮取宫腔内组织，分别送病理学检查，以区别病变来自宫颈管还是子宫腔的操作。多用于鉴别宫颈恶性肿瘤和子宫内膜恶性肿瘤，或判定子宫内膜病变有无累及宫颈，以确定肿瘤分期。

05.433　子宫内膜活检术 endometrial biopsy

刮取或采集子宫内膜组织进行病理学检查的操作。为临床提供诊断依据。适用于月经失调如功能失调性子宫出血、闭经等患者，诊断子宫内膜增生性病变、子宫内膜癌、子宫内膜结核或其他良恶性病变。对于不孕患者，可了解其子宫内膜情况及其对性激素的反应。

05.08　妇科肿瘤标本检查及诊断

05.434　妇科肿瘤标本检查 gynecological tumor specimen test

妇科肿瘤的诊断依靠细胞学、组织病理学及血清学肿瘤标志物等检查确定，为做上述检查，需要进行相关部位标本（包括分泌物、脱落细胞、体液等）的收集，包括对外阴、肛周、阴道、宫颈、子宫内膜的脱落细胞及组织学标本，以及其他部位如腹水、胸腔积液细胞学或浅表淋巴组织学标本进行收集的临床操作。

05.435　女性生殖道细胞学检查 cytology of female genital tract

通过收取女性生殖道（阴道、宫颈管、子宫及输卵管上皮等）相应部位的脱落细胞进行涂片，然后在显微镜下观察细胞形态、类型、组成、数量、排列方式及细胞外物质等的检查方法。以进行肿瘤的诊断与鉴别诊断。

05.436　阴道细胞学检查 vaginal cytology

通过阴道涂片和宫颈刮片方式进行标本采

集，然后进行细胞学检查的方法。自阴道穹窿内获取的细胞，主要来自阴道、宫颈、宫颈管、子宫腔，有可能来自输卵管。于阴道涂片取脱落的细胞可以反映体内激素水平，也可以进行有无恶性肿瘤细胞的检查，是最为简便的方法。

05.437 宫颈细胞学检查 cervical cytology
将宫颈的脱落细胞收集后制成细胞涂片，经染色和相应处理后，在显微镜下观察细胞形态、类型、组成、数量、排列方式及细胞外物质等的检查方法，以进行肿瘤的诊断与鉴别诊断。

05.438 子宫内膜细胞学检查 endometrial cytology
利用子宫内膜采集器采集子宫内膜，涂片后在显微镜下观察细胞形态、类型、组成、数量、排列方式及细胞外物质等的检查方法。以进行肿瘤的诊断与鉴别诊断。

05.439 细针吸取细胞学检查 fine-needle aspiration cytology, FNAC
又称"细针抽吸细胞学检查""细针抽吸活检（fine-needle aspiration biopsy，FNAB）"。对病变区域进行细针穿刺吸取少许细胞或组织标本做涂片，从而进行细胞学或病理学检查的一种方法。

05.440 腹水细胞学检查 peritoneal cytology
收集腹水或腹腔冲洗液中的细胞沉渣染色

涂片并进行细胞学检查，进一步对疾病做出诊断的方法。

05.441 胸腔积液细胞学检查 pleural cytology
又称"胸水细胞学检查"。通过穿刺将抽出的胸腔积液立即制成涂片并进行细胞学检查，用于明确原因不明胸腔积液的病因和疾病诊断的方法。

05.442 女性生殖道组织学检查 histological examination of female genital tract
于女性生殖道（外阴、阴道、子宫颈、子宫内膜及浅表淋巴结等）相应部位切除部分或全部的病变组织，用4%的中性甲醛溶液固定，石蜡包埋、切片、染色，做出病理学判断的方法。

05.443 快速冷冻诊断 rapid freezing diagnosis
又称"快速冰冻诊断"。利用物理降温的方法将新鲜的组织标本冷冻，使其产生一定的硬度进行切片的技术方法。因其制作过程较石蜡切片快捷、简便，故多应用于手术中的快速病理学诊断，为手术中的临床医生提供后续治疗依据。

05.444 石蜡切片诊断 paraffin diagnosis
将组织包埋在石蜡中，制片切片后在显微镜下进行组织和细胞形态学检查的技术方法。为疾病诊断提供依据，是病理学诊断的主要方法。

06. 妇科肿瘤病理学

06.001 肿瘤 tumor, neoplasm
机体在各种致瘤因子作用下，局部组织的细胞基因表达失常、克隆性异常增生而形成的新生物。可分为良性和恶性肿瘤两大类。常表现为局部肿块，其组织由实质和间质两部

分构成。

06.002 实质 parenchyma
肿瘤细胞的总称。是肿瘤的主要成分，决定肿瘤的生物学特点及每种肿瘤的特异性。通

常根据肿瘤的实质形态来识别肿瘤组织的来源进行肿瘤的命名、分类和组织学诊断。并根据其分化成熟程度和异型性大小来确定肿瘤的良、恶性及肿瘤的恶性程度。

06.003　间质　stroma, mesenchyme
肿瘤实质细胞间的结缔组织和血管、淋巴管成分，以及浸润的各类炎症细胞（如淋巴细胞、肿瘤相关巨噬细胞等）。不具有特异性，起着支持和营养肿瘤实质作用，在某些情况下尚有限制肿瘤生长的作用。

06.004　分化　differentiation
肿瘤实质细胞和组织结构与其来源的细胞和组织在形态与功能上的相似程度。相似程度高者分化好，反之亦然。

06.005　异型性　atypia
肿瘤组织与其来源的正常组织在细胞形态和组织结构上的差异。多数情况下反映肿瘤组织的分化成熟程度，异型性越大表明与其来源的组织差异越大，成熟程度越差。其大小是诊断肿瘤、确定其良恶性或恶性程度的主要组织学依据。

06.006　间变　anaplasia
肿瘤组织细胞失去原有的分化特征，呈现缺乏分化状态的变化。是恶性肿瘤的标志。

06.007　良性肿瘤　benign tumor
细胞分化较成熟、生长缓慢、局限、与周围组织界限清楚、不发生浸润和转移、对机体影响较小的肿瘤。主要表现为局部压迫和阻塞症状。

06.008　恶性肿瘤　malignant tumor
细胞分化不成熟、生长较迅速、浸润破坏器官的结构和功能并可发生转移、对机体影响较为严重的肿瘤。除可引起局部压迫和阻塞等症状外，还可因浸润和转移而导致相应的临床表现，有时会出现贫血、发热、体重下降、夜汗、感染、恶病质等全身表现。

06.009　交界性肿瘤　borderline tumor
简称"交界瘤"。有良性肿瘤的形态学特征，但又具有一定的局部侵袭性和偶发转移特点的肿瘤。是介于良性、恶性肿瘤之间的肿瘤。组织病理学表现为细胞具有轻中度异型，但缺乏重度异型表现，并且没有明确的间质浸润。

06.010　癌　carcinoma, cancer
发生在上皮组织的恶性肿瘤。具有向周围组织浸润并因此可能发生转移的能力。

06.011　原位癌　carcinoma *in situ*
又称"上皮内癌（intraepithelial carcinoma）"。黏膜或皮肤的异型增生已累及上皮的全层，但尚未突破上皮的基底膜，无明确的间质浸润，一般不会发生转移的肿瘤。

06.012　原发性恶性肿瘤　primary malignant tumor
起源于所在器官或组织的恶性肿瘤。组织病理学表现为肿瘤细胞具有明显的异型性，核分裂象易见，可见间质浸润，有时可浸润脉管及周围组织，常发生复发或转移。

06.013　肉瘤　sarcoma
发生于实体间叶组织及其衍生物（包括纤维结缔组织、脂肪、肌肉、脉管、骨、软骨组织等）的恶性肿瘤。

06.014　癌前病变　precancerous lesion
具有癌变潜在可能的病变。如不治愈而长期存在则有可能转变为癌。

06.015　不典型增生　atypical hyperplasia

又称"非典型增生""异型增生（dysplasia）"。细胞在再生过程中过度增生和丧失分化，在结构和功能上偏离正常轨道，形态学上出现细胞异型性和腺体结构紊乱的现象。

06.016　肉瘤变　sarcomatous change
非恶性间叶肿瘤中出现肉瘤成分改变的现象。

06.017　核分裂象　mitotic figure
细胞核有丝分裂的形态。核有丝分裂是一个连续的过程，从细胞核内出现染色体开始，经一系列的变化，最后分裂成两个子核为止。

06.018　核质比　nuclear-cytoplasmic ratio, N/C
细胞中细胞核体积与细胞质体积之比。

06.019　挖空细胞　koilocyte
宫颈或阴道鳞状上皮细胞的基底层细胞在受到人乳头瘤病毒（HPV）感染后受损的退行性变。表现为细胞体积增大，核的大小是正常细胞的2~3倍，单核或双核，核变形或不规则，轻度异型性，核膜不规则，核深染，核周围有一包绕的透亮区，就像核周围被挖空一样，故名。免疫组织化学研究提示核内或核周有HPV颗粒。

06.020　印戒细胞　signet-ring cell
癌症组织的一种恶性细胞类型。细胞内大量黏液将细胞核推挤至一侧，形似戒指而得名。

06.021　妇科恶性肿瘤分期　gynecologic ma-lignant tumor staging
根据个体内原发肿瘤及播散程度来描述妇科恶性肿瘤的严重程度和受累范围而进行的分期。能够协助诊断、制订治疗计划和评估预后；采取统一的命名有助于交互信息。广泛应用的是国际妇产科联盟（FIGO）分期和

国际抗癌联盟（UICC）与美国癌症联合委员会（AJCC）共同制定的肿瘤–淋巴结–转移（TNM）分期系统。

06.022　妇科肿瘤国际妇产科联盟分期　International Federation of Gynecology and Obstetrics staging for gynecologic tumor, FIGO staging for gynecologic tumor
国际妇产科联盟（FIGO）制定的妇科肿瘤分期。是目前世界上最广泛采用的妇科肿瘤分期。由FIGO妇科肿瘤委员会起草，征得国际抗癌联盟（UICC）TNM委员会、美国癌症联合委员会（AJCC）和世界卫生组织（WHO）的同意发表：Ⅰ期，肿瘤局限于原发部位；Ⅱ期，肿瘤侵犯邻近器官或结构；Ⅲ期，肿瘤进一步侵犯；Ⅳ期，远处转移。

06.023　妇科肿瘤 TNM 分期系统　tumor-node-metastasis staging system for gynecologic tumor, TNM staging system for gynecologic tumor
国际抗癌联盟（UICC）与美国癌症联合委员会（AJCC）共同制定的肿瘤分期体系。与国际妇产科联盟（FIGO）分期相对应。目前大多应用的是TNM（AJCC）第8版分期系统：T（tumor）表示原发肿瘤的大小和范围，分为原位癌（Tis）和未见原发肿瘤（T0），以及T1、T2、T3、T4；N（node）代表区域淋巴结，分为N0、N1、N2、N3四级，以及Nx（无法确定）；M（metastasis）代表转移，M0表示无转移，M1表示有转移。

06.024　外阴癌国际妇产科联盟分期　International Federation of Gynecology and Obstetrics staging for carcinoma of the vulva, FIGO staging for carcinoma of the vulva
国际妇产科联盟（FIGO）制定的外阴癌手术

病理分期（FIGO，2009）。Ⅰ期，肿瘤局限于外阴；Ⅱ期，肿瘤局部扩散至会阴邻近器官（尿道下1/3、阴道下1/3、肛门），但无淋巴结转移；Ⅲ期，无论肿瘤大小，无论肿瘤局部是否扩散至会阴邻近器官（尿道下、阴道下、肛门），但有腹股沟淋巴结转移；Ⅳ期，肿瘤侵犯邻近区域其他器官（尿道上1/3、阴道上2/3）或远处器官。该分期与TNM分期系统相对应。这一分期系统适用于大多数外阴恶性肿瘤（恶性黑色素瘤除外）。

06.025　外阴癌 TNM 分期系统　tumor-node-metastases staging system for carcinoma of the vulva，TNM staging system for carcinoma of the vulva
美国癌症联合委员会（AJCC，2018）第8版外阴癌TNM分期系统。依据肿瘤大小（T）、有无区域淋巴结转移（N）、有无远处转移（M）进行分期，以更准确地评估预后。与外阴癌国际妇产科联盟（FIGO，2009）分期相对应。

06.026　阴道癌国际妇产科联盟分期　International Federation of Gynecology and Obstetrics staging for vaginal carcinoma，FIGO staging for vaginal carcinoma
国际妇产科联盟（FIGO）制定的阴道癌临床分期（FIGO，2009）。基于治疗前的体格检查、活检和影像学检查结果确定分期；影像学检查可以评估肿瘤大小和范围，作为临床分期的补充，治疗前分期用于指导治疗，但不可更改初始分期。Ⅰ期，癌灶局限在阴道壁；Ⅱ期，癌灶穿透阴道壁但未达盆壁；Ⅲ期，癌灶累及盆壁；Ⅳ期，癌灶已扩散超出真骨盆或已累及膀胱或直肠黏膜（泡状水肿不分为Ⅳ期）。

06.027　阴道癌 TNM 分期系统　tumor-node-

metastasis staging system for vaginal carcinoma，TNM staging system for vaginal carcinoma
美国癌症联合委员会（AJCC，2018）第8版阴道癌的TNM分期系统。依据肿瘤大小（T）、盆腔和腹股沟淋巴结的病理检查有无转移（N）、有无远处转移（M）分期。与阴道癌国际妇产科联盟（FIGO，2009）分期相对应。

06.028　宫颈癌国际妇产科联盟分期　International Federation of Gynecology and Obstetrics staging for cervical carcinoma，FIGO staging for cervical carcinoma
国际妇产科联盟（FIGO）最早针对宫颈癌进行的临床分期。2018年制定的分期是基于治疗前的体格检查、活检和影像学检查结果确定的临床结合手术病理分期：Ⅰ期，癌灶严格局限于宫颈（扩散至宫体，不改变分期）；Ⅱ期，子宫颈癌侵犯超出子宫，但未扩散到阴道下1/3或骨盆壁；Ⅲ期，癌灶累及阴道下1/3和（或）扩散到骨盆壁，和（或）导致肾积水或无功能肾，和（或）累及盆腔和（或）腹主动脉旁淋巴结；Ⅳ期，癌灶已扩散超出真骨盆（泡状水肿不分为Ⅳ期）或已累及膀胱或直肠黏膜。初治患者手术前后的分期可以改变，复发、转移时不再重新分期。

06.029　宫颈癌 TNM 分期系统　tumor-node-metastasis staging system for cervical carcinoma，TNM staging system for cervical carcinoma
美国癌症联合委员会（AJCC，2018）第8版宫颈癌的TNM分期系统。包括肿瘤大小（T），区域（腹膜后）淋巴结有无转移（N），有无远处转移（M）。因国际妇产科联盟（FIGO，2018）分期已对微小浸润癌（ⅠA期）不再保留间质水平浸润宽度≤7mm；腹膜后淋巴结转移分为有无腹主动脉旁和（或）盆腔淋巴结转移；而AJCC（2018）

没有包括该内容。

06.030　子宫内膜癌国际妇产科联盟分期　International Federation of Gynecology and Obstetrics staging for endometrial carcinoma, FIGO staging for endometrial carcinoma

国际妇产科联盟（FIGO）制定的子宫内膜癌分期。1971年首次制定子宫内膜癌临床分期，1988年改为手术病理分期。2009年子宫内膜癌手术病理分期：Ⅰ期，肿瘤局限于子宫体；Ⅱ期，肿瘤侵犯宫颈间质，但无宫体外蔓延；Ⅲ期，肿瘤侵犯局部和（或）区域扩散，盆腔淋巴结和（或）腹主动脉旁淋巴结受累，腹腔冲洗液（腹水）癌细胞阳性不再进入分期；Ⅳ期，肿瘤侵及膀胱和（或）直肠黏膜和（或）远处转移。

06.031　子宫内膜癌 TNM 分期系统　tumor-node-metastasis staging system for endometrial carcinoma, TNM staging system for endometrial carcinoma

美国癌症联合委员会（AJCC，2018）对子宫内膜癌的TNM分期系统。除无法评估的原发肿瘤（Tx和T0）外，其他的TNM分期与国际妇产科联盟（FIGO，2009）分期相对应，包括T4、N1为盆腔淋巴结转移，N2为腹主动脉旁淋巴结转移。

06.032　子宫肉瘤国际妇产科联盟分期　International Federation of Gynecology and Obstetrics staging for uterine sarcoma, FIGO staging for uterine sarcoma

国际妇产科联盟（FIGO）联合美国癌症联合委员会（AJCC）等学术组织制定的子宫肉瘤分期。①子宫平滑肌肉瘤和子宫内膜间质肉瘤分期：Ⅰ期，肿瘤局限于子宫；Ⅱ期，肿瘤扩散到盆腔；Ⅲ期，肿瘤侵犯腹腔组织；Ⅳ期，肿瘤侵犯膀胱和（或）直肠，或远处转移。②FIGO（2015）制定的腺肉瘤分期与子宫平滑肌肉瘤和子宫内膜间质肉瘤分期相似。③癌肉瘤分期：沿用子宫内膜癌FIGO（2009）分期标准。

06.033　子宫肉瘤 TNM 分期系统　tumor-node-metastasis staging system for uterine sarcoma, TNM staging for uterine sarcoma

美国癌症联合委员会（AJCC，2018）第8版子宫肉瘤的TNM分期系统。包括：①子宫平滑肌肉瘤和子宫内膜间质肉瘤，根据肿瘤大小是否超过5cm将T1分为T1a和T1b；②腺肉瘤，肿瘤大小与深肌层浸润有关，分为T1a（无肌层浸润）、T1b（肌层浸润深度≤1/2）和T1c（肌层浸润深度＞1/2）。并与子宫肉瘤国际妇产科联盟（FIGO，2009）分期相对应。该分期不包括癌肉瘤。

06.034　卵巢上皮性癌-输卵管癌-原发性腹膜癌国际妇产科联盟分期　International Federation of Gynecology and Obstetrics staging for epithelial ovarian, fallopian tube and primary peritoneal cancer, FIGO staging for epithelial ovarian, fallopian tube and primary peritoneal cancer

1971年国际妇产科联盟（FIGO）开始制定的卵巢癌临床分期。因原发性腹膜癌和输卵管癌与卵巢癌有相似来源和相似临床特征，第四版世界卫生组织（WHO，2014）女性生殖器官肿瘤组织学分类中将卵巢肿瘤、输卵管肿瘤及腹膜肿瘤归为一类，FIGO（2014）分期也将其作为一类进行手术病理分期：Ⅰ期，肿瘤局限于卵巢或输卵管；Ⅱ期，肿瘤累及一侧或双侧卵巢或输卵管并有盆腔扩散（在骨盆入口平面以下）或原发性腹膜癌；Ⅲ期，肿瘤累及单侧或双侧卵巢、输卵管或原发性腹膜癌，伴有细胞学或组织学证实的盆腔外腹膜转移或证实存在腹膜后淋巴结转移；Ⅳ期，超出腹腔外的远处转移。

06.035　卵巢上皮性癌-输卵管癌-原发性腹膜癌 TNM 分期系统　tumor-node-metastasis staging system for epithelial ovarian, fallopian tube and primary peritoneal cancer, TNM staging for epithelial ovarian, fallopian tube and primary peritoneal cancer

美国癌症联合委员会（AJCC，2018）肿瘤-淋巴结-转移（TNM）委员会在第8版分期中将卵巢癌、输卵管癌和原发性腹膜癌合并进行的分期。应说明原发肿瘤部位和病理类型，包括肿瘤大小（T），盆腔和腹股沟淋巴结的病理检查有无转移（N），有无远处转移（M），并与国际妇产科联盟（FIGO，2014）分期相对应。

06.036　妊娠滋养细胞肿瘤国际妇产科联盟临床分期　International Federation of Gynecology and Obstetrics staging for gestational trophoblastic neoplasia, FIGO staging for gestational trophoblastic neoplasia

2000年国际妇产科联盟（FIGO）与国际滋养细胞疾病学会（ISSTD）和国际妇科肿瘤学会（IGCS）共同审定通过妊娠滋养细胞肿瘤的解剖学（临床）分期和预后评分系统，一直沿用至今。该系统包括基于宋氏分期法修订的临床分期标准。Ⅰ期，妊娠滋养细胞肿瘤严格局限于子宫体；Ⅱ期，妊娠滋养细胞肿瘤扩散到附件或阴道，但局限于生殖系统；Ⅲ期，妊娠滋养细胞肿瘤扩散到肺，伴或不伴有生殖道受累；Ⅳ期，存在所有其他部位妊娠滋养细胞肿瘤转移。患者复发时应重新进行分期和预后评分。

06.037　妊娠滋养细胞肿瘤国际妇产科联盟临床分期与预后评分系统　International Federation of Gynecology and Obstetrics staging and scoring system based on prognostic factors for gestational trophoblastic neoplasia, FIGO staging and risk factor scoring system for gestational trophoblastic neoplasia

2000年国际妇产科联盟（FIGO）和世界卫生组织（WHO）通过妊娠滋养细胞肿瘤的临床分期和预后评分系统。包括8个危险因素（年龄、末次妊娠性质、化疗至终止妊娠的时间、化疗前人绒毛膜促性腺激素β亚单位水平、肿瘤最大直径、转移部位、转移瘤数目和既往化疗失败史）在内的预后评分系统，一直沿用至今。预后评分≤6分为低危患者，≥7分为高危患者。据此进行分层治疗，患者复发时应重新进行分期和评分。

06.038　妊娠滋养细胞肿瘤 TNM 分期系统　tumor-node-metastasis staging system for gestational trophoblastic neoplasia, TNM staging system of gestational trophoblastic neoplasia

世界卫生组织（WHO）2014年制定的妊娠滋养细胞肿瘤的TNM分期系统。T代表原发肿瘤大小和范围，T1表示病变局限于子宫，T2表示肿瘤范围超出子宫到达其他生殖器官；N代表区域淋巴结，在该分期未对N进行定义，指肿瘤原发灶的情况；M指远处转移（通常是血运转移），M0表示转移未超出生殖系统，M1a表示肺转移，M1b表示肺和生殖系统以外的其他转移。

07. 妇科肿瘤疾病

07.01 外阴肿瘤

07.001　外阴肿瘤　vulvar tumor, vulvar neoplasm
生长在外阴部的肿瘤。根据肿瘤的性质可分为良性及恶性。良性肿瘤主要有平滑肌瘤、纤维瘤、脂肪瘤、乳头瘤、汗腺瘤、神经纤维瘤、淋巴管瘤及血管瘤等；恶性肿瘤以外阴鳞状细胞癌最多见，占外阴癌的90%，其余还有外阴黑色素瘤、外阴基底细胞癌、前庭大腺癌等。

07.01.01 外阴良性肿瘤

07.002　外阴良性肿瘤　benign vulvar neoplasm, vulvar benign neoplasm
发生于外阴部位的一种良性肿瘤。较少见。分为上皮来源的肿瘤（如乳头状瘤、汗腺瘤和色素病等）及中胚叶来源的肿瘤（如纤维瘤、脂肪瘤、平滑肌瘤、颗粒细胞肌母细胞瘤、血管瘤与淋巴管瘤等）。因肿瘤的来源不同，其病因、病理、治疗方法也不相同。

07.003　前庭乳头状瘤　vestibular papilloma
位于外阴前庭小阴唇哈特线内的鳞状上皮增生，如指状突出于黏膜表面，每个乳头根部或基底部不融合的赘生物。大小为数毫米至数厘米，表面可溃破、出血或感染，无明显临床症状。组织病理学表现为良性上皮性赘生物，有纤维血管轴心，无尖锐湿疣样复杂结构与分支，乳头表面被覆鳞状上皮。

07.004　前庭大腺腺瘤　Bartholin gland adenoma, vestibular gland adenoma
发生于前庭大腺的囊实性肿瘤。可恶变。位于大阴唇下方，早期肿瘤较小，边界清楚，可活动，逐渐增大，直径可达5～10cm，与周围粘连者可界限不清，表面可有溃疡，触之稍有疼痛，质软，无波动感，局部无红肿。手术切除。多见于中老年女性。

07.005　前庭大腺囊肿　Bartholin gland cyst, Bartholin cyst
又称"巴氏腺囊肿"。外阴阴道炎症引起前庭大腺导管开口阻塞，从而分泌物聚积于腺腔而形成的囊肿。多为单侧，囊肿小时无症状，囊肿大时有外阴坠胀或性生活不适；检查示阴道前庭窝外侧肿大，大阴唇后部可触及无痛性圆形、囊性肿物，界限清楚；组织病理学检查示囊肿被覆移行上皮或鳞状上皮；发生炎症时形成脓肿，囊肿较大或反复发作者，行囊肿造口术。

07.006　外阴皮脂腺囊肿　vulvar sebaceous cyst
外阴皮脂腺增生，致使皮脂腺导管阻塞后形成的囊肿。表现为前庭及小阴唇的黄色小斑点，似鹅卵石样外观。一般无症状，无须治疗。

07.007　外阴微乳头瘤病　vulvar micropapillomatosis
位于外阴小阴唇哈特线内的前庭黏膜乳头状增生，如手指状突起，每个乳头均有独立根部的现象。

07.008 外阴表皮样囊肿 vulvar epidermal cyst
外阴具有活性的复层鳞状上皮包埋于皮下或黏膜下增生、分泌、剥脱形成的囊肿。生长缓慢，多发，无痛，可能与外阴外伤、会阴侧切缝合有关。外观呈黄色丘疹或结节样，囊性，一般直径小于5mm，表面的皮肤增厚，囊壁由复层鳞状上皮构成，可有颗粒层，囊内充满角质，浓缩后呈干酪样或沙砾样，并有臭味。无须治疗或行病灶单纯切除。

07.009 外阴黏液性囊肿 vulvar mucinous cyst
位于阴道前庭部或小阴唇内侧，由前庭小黏液腺导管阻塞引起的囊肿。直径为2~4cm，单发，偶尔多发，可引起疼痛。镜下囊壁内衬分泌黏液的高柱状或立方上皮，周围无肌纤维及肌上皮细胞，也可出现鳞状上皮化生。多发生于青春期至40岁人群。

07.010 外阴鳞状上皮内病变 vulvar squamous intraepithelial lesion
又称"外阴上皮内瘤变（vulvar intraepithelial neoplasia，VIN）"，曾称"外阴不典型增生（vulvar atypical hyperplasia）""外阴原位癌（vulvar carcinoma *in situ*）""外阴鲍恩病（vulvar Bowen disease）"。外阴发生的局限于鳞状上皮内的一组病变。具有进展为浸润癌的潜在风险。依据与人乳头瘤病毒感染相关与不相关分为两大类。与人乳头瘤病毒相关的鳞状上皮内病变，多见于45岁左右女性，近年有年轻化趋势。约50%的患者伴有其他部位的上皮内病变，约38%的患者病变可自行消退，仅2%~4%的患者进展为浸润癌。2020年世界卫生组织（WHO）女性生殖器官肿瘤组织学分类将外阴鳞状上皮内病变分为两大类，其中人乳头瘤病毒感染相关性又分为低级别鳞状上皮内病变（LSIL/VIN1）、高级别鳞状上皮内病变（HSIL/VIN2，VIN3），而人乳头瘤病毒感染不相关性则命名为分化型外阴上皮内瘤变（dVIN）。

07.011 外阴低级别鳞状上皮内病变 vulvar low-grade squamous intraepithelial lesion, vulvar LSIL
又称"外阴上皮内瘤变1级（vulvar intraepithelial neoplasia 1，VIN1）"，曾称"外阴轻度不典型增生（vulvar mild atypical hyperplasia）"。发生于外阴的鳞状上皮细胞轻度增生伴核异型、角化不全、过度角化和各种非典型挖空细胞等病变。多见于年轻女性，30%与下生殖道上皮内病变相关。患者可有外阴瘙痒、烧灼痛或性交后疼痛等，典型者可见高出皮肤黏膜的大小不等、形态各异的扁平斑点、斑片等病灶。

07.012 外阴尖锐湿疣 vulvar condyloma acuminatum
又称"生殖器疣（genital wart）"。人乳头瘤病毒感染所致的鳞状上皮病变。呈微小乳头状疣，散在分布或呈簇状，增大后表面凹凸不平，呈乳头样或菜花状，伴糜烂、溃烂。可有瘙痒及不适，搔抓后出现疼痛、皲裂或糜烂、溃疡及出血。多经性传播，偶有非性接触感染，90%以上由人乳头瘤病毒6型和11型引起，组织病理学镜下见表层角化过度、角化不全、副基底层增生、浅表细胞异型性（挖空细胞）。可行物理治疗或药物治疗。

07.013 外阴高级别鳞状上皮内病变 vulvar high-grade squamous intraepithelial lesion, vulvar HSIL
曾称"外阴中度和重度不典型增生（vulvar moderate and severe atypical hyperplasia）"。发生于外阴的癌前病变。主要由高危型人乳头瘤病毒感染所致。包括外阴普通型上皮内癌变2级（VIN2）和3级（VIN3），病灶单发或多发，以扁平或疣状、色素性斑块、不对称表现为多见，通过病理学检查确诊。

07.014　分化型外阴上皮内瘤变　differentiated-type vulvar intraepithelial neoplasia, dVIN

与外阴硬化性苔藓、扁平苔藓等外阴慢性疾病有关，多呈单病灶，表面不平，色素减退，或为界限不清、较厚的白色斑块，与人乳头瘤病毒感染无关，常伴有*p53*基因突变的病变。组织病理学表现为上皮细胞异型不明显，增生鳞状上皮中伴异常角质细胞、异型细胞及核分裂象主要位于基底细胞层。常位于阴蒂及其周围，伴反复、顽固性瘙痒，推荐手术治疗。较少见，多发于老年女性。

07.015　外阴良性软组织肿瘤　vulvar soft tissue benign tumor

发生于外阴软组织的良性肿瘤。

07.016　外阴脂肪瘤　vulvar lipoma

由外阴成熟脂肪细胞构成的常见良性肿瘤。发生于任何年龄。呈皮下隆起性肿块，生长缓慢，大小不一，无蒂、较软，界限清楚、活动；瘤体小，多无症状，增大有下坠感，偶可达10～12cm；组织病理学见由成熟性脂肪小叶、大小形态一致的空泡样脂肪细胞构成，可见纤维性间隔及局部黏液样变。无症状者不处理，体积较大有症状者可手术切除。

07.017　外阴横纹肌瘤　vulvar rhabdomyoma

发生于外阴横纹肌的实性良性肿瘤。可位于小阴唇中下1/3内侧，大小为1～6cm，呈椭圆形，质硬、不活动，基底宽，表面灰白色，无溃疡及出血。组织病理学表现为发育良好、骨骼肌分化的良性肿瘤。

07.018　外阴纤维瘤　vulvar fibroma

发生于外阴，由成纤维细胞增生而成的良性肿瘤。原因不明，生长缓慢，不恶变。多无症状，少数有外阴下坠感及疼痛。常为单发，呈圆形或卵圆形皮下小结节，质硬、光滑、活动，表面可有溃疡、出血、分泌物和坏死。由疏松纤维组织构成的称"外阴软纤维瘤（vulvar soft fibroma）"，又称"外阴皮赘"，多带蒂。组织病理学见息肉状间质增生，伴不同程度鳞状上皮增生及中央纤维血管轴心形成。有症状者局部切除。

07.019　外阴平滑肌瘤　vulvar leiomyoma

由外阴的平滑肌、毛囊的立毛肌或血管的平滑肌组织组成的良性肿瘤。多位于阴唇或阴唇系带，实性、质地坚硬，呈分叶状，界限清楚，直径为1～11cm，活动，向阴道旁生长。多无症状，肿瘤过大者可有外阴下坠感、疼痛，影响活动和性生活。以手术切除为主。青年女性多见。

07.020　外阴纤维上皮间质息肉　vulvar fibroepithelial stromal polyp

起源于外阴纤维上皮性间质细胞，以外观看不清的息肉间质增生为特征，伴不同程度鳞状上皮增生，中央形成纤维血管轴心的反应性病变。与激素影响有一定关系，好发于中青年女性，单发或多发，呈肉状或绒毛状。在妊娠女性可见双核、多核，核分裂象（包括不典型核分裂象），多数血管较大，管壁较厚。免疫组织化学标志物间质细胞阳性，雌激素和孕激素受体可阳性。产后可自行消退。

07.021　外阴血管瘤　vulvar hemangioma

起源于中胚叶的毛细血管瘤或海绵状血管瘤。属先天性疾病，较少见。分为毛细血管瘤和海绵状血管瘤两种。多发生于新生儿或婴儿大阴唇或阴阜。一般无症状，呈皮下或皮内鲜红色或暗红色海绵状肿物，质软，表面光滑，压之退色。5~8岁时可退化，无症状，不会恶变。表面损伤后易出血。当生长迅速、溃疡、出血和感染时，可物理治疗。较广泛、深在的海绵状血管瘤应手术切除，但可复发。

07.022　外阴血管角皮瘤　vulvar angiokeratoma
外阴血管角化异常引起的肿瘤。可能与毛细血管扩张、静脉回流受阻及妊娠有关。多发生于育龄女性的大阴唇。表现为多个、深红色或紫黑色丘疹，小米粒至绿豆大小，直径＜2cm或呈丘疹，多发时可聚集成群，手指轻压可消失。一般无症状。组织病理学见表皮增厚，表层角化亢进，可见扩张的毛细血管管腔，周围上皮脚延长并围绕血管腔。不需要活检和诊治。如影响美观或有症状，可采用物理治疗。

07.023　外阴淋巴管瘤　vulvar lymphangioma
外阴处由小而扩张的淋巴管增生形成的肿瘤。可因先天性或后天性病变引起，也可发生于手术、感染之后。分为两种：局限性淋巴管瘤呈单个或多个灰白色、浅红色或紫色囊性小结节，质软，界限不清，一般无症状，表面可有大疱，破裂后流出淋巴液；海绵状淋巴管瘤较少见，可使整个外阴患侧肿胀，并可扩展至会阴部及阴道，常描述为"青蛙卵样"。治疗较复杂，无症状者不需要治疗，有压迫、不适或溃疡时需行局部切除。

07.024　外阴混合瘤　vulvar mixed tumor
外阴处由混合性的良性上皮和间质细胞组成的肿瘤。大多数无症状，位于处女膜环附近。肿瘤较为局限，大小为1.5~5.0cm。可局部完整切除，预后好。

07.025　外阴神经纤维瘤　vulvar neurofibroma
由全身多发性神经纤维瘤病的一部分累及外阴引起的良性周围神经鞘膜肿瘤。约18%的神经纤维瘤会累及外阴。倾向来源于外胚层。常位于大阴唇，为孤立的肿块，瘤体小、质软，表面色素沉着，凸出于皮肤表面，呈球形或有蒂的疝囊样或息肉样肿块，皮肤上咖啡斑大小不等。一般无症状，妊娠时可明显增大，有时出现坠痛不适。直径超过1.5cm的咖啡斑达6处以上可诊断为多发性神经纤维瘤。生长缓慢，很少恶变。无症状，可不治疗或行局部切除术。

07.026　外阴色素细胞痣　vulvar melanocytic nevus
外阴皮肤黑色素细胞生长过度而形成的良性肿瘤。因长期刺激，如挤压、摩擦、异常分泌物刺激等有恶变可能。常无自觉症状，表现为平坦或高出皮肤的淡褐色到黑色的痣，直径一般为1~2mm，有时表面可有毛发，如果痣突然颜色加深、增大、周围发红、溃疡、出血或出现痒痛，则有恶变可能，需要行病理学检查。对外阴易受刺激部位，需完整切除并送病理学检查，如为恶性则需扩大手术范围。

07.01.02　外阴恶性肿瘤

07.027　外阴恶性肿瘤　vulvar malignant tumor
发生于外阴部位的恶性肿瘤。包括上皮来源和间质来源的恶性肿瘤。前者常见，后者极为少见。

07.028　外阴癌　vulvar cancer, vulvar carcinoma, carcinoma of vulva
来源于外阴上皮的恶性肿瘤。最常见的是鳞状上皮细胞癌，较少见的有外阴恶性黑色素瘤和外阴基底细胞癌。

07.029　外阴鳞状细胞癌　vulvar squamous cell carcinoma
由鳞状细胞形成的最常见的外阴恶性上皮性肿瘤。多见于老年患者。危险因素包括高危型人乳头瘤病毒感染、慢性炎症、外阴上皮非瘤样病变等。病变常呈丘疹、结节或斑块状，表面易破溃形成糜烂或溃疡。组织病理学活检是诊断的金标准。主要包括角化型和非角化型鳞状细胞癌。

07.030　外阴角化型鳞状细胞癌　vulvar keratinizing squamous cell carcinoma
伴有不同程度的角化，可见角化珠形成，而不成熟性角化细胞 p53 呈强阳性的一种外阴鳞状细胞癌。大多数肿瘤倾向于高分化，其表面常显示轻微的细胞异型性，即使已经发生深部浸润也是如此，故浅表活检组织不能诊断浸润性癌。这型肿瘤通常与人乳头瘤病毒感染不相关，因此人乳头瘤病毒和p16通常阴性。邻近表皮可有外阴分化型鳞状上皮内瘤变，可伴苔藓样硬化和扁平苔藓。

07.031　外阴非角化型鳞状细胞癌　vulvar non-keratinizing squamous cell carcinoma
角化细胞少见、无角化珠形成的一种外阴鳞状细胞癌。

07.032　外阴恶性黑色素瘤　vulvar malignant melanoma
常由外阴黑痣恶变而来的少见的皮肤恶性肿瘤。表现为棕褐色或蓝黑色的隆起样或扁平结节。占外阴恶性肿瘤第2位，预后较差。

07.033　外阴基底细胞癌　vulvar basal cell carcinoma
可能来源于表皮原始基底细胞或毛囊的一种外阴恶性肿瘤。罕见，多见于55岁以上女性。主要表现为外阴肿物和局部瘙痒。多为单发，发展缓慢，少见转移。常伴其他原发性恶性肿瘤。组织病理学表现为肿瘤由密集而形态一致、外周呈栅栏状排列的基底细胞构成。瘤巢中央可发生鳞状细胞分化。治疗首选局部扩大切除，20%的患者可出现局部复发。

07.034　外阴腺性肿瘤　vulvar glandular tumor
发生于外阴的具有腺上皮分化的肿瘤。

07.035　前庭大腺癌　Bartholin gland carcinoma
又称"巴氏腺癌"。起源于前庭大腺腺上皮的肿瘤。多见于中老年女性。早期无症状，前庭大腺肿大时易误诊为前庭大腺炎。中晚期可有阴道疼痛和肿胀，伴硬结或溃破。累及会阴可伴疼痛和肿胀。组织病理学可以呈现多种类型，最常见的是腺癌，占50%以上，多为黏液腺癌，也有鳞状细胞癌，少数为腺鳞癌及腺样囊性癌。

07.036　外阴佩吉特病　vulvar Paget disease
一种病因不明、起源于外阴皮肤汗腺样结构的恶性上皮细胞病变。占外阴恶性肿瘤的1%～2%，好发于绝经后女性，主要症状为顽固性外阴瘙痒和局部疼痛或烧灼感，典型表现为外阴部隆起、边界清楚的红色湿疹状斑块，有白色痂皮覆盖。依靠组织病理学活检确诊，组织病理学表现为在整个表皮中分布大而圆的肿瘤细胞，细胞质淡染，细胞核明显，可以累及皮肤附属器。

07.037　外阴肉瘤　vulvar sarcoma
发生于外阴的恶性间叶源性肿瘤。包括外阴平滑肌肉瘤和外阴横纹肌肉瘤。

07.038　外阴平滑肌肉瘤　vulvar leiomyosarcoma

发生于外阴、来源于平滑肌或向平滑肌分化的间叶细胞恶性肿瘤。发病率极低。表现为缓慢生长的无痛性肿物，早期可无症状，晚期可侵犯深部组织或出现远处转移。组织病理学表现为梭形细胞型，也有上皮样和黏液样平滑肌肉瘤。诊断恶性的标准至少满足以下特征中的三项：>5cm，浸润性生长方式，中重度细胞异型性，核分裂象>5个/10 HPF。

07.039 外阴横纹肌肉瘤 vulvar rhabdomyo-sarcoma

发生于外阴、来源于横纹肌或向横纹肌分化的间叶细胞恶性肿瘤。有胚胎性、腺泡性或多形性亚型，绝大多数为胚胎性。

07.040 外阴脂肪肉瘤 vulvar liposarcoma

发生于外阴的脂肪来源的软组织恶性肿瘤。发病率低，病因不明。常见症状为外阴部无痛性肿块，治疗以手术为主。

07.041 外阴纤维肉瘤 vulvar fibrosarcoma

外阴罕见的软组织肉瘤。表现为有或无痛性肿块，边界清楚，硬度不等，恶性度低则质硬，生长缓慢，恶性度高则较柔软，进展迅速，组织病理学表现为由丰富梭形纤维细胞组成，常排列成鱼骨刺样。好发于大阴唇或阴蒂，表面可见毛细血管扩张。晚期发生区域淋巴结转移或血行播散。治疗以手术为主、放化疗为辅，术后易复发。

07.042 外阴恶性神经源性肿瘤 vulvar malignant neurogenic tumor

发生于外阴的恶性神经源性肿瘤。主要为神经内分泌肿瘤。

07.043 外阴神经内分泌肿瘤 vulvar neuro-endocrine tumor

外阴部位起源于神经内分泌细胞的肿瘤。分为无分泌功能的非功能性肿瘤（约占80%）和有分泌功能的功能性肿瘤（约占20%）两大类。

07.044 外阴尤因肉瘤 vulvar Ewing sarcoma

又称"外阴原始神经外胚层肿瘤（primitive neuroectodermal tumor of vulva, PNET of vulva）"。发生于外阴的一种软组织恶性肿瘤。通常由小圆细胞构成。临床表现不一，肿瘤多位于大、小阴唇，从皮下小结节到最大径超过20cm的巨大包块均可见到。大体检查通常呈皮下或息肉状包块，质软，切面相对均质，呈结节状或分叶状外观，可有坏死区，边界清楚，但无包膜，大体切缘与毗邻组织不易界定。组织病理学表现为增生的蓝色小圆细胞常呈分叶状生长。预后通常较差，许多患者发生肺转移。

07.045 外阴生殖细胞肿瘤 vulvar germ cell tumor

发生于性腺或性腺外，由原始生殖细胞或多能胚细胞转型而形成的外阴肿瘤。

07.046 外阴卵黄囊瘤 vulvar yolk sac tumor

又称"外阴内胚窦瘤（vulvar endodermal sinus tumor）"。来源于原始生殖细胞、有多种独特结构、可能向内胚层结构分化的累及外阴的恶性肿瘤。外阴原发者罕见。多为年轻患者，表现为快速生长。

07.047 外阴淋巴瘤 vulvar lymphoma

原发于淋巴结和淋巴结外组织与器官的累及外阴的恶性肿瘤。属于非霍奇金淋巴瘤，罕见。多见于中年或老年女性。大多数病变表现为皮下可触及的结节、皮肤溃疡或黏膜溃疡。

07.048 外阴髓系肿瘤 vulvar myeloid neo-plasm

造血系统起源的累及外阴的恶性肿瘤。包

括髓系白血病和髓系肉瘤，由原始髓系细胞组成并形成肿块的病变。髓系肉瘤罕见累及外阴，可作为急性髓系白血病的首发表现，也可能是急性髓系白血病治疗后孤立性复发，还可能发生于已经确诊的骨髓异常综合征和髓系增生性肿瘤患者。病变表现为累及阴蒂的红疹，或累及大阴唇或外阴非特殊部位的包块，伴或不伴扩散至阴道和宫颈。预后取决于遗传性异常和疾病范围。

07.049 外阴转移性肿瘤 vulvar metastatic tumor

全身其他部位恶性肿瘤如宫颈癌、子宫内膜癌、阴道癌和绒毛膜癌经淋巴或血行转移至外阴的肿瘤。首发症状多为单个或多发外阴肿物，生长快；其次为外阴疼痛。

07.050 肛门鳞状上皮内病变 anal squamous intraepithelial lesion

又称"肛门上皮内瘤变（anal intraepithelial neoplasia，AIN）"。肛门部位鳞状上皮内的一组病变。2020年世界卫生组织（WHO）女性生殖器官肿瘤组织学分类将其分为低级别鳞状上皮内病变（LSIL/AIN1）和高级别鳞状上皮内病变（HSIL/AIN2、3）两大类。

07.051 肛门低级别鳞状上皮内病变 anal low-grade squamous intraepithelial lesion, anal LSIL

又称"肛门上皮内瘤变1级（anal intraepithelial neoplasia 1，AIN1）"。肛门鳞状上皮内病变的低级别亚型。不具备进展为癌的能力，一般不需要治疗，除非有症状或受到外观因素的困扰。

07.052 肛门高级别鳞状上皮内病变 anal high-grade squamous intraepithelial lesion, anal HSIL

肛门鳞状上皮内病变的高级别亚型。包括肛门上皮内瘤变2级（AIN2）和3级（AIN3），是一种潜在的癌前病变。包括中度不典型增生、重度不典型增生、原位癌等。

07.053 肛周鳞状上皮内病变 perianal squamous intraepithelial lesion

又称"肛周上皮内瘤变（perianal intraepithelial neoplasia，PIN）"。肛周一种潜在的癌前病变。形态学上属于高级别鳞状上皮内病变。临床上有时用鲍恩病、鲍恩样丘疹等术语描述。

07.02 阴道肿瘤

07.054 阴道肿瘤 vaginal neoplasm, vaginal tumor

发生于阴道的肿瘤。分为良性肿瘤和恶性肿瘤两大类。阴道良性肿瘤包括纤维瘤、平滑肌瘤、血管瘤、脂肪瘤、神经瘤和乳头状瘤等，一般不产生明显症状。阴道恶性肿瘤多指发生在阴道壁组织中的原发或继发恶性病变。

07.02.01 阴道良性肿瘤

07.055 阴道鳞状上皮内病变 vaginal squamous intraepithelial lesion

又称"阴道上皮内瘤变（vaginal intraepithelial neoplasia，VaIN）"。阴道感染人乳头瘤病毒导致其鳞状上皮内病变。2020年世界卫生组织（WHO）女性生殖器官肿瘤组织学分类将阴道鳞状上皮内病变分为两大类，即低级别鳞状上皮内病变（LSIL/VaIN1）和高级别鳞状上皮内病变（HSIL/VaIN2、3）。多无自觉症状，确诊依靠病理学活检。

07.056　阴道低级别鳞状上皮内病变　vaginal low-grade squamous intraepithelial lesion

又称"阴道上皮内瘤变1级（vaginal intraepithelial neoplasia 1，VaIN1）"。具有较低复发或转化为浸润癌风险的一种阴道鳞状上皮内病变。多位于阴道上段，常为多发散在稍隆起的白色或红色卵圆形病灶，多无自觉症状。确诊依靠阴道镜下多点活检。组织病理学表现为鳞状上皮基底及副基底样细胞增生，细胞核极性轻度紊乱，有轻度异型性，核分裂象少见，常位于上皮下1/3层，可见挖空细胞，p16染色既可以阴性，也可以阳性，或在上皮内呈散在点状阳性。治疗强调个体化，大部分病变可自行消退或选择物理治疗。

07.057　阴道高级别鳞状上皮内病变　vaginal high-grade squamous intraepithelial lesion

多由人乳头瘤病毒感染导致的不能成熟分化的幼稚鳞状细胞过度增生构成的上皮内病变。包括阴道上皮内瘤变2级（vaginal intraepithelial neoplasia 2，VaIN2）和3级（vaginal intraepithelial neoplasia 3，VaIN3）。具有较高的复发或转化为浸润癌的风险，多无自觉症状。确诊依靠病理学活检，组织病理学表现为细胞核极性紊乱，核质比增加，核分裂象增多，异型细胞扩展到上皮下2/3层甚至全层，p16在大于上皮2/3层面内呈弥漫性连续阳性。应早发现、早治疗，包括手术切除、物理治疗、药物治疗或腔内放疗。

07.058　阴道尖锐湿疣　vaginal condyloma acuminatum

低危型人乳头瘤病毒感染引起的阴道鳞状上皮疣状增生病变。初期表现为散在或簇状增生的粉色或白色细而柔软的乳头状突起，病灶增大可互相融合，呈菜花状。多发生于阴唇后连合、小阴唇内侧、阴道前庭等。组织病理学表现为一种乳头状突起性病变，乳头中心见纤维血管轴心，被覆鳞状上皮增生，其间可见多少不等的挖空细胞。可采用物理治疗、手术治疗及药物治疗等。

07.059　阴道鳞状乳头状瘤　vaginal squamous papilloma

多位于阴道近处女膜缘处的良性肿瘤。表现为乳白色菜花状突起，质脆，易碎落、出血。可以单发或多发，多发者呈微乳头瘤病表现，显微镜下，乳头表面被覆鳞状上皮并伴有角化不全，但缺乏典型的挖空细胞。

07.060　阴道米勒管乳头状瘤　vaginal Müllerian papilloma

多见于幼儿阴道上段的良性肿瘤。具有纤维血管的乳头结构，表面被覆立方、黏液性分泌细胞，罕见鞋钉样细胞。

07.061　阴道管状绒毛状腺瘤　vaginal tubovillous adenoma

可发生于阴道的各个部位、极为少见的良性肿瘤。表现为阴道赘生物，临床症状无特异性。组织病理学表现同发生在结直肠的管状绒毛状腺瘤，腺管及乳头被覆肠型上皮，其间可见杯状细胞及帕内特细胞，可伴有鳞状上皮内病变。

07.062　阴道纤维上皮息肉　vaginal fibroepithelial polyp

来源于阴道间叶的实性良性肿瘤。主要见于成年人。病因可能与激素或病毒引起的局部组织增生有关，表现为多发息肉状、指状或脑回状无痛性肿块，随肿物增大可有阴道下坠、破溃出血等症状。组织病理学表现为显著的中心性、纤维血管组织轴心，被覆复层鳞状上皮。

07.063　阴道管状鳞状上皮息肉　vaginal tubulosquamous polyp

发生于阴道纤维血管间质内的良性鳞状上皮和管状结构的肿瘤。极为少见。

07.064　阴道移行细胞化生　vaginal transitional cell metaplasia

阴道表面上皮形态结构类似于尿路移行上皮的现象。主要见于老年患者。与阴道高级别鳞状上皮内病变/阴道上皮内瘤变3级（HSIL/VaIN3）相鉴别。

07.065　阴道腺病　vaginal adenosis

阴道壁和宫颈阴道部表面或黏膜下结缔组织内腺体增生性疾病。好发于中青年女性，与患者母亲妊娠早期服用己烯雌酚相关。常无症状或有阴道黏液分泌物增多等，较多见于阴道前壁上1/3。阴道镜下见黏膜呈红色颗粒或斑块状，碘试验不着色。组织病理学表现为腺体为宫颈管型（上部阴道）或输卵管型-子宫内膜型（下部阴道）。罕见情况下，腺上皮为立方、胚胎型细胞（在鳞状上皮与间质的交界面），胞质较少。

07.066　阴道子宫内膜异位症　vaginal endometriosis

子宫内膜异位于阴道壁引起的病症。好发于育龄期女性，可有性交痛。多为阴道后壁的蓝紫色结节，在表浅黏膜或深间质如直肠阴道隔中均可发生。组织病理学表现同其他部位的子宫内膜异位症：阴道壁中出现子宫内膜间质成分，伴或不伴子宫内膜腺体。可单独存在或合并盆腔子宫内膜异位症。

07.067　阴道囊肿　vaginal cyst

最常见的一类阴道良性肿瘤。多形成内含液体的潴留性囊肿，分为上皮包涵囊肿（获得性）和胚胎遗留性囊肿（先天性）两类。一般囊肿上皮多来源于胚胎时期的中肾旁管（即米勒管）、中肾管及尿生殖窦。组织病理学表现为鳞状上皮包涵囊肿被覆复层鳞状上皮，中肾旁管上皮型被覆宫颈管内膜型或输卵管型-子宫内膜型细胞。中肾管囊肿被覆立方细胞，表达钙视网膜蛋白。尿路上皮囊肿被覆移行上皮。

07.068　阴道中肾旁管囊肿　vaginal paramesonephric cyst

阴道胚胎发育过程中，中肾旁管残留于阴道黏膜下，尔后发生的一种阴道囊肿。单个或多个发生在阴道壁任何部位。症状包括白带增多、性交疼痛，肿物凸向盆腔可出现压迫症状。妊娠期服用己烯雌酚者后代发病率增高。

07.069　阴道中肾管囊肿　vaginal mesonephric cyst

由于胚胎发育时期中肾管退化不全，或因阻塞、分泌物潴留等导致扩张而形成的囊肿。囊肿一般发生在中肾管走行途中，如子宫侧壁、宫颈侧壁、阴道前壁、阴道口和处女膜等部位。临床可以无症状，也可发生在外阴。

07.070　阴道良性间叶性肿瘤　vaginal benign mesenchymal tumor

来源于间质的阴道原发良性肿瘤。本病罕见。组织类型包括阴道平滑肌瘤、阴道纤维瘤、阴道横纹肌瘤等。

07.071　阴道平滑肌瘤　vaginal leiomyoma

主要来源于阴道血管平滑肌等的良性肿瘤。常见于育龄期女性，多单发于阴道前壁。体积小者常无症状，大者可产生压迫症状、阴道坠胀、性交困难等，合并感染可有分泌物增多、出血等。肿瘤切面有平滑肌瘤的典型特征，少数呈平滑肌瘤变异型，如上皮样平滑肌瘤、奇异型平滑肌瘤。

07.072　阴道纤维瘤　vaginal fibroma
单发于阴道前壁、质硬、有蒂的实性良性肿瘤。体积小、无症状者，无须处理，大者可引起阴道内下坠感和性交不适感，应手术切除。肿瘤切面呈白色或粉红色，包膜不明显，组织病理学显示主要成分为成纤维细胞和胶原纤维组织。

07.073　阴道横纹肌瘤　vaginal rhabdomyoma
发生于阴道的由成熟横纹肌细胞组成的良性肿瘤。边界清晰，罕见。表现为孤立圆形或息肉状肿瘤。临床症状不典型。

07.074　阴道肌成纤维细胞瘤　vaginal myofibroblastoma
起源于阴道黏膜下浅表基质的良性间叶性肿瘤。病因不明，部分有外源性激素使用史。临床无特征。界限清楚、无包膜。

07.075　阴道侵袭性血管黏液瘤　vaginal aggressive angiomyxoma
发生于阴道壁的一种罕见的呈局部侵袭性生长的软组织肿瘤。肿物常为无痛性缓慢生长，术后复发率高。组织病理学显示在黏液样、胶原性背景中见星芒状或梭形肿瘤细胞分布，其间见厚壁或薄壁的大小不等的血管分布，肿瘤缺乏纤维性包膜，与周围组织界限不清，呈现局部浸润及破坏性生长，故而具有局部复发的潜能，但不转移。

07.076　阴道神经纤维瘤　vaginal neurofibroma
来源于神经鞘细胞的罕见阴道良性肿瘤。表现为多发、大小不等结节状、质软、有弹性、表面可呈浅棕色。组织病理学表现为大体上肿瘤边界不清，缺乏包膜，切面呈灰白色、半透明状、无旋涡结构。显微镜下主要成分为神经鞘细胞和胶原纤维束。

07.077　阴道血管瘤　vaginal hemangioma
发生于阴道的一种罕见良性血管病变。主要类型是海绵状血管瘤。好发于育龄经产女性，妊娠及分娩是疾病发展的重要诱因。主要症状包括间歇性阴道流血和阴道内肿块，可见阴道壁局限性紫蓝色肿物，或伴阴道壁膨出，质软，压之退色。

07.02.02　阴道恶性肿瘤

07.078　阴道癌　vaginal cancer, carcinoma of vagina
发生在女性阴道部位的恶性肿瘤。分为原发性和继发性，以继发性阴道癌多见，原发性阴道恶性肿瘤罕见，约占女性生殖器官恶性肿瘤的1%。主要病理类型为上皮来源，如鳞状细胞癌、腺癌。在诊断原发性肿瘤前应首先排除继发可能。

07.079　阴道鳞状细胞癌　squamous cell carcinoma of vagina
简称"阴道鳞癌"。阴道原发恶性肿瘤最常见的病理类型。好发于绝经后老年女性。以阴道后壁中上段最常见，常呈多中心生长，未累及宫颈外口和外阴。可能与高危型人乳头瘤病毒感染、阴道壁长期受机械性或炎性刺激等有关。临床及病理表现类似宫颈鳞癌。

07.080　阴道角化型鳞状细胞癌　vaginal keratinizing squamous cell carcinoma
具有高分化癌特点、含有角化珠、细胞间桥

明显的一种阴道鳞状细胞癌。是较少见病理类型。

07.081 阴道非角化型鳞状细胞癌 vaginal non-keratinizing squamous cell carcinoma

具有中分化癌特点、角化细胞少见、无角化珠的一种阴道鳞状细胞癌。是常见病理类型。

07.082 阴道乳头状鳞状细胞癌 vaginal papillary squamous cell carcinoma

阴道鳞状细胞癌的一种病理类型。初起为浸润性小斑块、结节或溃疡,继而隆起或呈乳头状以至菜花样,表面可见毛细血管扩张,附以鳞屑和结痂,顶部常有钉刺样角质,若强行剥离易出血。组织病理学表现同发生在宫颈的同名肿瘤。

07.083 阴道基底样鳞状细胞癌 vaginal basaloid squamous cell carcinoma

阴道鳞状细胞癌罕见的一种病理类型。恶性程度高,临床进展急骤。临床表现多为阴道溃疡性肿物,伴有周围组织浸润。组织病理学表现同宫颈发生的同名肿瘤,主要由基底样细胞组成,胞质稀少,细胞巢中间可以有角化,但很少形成角化珠。

07.084 阴道疣状鳞状细胞癌 vaginal verrucous squamous cell carcinoma

简称"阴道疣状鳞癌"。一种高分化的阴道鳞状细胞癌。肿瘤生长缓慢,呈膨胀性生长,基底部界限清楚。组织病理学显示呈乳头状生长,表面可见角化亢进及角化不全,棘层增厚,细胞分化好,上皮脚呈球杵状,细胞异型轻,常缺乏人乳头瘤病毒感染所导致的挖空细胞,基底部呈推进式生长。首选手术治疗,但易复发。

07.085 阴道混合瘤 vaginal mixed tumor

又称"阴道梭形细胞上皮瘤(vaginal spindle cell epithelioma)""良性米勒混合瘤(benign mixed Müllerian tumor)"。由良性上皮和间质细胞混合组成的阴道肿瘤。罕见,临床缺乏特异性表现,组织病理学表现为大体上肿瘤界限清楚,显微镜下呈现良性表现的上皮及梭形间质细胞,诊断时注意与癌肉瘤相鉴别。

07.086 阴道腺鳞癌 vaginal adenosquamous carcinoma

阴道癌中一种少见的病理类型。恶性程度较高,预后较差,病因主要与人乳头瘤病毒感染相关。组织病理学表现同宫颈同名肿瘤,具有腺癌和鳞状细胞癌两种成分。临床表现与治疗同阴道腺癌,采取手术、放射治疗等综合治疗方案。

07.087 阴道腺样基底细胞癌 vaginal adenoid basal cell carcinoma

阴道癌中一种罕见的病理类型。多发生于绝经期女性。常无明显临床症状。组织病理学表现同宫颈同名肿瘤,肿瘤由细胞巢组成,细胞巢周围为基底样细胞,中心呈腺样结构和鳞状分化。

07.088 阴道恶性间叶性肿瘤 vaginal malignant mesenchymal tumor

来源于间质的阴道原发恶性肿瘤。罕见,有5岁以前及50~60岁两个年龄段的报道。常见组织学类型包括平滑肌肉瘤、胚胎性横纹肌肉瘤和卵黄囊瘤,其他极少见的如纤维肉瘤、淋巴肉瘤、血管肉瘤、未分化肉瘤等。以手术治疗为主。

07.089 阴道平滑肌肉瘤 vaginal leiomyosarcoma

阴道恶性间叶性肿瘤最常见的病理类型。多位于阴道上段,以血行转移为主。多数肿瘤组织病理学表现为普通梭形细胞型，与子宫的同名肿瘤相似，也可以呈黏液样或上皮样。肿瘤直径＞3cm、伴有显著细胞异型性、核分裂象＞5个/10HPF就应该考虑为恶性，浸润性的边缘也与恶性行为相关。首选手术治疗，辅助放化疗有一定价值。

07.090 阴道横纹肌肉瘤 vaginal rhabdomyosarcoma

起源于横纹肌的阴道恶性肿瘤。恶性程度高，有胚胎性、腺泡性或多形性亚型，绝大多数为胚胎性。

07.091 阴道胚胎性横纹肌肉瘤 vaginal embryonal rhabdomyosarcoma

又称"阴道葡萄状横纹肌肉瘤（vaginal botryoid rhabdomyosarcoma）"。阴道横纹肌肉瘤最常见的病理亚型。起源于中胚叶，恶性程度高。好发于5岁以下儿童。主要位于阴道前壁，呈多中心生长。早期无症状，随肿瘤发展可出现阴道点滴出血，可见透亮水肿的葡萄状息肉样组织。组织病理学表现同外阴及其他软组织发生的同名肿瘤。采用手术为主的综合治疗。

07.092 阴道卵黄囊瘤 vaginal yolk sac tumor

发生于阴道的一种罕见的恶性生殖细胞肿瘤。主要见于婴幼儿。临床表现为阴道流血或血性分泌物或排出息肉状物。确诊需病理检查。

07.093 阴道未分化肉瘤 vaginal undifferentiated sarcoma

阴道发生的缺乏特定分化、高度恶性、罕见的间叶性肿瘤。临床表现同阴道平滑肌肉瘤，以手术治疗为主。组织病理学表现为肿瘤细胞呈席纹状、束状或弥漫性生长，常有浸润性边界，肿瘤细胞为梭形到星形，显示不同程度的多形性，核分裂活跃。

07.094 阴道腺癌 vaginal adenocarcinoma

多位于阴道上段前壁或侧壁、来源于中肾管或中肾旁管残留或异位的子宫内膜组织癌变。占阴道癌的10%～15%，好发于儿童或青年女性。与己烯雌酚暴露史有关。采取手术治疗、放射治疗等综合治疗。

07.095 阴道子宫内膜样癌 vaginal endometrioid carcinoma

属非己烯雌酚相关的阴道腺癌。组织病理学表现同子宫内膜发生的同名腺癌，有典型的子宫内膜样腺体或绒毛腺体结构，呈拥挤、复杂的分支状表现。而阴道异位子宫内膜癌变时，须观察到正常子宫内膜和子宫内膜癌之间的过渡形态。确诊为原发阴道腺癌前应除外来源于宫颈和子宫的内膜。

07.096 阴道透明细胞癌 vaginal clear cell carcinoma

属己烯雌酚相关的阴道腺癌。占阴道癌的1%～5%，多见于儿童及青春期女性。约70%的患者胚胎期有己烯雌酚暴露史。病灶多位于阴道中上段，呈息肉状或结节状，表面可有溃疡，趋向浅表生长。可无症状或有异常阴道流血、白带增多。组织病理学表现为肿瘤的生长方式和细胞学类型与宫颈、子宫内膜及卵巢的同名肿瘤相似。但是，阴道透明细胞癌倾向为管囊型，并且被覆鞋钉样细胞。典型的特点为核分裂不活跃，并且细胞质内经常见玻璃样小体和沙砾体。

07.097 阴道黏液性癌 vaginal mucinous carcinoma

由黏液细胞构成、可产生黏液的一种阴道腺癌。占非己烯雌酚相关阴道腺癌的50%以上。临床表现可有黏稠阴道分泌物。组织病理学表现为由宫颈管黏液型或含有杯状细胞的肠型细胞组成。必须通过临床、病理及免疫组织化学与宫颈管或消化道来源的转移性腺癌相鉴别。应采取综合治疗。

07.098 阴道中肾管癌 vaginal mesonephric carcinoma

起源于胚胎时期残存中肾管组织的一种罕见的阴道腺癌的病理类型。常位于阴道侧壁和顶部的息肉样质硬肿物，生长位置较深，表面覆盖阴道黏膜上皮。组织病理学表现为肿瘤主要呈完好的管状结构。肿瘤细胞类似于中肾管残件中的细胞，核分裂活跃。与透明细胞癌不同，其缺乏细胞质内糖原、透明细胞质和鞋钉样细胞。治疗以手术为主。

07.099 阴道腺肉瘤 vaginal adenosarcoma

发生于阴道的由良性或非典型米勒上皮细胞和恶性、低级别间叶性成分组成的一种双向性肿瘤。临床上通常表现为阴道内息肉状病变或阴道流血等症状。常有子宫内膜异位病史。表现为息肉状肿物，一些病例含有囊腔或具有海绵样切面。显微镜下表现与发生于子宫的同名肿瘤相同，个别病例起源于子宫内膜异位症。罕见，生物学行为不明。

07.100 阴道癌肉瘤 vaginal carcinosarcoma

发生于阴道的由混合性恶性上皮成分和间叶性成分组成的一种恶性双向性肿瘤。多见于绝经后女性（48～75岁），可见阴道息肉和肿物，可以表现为阴道流血或排液。表现为溃疡性、息肉状肿物，直径为3～15cm。切面质软、鱼肉样，局部可有坏死。显微镜

下，上皮成分（多为鳞状细胞癌，其次为腺癌和未分化癌）可能起源于阴道高级别鳞状上皮内病变/阴道上皮内瘤变3级（HSIL/VaIN3）。肉瘤性成分可以为同源性（未分化癌）或异源性（平滑肌肉瘤、横纹肌肉瘤、软骨肉瘤或骨肉瘤）。诊断时需排除女性生殖器官其他部位转移到阴道的肿瘤。多数患者为Ⅰ或Ⅱ期。早期、广泛转移的患者预后不良。

07.101 阴道神经内分泌肿瘤 vaginal neuro-endocrine tumor

一组具有神经内分泌分化的罕见阴道恶性肿瘤。分为低级别和高级别，阴道高级别神经内分泌癌罕见，包括大细胞癌和小细胞癌。均为高度恶性，预后很差。组织病理学表现同发生在宫颈的同名肿瘤。治疗以手术为主。

07.102 阴道小细胞神经内分泌癌 vaginal small cell neuroendocrine carcinoma

阴道高级别神经内分泌癌的一种罕见类型。组织病理学呈现类似肺的小细胞癌，为单一的小细胞群，细胞核呈卵圆形、深染，通常呈镶嵌样，细胞质缺乏。常有大量核分裂和凋亡，广泛坏死。浸润淋巴管、血管和神经。

07.103 阴道大细胞神经内分泌癌 vaginal large cell neuroendocrine carcinoma

阴道高级别神经内分泌癌的一种少见类型。组织病理学表现为弥漫性器官样、小梁状或条索样结构，细胞质丰富，细胞核大，核仁显著和高核分裂象，可以存在局灶腺样分化。

07.02.03 阴道瘤样病变

07.104 阴道瘤样病变 vaginal tumor-like lesion

阴道壁发生的外观似肿瘤、实际为非肿瘤性病变的现象。

07.105 阴道术后梭形细胞结节 vaginal post-operative spindle cell nodule

阴道壁的一种良性反应性或修复性增生病

变。多发生在手术后，多见于中青年女性。组织病理学表现为大体上病变呈现出血或肿瘤样外观，显微镜下肿瘤细胞呈梭形，以束状及席纹状排列，可见核分裂象，故易误诊为肉瘤。

07.02.04　阴道淋巴及髓系肿瘤

07.106　阴道淋巴瘤 vaginal lymphoma
原发于阴道的恶性淋巴瘤。罕见，多见于绝经后女性。临床表现与阴道癌相似，多为阴道无痛性肿块伴阴道流血或溢液，晚期可出现压迫症状。通常没有其他结外恶性淋巴结瘤症状。诊断依靠病理，治疗首选放化疗。几乎所有的原发于阴道的淋巴瘤组织病理学均表现为弥漫大B细胞淋巴瘤（DLBCL）。罕见类型包括滤泡性淋巴瘤、伯基特淋巴瘤、淋巴浆细胞淋巴瘤、边缘区淋巴瘤和B淋巴母细胞淋巴瘤等。

07.107　阴道髓系肿瘤 vaginal myeloid neoplasm
发生于阴道的由髓系原始细胞或未成熟髓系细胞在髓外增生和浸润所形成的局限性肿瘤。罕见，恶性程度高，发生时常累及全身各部位，预后极差。常伴随各种骨髓增生性疾病，病理诊断较困难。

07.02.05　阴道黑色素细胞肿瘤

07.108　阴道黑色素细胞肿瘤 vaginal melanocytic tumor
黑色素细胞由胚胎的神经嵴细胞演变而来，3%成年女性的阴道黏膜可以发现黑色素细胞，这部分细胞发生病变形成的良恶性病变。

07.109　阴道黑色素细胞痣 vaginal melanocytic nevus
阴道壁上由痣细胞组成的良性新生物。在由神经嵴到表皮的移动过程中，发育畸形的黑色素细胞局部聚集而成。

07.110　阴道蓝痣 vaginal blue nevus
由真皮内异常黑色素细胞聚集而成的一种极为罕见的阴道良性肿瘤。多为单发。有普通型蓝痣、细胞型蓝痣和联合型蓝痣三型。阴道壁蓝痣多为普通型。发生在阴道壁的蓝痣均为良性过程。

07.111　阴道恶性黑色素瘤 vaginal malignant melanoma
一种恶性程度极高的特殊类型的罕见阴道恶性肿瘤。病因不明，部分具有遗传性。多见于绝经后女性，表现为阴道黏膜表面散在形成棕黑色息肉样赘生物或结节。可有阴道异常分泌物、阴道肿块等。确诊依靠病理学检查，组织病理学形态同皮肤黏膜发生的同名肿瘤。

07.02.06　阴道杂类肿瘤

07.112　阴道生殖细胞肿瘤 vaginal germ cell tumor
发生于性腺或性腺外，由原始生殖细胞或多能胚细胞转型而形成的阴道肿瘤。

07.113　阴道成熟性畸胎瘤 vaginal mature teratoma
曾称"阴道皮样囊肿（vaginal dermoid cyst）"。一种发生于阴道、完全由来自两个或三个胚层（包括内胚层、中胚层和外胚层）的成熟组织构成的肿瘤。阴道原发性畸胎瘤罕见。临床特征通常表现为阴道壁缓慢生长的囊肿。大体检查可见囊肿含有皮脂样物和毛发。组织病理学表现为囊肿被覆鳞状上皮，其下方为皮肤附属器结构。也可能存在平滑肌和骨骼肌。肿瘤为良性，切除不净可复发。

07.114　阴道尤因肉瘤　vaginal Ewing sarcoma
又称"阴道原始神经外胚层瘤（vaginal primitive neuroectodermal tumor）"。一种发生于阴道的罕见恶性肿瘤。组织病理学表现与其他部位的尤因肉瘤一样，肿瘤具有小叶状结构，含有片状一致的小细胞，细胞核呈圆形、深染。细胞核染色质均匀分散，核质比高，核分裂活跃，偶尔出现菊形团结构。诊断时需与其他小圆细胞类肿瘤如恶性淋巴瘤、胚胎性横纹肌肉瘤、梅克尔细胞癌等

相鉴别。治疗以手术切除为主。

07.115　阴道副神经节瘤　vaginal paraganglioma
又称"阴道肾上腺外嗜铬细胞瘤（vaginal extra-adrenal pheochromocytoma）"。发生于阴道壁副神经节的罕见肿瘤。多见于青少年女性，临床表现可有阴道不规则出血等，阴道检查发现阴道壁质硬肿物。组织病理学表现为发生于阴道的副神经节瘤与发生于其他解剖部位的同名肿瘤具有相似的组织学表现和免疫表达谱。

07.116　阴道转移性肿瘤　vaginal metastatic tumor
其他部位恶性肿瘤通过不同途径转移至阴道形成的肿瘤。常见于宫颈癌或外阴癌直接蔓延至阴道，或子宫内膜癌或滋养细胞肿瘤通过淋巴或血行转移至阴道。

07.03　宫颈肿瘤

07.03.01　宫颈上皮内病变

07.117　宫颈鳞状上皮内病变　cervical squamous intraepithelial lesion
又称"宫颈上皮内瘤变（cervical intraepithelial neoplasia，CIN）"。发生在宫颈的非浸润性鳞状上皮内病变。依据其进展为浸润性癌的风险，2020年世界卫生组织（WHO）女性生殖器官肿瘤组织学分类将宫颈鳞状上皮内病变分为两类：低级别鳞状上皮内病变（LSIL/CIN1）和高级别鳞状上皮内病变（HSIL）。其中高级别鳞状上皮内病变又包括两个亚型：宫颈上皮内瘤变2级和3级（HSIL/CIN2，HSIL/CIN3）。

07.118　宫颈低级别鳞状上皮内病变　cervical low-grade squamous intraepithelial lesion
又称"宫颈上皮内瘤变1级（cervical intraepi-

thelial neoplasia 1，CIN1）"。多发生于宫颈转化区或其附近的低级别鳞状上皮内病变。如病情进展，有可能发展为高级别鳞状上皮内病变，一般肉眼观常看不到病变，但有外生性或乳头状病变，如尖锐湿疣等。组织病理学表现为鳞状上皮基底及副基底样细胞增生，细胞核极性轻度紊乱，有轻度异型性，核分裂象少，常位于上皮下1/3层，可见挖空细胞，p16染色既可以阴性，也可以阳性或在上皮内呈散在点状阳性。

07.119　宫颈高级别鳞状上皮内病变　cervical high-grade squamous intraepithelial lesion
发生在宫颈移行区或其附近的高级别鳞状上皮内病变（HSIL）。约20%的未经充分治

疗的HSIL（CIN2）病变可进展为癌，40%的未经充分治疗的HSIL（CIN3）病变可进展为癌。组织病理学表现为细胞核极性紊乱，核质比增加，核分裂象增多，异型细胞扩展到上皮下2/3层甚至全层，p16在大于上皮2/3层面内呈弥漫性连续阳性。

07.120　宫颈尖锐湿疣　cervical condyloma acuminatum

由人乳头瘤病毒（HPV）引起的宫颈部位的丘疹样外阴病变。主要经性接触传播，为肉色至灰色疣状赘生物，附着在宫颈。可自行消退，但不进行治疗可迁延反复，少数可恶变。为低级别鳞状上皮内病变的一种大体表现。组织病理学表现为一种良性增殖性病变，特征为乳头状分支，含有纤维血管轴心，被覆复层鳞状上皮，伴有HPV感染的明确证据。

07.121　宫颈原位腺癌　adenocarcinoma *in situ* of cervix, AIS of cervix

又称"宫颈高级别腺上皮内瘤变（high-grade cervical glandular intraepithelial neoplasia, HG-CGIN）"。宫颈浸润性腺癌的前期病变。病变局限于宫颈内膜上皮层及其隐窝范围内，未穿透基底膜浸润间质。绝大部分原位腺癌与人乳头瘤病毒（HPV）16、18、45型感染相关。组织病理学表现为病变局限于先前存在的正常颈管上皮，仍保留了正常小叶结构。肿瘤性上皮代替了颈管表面和内部腺体的正常上皮，细胞呈假复层柱状排列，细胞质内黏液明显减少，细胞核大、深染且有核仁，细胞核分裂活性增加，病变上皮细胞与正常腺上皮细胞之间常突然转化。

07.03.02　宫颈良性肿瘤

07.122　宫颈鳞状乳头状瘤　cervical squamous papilloma

宫颈鳞状上皮来源的良性肿瘤。与人乳头瘤病毒（HPV）感染无关。组织病理学表现为上皮组织增生，鳞状上皮向外过度生长形成乳头，乳头呈圆形或椭圆形的上皮团块，中心有疏松而富有脉管的结缔组织，鳞状上皮无异型性，缺乏HPV感染所致的挖空细胞。

07.123　宫颈米勒管乳头状瘤　cervical Müllerian papilloma

宫颈米勒管鳞状上皮来源的肿瘤。罕见，多见于儿童，少数可发生于成人。组织病理学表现为由纤细分支的纤维乳头组成，被覆单层良性立方或柱状上皮。上皮可显示鳞化或鞋钉样细胞而类似于透明细胞癌，然而其核形态温和，无异型性或核分裂。

07.124　宫颈隧道状腺丛　cervical tunnel cluster

通常发生在宫颈肌壁的一种宫颈内膜的良性病理改变。组织病理学表现为隧道状腺丛由卵圆形或圆形、紧密排列的大小不一的宫颈型小管呈圆形、分叶状聚集。非囊性亚型主要为小腺体，而囊性亚型主要为扩张腺体。被覆单层扁平立方或柱状细胞，通常缺乏异型性和核分裂。

07.125　宫颈微腺体增生　cervical microglandular hyperplasia, cervical MGH

一种良性的宫颈腺体增生性疾病。常见于育龄期女性，与孕激素或炎症刺激有关。组织病理学表现为一种良性的宫颈腺体增生，伴有特征性的核下空泡结构，通常伴有紧密排列的小腺体及上皮簇。

07.126　小叶状宫颈内膜腺体增生　lobular endocervical glandular hyperplasia, LEGH

一种罕见的宫颈腺体向胃型黏液腺体分化的良性病变。其发病机制尚不明确。2014年，世界卫生组织（WHO）正式将其归为宫颈良性腺体肿瘤及瘤样病变。此类病变缺乏特异性临床表现和妇科检查体征，常规宫颈细胞学筛查阳性率低，病理变化与宫颈胃型腺癌类似，临床常易误诊和漏诊。

07.127　弥漫性层状宫颈内膜增生　diffuse laminar endocervical hyperplasia, DLEH
一种少见的宫颈良性病变。组织病理学表现为增生的腺体限于宫颈壁的内1/3层，呈层状，与其下的间质分界清楚。腺体弥漫分布，常伴有明显炎症反应和上皮的反应性增生。

07.128　宫颈中肾管残件增生　cervical meso-nephric remnant and hyperplasia
又称"宫颈中肾管残留及增生"。女性胚胎发育残留常出现在宫颈管内口，水平进入宫颈侧壁，可位于深层的平滑肌组织中，这些残留的中肾管上皮发生增生的现象。组织病理学表现为中肾管残余由小的分叶状、界限清楚的小管聚集，被覆立方细胞，伴有轻微核异型性，含有腔内嗜酸性分泌物。小管通常围绕一个中央导管。中肾管增生可能为小叶状（最常见）或弥漫性，由增生的残余腺体和导管组成。

07.129　宫颈阿-斯反应　cervical Arias-Stella reaction
在约10%的妊娠子宫的宫颈腺体中出现的一类子宫内膜的良性变化。组织病理学表现为腺上皮细胞胞质呈空泡状、透明或嗜酸性，核深染，呈现鞋钉样特征，偶见腺体内上皮簇或乳头，核分裂象罕见。该病变可累及衬覆的单个或小群宫颈腺体，但罕见为融合性。也可发生于宫颈息肉内。

07.130　宫颈子宫内膜异位症　endocervicosis,

cervical endometriosis
在宫颈管间质中出现子宫内膜组织（腺体和间质）的现象。是激素依赖性疾病，大部分呈现良性过程，个别病例可发生恶变。

07.131　宫颈输卵管子宫内膜样化生　cervical tuboendometrioid metaplasia
宫颈管黏液上皮被良性的输卵管上皮及子宫内膜样上皮取代的现象。组织病理学表现为输卵管化生时上皮细胞中含有纤毛、柱状及插入的鞋钉样细胞，而子宫内膜化生则是由无纤毛的假复层柱状上皮所替代，有时两者可以混合存在。

07.132　宫颈异位前列腺组织　cervical ectopic prostate tissue
宫颈上皮被典型的良性的前列腺腺上皮取代的现象。组织病理学显示宫颈壁内不同大小的混合性腺体和鳞状上皮岛，外周的腺上皮为立方到柱状的黏液上皮，中心为分化好的鳞状上皮。

07.133　宫颈良性间叶性肿瘤　cervical benign mesenchymal tumor
来源于间叶组织的宫颈良性肿瘤。主要包括平滑肌瘤等。

07.134　宫颈平滑肌瘤　cervical leiomyoma
发生于宫颈肌层组织并表现为平滑肌分化的良性间叶性肿瘤。组织病理学表现为肿瘤由分化良好的平滑肌束构成，边界清楚，无核分裂象。常发生在宫颈后壁，其次为侧壁和前壁，整个宫颈可突向宫腔或阴道。

07.135　宫颈肌壁间平滑肌瘤　cervical intra-mural leiomyoma
发生于宫颈肌壁组织并表现为平滑肌分化的良性间叶性肿瘤。组织病理学表现为肿瘤由分化良好的平滑肌束构成，边界清楚，无核分裂象。常发生在宫颈后壁，其次为侧壁和前壁。

07.136　宫颈横纹肌瘤　cervical rhabdomyoma
一种罕见显示骨骼肌分化的宫颈良性肿瘤。组织病理学表现为肿瘤由成熟的横纹肌母细胞组成，被不同数量的纤维或水肿的间质分隔。

07.03.03　宫　颈　癌

07.137　宫颈癌　cervical carcinoma, cervical cancer
原发于宫颈的上皮来源的恶性肿瘤。是女性生殖系统最常见的恶性肿瘤。其危险因素包括高危型人乳头瘤病毒持续感染、过早性行为、多个性伴侣、多孕多产、吸烟、免疫功能缺陷等。早期可无特殊表现，随疾病进展，出现接触性出血、异常阴道排液等；晚期可因肿瘤侵犯相邻及远处脏器出现相应症状。采用以手术和放疗为主、化疗为辅的综合治疗方案。具体结合临床分期、患者年龄、生育要求、全身情况等制定个体化治疗方案。

07.138　宫颈鳞状细胞癌　cervical squamous carcinoma
简称"宫颈鳞癌"。由不同分化程度的鳞状细胞组成的浸润性癌。是宫颈癌最主要的组织学类型，占宫颈癌的75%～80%。根据分化程度可分为高分化、中分化、低分化。生长方式包括外生型、内生型、溃疡型、颈管型。依据组织病理学表现可以进一步分型。进展期肿瘤可以直接蔓延或经淋巴转移，血行转移较少见。

07.139　宫颈角化型鳞状细胞癌　cervical keratinizing squamous cell carcinoma
鳞状上皮分化较好的一种宫颈鳞状细胞癌。组织病理学表现为角化上皮细胞及角化珠形成，细胞核通常大、深染，染色质粗糙，缺乏非角化癌中易见的核仁。肿瘤早期更有可能位于子宫颈外口。

07.140　宫颈非角化型鳞状细胞癌　cervical non-keratinizing squamous cell carcinoma
由多角形鳞状细胞组成，呈片状或巢状生长，可能有细胞间桥，但无角化珠的一种宫颈鳞状细胞癌。是最常见的组织类型。在分化较差的高级别肿瘤中，细胞核多形性更明显，通常可见大量核分裂象，细胞核相对增大，伴有不均匀分布的、粗糙的颗粒状染色质，核仁易见。由较小细胞组成的肿瘤，核质比极高，核仁相对不显著，苏木精–伊红染色形态上可能与宫颈的"小细胞癌"有重叠。

07.141　宫颈乳头状鳞状细胞癌　cervical papillary squamous cell carcinoma
有细或粗的乳头，伴有结缔组织间质，被覆高级别鳞状上皮内病变特征上皮的一种宫颈鳞状细胞癌。表浅活检可能不能显示浸润性病变，需完整切除临床上可见的病变后（锥切或完整肿瘤切除），方可依据其病变深部的浸润性鳞癌成分做出诊断。

07.142　宫颈基底样鳞状细胞癌　cervical basaloid squamous cell carcinoma
较为罕见的宫颈鳞状细胞癌类型。恶性程度高、侵袭性强、发展迅速，患者预后较差，近70%的患者在治疗期间可发生远处转移，常转移至肺、肝、骨、脑。治疗多采用手术联合放化疗。组织病理学表现为由巢状不成熟的基底样鳞状细胞组成，胞质稀少，很像宫颈高级别鳞状上皮内病变/宫颈上皮内瘤变3级（HSIL/CIN3）的细胞。可出现单个细胞角化，但角化珠罕见，核多形性可以相当明显，核分裂指数高、"地图样"或"粉刺样"坏死均为常见表现。

07.143　宫颈湿疣状鳞状细胞癌　cervical warty squamous cell carcinoma
具有湿疣样外观的一种宫颈鳞状细胞癌。组织病理学表现为低倍镜下类似外阴湿疣或鲍恩病样。在早期浸润性病变中，上皮可能有角化，细胞具有特征性的非典型挖空细胞表现。

07.144　宫颈疣状鳞状细胞癌　cervical verrucous squamous cell carcinoma
一种分化很好的宫颈鳞状细胞癌。组织病理学表现为高度角化、起伏状、湿疣样表面，以膨胀性上皮脚的形式浸润下方间质，伴有推挤性边缘。由于该肿瘤有很厚的上皮层，表浅活检或细胞学检查可能低估该疾病的严重性。肿瘤细胞有丰富的胞质，核异型性轻微。尤其是无人乳头瘤病毒胞质改变（挖空细胞）。疣状癌切除后有局部复发的倾向，但不转移。与尖锐湿疣不同，疣状癌没有宽大的乳头、纤维血管轴心和挖空细胞。

07.145　宫颈鳞状移行细胞癌　cervical squamotransitional cell carcinoma
同时具有鳞状细胞和移行细胞，呈乳头状生长的罕见宫颈上皮恶性肿瘤。与对应的膀胱肿瘤无法鉴别。可能单独存在，也可能含有恶性鳞状成分。该肿瘤显示乳头状结构伴有纤维血管轴心，被覆复层类似于高级别鳞状上皮内病变/宫颈上皮内瘤变3级（HSIL/CIN3）的异型上皮。尚未发现该肿瘤与移行细胞化生有关。

07.146　宫颈淋巴上皮瘤样鳞状细胞癌　cervical lymphoepithelioma-like squamous cell carcinoma
一种伴有淋巴样间质、罕见的宫颈鳞状细胞癌。形态与鼻咽部的淋巴上皮癌相似。由未分化鳞状细胞组成界限欠清的上皮岛，位于致密淋巴细胞背景中。肿瘤细胞有一致的泡状核，伴有显著的核仁，中等量弱嗜酸性胞质。细胞边界不清，通常显示成群的合体样。与其他所有宫颈肿瘤一样，此癌可能大多与人乳头瘤病毒相关，p16染色阳性。有证据表明，此类肿瘤与疱疹病毒（EB病毒）无关。

07.147　宫颈腺癌　cervical adenocarcinoma
发生在宫颈的腺上皮肿瘤。大部分与高危型人乳头瘤病毒（HPV）感染相关，尤其与HPV18型感染相关，少部分为非HPV感染相关型。病变多起源于宫颈管内膜，根据分化方向及形态特征分为普通型腺癌、黏液腺癌、绒毛管状腺癌、宫颈内膜样癌等。其发生位置深，易出现跳跃式生长。早期临床症状不明显，易出现漏诊。

07.148　人乳头瘤病毒相关性宫颈腺癌　HPV associated endocervical adenocarcinoma
又称"宫颈普通型腺癌（usual type endocervical adenocarcinoma，UEA）"。是最常见的宫颈腺癌。约占所有宫颈腺癌的90%，几乎总是与高危型人乳头瘤病毒（HPV）有关。约80%的病例出现异常子宫出血和肿块，约50%的肿瘤呈外生性生长。少数病例有表面溃疡或弥漫浸润宫颈壁而导致桶状宫颈。组织病理学表现为肿瘤高至中度分化，结构复杂，由缺乏黏液的圆形或卵圆形腺体组成，形成筛状或乳头状结构。肿瘤性上皮显示特征性假复层结构，伴有增大、拉长和深染的细胞核，核分裂象位于胞质顶部（漂浮的核分裂），常见显著的大核仁和凋亡小体。

07.149　宫颈非特异性黏液癌　cervical non-specific mucinous carcinoma
一种浸润性黏液性腺癌，不能归入宫颈腺癌的任何一种特殊亚型。组织病理学表现为肿瘤细胞中含有中等至大量胞质内黏液，腺腔内也可出现明显的黏液，但缺乏胃型、肠型和（或）印戒细胞型等腺癌的特征。

07.150 宫颈胃型黏液腺癌 cervical gastric type mucinous adenocarcinoma

宫颈非特异性黏液癌的一种少见亚型。平均发病年龄为42岁，典型临床症状为阴道流血或黏液样物排出。组织病理学表现为肿瘤由黏液上皮构成，浸润宫颈管间质，腺体大小不一，形状不规则，可以融合成筛状结构，排列紊乱，腺体周围间质可以出现纤维结缔组织增生、炎症细胞浸润。肿瘤细胞胞质丰富、透明、淡染或嗜酸性，其发生大多与高危型人乳头瘤病毒（HPV）感染无关，因此HPV检测常呈阴性。近半数患者伴有波伊茨–耶格综合征（Peutz-Jeghers syndrome），并可检测到*STK Ⅱ*基因突变。与普通型相比，胃型黏液腺癌预后较差，侵袭性更强。

07.151 宫颈微偏腺癌 cervical minimal deviation adenocarcinoma, cervical MDA

宫颈胃型腺癌中高分化亚型。其发病率占宫颈腺癌的1%。典型的临床表现为阴道排出大量稀薄黏液伴不规则流血。由于细胞学、分子筛查不敏感，故诊断时多为晚期。组织病理学表现为肿瘤腺体衬覆分化极好的高柱状黏液上皮，但腺腔不规则，排列杂乱无章，浸润颈管壁深层大于8mm。治疗以手术、化疗为主，疗效及预后差。

07.152 宫颈肠型黏液腺癌 cervical intestinal type mucinous adenocarcinoma

显示肠型分化的一种宫颈黏液性腺癌。组织病理学大多数表现为肠型腺癌，局灶出现杯状细胞、嗜银颗粒和帕内特细胞。病灶中可能仅有局灶性肠型分化，其他方面为典型的黏液型上皮。肠型腺癌中检测到高危型人乳头瘤病毒。

07.153 宫颈印戒细胞型黏液腺癌 cervical signet-ring cell type mucinous adenocarcinoma

显示局灶或弥漫的印戒细胞分化的一种罕见宫颈黏液性腺癌。组织病理学表现为很多细胞伴有丰富黏液，位于扩张的胞质空泡内，使细胞核偏位（印戒细胞），p16可能阳性或阴性，取决于每个肿瘤的人乳头瘤病毒状态。

07.154 宫颈绒毛腺管状腺癌 cervical villo-glandular adenocarcinoma

又称"宫颈绒毛膜型腺癌"。宫颈腺癌的一种特殊类型。占宫颈腺癌的3.7%～4.8%，其病因不明确。临床表现多无特异性，部分表现为阴道不规则流血、性交时出血或阴道分泌物异常，宫颈外观大部分呈息肉样或湿疣样改变，也可表现为糜烂样。组织病理学表现为高分化结构，细胞异型性多为轻到中度。肿瘤的外生性部分显示绒毛呈分叶状，被覆高柱状上皮，细胞单层或复层排列，细胞质黏液少或无，可见核分裂象，但一般数量较少。通常仅有表浅浸润，但有些病例可能显示深部间质浸润。治疗以手术为主、放化疗为辅，整体预后较其他类型宫颈腺癌好。

07.155 宫颈子宫内膜样癌 cervical endometrioid carcinoma

宫颈发生的有子宫内膜样形态特征的腺癌。罕见，在所有宫颈腺癌中不到5%。此型癌与普通型腺癌有类似的形态学特征，导致某些研究中误认为发病率高。组织病理学表现类似于子宫体发生的子宫内膜样腺癌。最重要的鉴别诊断为从子宫体部蔓延而来的子宫内膜腺癌的子宫内膜样亚型。宫颈管的子宫内膜样腺癌通常呈p16弥漫强阳性，而子宫内膜来源肿瘤显示斑块状表达。在子宫内膜腺癌，这种阳性方式可能比较广泛，在某些病例中可多达80%肿瘤细胞阳性，但仅罕见/

偶见肿瘤弥漫性表达。罕见亚型可能分化极好。一些研究显示与普通型和黏液型相比，预后较好。

07.156 宫颈透明细胞癌 cervical clear cell carcinoma

宫颈腺癌中一种罕见的病理类型。约占宫颈腺癌的4%，部分病例与患者宫内暴露于己烯雌酚有关。发病年龄呈双高峰：15～29岁与40～54岁。早期临床表现为阴道异常流血及阴道排液。组织病理学表现与发生子宫与卵巢的同名肿瘤相似，可以呈管状囊性、乳头状及实性结构，肿瘤细胞由鞋钉样、扁平或透明细胞组成。透明细胞富含糖原，有时可见胞质内嗜酸性透明小球。大多数病例至少在局部可见高级别核异型性。采用以手术和放疗为主、化疗为辅的综合治疗方案，预后与宫颈鳞癌无统计学差异。

07.157 宫颈浆液性癌 cervical serous carcinoma

宫颈腺癌的一种罕见类型。肿瘤的组织病理学表现与发生在卵巢或子宫的浆液性腺癌相同，发生于年轻女性者可伴有人乳头瘤病毒感染，而发生于老年女性的浆液性癌则与*p53*基因突变相关。由于原发于宫颈的浆液性腺癌非常少见，诊断时一定要除外卵巢、输卵管及子宫原发浆液性腺癌播散至宫颈。血清CA125升高提示预后不良。

07.158 宫颈中肾管腺癌 cervical mesonephric adenocarcinoma

起源于宫颈管壁中肾管残件的腺癌。罕见，发病平均年龄为50岁。肿瘤与人乳头瘤病毒感染无关。典型临床表现为异常阴道流血。中肾管腺癌发生于宫颈侧壁的深部，常浸润宫颈壁的外1/3。组织病理学表现具有多种结构，包括管状腺体，被覆无黏液立方上皮，腔内含有嗜酸性、透明分泌物。

诊断时需与良性中肾管增生相鉴别（通常发现两者有联系）。

07.159 宫颈腺癌混合神经内分泌癌 cervical adenocarcinoma admixed with neuro-endocrine carcinoma

在不同类型的宫颈腺癌中显示神经内分泌分化的一种亚型。伴有小细胞癌和大细胞癌成分的肿瘤通常表现为阴道流血、宫颈肿块和（或）异常宫颈细胞学。小细胞癌可能产生如促肾上腺皮质激素等激素，导致相关的临床综合征。合并小细胞癌通常表现为大的、膨胀性和溃疡性肿块，可完全包绕宫颈，并浸润邻近器官。组织病理学表现为腺癌可能仅占肿瘤小部分，可能为原位腺癌或浸润癌。小细胞成分显示胞质稀少、染色质深染、核铸型（核镶嵌）、细颗粒状染色质和不显著的核仁。细胞可排列成实性片状、巢状或小梁状。大细胞成分显示中至大细胞，伴有中等至丰富的胞质，大的异型性核伴显著的大核仁。通常具有高度侵袭性，预后不良。

07.160 宫颈腺鳞癌 cervical adenosquamous carcinoma

宫颈恶性肿瘤的少见类型。多数与人乳头瘤病毒感染相关，早期临床表现为性交后阴道流血。组织病理学表现为肿瘤含有鳞癌和腺癌两种肿瘤成分。可出现淋巴、血行转移，肿瘤预后与肿瘤分化及临床分期相关。

07.161 宫颈毛玻璃细胞癌 cervical glassy cell carcinoma

宫颈腺鳞癌的一种特殊亚型。较为少见，与人乳头瘤病毒18型感染相关。晚期可有阴道异常流血。组织病理学表现为肿瘤细胞排列成实性巢片状，偶尔可以形成微小的腺管结构，肿瘤由大细胞组成，细胞膜清楚，胞质丰富，含有嗜酸性或嗜双色性的细颗粒状，呈毛玻璃状，个别细胞胞质内可见黏液，在癌巢周围常见大量嗜酸性粒细胞浸润，也是该肿瘤的特点之一，预后差。

07.162　宫颈神经内分泌肿瘤　cervical neuroendocrine tumor
一组具有神经内分泌分化的罕见宫颈恶性肿瘤。与高危型人乳头瘤病毒感染相关。根据肿瘤分化程度及细胞形态分为类癌、非典型类癌、小细胞癌和大细胞癌，临床以小细胞癌相对多见。其发病高峰年龄为40～49岁，临床表现主要为阴道流血，内生型多见，细胞学检查漏诊率及诊断难度高，预后差。

07.163　宫颈类癌　cervical carcinoid
发生于宫颈的罕见的低级别神经内分泌肿瘤。组织病理学为肿瘤细胞排列一致，呈器官样、条索状、岛状等，瘤细胞体积较小，无坏死表现，电镜下可见神经内分泌颗粒，整体预后较好。

07.164　宫颈不典型类癌　cervical atypical carcinoid
又称"宫颈非典型类癌"。宫颈类癌罕见的一个亚型。组织病理学表现为肿瘤组织结构及免疫组织化学表达类似于类癌，但其细胞核异型性程度增加，核分裂活跃，以及罕见区域出现坏死。其预后也与Ki-67增生指数相关，一般较类癌差。

07.165　宫颈小细胞神经内分泌癌　cervical small cell neuroendocrine carcinoma
宫颈神经内分泌肿瘤中最为常见的类型，属于高级别神经内分泌癌。占宫颈恶性肿瘤的1%～6.5%。组织病理学表现为单一的小细胞群，核卵圆形、深染，通常呈镶嵌样，胞质缺乏，常有大量核分裂和凋亡，广泛坏死。浸润淋巴、血管和神经。肿瘤中可有鳞癌或腺癌成分。免疫组织化学表达神经内分泌标志物嗜铬蛋白A（CgA）、突触素（Syn）、CD56，但也可能不表达任何神经内分泌标志物。甲状腺转录因子-1（TTF-1）蛋白通常阳性，对于肺原发肿瘤的鉴别毫无价值。其恶性程度高，早期容易发生远处转移，预后极差。

07.166　宫颈大细胞神经内分泌癌　cervical large cell neuroendocrine carcinoma
宫颈高级别神经内分泌癌中的少见类型。早期主要表现为接触性出血、阴道不规则流血或流液。组织病理学表现为弥漫性器官样、小梁状或条索状结构，胞质丰富，大核，显著核仁和核分裂活跃。可以存在局灶腺样分化。恶性程度很高，易早期发生血行或淋巴结转移，术后复发率和转移率均较高，预后差。

07.167　宫颈腺样基底细胞癌　cervical adenoid basal cell carcinoma
罕见的宫颈恶性肿瘤。发生率不超过宫颈恶性肿瘤的1%，主要集中于绝经后女性。常缺乏特异性临床表现，多在查体中发现。组织病理学表现为由基底样细胞形成分化好的小而圆的细胞巢，胞质稀少，类似皮肤的基底细胞癌。肿瘤细胞形成圆的细胞巢或条索状，浸润表浅宫颈间质。肿瘤细胞巢可含有充满坏死碎屑的中央囊性腔隙，巢中央也可见局灶腺样或鳞状分化。该肿瘤通常与鳞状上皮内病变或其他癌的亚型共存。行全子宫切除术，预后良好。

07.168　宫颈腺样囊性癌　cervical adenoid cystic carcinoma, cervical ACC
一类与唾液腺相应肿瘤组织学一致的宫颈恶性上皮性肿瘤。伴有上皮样细胞独特的生长方式，以筛状、小管和腺样排列，周围有不等量的黏液和丰富的透明变性基底膜样细胞外基质围绕，肿瘤细胞可见衬覆导管上皮和肌上皮分化特征。

07.169　宫颈未分化癌　cervical undifferenti-ated carcinoma
缺乏任何特异分化的宫颈癌。组织病理学表现为由成片细胞组成，无任何鳞状或腺样分化的证据，在宫颈罕见。

07.170　宫颈恶性间叶性肿瘤　cervical malignant mesenchymal tumor
发生于宫颈部位的恶性间叶源性肿瘤。包括宫颈平滑肌肉瘤、横纹肌肉瘤、尤因肉瘤、腺泡状软组织肉瘤、恶性外周神经鞘瘤、脂肪肉瘤等。恶性度高，预后较差。

07.171　宫颈平滑肌肉瘤　cervical leiomyo-sarcoma
发生于宫颈的平滑肌起源的一种最常见的恶性肿瘤。宫颈原发肉瘤占宫颈恶性肿瘤的1%。肿瘤可以形成息肉状肿物，突入宫颈管和阴道腔，可在正常黏膜表面形成溃疡。切面通常平坦、呈白色或灰白色、质软或"肉样"。黏液样亚型通常呈胶样。与周围宫颈间质的边界欠清或呈明显浸润。组织病理学表现与发生于子宫的平滑肌肉瘤相似，典型肿瘤由梭形肿瘤细胞组成，亚型包括显著黏液样基质或上皮样细胞。免疫组织化学显示平滑肌标志物，如平滑肌肌动蛋白（SMA）、结蛋白和重型钙调蛋白结合蛋白（h-caldesmon）。

07.172　宫颈横纹肌肉瘤　cervical rhabdomyo-sarcoma
发生于宫颈的一种少见的、起源于具有分化为骨骼肌潜能的胚胎间质高度恶性肿瘤。可分为胚胎型、腺泡型和未分化型3种。多发生于儿童及青少年，91%为胚胎型。主要临床表现为不规则阴道流血及宫颈息肉样肿物。胚胎性横纹肌肉瘤组织病理学表现为息肉状肿瘤，由小圆形或梭形细胞组成，核深染，伴有肿瘤细胞上皮下致密聚集现象（生发层）。可发现不同程度的骨骼肌分化。多达50%的肿瘤中可见软骨结节，肿瘤细胞表达结蛋白阳性（胞质）和成肌蛋白阳性（细胞核）。治疗多采用手术联合化疗。

07.173　宫颈尤因肉瘤　cervical Ewing sarcoma
又称"宫颈原始神经外胚层肿瘤（primitive neuroectodermal tumor of cervix，PNET of cervix）"。一种发生于宫颈的由形态一致、密集排列的小圆细胞构成的恶性肿瘤。原发于宫颈的尤因肉瘤罕见，组织病理学表现同其他部位的同名肿瘤。肿瘤生长迅速、恶性程度高、侵袭性强、死亡率高、预后极差，尚无标准治疗方案，常采用新辅助化疗+彻底手术+辅助放化疗。

07.174　宫颈腺泡状软组织肉瘤　cervical alveolar soft-part sarcoma, cervical ASPS
一种发生于宫颈的罕见的软组织肉瘤。仅见个案报道。其症状出现早，表现为息肉或黏膜下结节。组织病理学表现为大多肿瘤有特征性的腺泡状生长方式，显示巢状肿瘤细胞，中央细胞失去黏附性，免疫组织化学染色肿瘤细胞核可呈转录因子E3（TFE3）阳性表达。该疾病无广泛认可的分期及标准治疗方案，既往研究多采用根治性手术治疗，较其他部位软组织肉瘤预后好。

07.175　宫颈恶性外周神经鞘瘤　cervical malignant peripheral nerve sheath tumor, cervical MPNST
发生于宫颈的神经鞘分化的恶性肿瘤。罕见，可表现为不规则出血。组织病理学表现为经典型宫颈恶性外周神经鞘瘤由核分裂活跃的梭形细胞组成，束状生长，通常细胞丰富和细胞稀疏区域交替。约50%的病例表达S-100。多达50%的恶性外周神经鞘瘤源于神经纤维瘤病1型（NF1）。但未见伴有NF1的报道，预后似乎优于其他软组织肿瘤。仅有罕见病例转移。

07.176　宫颈脂肪肉瘤　cervical liposarcoma
原发于宫颈的罕见的脂肪肉瘤。组织病理学表现同软组织脂肪肉瘤，也可分为非典型脂肪瘤样脂肪肉瘤、黏液样脂肪肉瘤、去分化脂肪肉瘤和多形性脂肪肉瘤。

07.177　宫颈继发恶性肿瘤　cervical secondary malignant neoplasm
由其他器官原发恶性肿瘤转移至宫颈的肿瘤。临床罕见。可来自于乳腺癌、胃癌、结肠癌及卵巢癌等，治疗方案参考原发恶性肿瘤。

07.03.04　宫颈瘤样病变

07.178　宫颈瘤样病变　cervical tumor-like lesion
发生于宫颈的、非肿瘤性增生形成的瘤样肿块。临床及病理表现均与肿瘤特别是恶性肿瘤相似。包括宫颈术后梭形细胞结节及宫颈淋巴瘤样病变。

07.179　宫颈术后梭形细胞结节　cervical postoperative spindle cell nodule
宫颈瘤样病变的一种。发生于下泌尿生殖道手术2.5～12周（平均6周）后，查体可见软的息肉状肿块。组织病理学表现为病变边界清楚或不清楚，由一致的胖梭形细胞排列成相互交叉的束状，并有精细的小血管网络和慢性炎细胞。细胞具有丰富的嗜酸性或双嗜性胞质。常有表面溃疡伴急性炎症。核分裂象可能很多。可以出现水肿、出血和含铁血黄素沉积。无须特殊治疗，预后良好。

07.180　宫颈淋巴瘤样病变　cervical lymphoma-like lesion
又称"宫颈假性淋巴瘤（cervical pseudo-lymphoma，CPL）"。属于相对少见的发生于宫颈的良性淋巴组织反应性增生性病变。易误诊为恶性淋巴瘤而过度治疗。好发于育龄女性，可表现为阴道不规则出血、接触性出血、盆腔炎等。组织病理学可见成片的淋巴样大细胞（较常见）或形成模糊结节（罕见），在上皮下呈条索样浸润，蔓延至宫颈腺体下方。浸润成分包括数量不等的中心细胞、中心母细胞、免疫母细胞和可染小体巨噬细胞的混合。成熟淋巴细胞、浆细胞和中性粒细胞亦可见（多型性浸润，即多种类型炎症细胞浸润）。周围可发现急性、慢性或滤泡状宫颈炎。免疫组织化学发现 B 细胞和 T 细胞的混合及多克隆浆细胞。一般无须特殊治疗，预后良好。

07.03.05　宫颈混合性上皮-间叶肿瘤

07.181　宫颈腺肌瘤　cervical adenomyoma
由宫颈内膜腺体与平滑肌间质混合组成的良性肿瘤。好发于年轻女性，病程进展较慢。临床主要症状为下腹坠痛，阴道排液增多、阴道接触性出血等。瘤体较大时可有下尿路或直肠压迫症状。药物治疗效果较差，常根据病变部位行肿块切除或宫颈锥切。肿瘤大体边界清楚，息肉状外观。组织病理学表现类似于宫体肿瘤，但上皮成分常为宫颈内膜型腺体。此外，不规则形状的腺体可突向腔内，形成乳头状结构，并可在裂隙状结构周围绕小腺体而形成小叶状外观。少部分病例腺体成分呈子宫内膜样和输卵管样分化。

07.182 宫颈腺肉瘤 cervical adenosarcoma
一种由良性或有轻度不典型性腺上皮成分与低度恶性间质成分组成的宫颈肿瘤。其临床表现无明显特异性，主要为阴道异常出血和腹痛。体重指数高、雌激素的高表达等是其高危因素。组织病理学表现为良性或具有轻度非典型的米勒上皮腺体均匀分布于肿瘤中，部分呈叶状或囊状外观。腺体通常被覆宫颈型上皮，可伴有鳞状化。腺体周围围绕富细胞性间质，形成腺体周围袖套状及腔内息肉样突起。间质通常为低度恶性表现，类似于子宫内膜间质肉瘤，伴有多少不等的核分裂象。少数病例可出现肉瘤样过度生长，表现为纯粹的高级别肉瘤成分至少占肿瘤的25%。罕见情况下，

肿瘤可能在宫颈内形成多灶性病变，也可能同时累及宫颈和宫体。主要采用手术治疗，长期随访也非常重要。

07.183 宫颈癌肉瘤 cervical carcinosarcoma
又称"宫颈恶性米勒混合瘤（cervical malignant mixed Müllerian tumor）"。一种混合上皮与间叶成分的米勒源性的宫颈恶性肿瘤。与子宫发生者不同，宫颈肿瘤常伴有人乳头瘤病毒感染。最常发生于绝经后女性，主要临床症状为宫颈肿瘤及阴道流血。组织病理学表现为上皮与间叶两种成分：上皮成分一般类似于宫颈原发的上皮肿瘤（基底样鳞状细胞癌、腺样囊性癌、腺样基底细胞癌）；间质成分常为同源性分化（纤维肉瘤、子宫内膜样间质肉瘤）。治疗多采用手术联合化疗和放疗，预后较其他部位癌肉瘤差。

07.03.06 宫颈黑色素细胞瘤

07.184 宫颈黑色素细胞瘤 cervical melano-cytic tumor
一种来源于黑色素细胞的宫颈肿瘤。原发于宫颈者少见。组织类型可以是良性的蓝痣，也可以是恶性黑色素瘤。

07.185 宫颈蓝痣 cervical blue nevus
宫颈最为常见的良性色素性病变。多于全子宫或宫颈切除标本中偶然发现。组织病理学表现为在宫颈黏膜上皮下可见不规则分布的梭形或树枝状含色素的细胞成分。宫颈蓝痣多表现为梭形细胞的普通型蓝痣，恶变倾向低，手术切除效果好。应注意与恶性黑色素瘤相鉴别。

07.186 宫颈恶性黑色素瘤 cervical malig-nant melanoma
一种来源于黑色素细胞的宫颈恶性肿瘤。原发于宫颈的少见，主要发生于外阴和阴道。临床多表现为阴道分泌物增多、不规则阴道流血。查体可见宫颈有棕黑色或蓝黑色结节状、息肉状或菜花状病灶，易溃烂出血伴恶臭。组织病理学表现与皮肤等其他部位发生的恶性黑色素瘤相似，细胞形态多样，上皮样至梭形细胞。色素多少不等。50%的病例累及病变上方宫颈上皮的基底层（所谓的交界区活性），并可能在上皮内横向扩散。若缺乏交界区的表现，应考虑为转移性黑色素肿瘤的可能。预后差。

07.03.07 宫颈生殖细胞肿瘤

07.187 宫颈生殖细胞肿瘤 cervical germ cell tumor
发生于宫颈的生殖细胞肿瘤。临床罕见，主要为宫颈卵黄囊瘤，恶性程度高，生长迅速，

应积极行手术及化学治疗。

07.188　宫颈卵黄囊瘤　cervical yolk sac tumor
又称"宫颈内胚窦瘤（endodermal sinus tumor of cervix）"。由原始生殖细胞或多能胚细胞向胚外的中内胚层分化而来的宫颈恶性肿瘤。多发生于儿童及青年人，表现为阴道流液及流血。宫颈原发性卵黄囊瘤与卵巢的同名肿瘤显示相同的组织学特征。恶性程度高，生长迅速，易早期转移。

07.04　子宫肿瘤

07.189　子宫肿瘤　uterine tumor
发生于子宫的肿瘤。良性主要包括子宫肌瘤、子宫血管平滑肌瘤；恶性主要包括子宫内膜癌、子宫肉瘤、子宫恶性中胚叶混合瘤（癌肉瘤）等。

07.190　子宫体恶性肿瘤　corpus carcinoma, malignant tumor of uterine corpus
又称"子宫体癌"。发生于子宫体的恶性肿瘤。包括子宫内膜癌和子宫肉瘤等。其中90%为子宫内膜癌，因此在临床上称子宫体恶性肿瘤通常是指子宫内膜癌。

07.04.01　子宫上皮性肿瘤及前驱病变

07.191　子宫内膜增生　endometrial hyperplasia
子宫内膜过度增生的状态。根据子宫内膜组织结构和细胞学异常情况分为子宫内膜不伴不典型增生和子宫内膜不典型增生。仅不典型增生是癌前病变。子宫内膜增生对雌激素有依赖性，育龄期女性的子宫内膜增生经刮宫和孕激素类药物治疗后，多数病变可退缩，少数病变持续，极少数病变缓慢发展为子宫内膜样癌。

07.192　子宫内膜不伴不典型增生　endometrial hyperplasia without atypia
又称"良性子宫内膜增生（benign endometrial hyperplasia）"，曾称"子宫内膜不伴不典型单纯性增生（simple non-atypical endometrial hyperplasia）""子宫内膜不伴不典型复杂性增生（complex non-atypical endometrial hyperplasia）"。子宫内膜腺体过度增生，伴腺体大小和形态的不规则，腺体和间质比例增加，无显著细胞异型性的一种子宫内膜增生。进展为高分化的子宫内膜癌的风险为1%～3%。与无拮抗的雌激素刺激相关。

07.193　子宫内膜不典型增生　endometrial atypical hyperplasia, EAH
又称"子宫内膜样上皮内瘤变（endometrioid intraepithelial neoplasia, EIN）"。子宫内膜增生伴有细胞不典型的状态。子宫内膜腺体增生明显超过间质增生，增生子宫内膜腺上皮细胞形态明显不同于周围子宫内膜或病变区域内腺体比例超过间质。组织病理学表现为管状或分支腺体排列拥挤，伴有细胞学改变，仅有少量间质分隔。病变常呈多灶分布，多见于围绝经期女性，1/4～1/3的病例在手术后或1年内被诊断为子宫内膜癌。

07.194　子宫内膜癌　endometrial carcinoma
原发于子宫内膜的一组上皮性恶性肿瘤。以来源于子宫内膜腺体的腺癌最为常见。为女性生殖道三大恶性肿瘤之一。多见于老年女性，主要表现为绝经后阴道流血。治疗采用以手术为主的综合治疗，因多在早期发现，预后较好。

07.195　Ⅰ型子宫内膜癌　type Ⅰ endometrial

carcinoma

又称"雌激素依赖型子宫内膜癌（estrogen-dependent endometrial carcinoma）"。发病与较高水平的雌激素长期作用相关的一种多见的子宫内膜癌。均为子宫内膜样癌患者较年轻，常伴有肥胖、高血压、糖尿病、不孕或不育及绝经延迟，或无排卵性疾病等。肿瘤分化较好，雌孕激素受体阳性率高，预后好。*PTEN*基因失活和微卫星不稳定是常见的分子事件。

07.196　Ⅱ型子宫内膜癌　type Ⅱ endometrial carcinoma

又称"非雌激素依赖型子宫内膜癌（estrogen-independent endometrial carcinoma）"。发病与雌激素无明确关系的一种子宫内膜癌少见类型。如子宫内膜浆液性癌、透明细胞癌、癌肉瘤等。多见于老年女性，肿瘤恶性程度高，分化差，雌孕激素受体多阴性或低表达，预后不良。*p53*基因突变和人表皮生长因子受体-2（*HER2*）基因过度表达为常见分子事件。

07.197　子宫内膜样癌　endometrioid carcinoma

具有子宫内膜样分化的子宫内膜癌。属于Ⅰ型子宫内膜癌。多表现为绝经后阴道流血。多囊卵巢、分泌雌激素的卵巢肿瘤、初潮早、绝经晚、未育、肥胖、高血压、糖尿病等均是高危因素。组织病理学表现呈腺管、乳头或部分实性生长，腺体结构复杂、分支拥挤，多分化较好。间质浸润是区分高分化子宫内膜样癌与子宫内膜不典型增生的关键。

07.198　鳞状分化子宫内膜样癌　squamous differentiation endometrioid carcinoma

伴有局灶鳞状分化的子宫内膜样癌。25%～50%的子宫内膜样腺癌伴有局灶鳞状分化。组织病理学表现为角化珠、间桥或巢片状瘤细胞，瘤细胞可呈多角状边界，胞质丰富，呈嗜酸性，细胞膜清晰。鳞化可位于腺体与间质交界处，也可呈桑葚样位于腺腔内。鳞化不影响肿瘤的分级及预后。

07.199　绒毛管状子宫内膜样癌　villoglandular endometrioid carcinoma

又称"乳头状子宫内膜样癌（papillary endometrioid carcinoma）"。子宫内膜样癌的变异型。镜下可见细长有纤维血管轴心的乳头状结构为主要特征，乳头被覆分化较好的立方状或矮柱状细胞，核异型性小，分裂象少，肿瘤分化较好，此型预后好。

07.200　分泌性子宫内膜样癌　secretory endometrioid carcinoma

子宫内膜样癌的变异型。非常少见，组织病理学表现为肿瘤细胞呈柱状，胞质中出现核下或核上糖原空泡，类似于分泌期子宫内膜腺体。多数见于绝经后女性，少数见于较年轻或用孕激素治疗的女性。典型的伴有分泌改变的子宫内膜样癌几乎总是高分化癌。预后较好。

07.201　子宫黏液性癌　uterine mucinous carcinoma

又称"子宫内膜黏液性腺癌（endometrial mucinous adenocarcinoma）"。子宫内膜癌的一种。肿瘤细胞50%以上由胞质内充满黏液的细胞组成，大多腺体结构分化良好。肿瘤切面可呈胶样或黏液样。*KRAS*基因突变率高。组织病理学表现为黏液癌倾向于排列成腺样或绒毛腺性结构，衬覆一致的黏液柱状上皮，复层排列轻微。黏液表现为嗜碱性小球，或为稍淡染的颗粒状胞质，黏液卡红染色和CEA检查阳性。常见鳞状分化。核有轻至中度非典型性，有丝分裂活性低。肌层浸润一般仅限于内1/2。临床分期早，分化好，预后相对好。

07.202　浆液性子宫内膜上皮内癌　serous endometrial intraepithelial carcinoma, SEIC

子宫内膜表面或内膜腺体上皮被浆液性癌细胞替代，但不浸润周围间质、肌层及脉管的一种子宫内膜癌。组织病理学表现为息肉表层上皮及腺体上皮细胞被核大、异型明显的细胞所替代，免疫组织化学染色p53阳性。常发生于子宫内膜息肉或萎缩子宫内膜腺体上皮，可通过宫腔–输卵管路径发生播散种植，1/3～2/3的患者预后凶险。即使缺乏明确的间质浸润，这种癌细胞也可脱落并发生子宫外广泛转移。

07.203　子宫浆液性癌　uterine serous carcinoma

Ⅱ型子宫内膜癌的一种。与*p53*基因突变相关。多见于绝经后女性，绝经后出血是最常见的症状。与雌激素刺激无关。吸烟或输卵管结扎后，组织病理学表现为复杂的乳头状结构是其典型的特征，有时也可出现实性生长和腺性结构，衬覆于乳头纤维血管轴心的上皮细胞胞质稀少、核大，有非典型性，核仁显著。由于细胞顶部边缘不整齐，腔面常呈扇贝样或破损，可见大量核分裂象。肿瘤浸润肌层时，常形成裂隙状腺体。免疫组织化学染色肿瘤细胞呈现p53突变型表达（弥漫阳性或全阴性表达）。属于高度恶性，预后差。

07.204　子宫透明细胞癌　uterine clear cell carcinoma

Ⅱ型子宫内膜癌的一种。临床主要表现为绝经后出血，好发于60岁年龄组。组织病理学表现为肿瘤细胞呈多角形或鞋钉样，胞质透明，少数为嗜酸性，排列成管囊状、乳头状，或呈实性结构，乳头一般短而分支，间质透明变，核异型显著，可见大小不等的核仁。核分裂象一般多见。约2/3的病例可见胞外致密的嗜酸性小球或透明小体。透明细胞一般

发生于萎缩性子宫内膜背景中或子宫内膜息肉中。免疫组织化学染色显示雌激素受体（ER）、孕激素受体（PR）阴性，p53也较少表达，但多数细胞表达人肝细胞核因子-1β（HNF-1β）。预后较子宫内膜样癌差。

07.205　子宫神经内分泌肿瘤　uterine neuro-endocrine tumor

具有神经内分泌细胞分化的一组异质性子宫肿瘤。原发于子宫内膜组织者较为少见，不足子宫内膜癌的1%。多见于绝经后老年女性。依据肿瘤的组织形态及生物学行为分为低级别神经内分泌肿瘤与高级别神经内分泌癌。一些病例检测到4号、8号、10号染色体多倍体。

07.206　子宫低级别神经内分泌肿瘤　uterine low-grade neuroendocrine tumor

显示神经内分泌分化和器官样分化的低级别子宫肿瘤。子宫原发少见，包括类癌和非典型类癌，主要类型是类癌。罕见，可产生肽类激素，引起低血糖、肌无力、库欣综合征等类癌综合征。

07.207　子宫类癌　uterine carcinoid

子宫低级别神经内分泌肿瘤中经典的一种组织学类型。但原发于子宫内膜者罕见。组织病理学表现与发生在其他部位的类癌相同。肿瘤细胞胞质丰富，有特征性颗粒状染色质，生长方式为器官样、巢状、岛状或小梁状。免疫组织化学染色显示肿瘤细胞至少表达一种神经内分泌标志物。根据特拉维斯（W. D. Travis）分类标准，典型类癌特点是细胞核异型性不明显，特别是无核分裂象和坏死，具有神经内分泌结构，经电镜和免疫组织化学染色可见神经内分泌表型。

07.208　子宫高级别神经内分泌癌　uterine high-grade neuroendocrine carcinoma

由高度恶性肿瘤细胞组成的一种子宫神经内分泌肿瘤。根据细胞大小及形态分为小细胞和大细胞两型。以小细胞型更为常见，属于高度恶性。临床表现以不规则阴道流血多见。

07.209 子宫小细胞神经内分泌癌 uterine small cell neuroendocrine carcinoma

子宫高级别神经内分泌癌的一种类型。平均发病年龄为60岁。组织病理学表现类似于肺小细胞癌，由黏附性差的卵圆形细胞构成，染色质浓缩，胞质稀少。常见铸型核、大量核分裂象、坏死和凋亡小体。排列方式包括弥漫生长、小梁状、巢状或出现菊形团结构，肿瘤细胞可表达神经内分泌标志物，Ki-67增生指数高。高度恶性，预后差。

07.210 子宫大细胞神经内分泌癌 uterine large cell neuroendocrine carcinoma

子宫高级别神经内分泌癌的一种类型。平均发病年龄为55岁。组织病理学表现为肿瘤排列成边界清楚的巢状、梁状或索状，周边细胞呈栅栏状排列。细胞大，多角形，核空泡状或深染，可见单个显著核仁，有丝分裂活跃，可见广泛的地图状坏死，肿瘤细胞至少表达一种或多种神经内分泌标志物。属于高度恶性肿瘤，预后差。

07.211 子宫内膜混合性腺癌 endometrial

mixed adenocarcinoma

包含两种或多种组织学类型，其中至少一种是 Ⅱ 型子宫内膜癌的子宫内膜癌。最常见的是子宫内膜样癌与浆液性癌的组合。预后与其中高级别癌相关。

07.212 子宫内膜未分化癌 endometrial undifferentiated carcinoma

不具有任何分化的子宫内膜癌。高度恶性肿瘤，个别病例伴有林奇综合征。其特点是肿瘤缺乏明显的分化特征。组织病理学表现为肿瘤细胞缺乏黏附性，成片排列，无任何明显的巢状或小梁状及腺样结构，肿瘤细胞大小相对一致，小至中等大小，形似淋巴瘤、浆细胞瘤、高级别子宫内膜间质肉瘤或小细胞癌。核染色质一般浓染。几乎全部由实性结构组成，癌细胞的非典型性显著，核分裂数多，部分病例可出现黏液样基质。肿瘤内常有大量淋巴细胞浸润。预后差。

07.213 子宫内膜去分化癌 endometrial dedifferentiated carcinoma

40%未分化癌同时含有高中分化的子宫内膜癌。含有分化程度非常不同的两种成分，即分化好的内膜样癌和未分化癌。组织病理学表现为分化较好的子宫内膜样成分多位于靠近宫腔的浅表层，而未分化癌成分多位于其下方。

07.04.02 子宫内膜瘤样病变

07.214 子宫内膜瘤样病变 endometrial tumorlike lesion

子宫内膜发生的类似肿瘤的良性病变。

07.215 子宫内膜息肉 endometrial polyp

多位于子宫内膜表层的一种良性、局灶腺体与间质增生性病变。可发生于任何年龄，但以围绝经期多见。多为单发，也可多发。部分患者有他莫昔芬治疗病史。组织病理学表现为息肉内的腺体和间质均发生改变，管状腺体可结构简单、有分支或囊性扩张，内衬静止或增殖期上皮，偶可出现灶性增生或癌。

07.216 子宫内膜化生 endometrial metaplasia

子宫内膜内一种分化成熟的细胞被另一种分化成熟的细胞所替代的过程。组织病理学表现为化生组织在细胞质、核和（或）结构上与正常子宫内膜腺体不同（阿-斯反应）。常见组织类型包括乳头状合胞体化生、嗜酸性化生和纤毛细胞化生、黏液化生、鞋钉样化生、鳞状化生、分泌型化生和乳头状化生。本身并无预后意义。

07.217　子宫内膜阿-斯反应　endometrial Arias-Stella reaction

当发生妊娠、妊娠滋养细胞肿瘤，或是使用促性腺激素及高孕激素治疗时，子宫内膜腺体中的上皮细胞出现的类似于肿瘤的反应性表现。组织病理学表现为病变的子宫内膜腺体拥挤，内衬细胞胞质丰富、透明，为嗜酸性，细胞核大，形状不规则，染色质污秽或呈空泡状。常见鞋钉细胞和腔内细胞簇，还可能见到结构简单的狭长乳头状突起，核分裂象罕见。

07.218　子宫内膜淋巴瘤样病变　endometrial lymphoma-like lesion

一种子宫内膜炎过度反应的病变类型。好发于生育期女性。组织病理学表现为病变一般表浅，不形成肿块。病变内膜中有致密的淋巴样细胞浸润，以具有免疫母细胞样特征的大细胞为主，有时形成边界不清的淋巴样细胞聚集灶并可见核分裂象，或形成生发中心。因慢性炎症持续强烈的刺激所导致的子宫内膜淋巴组织大量弥漫性反应性增生性病变，由于其增生组织中往往可见"异型"淋巴细胞且免疫组织化学不易判断，易误诊为恶性淋巴瘤。这一病变更常见于宫颈。

07.04.03　子宫间叶性肿瘤

07.219　子宫间叶性肿瘤　uterine mesenchymal tumor

起源于子宫间叶组织的一组良性及恶性肿瘤。是从中胚层组织衍化而来或向中胚层起源组织分化的肿瘤，主要包括平滑肌肿瘤、子宫内膜间质肿瘤和混合米勒管肿瘤等。

07.220　子宫肌瘤　uterine fibroid, uterine myoma, hysteromyoma

全称"子宫平滑肌瘤（uterine leiomyoma）"。子宫平滑肌组织增生而形成的良性肿瘤。含有少量纤维结缔组织，是女性生殖器官中最常见的良性肿瘤。多见于30～50岁女性，多无症状。组织病理学表现为单克隆平滑肌细胞增生并与其间少量结缔组织形成肿瘤。切面呈编织状或旋涡状结构，质硬，色灰白，与周围结缔组织界限清楚，形成假包膜。胶原沉积可导致显著透明变，钙化罕见，可伴有梗死性坏死。按其生长部位分为宫体肌瘤和宫颈肌瘤，宫体肌瘤多见；按肌瘤与子宫内膜、肌壁和浆膜的关系分为肌壁间肌瘤、浆膜下肌瘤、黏膜下肌瘤三种。

07.221　子宫肌壁间肌瘤　uterine intramural myoma

位于子宫肌层内、周围均被肌层包绕的最常见的一种子宫肌瘤。占子宫肌瘤的60%～70%。小肌瘤不引起子宫外形改变，较大肌瘤可使子宫增大，质地不均，子宫表面隆起，也可向宫腔内突出。

07.222　子宫浆膜下肌瘤　uterine subserous myoma

向子宫浆膜面生长并突出、表面仅由浆膜覆盖的一种子宫肌瘤。占子宫肌瘤的20%～30%。可形成带蒂的浆膜下肌瘤，当蒂部扭转断裂，肌瘤脱落至腹腔形成游离性肌瘤或粘连于大网膜或肠系膜成为寄生肌瘤。

07.223 子宫阔韧带肌瘤 uterine intrabroad-ligamentous myoma

位于宫体向侧旁生长至阔韧带前后叶之间的一种子宫浆膜下肌瘤。

07.224 子宫寄生肌瘤 uterine parasitic myoma

当子宫浆膜下肌瘤蒂部扭转断裂，肌瘤脱落至腹腔形成游离性肌瘤或粘连于大网膜或肠系膜形成的肌瘤。

07.225 子宫黏膜下肌瘤 uterine submucous myoma

向子宫黏膜面生长、突出于宫腔、表面仅由黏膜覆盖的一种子宫肌瘤。多为单个性，占子宫肌瘤的10%~15%。易形成带蒂的黏膜下肌瘤，在宫腔内犹如异物，引起子宫收缩并可使肌瘤经宫颈排入阴道，成为悬吊于阴道内的黏膜下肌瘤。此时可由于瘤蒂部供血不足，肌瘤表面发生坏死并伴有感染、溃疡和出血。

07.226 国际妇产科联盟子宫肌瘤分类 International Federation of Gynecology and Obstetrics classification of uterine fibroid, FIGO classification of uterine fibroid

国际妇产科联盟（FIGO，2011）对子宫肌瘤进行的分类。分为9型：0型，完全位于宫腔内的黏膜下肌瘤；1型，肌瘤大部分位于宫腔内，肌瘤位于肌壁间的部分≤50%；2型，肌壁间突向黏膜下的肌瘤，肌瘤位于肌壁间的部分＞50%；3型，肌瘤完全位于肌壁间，但其位置紧贴黏膜；4型，肌瘤完全位于肌壁间，既不突向浆膜层，又不突向黏膜层；5型，肌瘤突向浆膜，但位于肌壁间部分≥50%；6型，肌瘤突向浆膜，但位于肌壁间部分＜50%；7型，有蒂的浆膜下肌瘤；8型，其他类型（特殊部位如宫颈、阔韧带肌瘤）。

07.227 子宫肌瘤变性 degeneration of uterine fibroid

子宫肌瘤失去原有典型结构的现象。子宫肌瘤变性较常见，见于约63%的病例，变性的类型也较多，最常见的是玻璃样变性。肌瘤越大越容易发生变性，且在同一个肿瘤中可以出现多种形式的变性。变性的发生与多种因素有关，如缺血和激素的影响。

07.228 子宫肌瘤玻璃样变性 hyaline degeneration of uterine fibroid

又称"子宫肌瘤透明变性"。子宫肌瘤最常见的变性类型。占肌瘤变性的63%。切面可见凹凸肌瘤结节中有灰白色光滑的凹陷区，无编织样结构，似鹅卵石样外观，可以呈局灶性或累及肿瘤的大部分。组织病理学表现为平滑肌细胞结构消失，被胶原纤维取代，呈现均匀粉红色无结构区域。

07.229 子宫肌瘤囊性变 cystic degeneration of uterine fibroid

子宫肌瘤玻璃样变继续发展，肌细胞坏死液化形成囊腔的一类肌瘤变性类型。此时子宫肌瘤变软，很难与妊娠子宫或卵巢囊肿区别。镜下见囊腔由玻璃样变的肌瘤组织构成，内壁无上皮覆盖。

07.230 子宫肌瘤红色变性 red degeneration of uterine fibroid

多见于妊娠期或产褥期的一种特殊肌瘤变性类型。常伴有疼痛和发热，偶见自发性穿孔。大体呈深粉红色或红色，似半熟的牛肉，质软，编织结构消失，可伴有钙化。组织病理学表现为肿瘤细胞核消失，胞质存在，可见血管扩张及广泛出血。

07.231 子宫肌瘤肉瘤变 sarcomatous change of uterine fibroid

子宫平滑肌细胞异常增生、细胞有异型性、

核分裂象易见的一类肌瘤变性。仅有少数平滑肌瘤恶变为平滑肌肉瘤，一般认为发生率 <0.50%。恶变后失去原有的编织状和席纹状结构，呈灰白色或灰红色均质，似鱼肉样改变，质软而脆，严重时伴有出血和坏死，周围部分仍可保留编织状结构。

07.232　子宫肌瘤钙化　calcification of uterine fibroid

子宫肌瘤玻璃样变性的最终阶段。切面可见白色钙化灶。常见于血液供应差的有蒂浆膜下肌瘤、病程较长的肌瘤、绝经后女性或子宫动脉栓塞后。钙化灶常稀少而分散，偶尔非常明显，肌瘤坚硬如石。

07.233　子宫富于细胞性平滑肌瘤　uterine cellular leiomyoma

细胞比子宫肌层和普通平滑肌瘤明显丰富的一种子宫肌瘤组织类型。组织病理学表现为高度富于细胞的肿瘤在低倍镜下可类似于子宫内膜间质肿瘤，细胞弥漫排列（常见于中心部位）或呈束状（外周）。常见厚壁血管和裂隙样间隙。瘤细胞胞质稀少，缺乏核非典型性，核分裂象罕见。无细胞核非典型性，常不规则局灶延伸至邻近的肌层。肿瘤边界一般不规则，与周围肌壁组织融合在一起。有可能见到灶性正常细胞的平滑肌瘤。

07.234　子宫伴奇异形核平滑肌瘤　uterine leiomyoma with bizarre nucleus

普通平滑肌瘤背景中出现奇异形核细胞的一种子宫平滑肌瘤组织类型。组织病理学表现为可见明显的多形性细胞，核深染、奇异形，常见假包涵体，非典型细胞呈局灶性、多灶性或弥漫性分布。大体观与普通的平滑肌瘤无明显区别。此型平滑肌瘤的生物学行为呈良性，但也有少数复发。

07.235　子宫核分裂活跃平滑肌瘤　uterine

mitotically active leiomyoma

常位于黏膜下，有时与激素治疗有关的一种子宫良性平滑肌瘤。一般见于生育期女性。核分裂指数达到（5～20）个/10HPF，无瘤细胞凝固性坏死或细胞不典型性。部分病例富于细胞并可见灶性奇异形核。

07.236　子宫水肿性平滑肌瘤　uterine hydropic leiomyoma

有显著的区带性水肿，也可能见到透明变区域的一种子宫良性平滑肌瘤。组织病理学表现为水肿和透明变的存在可导致瘤细胞排列成纤细束状。肿瘤常富于血管，当出现广泛水肿性改变时，可形成特征性的结节状结构。

07.237　子宫卒中性平滑肌瘤　uterine apoplectic leiomyoma

又称"子宫出血性富于细胞性平滑肌瘤（uterine hemorrhagic cellular leiomyoma）"。以出血和囊性变为特征的一种子宫平滑肌瘤组织类型。与口服激素类避孕药或妊娠有关，腹痛是最常见的症状。组织病理学表现为平滑肌瘤中出现大片出血性梗死，其周围有富于细胞区围绕，常伴有核分裂象增多，有时还伴有黏液样变。如果病变早期仅有单个细胞凋亡，在晚期阶段则可能出现透明变和（或）组织丢失区。

07.238　子宫脂肪平滑肌瘤　uterine lipomatous leiomyoma

子宫平滑肌成分中含有单个或成群的脂肪细胞的一种子宫平滑肌瘤组织类型。一些肿瘤可呈软骨样外观或类似脂肪瘤。平滑肌瘤中还可见到其他成分，如软骨、横纹肌和棕色脂肪。

07.239　子宫上皮样平滑肌瘤　uterine epithelioid leiomyoma

曾称"子宫良性平滑肌母细胞瘤（uterine benign leiomyoblastoma）""子宫透明细胞平滑肌瘤（uterine clear cell leiomyoma）"。主要或完全由圆形或多角形上皮样细胞构成，而不是由普通平滑肌瘤的梭形细胞组成的一种子宫平滑肌瘤组织类型。通常有三个亚型：平滑肌母细胞瘤、透明细胞平滑肌瘤、丛状肿瘤。组织病理学表现为细胞排列成片状、束状、小梁状或巢状，胞质明显嗜酸性或透明。

07.240 子宫黏液样平滑肌瘤 uterine myxoid leiomyoma

由平滑肌结节周围的结缔组织间质发生广泛的黏液样变性构成的一种较为少见的子宫平滑肌瘤。通常血供丰富。黏液样变仅累及肌瘤的一部分时，可能与非黏液变区交错，酷似子宫肌层浸润。有时大体观呈胶样。组织病理学表现为肿瘤细胞量少，并被广泛分布的酸性黏液样间质所分隔（阿尔辛蓝染色阳性）。瘤细胞无细胞学非典型性，核分裂象罕见或无。缺乏浸润性边界。

07.241 子宫绒毛叶状平滑肌瘤 uterine coty-ledonoid leiomyoma

全称"子宫绒毛叶状分隔性平滑肌瘤（uterine cotyledonoid dissecting leiomyoma）"。子宫具有独特的大体外观，良性平滑肌束构成大小不等的结节，结节之间是明显水肿并富血管纤维结缔组织的一种非常少见的平滑肌瘤组织类型。具有奇特的肉瘤样外观，从子宫壁延伸到阔韧带或盆腔、腹腔，边界不规则，界限不清，充血明显时外观呈胎盘样。组织病理学表现为形态温和的良性平滑肌束水肿且富于血管的间质被分割成不规则的结节。

07.242 子宫弥漫性平滑肌瘤病 uterine diffuse leiomyomatosis

大量平滑肌瘤性结节局限在子宫内的一种良性病变。以大量界限不清、大小不等、相互融合的结节累及整个肌层为特点。融合的结节均由束状排列的平滑肌瘤细胞构成，可同时伴有宫旁、骨盆和卵巢受累，偶尔累及结肠系膜。瘤细胞缺乏非典型性。

07.243 子宫静脉内平滑肌瘤病 uterine intravenous leiomyomatosis

平滑肌瘤以外的静脉内出现形态学良性的平滑肌增生的一种病变。典型者在肌层血管内形成蠕虫样肿物。病灶可扩散到子宫外，进入盆腔静脉，或沿下腔静脉进入心脏。常见盆腔疼痛、阴道流血等，累及静脉时可出现昏厥、呼吸困难，甚至死亡。组织病理学表现为平滑肌瘤在腔内自由漂浮，或与血管壁黏附。肿瘤常有显著的血管成分，并常有水肿。平滑肌细胞一般形态温和，核分裂象罕见。肿瘤内偶可见少量子宫内膜腺体，但罕见形成含血囊腔。由于侵入血管也可作为局灶性改变而出现于典型的平滑肌瘤内，因此只有在大体检查时见到平滑肌蠕虫样生长才能诊断。

07.244 子宫转移性平滑肌瘤 uterine metas-tasizing leiomyoma

出现子宫外平滑肌瘤性结节、转移性病灶由形态学良性的增生性平滑肌细胞组成的一种子宫平滑肌瘤。通常为多发性结节，界限清楚，呈实性或囊实性。多数累及肺，少数累及纵隔、腹膜后淋巴结、骨和软组织等部位。

07.245 恶性潜能未定的子宫平滑肌瘤 uterine smooth muscle tumor of uncertain malignant potential, uterine STUMP

又称"子宫不典型性平滑肌瘤（uterine atypical smooth muscle neoplasm, uterine atypical leiomyoma）"。不能明确诊断为平滑肌肉瘤，但也不完全符合平滑肌瘤或其亚型诊断标准，其可能具有恶性生物学行为的一种子宫平滑肌瘤类型。组织病理学表现为肿瘤具有可疑的凝固性坏死，或没有坏死，但是核分裂象>15个/10HPF，或虽然核分裂象<10个/10HPF，但是具有细胞的不典型性，上皮样或黏液性平滑肌瘤在不典型性及增生活性方面介于良恶性之间，或不能确定是上皮样还是黏液性分化的肿瘤。

07.246　子宫肉瘤　uterine sarcoma
来源于子宫肌层、基底层内结缔组织和内膜间质的肿瘤。也可继发于子宫肌瘤。

07.247　子宫平滑肌肉瘤　uterine leiomyo-sarcoma
完全由具有平滑肌分化的细胞构成的子宫恶性肿瘤。是子宫最常见的恶性间叶肿瘤。多起源于子宫未分化的间叶细胞，很少由良性肌瘤恶变而来。肿瘤高度恶性，易侵袭性生长、局部复发和远处转移。组织病理学表现为普通型平滑肌肉瘤，由梭形细胞组成，细胞具有中-重度异型性、核分裂象增加（大于10个/HPF），常常伴有凝固性肿瘤细胞坏死。采用以手术为主的综合治疗。

07.248　子宫上皮样平滑肌肉瘤　uterine epi-thelioid leiomyosarcoma
少见的呈上皮样表现的子宫平滑肌恶性肿瘤。组织病理学表现为肿瘤主要或完全由圆形或多角形细胞构成，胞质嗜酸性，极少见情况下可为透明胞质。瘤细胞弥漫排列或呈巢状和（或）束状。核多形性一般轻微，但一些肿瘤可有中到重度的核不典型性。核分裂象一般>3个/10HPF。

07.249　子宫黏液样平滑肌肉瘤　uterine myxoid leiomyosarcoma
一种具有丰富黏液基质的罕见子宫平滑肌恶性肿瘤。其特点为肿瘤切面呈凝胶状，缺乏平滑肌瘤形态、镜下形态良好、细胞少、间质黏液性变、核分裂象少，但肿瘤呈浸润性生长，几乎全是恶性。组织病理学表现为肿瘤黏液样间质丰富，并常伴有不规则肌层或血管浸润，肿瘤细胞稀少，形态相对温和，仅有轻到中度异型，核分裂象少，一旦超过2个/10HPF即要考虑黏液性平滑肌肉瘤的诊断，此外出现肿瘤细胞坏死也需考虑恶性的可能性。

07.250　子宫内膜间质及相关肿瘤　endometrial stromal and related tumor
起源于子宫原始间叶细胞的肿瘤。组织病理学上根据肿瘤边界是否具有浸润、细胞学异型性及分子遗传学改变，将其分为5种亚型：子宫内膜间质结节、低级别子宫内膜间质肉瘤、高级别子宫内膜间质肉瘤、未分化子宫肉瘤及子宫类似卵巢性索瘤样肿瘤。

07.251　子宫内膜间质结节　endometrial stromal nodule
良性的子宫内膜间质肿瘤。较为少见，是由分化好的子宫内膜间质细胞构成的良性肿瘤，形成界限清楚的结节，具有光滑的非浸润性边缘。多见于40~60岁女性，多表现为异常子宫出血或子宫增大。组织病理学表现为肿瘤由类似增殖期子宫内膜间质的细胞构成，边界非常清楚。有时可以出现指状突起（<3个）或出现紧密相邻的瘤细胞巢（与主瘤体最远距离<3mm），间质中出现类似增生期内膜中的螺旋小动脉，肿瘤中不出现血管侵犯。

07.252　低级别子宫内膜间质肉瘤　low-grade endometrial stromal sarcoma
恶性的子宫内膜间质肿瘤。较为少见，不足子宫恶性肿瘤的1%。肿瘤呈息肉状或结节状，突向宫腔或侵及肌层，边界欠清。组织病理学表现为由类似增殖期子宫内膜间质细胞构成，细胞非典型性轻微或无，有丝分裂活性低（一般<5个/10HPF）。肿瘤细

围绕小血管生长，与间质结节不同之处是常常出现肌壁和（或）淋巴管浸润，表现为肿瘤细胞岛呈舌状浸润肌壁，并可伴有脉管浸润。无坏死或坏死不明显。有宫旁转移倾向，较少发生淋巴及肺转移，复发迟。多数肿瘤具有特征性分子遗传学改变，最常见的是*JA2F1-SUZ2*融合基因。

07.253　高级别子宫内膜间质肉瘤　high-grade endometrial stromal sarcoma

子宫内膜间质来源的高度恶性肿瘤。大体见宫壁有多发性息肉状赘生物侵入宫腔。镜下见瘤体由高级别圆形细胞构成，有时伴有低级别梭形细胞成分，后者最常表现为纤维黏液样，具有融合性和破坏性的浸润性生长方式，核分裂象通常 >10 个/10HPF，坏死常见。其分子遗传学改变不同于低级别间质肉瘤，最多见的是*YWHAE-NUT2A/B*融合基因，部分病例可以出现*2C3HB-BCOR*融合基因，肿瘤易发生子宫外转移，预后差。

07.254　未分化子宫肉瘤　undifferentiated uterine sarcoma

子宫高度恶性间叶性肿瘤。罕见，发生于绝经后女性，大体观为浸润性或融合性肿物，伴有出血坏死。核异型明显，核分裂活跃，破坏性地浸润子宫肌层，常出现广泛性坏死。多表现为异常阴道流血或腹痛，侵袭性强，预后极差。组织病理学表现为肿瘤细胞的异型性明显，已经失去增生期子宫内膜间质细胞的特点，且缺乏典型的子宫内膜间质肿瘤的生长方式和螺旋小动脉。

07.255　子宫类似卵巢性索瘤样肿瘤　uterine tumor resembling ovarian sex cord tumor, UTROSCT

又称"类似卵巢性索肿瘤的子宫肿瘤"。主要或全部由性索样成分构成的子宫肿瘤。类似卵巢性索肿瘤，多种形态单独或混合出现，性索样成分显示多向分化。绝大部分为良性，好发于生育期和绝经后女性，常表现为异常阴道流血和子宫增大。具有低度恶性潜能，少数有复发或转移。组织病理学表现为肿瘤呈现互相吻合的细胞条索或较宽的梁索、小巢及网状结构，还可以出现卵巢支持细胞样管状结构及颗粒细胞考尔-埃克斯纳（Call-Exner）样小体结构，但肿瘤中没有明确的低级别子宫内膜间质肉瘤成分，也缺乏低级别子宫内膜间质肉瘤的分子遗传学改变。

07.256　子宫杂类间叶性肿瘤　uterine miscellaneous mesenchymal tumor

一组除平滑肌及子宫内膜间质来源肿瘤之外的间叶性肿瘤。

07.257　子宫横纹肌肉瘤　uterine rhabdomyosarcoma

具有骨骼肌分化证据的恶性异源性间叶肿瘤。子宫原发罕见，肿瘤较大，实性，可见出血和坏死区。小儿多为胚胎性横纹肌肉瘤，成人为多形性或腺泡状横纹肌肉瘤。多表现为子宫出血。首选手术治疗。组织病理学表现与其他部位软组织同名肿瘤相似，与发生于阴道等部位不同，发生于子宫者中一半以上为多形性横纹肌肉瘤。

07.258　子宫血管周上皮样细胞肿瘤　uterine perivascular epithelioid cell tumor, uterine PEComa

由子宫血管周上皮样细胞组成的子宫间叶性肿瘤。肿瘤由上皮样细胞和梭形细胞组成，围绕薄壁血管呈片状或巢状排列，散在有厚壁血管。分为良性和恶性。肿瘤表达黑色素和平滑肌标志物。

07.259　子宫良性血管周上皮样细胞肿瘤　uterine benign perivascular epithelioid

cell tumor, uterine benign PEComa
子宫血管周上皮细胞肿瘤的良性类型。大体通常为肌层的孤立性肿物，少数位于浆膜下或黏膜下。多表现为不规则阴道流血或子宫占位性病变。30%的病例有复发和转移。良性者手术切除后预后好。

07.260 子宫恶性血管周上皮样细胞肿瘤
uterine malignant perivascular epithelioid cell tumor, uterine malignant PEComa
子宫血管周上皮细胞肿瘤的恶性类型。组织病理学表现为当肿瘤具有下述两种或以上恶性形态学特征时，肿瘤更具有侵袭性：肿瘤直径＞5cm，高级别核非典型性，边缘呈浸润性，坏死，有脉管浸润。

07.04.04　子宫混合性上皮–间叶肿瘤

07.261 子宫混合性上皮–间叶肿瘤 uterine mixed epithelial and mesenchymal tumor
发生在子宫、由上皮与间叶两种成分混合组成的肿瘤。

07.262 子宫腺肌瘤 uterine adenomyoma
子宫内膜基底层腺体及间质侵入子宫肌层的疾病。多发生于多次妊娠、分娩、人工流产及慢性子宫内膜炎等造成的子宫内膜基底层损伤。常合并子宫肌瘤和子宫内膜增生。表现为阴道流血，进展后可伴有疼痛和不孕。组织病理学表现为肿瘤中见数量不等的子宫内膜腺体，周围可见子宫内膜型间质围绕，其外可见束状排列的平滑肌成分。

07.263 子宫不典型息肉样腺肌瘤 uterine atypical polypoid adenomyoma
呈息肉状生长的一种上皮和间叶混合存在的子宫肿瘤。多见于生育期女性，多表现为不规则阴道流血。被认为是良性肿瘤，但切除不充分容易复发。少数发展为浸润性子宫内膜腺癌。组织病理学表现为由良性的上皮（通常为子宫内膜样腺体）及间叶成分（纤维肌成分）组成。

07.264 子宫腺纤维瘤 uterine adenofibroma
由良性米勒上皮和间质混合构成的子宫肿瘤。间质成分多数是成纤维细胞性，多数呈非浸润性。罕见，主要发生于绝经后女性，多表现为不规则阴道流血、子宫增大、盆腔肿块。

07.265 子宫腺肉瘤 uterine adenosarcoma
一种具有良性上皮成分及肉瘤样间叶成分的双向分化的子宫肿瘤。多见于绝经后女性。呈息肉样生长，突入宫腔，较少侵犯肌层，切面呈灰红色，伴出血、坏死。组织病理学表现为肿瘤的上皮成分为良性或具有非典型性的子宫内膜样腺体，常常伴有鳞化，腺体周围细胞丰富，大部分细胞呈现良性或有低度恶性表现，少数可以出现高级别肉瘤成分，当该成分超过肿瘤的25%时，被归入"腺肉瘤伴肉瘤样过度生长"。绝大部分肿瘤呈现低度恶性生物学行为，少部分会复发，罕有转移，但转移瘤中多为肉瘤成分，伴有肉瘤过度生长的腺肉瘤预后较差。

07.266 子宫癌肉瘤 uterine carcinosarcoma
又称"子宫恶性米勒混合瘤（uterine malignant mixed Müllerian tumor）"。由高级别癌和肉瘤成分构成的双向分化性的子宫高度恶性肿瘤。较为少见。近年研究表明该肿瘤起源于上皮细胞，肿瘤发生了上皮–间叶转化。常见于绝经后女性。肿瘤体积可以很大，侵犯肌层，伴出血、坏死。组织病理学表现为癌成分常为高级别子宫内膜癌，常伴有p53基因突变，间叶成分可以是无特殊分化的高级别肉瘤，也可以是横纹肌肉瘤、软骨肉瘤及骨肉瘤。肿瘤预后差。

07.04.05　子宫杂类肿瘤

07.267　子宫杂类肿瘤　uterine miscellaneous tumor

发生在子宫的、不能归入上皮与间叶组织来源的肿瘤。

07.268　子宫腺瘤样瘤　uterine adenomatoid tumor

一种间皮起源的良性肿瘤。组织病理学有多种结构形式，包括相互吻合的假腺体或假血管样腔隙（最常见）、不同大小的小管（非常小者可呈印戒样）、囊腔和弥漫的乳头状结构（不常见），这些结构可组合出现。瘤细胞呈扁平状或立方状，胞质稀少，淡染至嗜酸性，可有空泡，核圆形，可见小核仁。细胞异型性和有丝分裂活性不明显。常见平滑肌肥大和不同数量淋巴细胞浸润。该肿瘤常常偶然被发现，或是以平滑肌瘤切除，预后好。

07.269　子宫神经外胚层肿瘤　uterine neuroectodermal tumor

一种起源于胚胎神经外胚层细胞、具有多向分化能力的子宫恶性肿瘤。分为中枢型和外周型。发病年龄呈双峰分布，即青春期和绝经后女性。临床表现以不规则阴道流血多见，可伴有腹痛及腹部包块。综合治疗效果好。组织病理学表现为肿瘤类似中枢神经系统相应肿瘤，如原始神经外胚层肿瘤（PNET）或外周型肿瘤，如尤因肉瘤，后者发生在骨及软组织肿瘤。多数肿瘤由单形性小至中等大小的圆形原始细胞构成，排列成片状、巢状和束状。细胞具有高核质比，核分裂象多见。中枢型肿瘤中可能出现神经细胞、胶质细胞、室管膜细胞或髓上皮细胞，伴或不伴有菊形团结构。中枢型和外周型均可出现霍默–赖特（Homer-Wright）菊形团。可伴发于子宫内膜腺癌、腺肉瘤、子宫癌肉瘤或高级别肉瘤。

07.270　子宫生殖细胞肿瘤　uterine germ cell tumor

起源于子宫内膜的生殖细胞肿瘤。主要发生于绝经后女性，临床表现为阴道异常出血，并常伴有血人绒毛膜促性腺激素和（或）甲胎蛋白水平的升高。为一种去分化现象。肿瘤的侵袭性强，预后差，临床多采取手术切除治疗，对放疗、化疗常不敏感。

07.04.06　子宫淋巴和髓系肿瘤

07.271　子宫淋巴瘤　uterine lymphoma

由淋巴样细胞组成的子宫恶性肿瘤。很少发生在子宫体，更常见于其他部位发生的淋巴瘤继发累及子宫。各个年龄段均可发生。通常表现为阴道流血，较少表现为盆腔或腹部疼痛。最常见的原发性淋巴瘤是弥漫大B细胞淋巴瘤。原发性子宫淋巴瘤合并局限性疾病患者预后良好。广泛性疾病或继发性子宫受累的患者预后较差。

07.272　子宫髓系肿瘤　uterine myeloid neoplasm

发生于子宫的由髓系原始细胞或未成熟髓系细胞在髓外增生和浸润形成的局限性肿瘤。属于恶性造血肿瘤，包括髓样白血病和髓样肉瘤。任何年龄均可发病，累及子宫体较常见。

临床可能无症状，可伴有阴道流血或疼痛。组织病理学表现为由弥漫性增生的原始髓样细胞组成。预后取决于基因异常类型。

<h2 style="text-align:center">07.05　卵巢肿瘤</h2>

07.273　卵巢肿瘤　ovarian tumor
发生于卵巢的肿瘤。可发生于任何年龄。包括良性肿瘤和恶性肿瘤。其组织起源及组织病理学类型繁多，可以来源于各型上皮细胞、性索-间质细胞、生殖细胞及其他少见的组织细胞，卵巢也是其他器官恶性肿瘤转移的靶器官，因而继发转移性肿瘤在卵巢也不少见。不同类型的卵巢肿瘤生物学行为不同。治疗以手术为主，放化疗为辅。恶性肿瘤早期病变不易发现，晚期病例有效治疗效果不佳，致死率居妇科恶性肿瘤首位。

07.274　卵巢良性肿瘤　benign ovarian tumor
细胞分化较成熟、生长缓慢、局限、无浸润和转移能力的卵巢肿瘤。常具有包膜或边界清楚，呈膨胀性生长，主要表现为局部压迫和阻塞症状。对机体危害较小。

07.275　卵巢恶性肿瘤　malignant ovarian tumor
又称"卵巢癌（ovarian cancer，ovarian carcinoma）"。发生于卵巢的恶性肿瘤。分为原发、继发和转移性三种。原发者多为腺癌、乳头状癌、腺样癌等；继发者多由卵巢囊肿或其他卵巢肿瘤恶变而致；转移癌则由其他组织、器官肿瘤转移到卵巢所致。多因腹痛或发现腹块而就诊。转移早、易复发、预后差。发病率仅次于宫颈癌和宫体恶性肿瘤而居妇科肿瘤第3位。

07.276　卵巢交界性肿瘤　borderline ovarian tumor, BOT
生长方式和组织病理学介于卵巢良性与恶性肿瘤之间的肿瘤。表现为轻度的核异型性细胞增生，无明显的间质浸润。与同样临床分期的卵巢癌相比预后好。

<h3 style="text-align:center">07.05.01　卵巢肿瘤组织类型</h3>

07.277　卵巢上皮性肿瘤　ovarian epithelial tumor
来源卵巢上皮细胞的肿瘤。占原发性卵巢肿瘤的50%～70%。依据细胞类型分为浆液性、黏液性、浆液-黏液性、子宫内膜样、透明细胞及布伦纳瘤；依据肿瘤生物学行为分为良性、交界性及恶性。

07.278　卵巢浆液性肿瘤　ovarian serous tumor
一组肿瘤细胞类似于输卵管上皮细胞的最常见的卵巢上皮性肿瘤。依上皮细胞的分化程度及排列的结构分为良性肿瘤、囊腺瘤、腺纤维瘤、交界性肿瘤和浆液性癌。

07.279　卵巢浆液性良性肿瘤　ovarian serous benign tumor
生长方式和细胞学特征属于良性的浆液性肿瘤。是最常见的卵巢良性上皮性肿瘤，多数无症状，大的肿瘤表现为盆腔疼痛。

07.280　卵巢浆液性囊腺瘤　ovarian serous cystadenoma
卵巢浆液性肿瘤的一种良性类型。单侧多见，多为囊性，表面光滑，壁薄，囊内充满淡黄色清亮液体。组织病理学表现为囊壁内衬输卵管样上皮（分泌细胞和纤毛细胞）或单层扁平至立方上皮，细胞没有异型性，无核分裂象。

07.281 卵巢浆液性腺纤维瘤 ovarian serous adenofibroma

卵巢浆液性肿瘤的一种良性类型。缺乏特殊症状，大部分患者在妇科检查或B超等辅助检查时被发现，以单侧发病占绝大多数。大体上肿瘤为实性，表面光滑或有分叶，呈结节状，活动度好。组织病理学可见间质细胞密度大和纤维化形成大的实性区域，伴有散在的浆液性腺体或粗的乳头结构。

07.282 卵巢浆液性表面乳头状瘤 ovarian serous surface papilloma

卵巢浆液性肿瘤较少见的一种良性类型。一般为双侧，位于卵巢表面，乳头生长不匀称，外无包膜，易脱落到腹腔内，种植到腹膜上，产生腹水。

07.283 卵巢浆液性交界性肿瘤 ovarian serous borderline tumor

肿瘤生长方式、细胞病理学特征及生物学行为等方面介于良性和恶性的同类浆液性肿瘤之间的一种卵巢浆液性囊腺瘤。具有低度恶性潜能。双侧多见，多为囊性，囊内壁至少局部呈乳头状生长，少许病例可为卵巢表面乳头。整体预后良好，组织病理学表现为肿瘤细胞形成逐级分支的乳头，乳头被覆复层浆液性上皮，细胞核轻–中度异型性，上述成分占肿瘤的10%以上。

07.284 卵巢浆液性交界性肿瘤微乳头亚型 ovarian serous borderline tumor-micropapillary variant

又称"卵巢非浸润性低级别浆液性癌（ovarian non-invasive low-grade serous carcinoma）"。卵巢浆液性交界性肿瘤中的不常见类型。组织病理学表现为粗大乳头表面出现细长密集的长宽之比>5∶1的微乳头，后者可融合成筛状结构；微乳头/筛状结构连续成片，或病变占肿瘤10%以上的成分。此型肿瘤较普通型更易发生腹膜种植等卵巢外病变（50%对比8%），故其复发率较高，当出现卵巢外病变时，预后与低级别浆液性癌相似。

07.285 卵巢浆液性癌 ovarian serous carcinoma

生长方式和细胞学特征属于恶性的卵巢浆液性肿瘤。占卵巢癌的75%，多为双侧，大体上肿瘤体积常较大，可为囊性、多房、囊实性或实性。根据细胞异型性、核分裂计数、肿瘤起源、分子遗传学改变及临床生物学行为可分为低级别和高级别浆液性癌两类。

07.286 卵巢低级别浆液性癌 ovarian low-grade serous carcinoma

可能由正常输卵管上皮脱落至卵巢表面、内陷形成包涵囊肿后再发生癌变的一种卵巢浆液性恶性肿瘤。占卵巢所有浆液性癌的5%。组织病理学表现为肿瘤分化较好，以多级不规则分支乳头和不规则裂隙状腺管结构为主，形态类似于微乳头型交界性浆液性肿瘤，但是肿瘤中可见>5mm的间质浸润性病灶。50%～60%的肿瘤出现KRAS和BRAF基因突变。临床治疗以手术切除为主，预后较好，5年及10年生存率分别为85%和50%。

07.287 卵巢高级别浆液性癌 ovarian high-grade serous carcinoma

可能起源于输卵管，为输卵管上皮内癌形成后脱落种植于卵巢表面后发生的一种卵巢浆液性恶性肿瘤。最常见的卵巢恶性上皮性肿瘤，约占卵巢癌的70%。组织病理学表现为肿瘤分化差，主要呈实性片状，也可出现乳头状、腺样、筛状结构，肿瘤细胞异型性明显，核仁清楚，核分裂象多见（>12个/10HPF），部分病例可伴有输卵管上皮内癌。

几乎所有该型肿瘤都伴有p53基因突变，15%～20%的患者伴有BRCA1或BRCA2基因突变。肿瘤预后差。

07.288 卵巢黏液性肿瘤 ovarian mucinous tumor

卵巢上皮性肿瘤的一种。以往将其分为肠型及宫颈内膜型，2014年第四版世界卫生组织女性生殖器官肿瘤组织学分类仅将肠型黏液性肿瘤归入这组病变中，而宫颈内膜型黏液性肿瘤则单独分类为浆液–黏液性肿瘤。卵巢黏液性肿瘤依据上皮的增生程度、细胞异型性及临床预后分为良性、交界性和恶性三种类型。

07.289 卵巢黏液性良性肿瘤 ovarian mucinous benign tumor

卵巢黏液性肿瘤的一种常见类型。占77%～87%。多单侧发生，约5%为双侧。好发年龄在30～50岁。一般呈囊状，多数临床表现为腹部包块。组织病理学表现为肿瘤囊壁衬覆单层黏液柱状上皮。多数不会发生转移，手术切除即可治愈。

07.290 卵巢黏液性囊腺瘤 ovarian mucinous cystadenoma

卵巢黏液性肿瘤良性肿瘤的一种多见类型。多单侧多房性囊肿，表面光滑，内含黏液性液体或呈胶冻状、藕糊状液体。约10%可见有乳头状突起，长于囊壁处。多数临床表现为腹部包块，组织病理学表现为肿瘤囊壁衬覆单层黏液柱状上皮。

07.291 卵巢黏液性腺纤维瘤 ovarian mucinous adenofibroma

一种特殊的卵巢黏液性良性肿瘤。多为实性，表面光滑或有分叶，呈结节状，活动度好。组织病理学表现为肿瘤间质成分较多，黏液腺上皮成分较少。

07.292 卵巢黏液性交界性肿瘤 ovarian mucinous borderline tumor

又称"卵巢不典型增生性黏液性肿瘤（ovarian atypical proliferative mucinous tumor）"。具有低度恶性生物学行为的卵巢黏液性肿瘤。发病高峰年龄为35～47岁，肿瘤几乎均为单侧，体积一般较大，通常直径>10cm，表面光滑，切面常为多房或海绵状，囊壁增厚，可有细小、质软乳头形成。组织病理学表现为囊壁衬以增生性胃肠型黏液上皮，细胞排列呈复层，可形成乳头、腺管结构，细胞轻至中度异型。交界性黏液性肿瘤大部分为临床Ⅰ期，整体预后较好。

07.293 卵巢黏液性恶性肿瘤 ovarian mucinous malignant tumor

由异型黏液上皮组成的卵巢恶性肿瘤。绝大多数为转移性癌，真正原发于卵巢者并不常见，仅占卵巢恶性肿瘤的3%～4%。诊断时需除外卵巢外器官转移所致。

07.294 卵巢黏液性癌 ovarian mucinous carcinoma

卵巢黏液性恶性肿瘤的病理类型。肿瘤瘤体巨大，单侧为主，双侧者需考虑卵巢外器官转移。肿瘤表面光滑，切面为多房或实性，可伴有出血、坏死。组织病理学表现为肿瘤细胞排列成腺管、乳头、筛状或不规则实性巢状，间质稀少或消失，根据肿瘤浸润性生长方式，分为膨胀性浸润及破坏性浸润，后者的预后较前者差。部分上皮异型性明显，极性紊乱。原发于卵巢者常与良性、交界性肿瘤共存。

07.295 卵巢子宫内膜样肿瘤 ovarian endometrioid tumor

由具有子宫内膜上皮和（或）内膜间质特点的细胞组成的卵巢肿瘤。好发于中老年人，常伴发同侧、对侧卵巢或卵巢外子宫内膜异位症。依据组织病理形态及临床生物学行为分为良性、交界性和恶性。

07.296 卵巢子宫内膜样良性肿瘤 ovarian endometrioid benign tumor

由良性子宫内膜样上皮组成的卵巢肿瘤。较少见，可依据肿瘤的大体形态及间质多少进一步分型。

07.297 卵巢子宫内膜样囊肿 ovarian endometrioid cyst

又称"卵巢子宫内膜异位症（ovarian endometriosis）"，俗称"卵巢巧克力囊肿（ovarian chocolate cyst）"。卵巢出现子宫内膜异位所导致的疾病。源于子宫内膜在卵巢内种植或由生发上皮化生为子宫内膜所致。为子宫内膜异位症的一种囊性形式，可以伴有或不伴有盆腔其他部位的子宫内膜异位症。肿瘤大体上呈囊性，囊内含有深褐色液体。组织病理学表现为囊壁可以被覆子宫内膜样上皮，也可能找不到上皮成分，囊壁中可见子宫内膜样间质成分，其间可伴有新鲜或陈旧性出血、含铁血黄素及组织细胞反应。

07.298 卵巢子宫内膜样囊腺瘤 ovarian endometrioid cystadenoma

卵巢子宫内膜样良性肿瘤的一种类型。大体呈囊样结构，囊腔内可见陈旧性出血。组织病理学表现为囊壁衬覆良性子宫内膜样上皮，与子宫内膜囊肿不同的是，上皮下方缺乏子宫内膜间质及其小血管成分。

07.299 卵巢子宫内膜样腺纤维瘤 ovarian endometrioid adenofibroma

一种子宫内膜分化的卵巢良性肿瘤。肿瘤腺体形态与子宫内膜相似，常有明显的纤维间质。多为实性，表面光滑或有分叶，呈结节状，活动度好。组织病理学表现为肿瘤由腺管及纤维两种成分组成，并且纤维间质成分突出，有时呈现致密的纤维瘤样改变。

07.300 卵巢子宫内膜样交界性肿瘤 ovarian endometrioid borderline tumor

又称"卵巢不典型增生性子宫内膜样肿瘤（ovarian atypical proliferative endometrioid tumor）"。由具有不典型性子宫内膜样上皮成分构成的卵巢肿瘤。非常少见。好发于围绝经期女性，多为单侧发生，大部分伴有子宫内膜异位。肿瘤大小悬殊，多房、囊实性，可见乳头。组织病理学表现为不典型增生的子宫内膜样腺体出现乳头、筛状结构或实性上皮巢，细胞轻至中度异型，常伴鳞化。纤维间质常较丰富，呈现腺纤维瘤结构。

07.301 卵巢子宫内膜样恶性肿瘤 ovarian endometrioid malignant tumor

由异型明显的子宫内膜样上皮成分构成的卵巢恶性肿瘤。占卵巢恶性肿瘤的10%～15%。第二常见的是卵巢上皮性恶性肿瘤，最常见的症状为腹胀和疼痛，肿瘤多为单侧，较大（平均直径为15cm），切面呈囊性或实性，有乳头生长，镜下检查可见膨胀型和浸润型。

07.302 卵巢子宫内膜样癌 ovarian endometrioid carcinoma

卵巢子宫内膜样恶性肿瘤的病理类型。肿瘤多为单侧，较大，切面囊性或实性，有乳头生长。组织病理学表现为与发生于子宫体的子宫内膜样腺癌相似，可伴有鳞状分化。有时形成微管状、微腺性、小梁状，与交界性病变最大的不同是出现膨胀性及破坏性浸润性生长。

07.303 卵巢透明细胞肿瘤 ovarian clear cell tumor

由具有多角形、胞质透亮的细胞组成的卵巢

上皮性肿瘤。起源于米勒上皮，可能与子宫内膜异位症相关，肿瘤依据其细胞异型性、肿瘤生长方式及生物学行为分为良性、交界性和恶性，其中卵巢良性和交界性透明细胞肿瘤比较少见。

07.304 卵巢透明细胞良性肿瘤 ovarian clear cell benign tumor
生长方式和细胞学特征属于良性的一种卵巢透明细胞肿瘤。非常少见，大体呈实性或囊实性。组织病理学表现为纤维间质中可见管状或小囊状腺样结构，被覆1～2层细胞，胞质透亮或呈嗜酸性，或呈鞋钉样，轻度异型，核分裂象罕见。

07.305 卵巢透明细胞囊腺瘤 ovarian clear cell cystadenoma
卵巢透明细胞良性肿瘤的一种类型。非常少见，肿瘤大体呈囊性，组织病理学表现为囊壁衬覆温和的立方或扁平细胞，胞质透亮或呈嗜酸性，或呈鞋钉样，核分裂象罕见。

07.306 卵巢透明细胞腺纤维瘤 ovarian clear cell adenofibroma
卵巢透明细胞良性肿瘤中最为常见的类型。肿瘤为实性，表面光滑或有分叶，呈结节状，活动度好。组织病理学表现为纤维间质丰富、致密，其间见大小不等的囊腔，囊腔内衬覆立方、扁平或鞋钉样细胞，胞质透明，偶尔呈细颗粒状或嗜酸性。细胞无明显异型性，无核分裂象。有时可以见到子宫内膜异位症病灶。

07.307 卵巢透明细胞交界性肿瘤 ovarian clear cell borderline tumor
又称"卵巢不典型增生性透明细胞肿瘤（ovarian atypical proliferative clear cell tumor）"。生长方式和细胞学特征介于良性和恶性之间的一种卵巢透明细胞肿瘤。罕见，多发生于中老年女性。具有低度恶性潜能。组织病理学以交界性透明细胞腺纤维瘤最为多见，表现为纤维瘤样间质内密布拥挤的腺体、小囊及实性上皮巢，可见乳头状上皮簇。细胞呈鞋钉样或多角形，胞质透亮或呈嗜酸性，细胞轻度异型，核仁明显，可见核分裂象。肿瘤中经常可以见到子宫内膜异位症病灶。

07.308 卵巢透明细胞恶性肿瘤 ovarian clear cell malignant tumor
生长方式和细胞学特征属于恶性的卵巢透明细胞肿瘤。占卵巢上皮性癌的5%～10%。较良性和交界性透明细胞肿瘤多见，好发于中老年女性。多数合并盆腔子宫内膜异位症。

07.309 卵巢透明细胞癌 ovarian clear cell carcinoma
卵巢透明细胞恶性肿瘤的病理类型。囊实性，灰黄色，质地软脆或韧，伴出血、坏死。组织病理学表现为肿瘤有四种组织结构，即管囊型、乳头状型、实性型及混合型。有四种细胞，即扁平/立方或多边形的透亮细胞、嗜酸细胞、鞋钉样细胞及少见的印戒状细胞。透明细胞癌最常见的分子遗传学改变是 *ARID1A* 基因突变，部分患者可以伴有林奇综合征。

07.310 卵巢布伦纳瘤 ovarian Brenner tumor
曾称"卵巢勃勒纳瘤"。1907年由布伦纳（Brenner）命名的一组类似尿路上皮分化的卵巢上皮性肿瘤。较为少见，其发病率占所有卵巢肿瘤的1.5%。可发生于任何年龄，以绝经后女性常见。肿瘤较小时多无症状，肿瘤较大时可出现腹部胀痛、包块，偶见阴道不规则流血，文献报道与雌激素活性有关。依据细胞异型程度及生物学行为又分为良性、交界性及恶性，绝大部分为良性，而恶性占比不足5%。

07.311　卵巢良性布伦纳瘤　ovarian benign Brenner tumor

又称"卵巢纤维上皮性肿瘤（ovarian fibroepithelial neoplasm）"。卵巢布伦纳瘤中的一种最主要类型。常为偶然发现，少有腹水，但肿瘤细胞可能分泌激素，干扰局部雌孕激素比例导致阴道流血，甚至合并子宫内膜病变。组织病理学表现为纤维瘤样间质中见岛状及巢状分布的实性尿路上皮样细胞，有些上皮巢中心可见大小不等的衬覆黏液上皮的囊腔。

07.312　卵巢交界性布伦纳瘤　ovarian borderline Brenner tumor

又称"卵巢不典型增生性布伦纳瘤（ovarian atypical proliferative Brenner tumor）"。具有潜在低度恶性生物学行为的一种卵巢布伦纳瘤。较少见，几乎都为单侧发生，患者年龄为34～87岁不等（中位年龄为60岁）。多为实性或多房囊性。囊内见乳头状或息肉样突起。组织病理学表现类似于非浸润性尿路上皮乳头状癌，纤维间质中的细胞巢增生显著，但保持规整的轮廓，无间质浸润，肿瘤中可出现鳞化上皮和良性的布伦纳瘤成分。

07.313　卵巢恶性布伦纳瘤　ovarian malignant Brenner tumor

一种具有移行上皮特征的卵巢上皮性恶性肿瘤。少见。发病年龄为50～70岁，12%为双侧。临床表现为腹痛，血清CA125升高提示其恶性表现并有助于随访监测，B超和CT检查表现类似于其他上皮性卵巢癌。肿瘤体积大，平均直径为20cm。多为囊实性，伴出血、坏死。组织病理学表现为类似于尿路系统的移行细胞癌，部分伴有鳞状细胞癌或未分化癌形态，呈巢团状、乳头状或分支梁状排列，其间可见微囊或腺样结构。肿瘤中常伴有良性、交界性布伦纳瘤。治疗以手术为主，方式可参考其他上皮性卵巢癌的治疗，术后需辅以全身化疗，局部复发者化疗仍有效。

07.314　卵巢浆黏液性肿瘤　ovarian seromucinous tumor

2014年第四版世界卫生组织女性生殖器官肿瘤组织学分类提出的病理类型。具有两种及以上米勒上皮成分，其中主要的上皮成分类似于宫颈黏液上皮，故以往被归入黏液性肿瘤中的宫颈型，肿瘤中还可见浆液性上皮，部分伴有卵巢子宫内膜异位症。

07.315　卵巢浆黏液性良性肿瘤　ovarian seromucinous benign tumor

又称"卵巢混合细胞型米勒囊腺瘤（ovarian Müllerian cystadenoma of mixed cell type）"。卵巢良性上皮性肿瘤的一种少见类型。占卵巢良性上皮性肿瘤的1%。可根据肿瘤的囊性情况及纤维间质多少，进一步分为囊腺瘤和腺纤维瘤，部分伴有卵巢子宫内膜异位症。

07.316　卵巢浆黏液性囊腺瘤　ovarian seromucinous cystadenoma

由浆液、黏液两种或两种以上米勒上皮构成的多呈囊性的一种卵巢上皮性良性肿瘤。多为单侧发生，表面光滑，囊内含有浆液或黏液成分。组织病理学表现为囊内壁衬覆细胞为浆液性和宫颈型黏液性细胞混合组成，有时也含有子宫内膜样、移行及鳞状上皮成分，部分区域可伴有卵巢子宫内膜异位病灶。

07.317　卵巢浆黏液性腺纤维瘤　ovarian seromucinous adenofibroma

由浆液、黏液两种或两种以上米勒上皮构成的以实性为主的一种卵巢囊性上皮性良性肿瘤。切面呈灰白色。组织病理学表现为腺上皮成分同囊腺瘤，由浆液性和宫颈型黏液性细胞混合组成，但以间质成分居多，也可伴有卵巢子宫内膜异位症。

07.318　卵巢浆黏液性交界性肿瘤　ovarian seromucinous borderline tumor

又称"卵巢不典型增生性浆黏液性肿瘤（ovarian atypical proliferative seromucinous tumor）"。由两种及以上米勒上皮混合组成的具有低度恶性生物学行为的一种卵巢上皮性肿瘤。好发于中青年女性，平均年龄为34～44岁，近1/3的患者伴有子宫内膜异位症，肿瘤体积较大，平均为8～10cm，多为单侧。组织病理学表现为主要由浆液性和宫颈型黏液性细胞混合组成，形成复杂的乳头结构，细胞轻至中度异型。肿瘤中可出现少量子宫内膜样上皮、透明细胞及移行细胞等成分。肿瘤常伴有*ARID1A*基因突变，整体预后较好。

07.319　卵巢浆黏液性癌　ovarian seromucinous carcinoma

又称"卵巢宫颈型黏液混合米勒上皮性癌（ovarian endocervical-type mucinous and mixed epithelial carcinoma of Müllerian type）"。以浆液性和宫颈型黏液性上皮类型为主的混合性卵巢上皮性恶性肿瘤。相当少见，一项报道显示平均发病年龄为45岁。临床以盆腔肿块为主要表现，超过半数有腹膜输卵管异位症。组织病理学表现为肿瘤形成乳头结构，也可形成筛状及融合的腺体结构，出现间质浸润；被覆上皮主要有类似浆液性上皮组织，同时混合有宫颈内膜上皮细胞及透明细胞，部分伴有卵巢子宫内膜异位症。肿瘤预后与临床分期相关。

07.320　卵巢未分化癌　ovarian undifferentiated carcinoma

一种不能呈现任何米勒细胞分化特征的卵巢恶性上皮性肿瘤。非常少见，平均发病年龄为55岁，诊断时即为晚期。肿瘤呈实性，常伴有大片状坏死。组织病理学表现为肿瘤呈实性、巢片、索条等结构，肿瘤细胞以圆形为主，部分可呈梭形，核分裂象高。近一半病例伴有错配修复蛋白的表达缺失，进展快，预后差。

07.321　卵巢间叶性肿瘤　ovarian mesenchymal tumor

起源于间叶组织的卵巢肿瘤。罕见。

07.322　卵巢低级别子宫内膜样间质肉瘤　ovarian low-grade endometrioid stromal sarcoma

原发于卵巢、由类似于子宫内膜间质细胞组成的低度恶性间叶性肿瘤。好发于围绝经期或绝经后女性，常表现为腹胀及腹痛，常单侧卵巢受累，有近1/3的病例表现为双侧卵巢受累，多数肿瘤合并子宫内膜异位症。组织病理学表现类似于子宫发生的低级别子宫内膜间质肉瘤，由短梭形及卵圆形类似增生期子宫内膜间质细胞组成，部分病例中也检测到子宫低级别间质肉瘤中的分子遗传学改变。

07.323　卵巢高级别子宫内膜样间质肉瘤　ovarian high-grade endometrioid stromal sarcoma

原发于卵巢、具有子宫内膜间质分化迹象的恶性间叶性肿瘤。好发于围绝经期或绝经后女性，常表现为腹胀及腹痛，常单侧卵巢受累。组织病理学表现为类似于子宫发生的高级别间质肉瘤，肿瘤细胞具有高度异型性，核分裂象易见，局灶区域可以出现类似低级别子宫内膜间质肉瘤成分，但未发现子宫原发高级别间质肉瘤中出现的特异性分子遗传学改变，预后差。

07.324　卵巢混合性上皮-间叶肿瘤　ovarian mixed epithelial and mesenchymal tumor

同时含有上皮和间质两种成分的卵巢肿瘤。多数为恶性，包括卵巢腺肉瘤和癌肉瘤。

07.325 卵巢腺肉瘤 ovarian adenosarcoma

由良性到不典型的腺上皮和恶性间叶成分混合组成的卵巢肿瘤。原发卵巢腺肉瘤罕见。平均发病年龄为54岁。临床症状不具有特异性，多数肿瘤发生于单侧。诊断时常为临床早期，肿瘤局限于卵巢。肿瘤体积较大，常为实性。预后比子宫腺肉瘤差，可出现盆腔和腹部复发。

07.326 卵巢癌肉瘤 ovarian carcinosarcoma

又称"卵巢恶性米勒混合瘤（ovarian malignant mixed Müllerian tumor, ovarian MMMT）""卵巢恶性中胚叶混合瘤（ovarian malignant mixed mesodermal tumor）"。发生于卵巢的、含有恶性上皮和恶性间叶成分的高度侵袭性肿瘤。发病率低，多见于绝经后女性。该病早期诊断困难，就诊时多属晚期。肿瘤体积大，平均直径为12cm，以实性为主，可伴有出血、坏死及囊性变。组织病理学表现为肿瘤由高级别癌与肉瘤成分混合组成，其中癌成分多为高级别浆液性癌，肉瘤成分可以是同源性成分，也可以是异源性成分，如横纹肌肉瘤及软骨肉瘤等。肿瘤恶性程度高，对化疗敏感度低，预后很差。

07.327 卵巢生殖细胞肿瘤 ovarian germ cell tumor

来源于原始生殖细胞、向多个方向分化的一组卵巢异质性肿瘤。占卵巢肿瘤的20%～40%。多发生于年轻妇女及幼女，青春期前患者占60%～90%，绝经后患者仅占4%。其中95%的患者为成熟性畸胎瘤，其余多为恶性生殖细胞肿瘤。

07.328 卵巢畸胎瘤 ovarian teratoma

卵巢生殖细胞肿瘤的一种最常见的类型。由多胚层组织构成，偶见只含一个胚层成分。肿瘤多数为良性，由成熟组织组成，少数为恶性，由未成熟组织组成。

07.329 卵巢成熟畸胎瘤 ovarian mature teratoma

又称"卵巢皮样囊肿（ovarian dermoid cyst）"。组织成分多样，由分化成熟的皮肤、呼吸道、消化道、甲状腺、脑组织、骨及软骨组织等三胚层组织混合组成的一种卵巢畸胎瘤。占所有卵巢肿瘤的10%～20%，占畸胎瘤的95%以上。可发生于任何年龄，以20～40岁居多。多为单侧，双侧占10%～17%。肿瘤多为囊性，中等大小，呈圆形或卵圆形、壁光滑、质韧。多为单房，腔内充满油脂和毛发，有时可见牙齿或骨质。整体预后好，少数可发生恶变，恶变的主要类型为鳞状细胞癌。

07.330 卵巢未成熟畸胎瘤 ovarian immature teratoma

肿瘤中出现数量不等的幼稚胚胎性组织的一种卵巢畸胎瘤。是第二常见的卵巢生殖细胞肿瘤。多见于年轻患者，平均年龄为11～19岁。肿瘤多为单侧、实性，可有囊性区域。具有诊断意义的是出现神经外胚层菊形团和原始神经管成分。可根据未分化神经上皮的数量分为3级，是未成熟畸胎瘤的重要预后指标。

07.331 卵巢无性细胞瘤 ovarian dysgerminoma

由单一增生的原始生殖细胞构成的卵巢肿瘤。是卵巢最常见的恶性原始生殖细胞肿瘤，占卵巢恶性肿瘤的1%～2%。多见于青春期及生育期女性。单侧居多，右侧多于左侧。肿瘤中等大小，实性，触之如橡皮样。表面光滑或呈分叶状，切面呈淡棕色。组织病理学表现为肿瘤细胞类似于男性睾丸的精原细胞瘤，由单一的、多角形原始生殖细胞组成，呈巢状、索状排列，纤维性间质多少不等。肿瘤中度恶性，以手术切除为主，且对放疗敏感，整体预后较好，Ⅰ期患者5年生存率为95%。

07.332 卵巢卵黄囊瘤 ovarian yolk sac tumor

又称"卵巢内胚窦瘤（ovarian endodermal sinus tumor）"。原始生殖细胞起源，呈现多种内胚层结构的一种卵巢恶性肿瘤。占卵巢恶性肿瘤的1%。好发于幼女及年轻妇女。多为单侧，较大，呈圆形或卵圆形。甲胎蛋白是诊断及病情监测的重要标志物。组织病理学表现为肿瘤由高度异质性的多种原始内胚层结构和胚外次级卵黄囊样结构构成。常见微囊、疏松网状、腺泡腺管、纤维血管乳头状结构[即席勒–杜瓦尔（Schiller-Duval）小体]，间质中常见透明小体聚集。肿瘤恶性程度高，生长迅速，易早期转移，对化疗十分敏感。

07.333 卵巢胚胎性癌 ovarian embryonal carcinoma

由类似胚盘的上皮样细胞构成的卵巢原始生殖细胞肿瘤。罕见。好发于幼女及年轻妇女。肿瘤体积较大，以单侧、实性为主。组织病理学表现为主要由原始上皮样细胞组成，排列成实性片状或形成裂隙、乳头状，多形性明显，核分裂象易见。可见灶状合体滋养细胞分化。肿瘤早期就可浸润周围器官组织，或通过淋巴途径转移至主动脉旁淋巴结，晚期可经血液转移到远处器官，预后差。

07.334 卵巢非妊娠绒毛膜癌 ovarian non-gestational choriocarcinoma

由生殖细胞而非妊娠性滋养细胞起源的卵巢恶性肿瘤。极为少见，主要发生于幼女及20岁以下的青年女性，单侧发生。肿瘤体积较大，出血、坏死明显。组织病理学表现与妊娠绒毛膜癌的组织结构相似。可见细胞滋养细胞、合体滋养细胞及少许中间型滋养细胞。育龄期发生者与妊娠绒毛膜癌不易鉴别，需通过DNA分析识别父系人类白细胞抗原（HLA）。肿瘤恶性程度高，预后较妊娠绒毛膜癌差。

07.335 卵巢混合性生殖细胞肿瘤 ovarian mixed germ cell tumor

由两种或两种以上不同的生殖细胞肿瘤成分组成的卵巢肿瘤。其中至少一种成分为原始生殖细胞类型。患者平均年龄为16岁。肿瘤形态依据其成分而表现不同。大多为两种或三种不同的生殖细胞肿瘤成分混合，出现比例依次为无性细胞瘤（80%）、卵黄囊瘤、未成熟畸胎瘤（70%）、胚胎癌与绒癌（20%）。预后与肿瘤中所含生殖细胞肿瘤的成分与所占比例相关。

07.336 卵巢甲状腺肿 struma ovarii

一种发生于卵巢的、完全或主要由甲状腺组织构成的单胚层成熟性畸胎瘤。分良性和恶性。

07.337 卵巢良性甲状腺肿 benign struma ovarii

完全或主要（＞50%）由甲状腺组织构成的卵巢甲状腺肿。是卵巢单胚层畸胎瘤中最常见的病理类型，发病高峰年龄为50岁左右。单侧发生。组织病理学表现为肿瘤由正常或增生的甲状腺组织构成，绝大部分甲状腺肿为良性，少部分可以发生恶性变，主要恶变为甲状腺乳头状癌。单纯的良性卵巢甲状腺肿手术切除后预后良好，发生恶变者手术后还需进行辅助治疗。

07.338 卵巢恶性甲状腺肿 malignant struma ovarii

在卵巢良性甲状腺肿的基础上发生恶变的卵巢甲状腺肿。罕见，最常见的组织病理类型为甲状腺乳头状癌，其次是滤泡型癌。手术后还需进行辅助治疗，如^{131}I治疗及甲状腺素治疗。

07.339 卵巢类癌 ovarian carcinoid

含有大量分化好的神经内分泌细胞组成的类似于胃肠道类癌的卵巢肿瘤。原发于卵巢的类癌罕见，其发生率不足卵巢恶性肿瘤的0.1%。患者年龄分布广，平均年龄为53岁。肿瘤多为单侧发生。组织病理学表现为类癌成分多数与畸胎瘤成分混合存在，少数与黏液性肿瘤并存；单纯型类癌极少。原发卵巢类癌根据肿瘤细胞生长方式分为岛状、小梁状、甲状腺肿类癌及黏液性类癌等类型。几乎所有的卵巢类癌都为临床Ⅰ期，手术切除后预后很好。

07.340 卵巢岛状类癌 ovarian insular carcinoid

原发卵巢类癌的一种亚型。来自中肠的类癌细胞排列成岛状、腺泡样结构，腺腔内有嗜酸性分泌物，纤维间质分割癌巢。患者年龄为30～70岁。电镜下神经内分泌颗粒不规则，呈哑铃状。

07.341 卵巢小梁状类癌 ovarian trabecular carcinoid

原发卵巢类癌的一种亚型。来自前肠和后肠的类癌癌细胞排列成小梁状，细胞呈柱状，形成波浪状或互相吻合的缎带样结构。患者年龄为20～50岁。电镜下神经内分泌颗粒呈圆形或卵圆形。

07.342 卵巢甲状腺肿类癌 ovarian strumal carcinoid

原发卵巢类癌的一种亚型。肿瘤同时含有甲状腺组织和类癌两种成分，罕见。因临床症状及体征不典型，易造成误诊，多为偶然发现。组织病理学表现为肿瘤中甲状腺成分可以是巨滤泡，也可以是小滤泡，类癌成分多为梁状或岛状。预后良好。

07.343 卵巢黏液性类癌 ovarian mucinous carcinoid

又称"卵巢杯状细胞类癌（ovarian goblet cell carcinoid）"。类似于阑尾杯状细胞类癌的一种卵巢类癌。罕见，仅占卵巢类癌的1.5%。

组织病理学表现为由衬覆柱状或立方上皮的小腺管及小腺泡组成，其间含有多少不等的富含黏液的杯状细胞或印戒样细胞，这些细胞的神经内分泌标志物阳性。

07.344 卵巢神经外胚层型肿瘤 ovarian neuroectodermal-type tumor

几乎或是全部由神经上皮组织构成的一种卵巢肿瘤。罕见，发病年龄跨度大，平均为28岁。临床表现缺乏特异性，患者常以腹痛、腹胀、盆腔包块等表现就诊，肿瘤大多单侧发生。组织病理学表现类似于中枢神经系统的神经外胚层肿瘤，分为3种类型：分化型、原始型及间变型。分化型：类似于中枢神经系统的室管膜瘤、星形细胞瘤及少突胶质细胞瘤；原始型：包括原始神经外胚层肿瘤（PNET）、神经母细胞瘤、髓母细胞瘤等；间变型：类似于中枢神经系统的胶质母细胞瘤。原始型和间变型属于高度恶性，疾病早期即可发生转移，容易复发，预后极差。

07.345 卵巢起源于皮样囊肿的体细胞型肿瘤 ovarian somatic-type tumor arising from a dermoid cyst

来源于皮样囊肿的成年型组织构成的卵巢肿瘤。

07.346 卵巢皮脂腺肿瘤 ovarian sebaceous tumor

发生于卵巢、与皮肤皮脂腺肿瘤相似的肿瘤。包括皮脂腺腺瘤、伴皮脂腺分化的基底细胞癌和皮脂腺癌，可能来源于畸胎瘤。

07.347 卵巢皮脂腺腺瘤 ovarian sebaceous adenoma

属于单胚层畸胎瘤的一种罕见的卵巢良性肿瘤。起源于成熟畸胎瘤的皮脂腺成分，组织病理学表现类似于皮肤同名肿瘤。

07.348 卵巢伴皮脂腺分化的基底细胞癌 ovarian basal cell carcinoma with sebaceous differentiation

属于单胚层畸胎瘤的一种罕见的卵巢恶性肿瘤。由恶性基底细胞团和巢组成，内含成熟皮脂腺细胞。

07.349 卵巢皮脂腺癌 ovarian sebaceous carcinoma

属于单胚层畸胎瘤的一种罕见的卵巢恶性肿瘤。起源于成熟畸胎瘤的皮脂腺成分，组织病理学表现类似于皮肤同名恶性肿瘤。

07.350 卵巢其他罕见单胚层畸胎瘤 ovarian other rare monodermal teratoma

只有单胚层结构的卵巢畸胎瘤。罕见，包括良性和恶性。

07.351 卵巢起源于皮样囊肿的体细胞型恶性肿瘤 ovarian somatic-type malignant tumor arising from a dermoid cyst

起源于卵巢皮样囊肿的上皮成分恶变的肿瘤。罕见，其中最为常见的是卵巢鳞状细胞癌。

07.352 卵巢鳞状细胞癌 ovarian squamous cell carcinoma

源于卵巢成熟性囊性畸胎瘤（皮样囊肿）的鳞状上皮成分恶变的肿瘤。罕见，起病快，病程短，部分患者可主诉腹痛、腹部不适等。肿瘤多为单侧发生，体积较大，实性或囊实性。组织病理学表现为肿瘤中含有成熟性畸胎瘤成分，同时可见不同分化程度的鳞状细胞癌成分。恶性程度较高，对放射治疗不敏感，以手术治疗为主，药物治疗效果差。

07.353 卵巢生殖细胞-性索间质肿瘤 ovarian germ cell-sex cordstromal tumor

一组由生殖细胞和性索-间质成分混合组成的卵巢肿瘤。包括性腺母细胞瘤及其他混合

性生殖细胞-性索间质肿瘤，罕见。预后与所含的生殖细胞类型有关。

07.354 卵巢性腺母细胞瘤 ovarian gonado-blastoma

卵巢生殖细胞-性索间质肿瘤中的一种。由伴有恶性生殖细胞肿瘤的性腺母细胞瘤、不成熟性索细胞和生殖细胞混合而成的肿瘤（生殖细胞部分可视为原位恶性生殖细胞肿瘤）。罕见，几乎均发生在有发育异常的性腺组织中。10～30岁最常见。肿瘤多数为双侧病变，瘤体较小，当伴有恶性生殖细胞瘤，如无性细胞瘤成分过度生长时，肿瘤明显增大。组织病理学表现为肿瘤由原始生殖细胞与不成熟的支持或粒层细胞混杂排列，生殖细胞成分主要为无性细胞瘤或类似睾丸精原细胞瘤的成分，这些成分可以出现退变及钙化，也可以过度增生。单纯的性腺母细胞瘤为良性或低度恶性，完整切除后，预后良好；10%的肿瘤含有其他恶性生殖细胞肿瘤成分，恶性度增高，预后差。

07.355 卵巢未分类的混合性生殖细胞-性索间质肿瘤 ovarian unclassified mixed germ cell-sex cord stromal tumor

发生于卵巢的无明显睾丸或卵巢分化的性索间质肿瘤。罕见。发生于结构正常的卵巢。多见于婴幼儿、少女或年轻育龄女性，临床症状为性早熟和盆腔肿块，肿瘤多单发，瘤体较大，切面无钙化。组织病理学表现为肿瘤由原始生殖细胞和更幼稚的性索样细胞混合构成，后者可出现核分裂。肿瘤中很少出现无性细胞瘤或其他恶性生殖细胞肿瘤成分。周围可见正常卵巢结构。

07.356 卵巢性索间质肿瘤 ovarian sex cord stromal tumor

又称"卵巢功能性肿瘤（ovarian functional tumor）"。来源于原始性腺的性索及间质组

织的卵巢肿瘤。占卵巢肿瘤的4%～6%。性索向上皮分化形成颗粒细胞瘤或间质细胞瘤，向间质分化形成卵泡膜细胞瘤或间质细胞瘤。保留其原来各自的分化特性。常有内分泌功能。

07.357 卵巢单纯性间质瘤 ovarian pure stromal tumor

属于卵巢性索间质肿瘤中的一组肿瘤。由单纯的间质及其衍生成分如成纤维细胞和卵泡膜细胞组成的肿瘤，以良性为主。

07.358 卵巢纤维瘤 ovarian fibroma

最常见的一种卵巢性索间质肿瘤。占卵巢肿瘤的2%～5%，多见于中年女性，平均发病年龄为50岁，单侧居多，肿瘤直径平均为6cm。实性、灰白色，质硬。组织病理学表现为肿瘤由产生大量胶原的梭形成纤维细胞和纤维细胞构成，核分裂象罕见。1%～2%的卵巢纤维瘤患者出现梅格斯（Meigs）综合征，表现为腹水或胸腔积液，手术切除肿瘤后，胸腔积液、腹水自行消失。

07.359 卵巢富于细胞性纤维瘤 ovarian cellular fibroma

卵巢细胞瘤中的一种特殊病理类型。较少见，临床表现同卵巢纤维瘤，部分患者合并胸腔积液、腹水及血清CA125升高，临床易误诊为恶性肿瘤。肿瘤较纤维瘤偏大，大小平均为8cm。组织病理学表现为肿瘤细胞丰富密集，细胞质界限不清，核呈圆形或卵圆形，无或仅有轻度异型性，核分裂象为1～3个/10HPF，胶原成分较少，一般为良性，预后良好，偶见复发。

07.360 卵巢卵泡膜细胞瘤 ovarian thecoma

由形态类似于内胚层的卵泡膜细胞组成的卵巢单纯性间质瘤。多发生于40岁以上女性，75%为绝经后，单侧多见。可分为典型卵泡膜瘤和黄素化卵泡膜瘤。肿瘤大小悬殊，实性、质韧，切面呈淡黄色。组织病理学表现为瘤细胞呈胖梭形或卵圆形，界限不清，胞质淡染，可呈空泡状。黄素化卵泡膜瘤在卵泡膜瘤背景中出现巢状或散在黄素化细胞。绝大部分属于良性肿瘤，预后良好。

07.361 卵巢黄素化卵泡膜细胞瘤伴硬化性腹膜炎 ovarian luteinized thecoma associated with sclerosing peritonitis

又称"卵巢伴有硬化性腹膜炎的黄素化卵泡膜瘤"。一种伴有硬化性腹膜炎的特殊类型的卵巢间质肿瘤。好发于年轻女性。可伴有腹胀、腹水等症状，肿瘤多为双侧，肿瘤质地较软。组织病理学表现为丰富的梭形细胞弥漫增生，部分细胞呈圆形，胞质淡染呈黄素化表现。伴有硬化性腹膜炎，患者可以死于腹膜疾病所导致的肠梗阻等并发症。

07.362 卵巢纤维肉瘤 ovarian fibrosarcoma

卵巢原发的恶性纤维性肿瘤。罕见，多发生于绝经后女性，表现为腹部肿块。肿瘤体积一般较大。质软，常伴明显的出血、坏死。组织病理学表现为肿瘤细胞极其丰富，呈编织状排列。细胞中至重度异型，核分裂象＞4个/10HPF，可见病理性核分裂象。属于高度恶性肿瘤，预后极差。

07.363 卵巢硬化性间质瘤 ovarian sclerosing stromal tumor

一种良性的卵巢间质肿瘤。好发于年轻女性，没有性激素分泌异常症状，一般单侧发生，呈灰白实性或分叶状。组织病理学表现为肿瘤由成纤维细胞和圆形/多边形间质细胞构成，富细胞的假小叶和少细胞的硬化或水肿带不规则相间分布。小叶内常见管腔大小不均的薄壁血管。肿瘤属于良性，手术完整切除肿瘤后疗效满意。

07.364　卵巢印戒细胞间质瘤　ovarian signet-ring stromal tumor

又称"卵巢印戒样间质瘤"。卵巢良性纯间质来源的肿瘤。仅见个案报道，为单侧发生。组织病理学表现为肿瘤由印戒状间质细胞构成，胞质内不含脂质、糖原或中性/酸性黏多糖。免疫组织化学染色显示瘤细胞可表达CD56、α抑制素和平滑肌肌动蛋白（SMA）。

07.365　卵巢微囊性间质瘤　ovarian microcystic stromal tumor

卵巢纯间质来源的良性肿瘤。罕见，单侧发生。组织病理学表现为瘤组织由微囊结构与实性富于细胞的区域和纤维性间质共存，免疫组织化学显示肿瘤细胞CD10和波形蛋白呈强阳性，而抑制素和钙视网膜蛋白呈阴性或弱阳性。其独特的微囊性结构和免疫组织化学特征使其所属分类仍有争议，有待进一步研究证实。

07.366　卵巢类固醇细胞瘤　ovarian steroid cell tumor

完全由类似类固醇分泌细胞组成的卵巢肿瘤。罕见，可产生类固醇激素，特别是雄激素。影像学表现缺乏特异性，绝大多数单侧发生。肿瘤大小悬殊，实性，局部囊性变，呈淡黄色或暗棕色。组织病理学表现为瘤细胞圆形或多边形，呈片状、巢状或条索状排列。胞质呈嗜酸性颗粒状或富于脂质，细胞异型性小，核分裂象＜2个/10HPF。手术切除是主要的治疗方法。

07.367　卵巢恶性类固醇细胞瘤　ovarian malignant steroid cell tumor

生长方式和细胞学特征属于恶性的卵巢类固醇细胞瘤。约占卵巢类固醇细胞瘤的1/3，组织病理学表现为肿瘤出现局部侵犯是判定恶性的唯一标准。提示恶性的相关指征包括瘤体直径＞7cm，核分裂象＞2个/10HPF，坏死、出血明显，细胞重度异型。

07.368　卵巢间质细胞瘤　ovarian Leydig cell tumor

又称"卵巢莱迪希细胞瘤"。由纤维瘤样间质和成簇类似睾丸的间质细胞构成的卵巢良性间质瘤。肿瘤由多角形细胞组成，胞质呈嗜酸性或淡染。类似睾丸的间质细胞内含赖因克（Reinke）结晶。完全或主要由间质细胞组成的卵巢类固醇细胞瘤，罕见，约占卵巢类固醇细胞瘤的20%。起病隐匿，且临床表现多不典型，肿瘤一般体积不大，切面呈黄色或暗棕色。手术切除后预后良好。

07.369　卵巢单纯性索肿瘤　ovarian pure sex cord tumor

由单纯性索成分组成的卵巢肿瘤。包括女性（卵巢）性索肿瘤，如颗粒细胞瘤等；男性（睾丸）性索肿瘤，如支持细胞瘤等。

07.370　卵巢颗粒细胞瘤　ovarian granulosa cell tumor

又称"卵巢粒层细胞瘤"。仅由卵巢颗粒细胞构成的肿瘤或颗粒细胞所占比例＞10%的肿瘤。背景常为纤维卵泡膜瘤样间质。根据细胞组织形态及临床表现分为成年型和幼年型，前者占卵巢颗粒细胞瘤的95%。

07.371　卵巢成年型颗粒细胞瘤　ovarian adult granulosa cell tumor

又称"卵巢成年型粒层细胞瘤"。卵巢颗粒细胞瘤的一个病理亚型。占卵巢颗粒细胞瘤的95%，可发生于任何年龄，高峰年龄为45～55岁。肿瘤能分泌雌激素，青春期前患者可出现性早熟，生育年龄患者出现月经紊乱，绝经后患者则有不规则阴道流血，常合并子宫内膜增生，甚至发生癌变。卵巢肿瘤大小悬殊，呈囊实性或实性，灰黄色或灰白色，可见出血、坏死灶。组织病理学表现为肿瘤由卵泡颗粒层细胞构成，瘤细胞具有核沟，细胞排列成微滤泡、巨滤泡、梁索状、岛状、缎带状或弥漫性肉瘤样，考尔-埃克斯纳（Call-Exner）小体是其特征的组织学结构。肿瘤常伴有*FOXL-2*基因突变，预后较好，5年生存率达80%以上，但有晚期复发倾向。

07.372　卵巢幼年型颗粒细胞瘤　ovarian juvenile granulosa cell tumor

又称"卵巢幼年型粒层细胞瘤"。卵巢颗粒细胞瘤的一个病理亚型。占所有颗粒细胞瘤的5%。主要发生于儿童和年轻成人的特殊类型的颗粒细胞瘤，常以结节样或弥漫性生长为特征。患者的平均年龄为13岁，20岁以下者占87%。单侧发生，绝大部分为良性。肿瘤直径为3～32cm，平均为12.5cm。组织病理学表现为肿瘤细胞呈实性片状生长，其间可见大小不等的滤泡样结构，黄素化和水肿常见，几乎不出现成年型中的考尔-埃克斯纳小体，瘤细胞的核沟也不明显，核分裂象多见，但并不是恶性指标。肿瘤缺乏成人型颗粒细胞所有的*FOXL-2*基因突变，幼年型颗粒细胞瘤预后好，绝大部分呈现良性过程，少数肿瘤破裂可以导致复发，与成人型不同，复发多发生在3年内。

07.373　卵巢支持细胞瘤　ovarian Sertoli cell tumor

完全或几乎以类似睾丸支持细胞样细胞构成的单纯性卵巢性索肿瘤。少见，仅占卵巢性索间质肿瘤的4%，可发生于任何年龄，平均年龄为30岁，多数支持细胞瘤无激素分泌功能，少数伴有高雌激素所致阴道流血等症状，极少数有雄激素所致去女性化及男性化表现，部分患者伴有生殖器发育异常。肿瘤大小不一。实性，质硬，包膜完整。组织病理学表现为肿瘤完全或几乎由形成实性或空心小管的支持细胞构成，间质没有或有极少的间质细胞。单纯的支持细胞瘤预后较好，大部分呈现良性过程，极少数肿瘤体积增大（>5cm），出现细胞异型及核分裂象增多（>5个/10HPF），此时诊断支持细胞瘤，预后差。

07.374　卵巢环状小管性索肿瘤　ovarian sex cord tumor with annular tubule

由性索成分（支持细胞）排列成单纯性或复杂性环状小管而构成的卵巢支持细胞瘤。罕见。根据临床上是否伴有波伊茨-耶格综合征分为两个亚型：不伴者，为散发性，多为单侧发生，瘤体较大，组织病理学表现为瘤细胞排列复杂，由环状小管盘绕而成，此型约20%呈恶性，可出现淋巴结播散转移；伴有者，发病时更年轻，多为双侧卵巢受累，瘤体极小，组织病理学表现为多灶错构瘤样微瘤，钙化明显，瘤组织环状小管结构较简单，由环状或实心小管构成，绝大部分为良性。

07.375　卵巢混合性性索间质肿瘤　ovarian mixed sex cord stromal tumor

同时含有性索和间质成分的卵巢肿瘤。包括良性和恶性。

07.376　卵巢支持-间质细胞瘤　ovarian Sertoli-Leydig cell tumor

又称"男性母细胞瘤（androblastoma，arrhenoblastoma）"。一种由不同比例的支持细胞和类似睾丸间质细胞的瘤细胞构成的卵巢肿瘤。罕见，多发生于40岁以下的女性。常伴有生殖器发育异常，单侧居多，肿瘤较大，直径平均为13cm，多为实性，结节状，质硬，灰黄色。组织病理学表现为由分化程度不等的支持细胞、间质细胞、网上皮细胞及非特异的性腺间质细胞以不同比例混合构成，并可进一步分为高、中、低分化及网状型，部分可伴有异源成分。肿瘤整体预后与肿瘤分级相关，高分化者预后好，呈现良性过程，约10%的中分化者和60%的低分化者呈现恶性过程。

07.377　伴异源性成分的卵巢支持-间质细胞瘤　ovarian Sertoli-Leydig cell tumor with heterologous element
卵巢支持-间质细胞瘤的一个亚型。罕见，约20%的中低分化及网状型支持间质细胞肿瘤中可见异源性成分，最多见的是分化良好的胃肠黏液上皮，该成分不影响临床预后及内分泌表现。

07.378　网状型卵巢支持-间质细胞瘤　ovarian Sertoli-Leydig cell tumor with retiform
卵巢支持-间质细胞瘤的一个亚型。罕见，多见于中低分化肿瘤，临床及大体与普通型无差别。组织病理学表现为肿瘤组织呈相互吻合的裂隙样腔隙，与睾丸网或卵巢网结构相似，当此种结构大于90%时才可诊断。在中、低分化的支持-间质肿瘤中出现网状结构提示预后不良。

07.379　卵巢非特异性性索间质肿瘤　ovarian non-specific sex cord stromal tumor
缺乏明确分化特征的卵巢性索间质肿瘤。少见，不足卵巢性索间质肿瘤的5%。临床预后类似于卵巢颗粒细胞瘤和卵巢支持-间质细胞瘤。

07.380　卵巢杂类肿瘤　ovarian miscellaneous tumor
除上皮、生殖细胞肿瘤及性索间质肿瘤以外的卵巢肿瘤。相对少见，包括良性和恶性。

07.381　卵巢网肿瘤　tumor of rete ovarii
起源于卵巢网的一组良性或恶性肿瘤。包括卵巢网腺瘤和卵巢网腺癌。

07.382　卵巢网腺瘤　adenoma of rete ovarii
起源于卵巢网的良性肿瘤。罕见，多数为偶尔发现，组织病理学表现为肿瘤可以呈囊性、腺管状及乳头状，被覆上皮细胞可以呈扁平状、立方状及柱状。预后良好。

07.383　卵巢网腺癌　adenocarcinoma of rete ovarii
起源于卵巢网的恶性肿瘤。罕见。临床可出现腹胀、腹水等症状。组织病理学表现为肿瘤呈网状结构，其间可见乳头、实性管状结构，细胞异型、核分裂象易见。临床进展快，预后差。

07.384　卵巢沃尔夫管肿瘤　ovarian Wolffian tumor
可能来源于沃尔夫管的女性附件肿瘤或中肾管残件肿瘤。见于绝经后女性。肿瘤呈结节状，表面光滑。囊实性、质软。组织病理学表现为肿瘤呈大小不等囊性，有时可见网状及管状结构，局灶呈实性巢状结构，肿瘤细胞呈立方及柱状，偶呈短梭形，立方及柱状上皮中可见鞋钉样细胞。局限于卵巢内的肿瘤多呈良性过程。

07.385　卵巢高钙血症型小细胞癌　ovarian hypercalcemic type small cell carcinoma
罕见的卵巢未分化肿瘤。与肺小细胞癌无关，好发于年轻女性，临床上常伴有血钙水平增高。肿瘤体积通常较大，常伴有出血、坏死。组织病理学表现为瘤细胞常呈弥漫性排列，其间可见灶状滤泡样腔隙，腔内含嗜酸性液体，肿瘤细胞较小，但其间可见大细胞成分。近期研究表明该肿瘤具有 *SMARCA4* 基因突变。治疗效果不理想，预后差。

07.386　卵巢肺型小细胞癌　ovarian pulmonary type small cell carcinoma

类似于小细胞肺癌的卵巢癌。可能来源于卵巢表面上皮-间质。罕见，主要见于绝经后女性，表现为盆腔或腹腔包块，肿瘤体积大，常为双侧性，可伴有卵巢外播散。组织病理学表现及免疫组织化学表达均与肺小细胞神经内分泌癌类似。属于高侵袭性肿瘤，预后差。

07.387 卵巢肾母细胞瘤 ovarian nephroblas-toma

又称"卵巢维尔姆斯瘤（ovarian Wilms tumor）"。原发于卵巢的类似于肾母细胞瘤特征的肿瘤。肿瘤来源于后肾组织，偶见于卵巢或原始中胚层。原发于卵巢者罕见，儿童及成人均可发生，组织病理学表现与肾的同名肿瘤相同，对化疗非常敏感。

07.388 卵巢副神经节瘤 ovarian paragang-lioma

又称"卵巢肾上腺外嗜铬细胞瘤（ovarian extra-adrenal pheochromocytoma）"。一种神经内分泌肿瘤。原发于卵巢者罕见，临床可表现为卵巢肿块，可伴有继发性高血压。患者年龄为15～68岁。组织病理学表现与肾上腺及其他部位发生的嗜铬细胞瘤相同。

07.389 卵巢实性假乳头状瘤 ovarian solid pseudopapillary neoplasm

原发于卵巢、组织形态与胰腺实性假乳头状肿瘤相似的肿瘤。罕见，发病年龄为17～57岁，临床表现为非特异性的卵巢肿块。肿瘤直径常＞10cm，囊实性。组织病理学表现同胰腺同名肿瘤，瘤细胞呈片状和巢状排列，其间可见索状和假乳头状结构。

07.390 卵巢腺瘤样瘤 ovarian adenomatoid tumor

发生于卵巢、起源于间皮组织的良性肿瘤。罕见。组织病理学表现同子宫同名肿瘤。预后良好。

07.391 卵巢间皮瘤 ovarian mesothelioma

发生在卵巢、起源于间皮组织的恶性肿瘤。罕见，术前诊断困难，易与卵巢其他恶性肿瘤、腹膜原发恶性间皮瘤、反应性间皮增生及胃肠道恶性肿瘤相混淆。组织病理学表现与发生在盆腹腔的同名肿瘤相似。由于确诊时多为临床晚期，预后差。

07.392 卵巢软组织肿瘤 ovarian soft tissue tumor

由间叶组织起源的卵巢肿瘤。卵巢原发软组织肿瘤非常少见，可以是良性，也可以是恶性，其中最常见的类型是卵巢黏液瘤，其他报道的如平滑肌瘤、血管瘤、神经源性肿瘤、脂肪瘤、淋巴管瘤、骨肉瘤、软骨肉瘤等罕见。

07.393 卵巢黏液瘤 ovarian myxoma

原发于卵巢的良性间叶性肿瘤。罕见，好发于生育期女性，多无临床症状，常为单侧附件肿块。组织病理学表现为肿瘤由分化良好的梭形细胞和丰富的黏液样基质组成，部分黏液瘤可能是卵巢间质瘤的黏液变所致。临床多为良性，偶有复发病例报道。

07.394 卵巢其他软组织肿瘤 ovarian other soft tissue tumor

除黏液瘤以外的其他间叶组织来源的卵巢软组织肿瘤。罕见，多为个案报道，包括平滑肌来源的良性及恶性肿瘤，血管来源的良性血管瘤及血管肉瘤，神经源性肿瘤、脂肪瘤、淋巴管瘤，骨及软骨来源的良性及恶性肿瘤，神经节瘤、纤维瘤病、低级别纤维黏液肉瘤，肾外横纹肌样瘤、横纹肌肉瘤和滑膜肉瘤等。

07.395 卵巢瘤样病变 ovarian tumor-like lesion

发生于卵巢的一种非赘生性肿瘤。为生育年龄女性卵巢肿大的常见原因。

07.396　卵巢滤泡囊肿　ovarian follicle cyst
由于卵泡上皮变性、卵泡壁结缔组织增生变厚、卵细胞死亡、卵泡液未被吸收或者增多而形成的卵巢囊肿。属于生理性囊肿。多见于育龄期的非妊娠女性。一般无临床症状。囊肿直径≥3cm，多为孤立性，切面为单房，内含水样或血性液体。组织病理学表现为卵泡囊壁衬覆两层细胞，内层为颗粒细胞，外层为卵泡膜细胞。囊肿常在4～6周自动吸收消失，持续存在或进行性增大者可行手术切除。

07.397　卵巢黄体囊肿　ovarian corpus luteum cyst
卵巢在排卵后形成黄体，正常成熟黄体的直径为2～3cm，呈囊性结构，若囊性黄体持续存在或增长，黄体腔内有大量的积液，形成直径超过3cm的囊肿。单房，内含淡黄色或血性液体，囊壁有浅黄色波浪状花环样结构或不完整的黄色条带。多发生于排卵后或妊娠期，多数无症状。可发生囊肿破损、出血，严重者可引起急腹症。组织病理学表现为囊壁较厚，可见黄素化的颗粒细胞和卵泡膜细胞组成的皱褶样结构，两层细胞结构清晰。

07.398　卵巢巨大孤立性黄素化滤泡囊肿　ovarian large solitary luteinized follicle cyst
以单侧、大而孤立的黄素化滤泡囊肿为特征，囊壁菲薄、光滑，囊内含水样液或黏液样物质的卵巢囊肿。多见于妊娠中晚期或产褥期。组织病理学表现为囊壁衬覆单层至数层黄素化的颗粒细胞及卵泡膜细胞，二者常不易区分。多数囊肿可自发消失。体积巨大者可手术摘除，预后良好。镜下可见囊壁衬覆多层黄素化细胞。

07.399　卵巢高反应黄素化　ovarian hyper-reaction luteinalis
又称"卵巢过度黄素化反应""卵巢黄素化囊肿（ovarian theca-lutein cyst，theca-lutein ovarian cyst）"。多与妊娠相关，与生理及病理状态下人绒毛膜促性腺激素过度刺激有关的卵巢良性囊肿。常见于多胎妊娠、妊娠滋养细胞疾病及促排卵药物治疗的患者。一般无症状，往往在剖宫产术中或于B超检查时发现。双侧卵巢增大，最大可至直径15cm以上。切面见多发囊肿，壁菲薄，内含水样或血性液体。组织病理学表现为囊壁衬覆黄素化卵泡膜细胞与颗粒细胞，中央缺乏纤维化。一般在产褥期退缩，少数可持续6个月，个别囊肿长期不退缩或伴有卵巢广泛出血梗死者需手术治疗。

07.400　卵巢妊娠黄体瘤　ovarian pregnancy luteoma
正常妊娠时黄体细胞增生所形成的单个或多个结节状肿物。产后自然消退，多在妊娠末期出现，典型者发生于30～40岁多产次的女性。多数患者无症状，常在剖宫产或输卵管结扎术时偶然发现。有时为明显的盆腔包块，少数患者可出现男性化表现。病变组织常呈现较大的实性结节，直径最大达20cm，平均为6.6cm，常为多发性。切面为红色至棕黄色，质软，边缘清晰，常见局灶性出血。组织病理学表现为结节由片状或巢状增生的黄素化细胞组成，少数可见滤泡样腔隙及淡红色液体或胶样物质。

07.401　卵巢间质增生　ovarian stromal hyper-plasia
与黄素化细胞无关的卵巢间质细胞的非肿瘤性增生现象。表现为皮髓质间界限消失或出现结节。多发于围绝经期及绝经后女性，大多数无症状，少数出现雌激素或雄激素升高的临床表现。双侧卵巢正常大小或轻度增大。组织病理学表现为间质细胞呈结节状或弥漫性生长，占卵巢的大部分，皮髓质界限消失。

07.402　卵巢巨块水肿　ovarian massive edema
因间质内积聚水肿液导致卵巢呈现肿瘤样增大的现象。通常保留原有的滤泡结构。好发于年轻女性。常有急腹症症状。表现为卵巢巨大，卵巢大多保持原有轮廓，外表颜色苍白、有光泽、质软，若扭转严重形成卵巢卒中时则呈暗紫色。组织病理学表现为间质水肿明显，各级卵泡等正常卵巢结构被疏松的水肿组织分隔。为良性病变。为排除肿瘤，需手术楔形切除并行冰冻切片检查。

07.403　卵巢间质卵泡增生　ovarian stromal hyperthecosis
距卵泡一定距离的间质内出现黄素化间质细胞，常伴卵巢间质增生的现象。主要发生于育龄期女性，常出现去女性化或男性化等内分泌症状，血浆中睾酮升高，多为双侧受累，卵巢正常大小或轻度增大。组织病理学表现为卵巢间质中散在黄素化间质细胞，周围是卵巢正常结构。

07.404　卵巢纤维瘤病　ovarian fibromatosis
因间质成纤维细胞增生与胶原沉积导致的卵巢瘤样增大的较常见的良性肿瘤。通常保留滤泡等卵巢原有成分。好发于中青年女性。临床表现为月经异常与不孕症。一侧或双侧卵巢增大。卵巢表面光滑，呈白色结节状或分叶状。组织病理学表现为纤维细胞呈短束状交织排列，可有席纹样结构，伴较多胶原沉积，类似于少细胞性纤维瘤，细胞学形态为良性。对于双侧卵巢受累但希望保留生育功能的患者，可行卵巢楔形切除术。术后多数患者内分泌症状消失。

07.405　卵巢间质细胞增生　ovarian Leydig cell hyperplasia
又称"卵巢门细胞增生（ovarian hilus cell hyperplasia）"。卵巢门区域的间质细胞数量增多的现象。多发生于妊娠期或绝经期前后。一些患者表现出雄激素或雌激素增高的症状。卵巢常无明显异常所见，在部分病例的卵巢门处可发现微小的黄色结节。组织病理学表现为间质细胞数量增多，呈弥散性或结节状排列，多位于血管及神经干旁。为良性病变，术后患者内分泌症状多能自行消失。

07.406　卵巢淋巴和髓系肿瘤　ovarian lymphoid and myeloid tumor
卵巢原发的淋巴造血系统肿瘤。罕见。

07.407　卵巢淋巴瘤　ovarian lymphoma
发生在卵巢的淋巴瘤。可以是原发于卵巢，也可以是从身体其他部位的淋巴瘤累及卵巢。均罕见，诊断时需鉴别是原发性还是转移性。最常见的症状是腹部疼痛，最常见的体征是盆腔包块，伴有少量腹水、阴道流血、呼吸困难等症状。卵巢原发性淋巴瘤最常见的类型是弥漫大B细胞型，其次是伯基特（Burkitt）淋巴瘤和滤泡性淋巴瘤，B和T淋巴母细胞淋巴瘤罕见。而继发性淋巴瘤的最常见类型也是弥漫大B细胞型。偶尔与卵巢皮样囊肿有关。治疗和预后类似于淋巴结内的淋巴瘤。

07.408　卵巢髓系肿瘤　ovarian myeloid neoplasm
卵巢出现的造血系统来源的恶性肿瘤。包括髓细胞白血病和髓细胞肉瘤（由原始髓细胞组成的肿块）。原发于卵巢的髓细胞肉瘤罕见，是由急性髓细胞白血病或其他髓外发生的髓细胞肉瘤累及卵巢所致。通常出现卵巢肿块等相关表现。可发生单侧或双侧卵巢肿瘤。组织病理学表现与其他部位发生的同名肿瘤相似，主要表现为原始幼稚的造血肿瘤细胞弥漫性生长。预后不同，有些患者短期内死于急性髓细胞白血病，有些患者经过治疗可以获得缓解并长期无瘤生存。

07.409　卵巢转移性肿瘤　ovarian metastatic tumor

又称"卵巢继发性肿瘤（ovarian secondary tumor）"。由其他器官或组织转移至卵巢形成的肿瘤。卵巢是女性生殖系统最易发生转移性肿瘤的器官，占卵巢肿瘤的5%～10%，原发肿瘤可来自输卵管、子宫、宫颈等邻近器官，也可来自胃肠道、乳腺等远处器官。病变的重要特点是常为双侧卵巢受累。组织病理学表现为细胞及组织结构同原发部位肿瘤，诊断时主要与原发性卵巢肿瘤相鉴别。治疗原则是缓解和控制症状。大部分治疗效果不佳，预后很差。

07.410　卵巢克鲁肯贝格瘤　ovarian Kruken-berg tumor

又称"卵巢库肯勃瘤""卵巢印戒细胞癌（ovarian signet-ring cell carcinoma）"。原发部位在胃肠道，肿瘤多为双侧性，中等大，多保持卵巢原状或呈肾形的一种特殊的卵巢转移性肿瘤。由德国学者克鲁肯贝格首先报道。组织病理学表现为肿瘤通常由印戒细胞组成，形成腺管状、梁状、巢片状结构，预后差。

07.05.02　卵巢肿瘤并发症

07.411　卵巢肿瘤并发症　complication of ovarian tumor

卵巢肿瘤发生蒂扭转、破裂、感染和恶变的现象。

07.412　卵巢肿瘤蒂扭转　torsion of ovarian tumor

卵巢肿瘤的并发症之一。有些中等大小的卵巢肿瘤，其重心偏于一侧，体位改变后出现蒂扭转。可突然出现一侧下腹急性剧痛，常伴恶心、呕吐等症状。扭转不能自行恢复时可发生瘤体坏死，甚至破裂或继发感染，需及时手术。

07.413　卵巢肿瘤破裂　rupture of ovarian tumor

卵巢肿瘤的并发症之一。分外伤性及自发性两种，后者多发生在恶性肿瘤，生长过快，囊壁的局部血液供应不足，囊液或肿瘤组织可自瘤壁的薄弱部位溢出。

07.414　卵巢肿瘤感染　infection of ovarian tumor

卵巢肿瘤的并发症之一。多发生在肿瘤蒂扭转或破裂之后，发生率为1%～3%。邻近器官有感染灶，可涉及邻近的卵巢肿瘤。临床表现为腹膜炎症现象、发热、白细胞计数升高、腹痛、腹肌紧张、肿物有压痛等。

07.415　卵巢肿瘤恶变　canceration of ovarian tumor

卵巢肿瘤的并发症之一。由于卵巢位于盆腹腔深部，很多患者没有早期症状，当卵巢肿物迅速生长伴腹胀、腹痛时应高度警惕。临床对于>5cm的卵巢肿瘤，为防止恶变，应及时手术。

07.416 输卵管肿瘤 tumor of the fallopian tube
发生于输卵管的肿瘤。分良性和恶性，以上皮性肿瘤多见。近年来的组织学、分子遗传学证据表明，曾被归类于卵巢癌或原发性腹膜癌中的40%～60%可能起源于输卵管，将卵巢、输卵管和原发腹膜恶性肿瘤归于一类疾病更为合理。

07.417 输卵管上皮性肿瘤 epithelial tumor of the fallopian tube
起源于输卵管黏膜上皮的肿瘤和囊肿。包括良性和恶性。

07.418 输卵管水泡囊肿 hydatid cyst of the fallopian tube
发生于输卵管的良性囊肿。位于输卵管旁，囊肿单房，壁薄，半透明。组织病理学表现为囊内衬覆单层柱状上皮，其间可见纤毛细胞及类似输卵管黏膜的皱襞结构。

07.419 输卵管良性上皮性肿瘤 benign epithelial tumor of the fallopian tube
输卵管米勒上皮来源的良性肿瘤。较少见。

07.420 输卵管乳头状瘤 papilloma of the fallopian tube
发生于输卵管的良性上皮性肿瘤。罕见，常偶然发现，可合并不孕症。肿瘤通常为单侧性。位于壶腹部时可导致输卵管增粗、管腔扩张，并常合并输卵管积水；位于伞端时，多呈疣状或小菜花样，以细蒂与伞端黏膜相连。组织病理学表现为多级分支的乳头状结构，表面衬覆输卵管型上皮，可见分泌细胞与纤毛细胞。

07.421 输卵管浆液性腺纤维瘤 serous adeno-fibroma of the fallopian tube
由输卵管型上皮与纤维瘤样间质组成的双向分化肿瘤。多见于中老年女性，常偶然发现，几乎都位于伞端。组织病理学表现为浆液性上皮呈腺样、乳头状、裂隙状排列，其间交织着类似卵巢间质的梭形细胞成分。

07.422 输卵管前驱上皮病变 epithelial precursor lesion of the fallopian tube
输卵管上皮性癌的前驱病变。典型病变为输卵管上皮内癌。多发生在伞端或壶腹部。

07.423 输卵管浆液性上皮内癌 serous tubal intraepithelial carcinoma, STIC
非浸润性输卵管高级别浆液性癌。通常见于伴有BRCA基因突变携带者预防性切除的输卵管或卵巢高级别浆液腺癌病例。偶见于其他原因切除的输卵管。病变多位于伞端或壶腹部。组织病理学表现为被覆输卵管黏膜上皮细胞复层，极向紊乱，细胞核增大变圆，核质比加大，可见核仁，核分裂象增多。上皮中的纤毛细胞消失，但缺乏间质浸润，常伴有p53基因突变。

07.424 输卵管上皮性交界性肿瘤 borderline epithelial tumor of the fallopian tube
生长方式和细胞学特征介于明显良性和恶性的同类输卵管上皮性肿瘤之间的输卵管肿瘤。与卵巢同名肿瘤相似。

07.425 输卵管浆液性交界性肿瘤 serous borderline tumor of the fallopian tube
又称"输卵管不典型增生性浆液性肿瘤（atypical proliferative serous tumor of the fallopian tube）"。输卵管交界性肿瘤中最常见的类型。罕见，常以不孕症或下腹痛就诊。肿瘤通常位于伞端，呈囊性、实性或息肉状。组织病理学表现为形态与卵巢同型肿瘤相同，上皮细胞复层，可有轻度细胞异型与少量核分裂，不伴间质浸润。采取保守性手术切除治疗，预后良好。

07.426 输卵管癌 carcinoma of the fallopian tube, fallopian tube cancer

又称"输卵管恶性上皮性肿瘤（malignant epithelial tumor of the fallopian tube）"。起源于输卵管上皮的恶性肿瘤。原发性输卵管癌是一种极少见的妇科恶性肿瘤，临床表现三联征为阴道排液、腹痛及盆腔包块。很难在术前及术中诊断，术前可行影像学检查及肿瘤标志物检测协助诊断。组织病理学依据细胞及组织形态进一步分型。治疗手段与卵巢癌相似。

07.427 输卵管低级别浆液性癌 low-grade serous carcinoma of the fallopian tube

由输卵管交界性浆液性肿瘤发展而来的恶性肿瘤。很少见，组织病理学表现与卵巢同名肿瘤相似，肿瘤细胞轻度异型，核分裂象少见。免疫组织化学显示*p53*呈野生型表达。

07.428 输卵管高级别浆液性癌 high-grade serous carcinoma of the fallopian tube

呈浆液性上皮特征的输卵管高度恶性肿瘤。多数病例因盆腔或卵巢肿物手术时被发现。少部分患者为*BRCA1/2*胚系突变携带者或有乳腺癌家族史。病变输卵管明显增粗，管壁增厚，管腔扩张并充满瘤组织，并可从伞端凸出。组织病理学表现为瘤细胞呈实性片状、筛状、腺样或复杂的乳头状结构，可见间质浸润，常伴有*p53*基因突变。具有早期扩散的特性，主要通过伞端直接播散，绝大多数病例就诊时伴有盆腔多部位受累，预后差。

07.429 输卵管子宫内膜样癌 endometrioid

carcinoma of the fallopian tube

发生于输卵管、类似子宫体的内膜样癌的恶性上皮性肿瘤。多因盆腔肿物被发现，几乎均为单侧发生，较少见。组织病理学表现为子宫内膜样腺上皮细胞呈腺样、片状、筛状等结构，细胞异型性通常为轻-中度，可有上皮嗜酸性改变。多数为临床Ⅰ期，少数为高分期。总体预后优于卵巢同名肿瘤。

07.430 输卵管黏液性癌 mucinous carcinoma of the fallopian tube

呈恶性黏液性上皮表现的输卵管瘤。罕见。组织病理学同其他部位的同名肿瘤。

07.431 输卵管移行细胞癌 transitional cell carcinoma of the fallopian tube

类似尿路上皮癌的一种罕见的输卵管恶性肿瘤。最常见于绝经后女性，由于其发病率极低，并无相应管理指南。治疗原则同上皮性卵巢癌。

07.432 输卵管透明细胞癌 clear cell carcinoma of the fallopian tube

以胞质透亮为特征的一种罕见的输卵管瘤。组织病理学表现同其他部位的同名肿瘤。可见实性细胞区和乳头状区极明显的鞋钉样细胞。

07.433 输卵管未分化癌 undifferentiated carcinoma of the fallopian tube

无任何特殊细胞类型分化特征的一种罕见的输卵管癌。组织病理学表现同其他部位的同名肿瘤。

07.434 输卵管混合性上皮-间叶肿瘤 mixed epithelial and mesenchymal tumor of the fallopian tube

同时具有上皮、间叶两种成分的输卵管肿瘤。多为恶性，包括腺肉瘤和癌肉瘤。

07.435　输卵管腺肉瘤　adenosarcoma of the fallopian tube
由恶性间质成分和良性腺上皮组成的双向分化的输卵管肿瘤。原发于输卵管者罕见，组织病理形态与子宫内膜及卵巢同名肿瘤相同。

07.436　输卵管癌肉瘤　carcinosarcoma of the fallopian tube
一种同时含有癌和肉瘤两种组织的输卵管肿瘤。罕见，且侵袭性强、预后差。多为老年女性，平均年龄为59岁（15～79岁）。主要表现为腹部不适、阴道流血等非特异性症状。肿瘤常位于输卵管管腔内，表现为管腔增粗或呈纺锤状，个别肿瘤位于伞端。组织病理学表现与子宫内膜及卵巢同型肿瘤相同，可见高级别恶性上皮与间叶成分。个别可伴有输卵管浆液性上皮内癌。为高度恶性肿瘤，预后差。

07.437　输卵管间叶性肿瘤　mesenchymal tumor of the fallopian tube
以间叶成分为主的输卵管肿瘤。多为良性。

07.438　输卵管平滑肌瘤　leiomyoma of the fallopian tube
起源于平滑肌组织的良性输卵管间叶性肿瘤。主要见于输卵管间质部，通常单发，体积不大。组织病理学表现与子宫同名肿瘤相同。

07.439　输卵管平滑肌肉瘤　leiomyosarcoma of the fallopian tube
起源于平滑肌的恶性输卵管间叶性肿瘤。罕见，组织病理学表现与子宫同名肿瘤相同。

07.440　输卵管间皮肿瘤　mesothelial tumor of the fallopian tube
发生在输卵管的间皮来源的肿瘤。多为良性，罕见。

07.441　输卵管腺瘤样瘤　adenomatoid tumor of the fallopian tube
输卵管间皮来源的良性肿瘤。罕见，组织病理学表现与子宫同名肿瘤相同。

07.442　输卵管生殖细胞肿瘤　germ cell tumor of the fallopian tube
发生在输卵管的生殖细胞来源的肿瘤。罕见，组织病理学表现与卵巢同名肿瘤相同，以畸胎瘤最多见。

07.443　输卵管畸胎瘤　teratoma of the fallopian tube
由已分化的来自三个胚层的组织和未分化细胞杂乱聚集成的一种输卵管生殖细胞肿瘤。罕见，组织病理学表现与卵巢同名肿瘤相同，以成熟畸胎瘤最多见。

07.444　输卵管成熟畸胎瘤　mature teratoma of the fallopian tube
输卵管发生的生殖细胞肿瘤中最常见的病理类型。组织病理学表现与卵巢同名肿瘤相同，可见典型的2～3个胚层成熟的组织分化。

07.445　输卵管未成熟畸胎瘤　immature teratoma of the fallopian tube
肿瘤中出现数量不等的幼稚胚胎性组织的一种输卵管畸胎瘤。为恶性，罕见。组织病理形态与卵巢同名肿瘤相同，可见原始神经上皮成分。

07.446　输卵管瘤样病变　tumor-like lesion of the fallopian tube
一种发生在输卵管的良性非肿瘤性病变。

07.447　输卵管黏膜增生　tubal hyperplasia
一种发生在输卵管的良性上皮增厚现象。多

继发于输卵管炎。组织病理学表现为被覆输卵管的黏膜上皮增厚，细胞层次增多、拥挤，但不足诊断为癌及癌前病变。

07.448 输卵管卵巢脓肿 tubo-ovarian abscess
一种非特异性输卵管炎。主要为细菌感染，可有急腹症症状，输卵管及卵巢肿胀，表面粘连，有纤维素渗出，使卵巢结构不清。组织病理学表现为输卵管管腔内积脓，卵巢结构不清，可见大量中性粒细胞浸润，伴脓肿形成。

07.449 峡部结节性输卵管炎 salpingitis isthmica nodosa, SIN
又称"结节性峡部输卵管炎"。一种较少见的输卵管炎症性病变。常伴有不孕症或异位妊娠病史，病变多累及双侧输卵管，在峡部形成一个或偶尔几个质硬的小结节，浆膜光滑。组织病理学表现为输卵管肌层中散在分布多个不规则的腺腔，衬覆输卵管型黏膜上皮，类似于子宫腺肌病。

07.450 输卵管化生性乳头状肿瘤 metaplastic papillary tumor of the fallopian tube
一般黏膜内肿瘤占据部分管周，由大小不等的乳头构成的输卵管肿瘤。属于化生性病变，罕见，常见于妊娠期或产后绝育术切除的中段输卵管标本。组织病理学表现为输卵管腔内有数个中等大小的乳头，无分支，表面被覆单层柱状或立方上皮，细胞具有嗜酸性胞质，细胞核可有非典型性，类似于浆液性交界性肿瘤。呈现良性过程。

07.451 输卵管胎盘部位结节 placental site nodule of the fallopian tube
见于输卵管的中间滋养细胞瘤样病变。与以往妊娠有关，但妊娠史不一定能追溯出输卵管妊娠，有的仅为宫内流产。组织病理学表现为病灶主要位于输卵管黏膜，也可位于管壁肌层，为界限清楚的结节样或斑片状组织，由绒毛膜型中间滋养细胞与丰富的透明变性间质组成。

07.452 输卵管黏液性上皮化生 mucinous metaplasia of the fallopian tube
输卵管的一种良性化生性病变。多见于老年女性，罕见，绝大多数病变为单侧，少数累及双侧。组织病理学表现为输卵管黏膜上皮被良性黏液性上皮取代，通常为宫颈型黏液上皮，偶为胃肠型黏液上皮。

07.453 输卵管子宫内膜异位症 endosalpingiosis
在输卵管间质部或峡部可见子宫内膜的现象。属于输卵管良性病变，常合并卵巢或盆腔其他部位的子宫内膜异位症，主要表现为不孕症或输卵管妊娠。组织病理学表现为输卵管黏膜及管壁间质中可见异位的子宫内膜样上皮及间质成分。

07.454 输卵管淋巴和髓系肿瘤 lymphoid and myeloid tumor of the fallopian tube
来源于淋巴造血系统的输卵管恶性肿瘤。罕见。

07.455 输卵管淋巴瘤 lymphoma of the fallopian tube
发生在输卵管的淋巴瘤。罕见。组织病理学表现为多种亚型，多数为B细胞源性，包括滤泡性淋巴瘤及黏膜相关淋巴瘤，也可见T细胞淋巴瘤。诊断时应除外输卵管继发性淋巴瘤，尤其是来自卵巢淋巴瘤的转移。

07.456 输卵管髓系肿瘤 myeloid neoplasm of the fallopian tube
造血系统起源的输卵管恶性肿瘤。包括白血病与髓系肉瘤，累及输卵管者罕见，通常合并同侧卵巢受累。组织病理学表现为肿瘤由原始髓细胞组成，也可伴有成熟髓细胞分化。

07.457　输卵管内肾上腺残件　adrenal cortical rest of the fallopian tube

发生于输卵管的来源于胚胎肾上腺皮质残留的罕见的子宫内膜异位病变。镜下可见输卵管组织内的少许肾上腺成分。

07.07　腹 膜 肿 瘤

07.458　原发性腹膜肿瘤　primary peritoneal tumor

原发于腹膜的肿瘤。罕见，主要为间皮来源，包括良性和恶性。

07.459　腹膜间皮肿瘤　peritoneal mesothelial tumor

腹膜间皮来源的肿瘤。包括良性和恶性。

07.460　腹膜腺瘤样瘤　peritoneal adenomatoid tumor

腹膜间皮来源的良性肿瘤。无明显临床症状，多偶然发现。主要发生于子宫、输卵管与卵巢，罕见于大网膜与肠系膜等生殖道外的腹膜。组织病理学表现与其他部位的腺瘤样瘤相同。

07.461　腹膜高分化乳头状间皮瘤　peritoneal well-differentiated papillary mesothelioma

间皮来源的腹膜乳头状肿瘤。表现为惰性的生物学行为，罕见，多发于生育年龄，很少有石棉接触史。一般无临床症状，手术时偶然发现。个别伴有慢性盆腔疼痛或腹水。肿瘤发生于腹膜、大网膜、直肠子宫陷凹、盆腔脏器表面等部位，典型表现为孤立性，也有多发性。组织病理学表现为典型的乳头状结构，细胞形态温和，缺乏间质浸润。绝大多数为良性经过，个别病例术后复发，主要见于多发性肿瘤，所有病例均应随访。

07.462　腹膜恶性间皮瘤　peritoneal malignant mesothelioma

发生于腹膜间皮细胞的恶性肿瘤。其临床表现及辅助检查缺乏特异性，多见于中老年人，常出现腹痛、腹胀、腹水、盆腔肿块及体重减轻。个别病例有石棉接触史或放疗史。腹膜弥漫性增厚，有无数结节与斑块，并可包裹盆腔脏器。组织病理学表现同胸腹腔发生的同名肿瘤，结构复杂、细胞多样，有明显异型，诊断时需鉴别女性生殖系统来源肿瘤盆腹腔转移，免疫组织化学及电镜检查有帮助。文献报道女性患者恶性间皮瘤的预后优于男性，部分患者可存活多年。

07.463　腹膜米勒管型上皮性肿瘤　peritoneal epithelial tumor of Müllerian type

呈现米勒管上皮性表现的腹膜肿瘤。包括良性和恶性，罕见，与其卵巢、输卵管等部位的同名肿瘤形态相同。

07.464　卵巢外腹膜浆液性乳头状癌　extraovarian peritoneal serous papillary carcinoma

又称"原发性腹膜浆液性乳头状癌（primary peritoneal serous papillary carcinoma）"。一种原发于腹膜间皮的米勒管源性的恶性肿瘤。罕见。有时可累及卵巢表面，呈多灶性发生。广泛播散于腹腔，但卵巢正常或仅表面被癌肿浸润。

07.465　腹膜浆液性交界性肿瘤　peritoneal serous borderline tumor

又称"腹膜不典型增生性浆液性肿瘤（peritoneal atypical proliferative serous tumor）”。发生于腹膜的少见病变。患者年龄多<35岁。临床常见症状为不孕症与慢性腹痛，约1/3的肿瘤为无症状偶然发现。病变为多灶性，大多分布于盆腔与大网膜，少数累及上腹腔，卵巢与输卵管正常或仅少许表面受累。组织病理学形态类似于卵巢同名肿瘤的非浸润性种植，常合并输卵管内膜异位。

07.466　腹膜低级别浆液性癌　peritoneal low-grade serous carcinoma

在腹膜浆液性交界性肿瘤基础上伴发浸润性生长的低度恶性肿瘤。原发于腹膜者少见，常见症状为腹痛、腹胀与腹水，血清CA125水平明显升高。肿瘤通常广泛累及腹膜，卵巢与输卵管正常或仅少许表面受累。组织病理学表现与卵巢同名肿瘤相同。

07.467　腹膜高级别浆液性癌　peritoneal high-grade serous carcinoma

低级别浆液性癌、高级别浆液性癌及其他少见癌的统称。一些患者有阳性乳腺癌家族史。常见症状为腹痛、腹胀、腹水、体重减轻，血清CA125水平明显升高。腹膜、大网膜与盆腔脏器表面可见许多大小不等的结节，大网膜常呈饼状，但较少侵犯至实质性脏器深部。卵巢可有表面受累或有微小的瘤灶，但表现明显轻于腹膜。组织病理学表现为腹膜原发高级别浆液性癌与卵巢及输卵管发生的同名肿瘤的病理形态和免疫表型相同，三者病变可相互重叠，有时很难明确区分。

07.468　腹膜平滑肌肿瘤　peritoneal smooth muscle tumor

一种发生于腹膜后（腹腔或腹膜后间隙）的良性平滑肌肿瘤。生长缓慢的孤立性肿瘤易长得很大。组织病理学表现与子宫同名肿瘤相同。

07.469　腹膜播散性平滑肌瘤病　leiomyomatosis peritonealis disseminata, LPD

又称“播散性腹膜平滑肌瘤病”。一种少见的非肿瘤性多中心平滑肌增生性良性病变。呈多发性结节状生长，并突出于腹膜表面。好发于生育年龄女性。组织病理学表现为盆腹腔间皮下平滑肌增生，形成多发的、界限清楚的结节，细胞形态类似普通或富于细胞性平滑肌瘤，缺少细胞多形性与核的非典型性，核分裂象少见。病变大多有自限性，包括一些手术切除不全的病例。偶有复发，罕见转变为平滑肌肉瘤。

07.470　腹膜促结缔组织增生性小圆细胞肿瘤　peritoneal desmoplastic small round cell tumor

罕见的腹膜高度侵袭性肿瘤。镜下以圆形小蓝细胞为特征。肿瘤主要累及腹部或盆腔腹膜，女性少于男性。多见于青少年。主要表现为腹痛、腹胀与肿块。肿瘤大小不一，常为多结节状，表面光滑，呈灰白色，质硬。组织病理学表现为小至中等的圆形肿瘤细胞，呈巢片状，也可呈单细胞、梁索状分布于大量增生的纤维组织中。这一肿瘤具有染色体t（11；22）（p13；q12）易位，形成EWS-WT1融合基因，具有诊断意义。肿瘤高度恶性，预后差。

07.471　腹膜杂类原发性肿瘤　peritoneal miscellaneous primary tumor

发生于腹膜部位、除间皮和上皮及间叶来源之外的肿瘤。罕见。

07.472　腹膜孤立性纤维性肿瘤　peritoneal solitary fibrous tumor

发生于腹膜腔的一种成纤维细胞性或肌成纤维细胞性肿瘤。较少见，有明显的血管外皮瘤样血管。发病年龄多为40～60岁，平均年龄为52岁。主要表现为腹部肿块与腹痛，也可出现局部压迫症状。肿瘤通常为孤立性肿块，瘤体较大，平均直径为12.3cm，与周围界限清楚。切面为实性，呈灰白色或红褐色，质地软硬不一。组织病理学表现为梭形细胞呈交织、束状或旋涡状排列，有丰富的胶原纤维，并可见血管外皮瘤样的分支状血管。多数呈良性经过。

07.473　腹膜恶性孤立性纤维性肿瘤　peritoneal malignant solitary fibrous tumor

发生于腹膜腔的一种成纤维细胞性或肌成纤维细胞性恶性肿瘤。约占孤立性纤维性肿瘤的20%，较为少见。组织病理学表现为肿瘤细胞密集、明显多型性，核分裂象>4个/10HPF，伴有出血与坏死，有局部组织侵犯、复发或转移。

07.474　腹膜盆腔纤维瘤病　peritoneal pelvic fibromatosis

又称“腹膜硬纤维瘤（peritoneal desmoid tumor）”。一种局部侵袭性的成纤维细胞或肌成纤维细胞性肿瘤。无转移潜能。多见于成人，约1/4合并妊娠，并见于家族性腺瘤样息肉综合征。肿瘤通常单发，但可与周围器官粘连。组织病理学表现为梭形与星形细胞被大量致密的胶原纤维包绕与分隔，细胞核温和，缺乏异型性，可伴有基因突变。肿瘤切除不全时很易局部复发。

07.475　腹膜炎性肌成纤维细胞瘤　peritoneal inflammatory myofibroblastic tumor

由成纤维细胞或肌成纤维细胞、混合有淋巴细胞等炎症细胞组成的腹膜肿瘤。罕见。多见于儿童、青少年，肿瘤可见于肠系膜、大网膜、腹膜、后腹壁、盆腔及内脏等部位，偶为多发性。肿瘤大小不一（1~17cm），切面呈灰白色实性结节状，质硬，边界不清，组织病理学表现与软组织的同名肿瘤相同。

07.476　腹膜钙化纤维性肿瘤　peritoneal calcifying fibrous tumor

伴有钙化的腹膜纤维瘤。多见于青少年和成人，也见于其他年龄组，个别病例有家族易感性。肿瘤见于腹膜、肠系膜、内脏表面、大网膜及腹膜后等部位。组织病理学表现为由梭形细胞与致密的胶原化纤维组织组成，其间可见砂粒体或营养不良性钙化，以及明显的淋巴细胞及浆细胞浸润，偶见淋巴滤泡形成。临床经过良性，少数局部复发。手术切除后有必要长期随访。

07.477　腹膜胃肠道外间质瘤　peritoneal extra-gastrointestinal stromal tumor

罕见的腹膜间叶性肿瘤。主要发生于胃肠道，也可见于盆腹腔，主要表现为腹部或盆腔肿块，组织病理学形态、免疫组织化学表达及分子学改变均类似于胃肠道间质瘤。

07.478　腹膜子宫内膜样间质肉瘤　peritoneal endometrioid stromal sarcoma

主要由子宫内膜样间质组成的腹膜恶性肿瘤。罕见，分为低级别和高级别两类。

07.479　腹膜低级别子宫内膜样间质肉瘤　peritoneal low-grade endometrioid stromal sarcoma

主要由子宫内膜样间质组成的腹膜肿瘤。罕见，肿瘤常为多灶性，可累及腹膜与大网膜、肠壁、卵巢、盆腔、腹膜后、淋巴结、输卵管等部位，组织病理学表现与子宫同名肿瘤相同，生物学行为呈惰性。

07.480　腹膜高级别子宫内膜样间质肉瘤　peritoneal high-grade endometrioid stromal sarcoma

主要由子宫内膜样间质组成的高度恶性的腹膜肿瘤。罕见，组织病理学表现与子宫同名肿瘤相同，生物学行为呈高进　展性。

07.481　腹膜瘤样病变　peritoneal tumor-like lesion

腹膜良性增生性病变。类似肿瘤，罕见。

07.482　腹膜间皮增生　peritoneal mesothelial hyperplasia

腹膜间皮细胞非肿瘤性反应性增生现象。偶然发现，也可见于炎症、出血、子宫内膜异位、肿瘤等多种疾病。一般缺少明显大体改变，偶见单个或多个微小结节。组织病理学表现为间皮细胞数量增加，形态一致，缺乏异型性。

07.483　腹膜包涵囊肿　peritoneal inclusion cyst

腹膜间皮增生所致的单房或多房性囊肿。多见于生育期女性，多有既往腹部手术史、盆腔炎症或合并子宫内膜异位。常无症状，偶然发现，或伴有下腹痛与盆腔肿物。囊肿附着于腹腔或盆腔器官，或游离于盆腔。单房囊肿通常很小，且为多发。多房性囊肿常较大，囊壁薄，内含透明清液或淡黄色液体，也可为凝胶样或血性液体。组织病理学表现为囊内衬覆单层或多层扁平或立方形间皮细胞，偶见鞋钉样细胞，大体呈囊样结构。

07.484　腹膜移行细胞化生　peritoneal transitional cell metaplasia

又称"腹膜瓦尔塔德细胞巢（peritoneal Walthard cell nest）"。盆腔腹膜出现类似尿路移行上皮的复层上皮，以及实性或伴小囊的移行上皮细胞巢的现象。组织病理学表现同输卵管同名病变。

07.485　腹膜子宫内膜异位症　peritoneal endometriosis

腹膜中出现子宫内膜组织的病症。多为育龄期女性，伴痛经等症状，病变常为多灶性，呈结节状或斑块状，深棕色或紫蓝色，伴组织粘连与纤维化，也可呈囊性，单房或多房，内壁粗糙，含咖啡色液体。组织病理学表现为病灶通常位于间皮下表浅部位，可见子宫内膜样上皮与子宫内膜样间质，有时仅见内膜样间质。良性病变，易复发。

07.486　腹膜输卵管内膜异位症　peritoneal endosalpingiosis

输卵管上皮出现在腹膜面或网膜或盆腔粘连病灶内的病症。常为偶然发现，也可合并卵巢浆液性肿瘤。病灶局部呈微小隆起、小囊泡或无明显异常所见，罕见形成囊性肿块。组织病理学表现为单个或数个腺管样结构，衬覆输卵管型上皮，可见纤毛。

07.487　腹膜组织细胞结节　peritoneal histiocytic nodule

腹膜组织细胞或间皮增生形成的一种甚为少见的良性肿瘤样病变。偶然发现，可伴有子宫内膜异位症、腹膜蜕膜样变及卵巢畸胎瘤破裂等刺激因素。病变见于腹膜、大网膜或盆腔脏器表面，局部粘连或有小结节，有时呈棕色或黑色。组织病理学表现为由聚集的良性组织细胞与腹膜表面反应性的间皮细胞组成，部分为泡沫状组织细胞。

07.488　腹膜异位蜕膜　peritoneal ectopic decidua

腹膜中出现蜕膜样组织形态的反应性病变。见于妊娠、滋养细胞疾病及接受孕激素治疗的患者，多为偶然发现。病变见于盆腔腹膜、卵巢、大网膜及输卵管黏膜，常为多灶性。组织病理学表现为片状或团块状排列的蜕膜样细胞，类似于子宫妊娠蜕膜组织。

07.489　脾组织腹腔种植　peritoneal splenosis, peritoneal splenic implantation

又称"腹膜脾植入""腹腔内脾组织植入""腹膜脾种植"。外伤或手术后脾组织种植于腹膜并获得血液供给的病变。脾脏外的部位出现后天性的良性脾组织，多偶然发现，或伴有腹痛等症状。通常有脾破裂、脾切除或脾手术史。呈棕红色或紫色结节，大小与数目不一。组织病理学表现为被纤维组织包绕的脾组织，小者仅见红髓，大者可见类似正常脾实质的所有组织成分。

07.490　腹膜继发性肿瘤　peritoneal secondary tumor
原发于腹膜外部位或器官来源的肿瘤。最为多见的是生殖系统与胃肠道等部位来源的肿瘤。

07.491　腹膜转移癌　peritoneal metastatic carcinoma
腹膜外器官或组织来源的上皮性恶性肿瘤转移至腹膜的肿瘤。

07.492　腹膜假黏液瘤　pseudomyxoma peritonei, PMP
低级别阑尾黏液性肿瘤或高分化黏液癌累及腹膜的继发性肿瘤。伴有腹腔内黏液积聚，90%以上源自阑尾低级别黏液性肿瘤的扩散。多见于50岁左右的女性，主要表现为腹胀、腹痛等非特异性症状。盆腔和（或）腹腔内见丰富的胶冻样黏液团块，可累及单侧或双侧卵巢。组织病理学表现

为在黏液湖中呈漂浮的条带或细胞团，也可为囊状扩张的腺体环绕黏液池。上皮成分通常稀少，呈良性改变或仅有轻中度非典型性。因腹腔病灶广泛，近40%的肿瘤术中不能完全切除。复发率超过60%，常需反复手术。

07.493　腹膜转移性肉瘤　peritoneal metastatic sarcoma
腹膜外器官及组织间叶来源的肉瘤转移到腹膜的恶性肿瘤。罕见。其中最多见的是来自子宫的平滑肌肉瘤及间质肉瘤等，也可来自胃肠道或其他部位的肉瘤。组织病理学表现同其原发部位的同名肿瘤。

07.494　腹膜神经胶质瘤病　peritoneal gliomatosis, gliomatosis peritonei
发生于卵巢畸胎瘤患者腹腔内腹膜表面的由成熟神经胶质组织的结节状种植引起的病变。成熟畸胎瘤和不成熟畸胎瘤都可以发生。多见于青少年，几乎均有卵巢畸胎瘤手术史，血清CA125水平可增高。在腹膜与大网膜中可见大量灰白色的粟粒状结节。组织病理学表现为由成熟的神经胶质组成的结节性病变，周围包绕纤维脂肪组织。为良性病变，不改变畸胎瘤的预后，但个别病例可多次复发，应长期随访。

07.08　妊娠滋养细胞疾病

07.495　妊娠滋养细胞疾病　gestational trophoblastic disease
一组来源于胎盘滋养细胞的疾病。根据组织学将其分为葡萄胎、侵蚀性葡萄胎、绒毛膜癌、胎盘部位滋养细胞肿瘤和上皮样滋养细胞肿瘤。

07.496　妊娠滋养细胞肿瘤　gestational trophoblastic neoplasia, GTN

一组由于胎盘滋养细胞异常发育及增殖所致的恶性肿瘤。可以继发于葡萄胎或者非葡萄胎妊娠，血清人绒毛膜促性腺激素异常升高是主要的诊断依据。包括侵蚀性葡萄胎、绒毛膜癌及胎盘部位滋养细胞肿瘤和上皮样滋养细胞肿瘤。虽然病理学诊断不是必需的，但如果获取了病理诊断，其仍然是金标准。采用化疗为主、手术和放疗为辅的综合治疗方案。

07.497 侵蚀性葡萄胎 invasive mole
又称"恶性葡萄胎（malignant mole）"。继发于葡萄胎妊娠，葡萄胎组织不同程度地侵蚀子宫肌层或其他部位的一种恶性滋养细胞肿瘤。组织病理学表现为葡萄胎水肿性绒毛和滋养细胞侵入子宫肌层、血管或子宫外的其他部位。

07.498 绒毛膜癌 choriocarcinoma
简称"绒癌"。可继发于各种类型妊娠的一种高度恶性的肿瘤。具有较强的局部浸润、破坏及侵入血管并发生早期血行转移的潜能。组织病理学表现为肿瘤细胞呈大片状，具有明显异型性的合体滋养细胞和细胞滋养细胞；伴出血坏死或有血管浸润，无绒毛形成。该肿瘤对化疗高度敏感。

07.499 胎盘部位滋养细胞肿瘤 placental site trophoblastic tumor, PSTT
来源于胎盘种植部位的一种特殊类型的中间型滋养细胞肿瘤。罕见，发生率占妊娠滋养细胞肿瘤的比例不到2%。可继发于各种妊娠，人绒毛膜促性腺激素常呈低水平增高。大体形态分为弥漫性、结节状和息肉型。组织病理学表现为肿瘤细胞呈实性片状、条索状排列，由相对单一的多角形或圆形中间型滋养细胞组成，肿瘤细胞具有较强的侵袭行为，单个或束状在平滑肌纤维中浸润性生长，血管侵犯常见。免疫组织化学染色示人胎盘催乳素呈弥漫阳性，而人绒毛膜促性腺激素和胎盘型碱性磷酸酶很少或呈灶性阳性。该肿瘤部分呈自限性，30%～53%的病例表现为临床恶性，可转移到肺、肝、阴道、盆腔、膀胱和胃肠。

07.500 上皮样滋养细胞肿瘤 epithelioid trophoblastic tumor, ETT
起源于绒毛膜型中间型滋养细胞的肿瘤。比胎盘部位滋养细胞肿瘤更少见。可继发于各种妊娠，人绒毛膜促性腺激素常呈低水平增高。组织病理学表现为肿瘤呈巢团状和片状上皮样排列，其间可见地图样坏死，细胞相对一致，位于子宫下段的病例易与宫颈上皮内病变混淆，免疫组织化学染色示胎盘型碱性磷酸酶、P63呈弥漫阳性，而人胎盘催乳素仅呈灶阳性或阴性。虽然上皮样滋养细胞肿瘤生长缓慢，但相比胎盘部位滋养细胞肿瘤，其恶性程度明显升高，很多病例具有较强的侵袭性及致命性的临床结局。

07.501 滋养细胞肿瘤样病变 gestational tumor-like lesion
一组与妊娠相关的良性肿瘤样病变。包括胎盘部位过度反应、胎盘部位结节和斑块，以及不典型胎盘部位结节。

07.502 胎盘部位过度反应 exaggerated placental site, EPS
又称"合体细胞性子宫内膜炎（syncytial endometritis）"。与妊娠有关、在胎盘种植部位、中间滋养叶细胞局部或广泛地增生、浸润内膜或内膜下肌层，通常不破坏整体结构的一种非肿瘤性病变。是妊娠导致的种植部位中间型滋养细胞过度增生的良性病变，也可能是一种正常生理性变异。见于正常妊娠、流产或葡萄胎。组织病理学表现为子宫内膜及浅肌层的中间型滋养细胞数量增加，核可深染，有一定异型性，并有多核细胞，周围可见绒毛或蜕膜成分。良性经过，可以自然消退，预后良好。

07.503 胎盘部位结节 placental site nodule, PSN
又称"胎盘部位斑块（placental site plaque, PSP）"。来源于绒毛膜型中间型滋养细胞的良性病变。可能为妊娠后绒毛外的滋养细胞在子宫内残留所致，发生于生育年龄女性，因月经过多或不规则出血，或在清宫术中意外发现。病变单发或多发，位于绒毛膜或胎膜，界限清楚。组织病理学表现为丰富的玻璃样变间质和散在分布的绒毛膜型中间型滋养细胞。是一种非肿瘤性病变，预后良好。

07.504　不典型胎盘部位结节　atypical placental site nodule, APSN

介于中间型滋养细胞肿瘤和良性胎盘部位结节之间，细胞增生较胎盘部位结节活跃，且直径大于胎盘部位结节的一种病变。是妊娠滋养细胞疾病的一种少见类型，仅占妊娠滋养细胞疾病的0.5%。人绒毛膜促性腺激素呈低水平增高。其中10%～15%合并存在或者发展为胎盘部位滋养细胞肿瘤或上皮样滋养细胞肿瘤。

07.505　葡萄胎　hydatidiform mole, vesicular mole

又称"水泡状胎块"。因妊娠后胎盘绒毛滋养细胞增生、间质水肿形成大小不一的水泡，水泡间借蒂相连成串，形如葡萄，故名。依据其发生机制及临床病理学表现可进一步分型。

07.506　完全性葡萄胎　complete hydatidiform mole

又称"完全性水泡状胎块"。胎盘绒毛全部受累，整个宫腔充满水泡，弥漫性滋养细胞增生，无胎儿及胚胎组织的葡萄胎。大多数为父系二倍体核型。占葡萄胎的80%左右。表现为弥漫性绒毛水肿，绒毛水泡样肿大，状如葡萄，未见胚胎或胎儿及胎儿附属组织。组织病理学表现为广泛的绒毛间质水肿、中央水池形成、血管消失，周围滋养细胞增生活跃、无极向性、有异型性。完全性葡萄胎有15%～20%进展为滋养细胞肿瘤。

07.507　部分性葡萄胎　partial hydatidiform mole

又称"部分性水泡状胎块"。部分胎盘绒毛

肿胀变性，局部滋养细胞增生的葡萄胎。大多数为两个父系和一个母系的三倍体核型。占葡萄胎的20%左右。胎盘部分绒毛变性、肿胀，但仍可见部分正常绒毛组织，或伴有胚胎成分。组织病理学表现为水肿绒毛与正常大小的绒毛混合存在，绒毛外形不规则，形成扇贝样轮廓，滋养细胞增生程度不如完全性葡萄胎明显，多以合体滋养细胞增生为主。预后较好，仅有不足5%的患者进展为持续性滋养细胞疾病。

07.508　双亲来源完全性葡萄胎　biparental complete hydatidiform mole, BiCHM

来源于双亲的完全性葡萄胎。表现为二倍体核型，其遗传物质来源与正常妊娠相同，分别继承了母源性和父源性DNA，临床及组织病理表现与经典的父系来源的完全性葡萄胎相同。

07.509　复发性葡萄胎　recurrent hydatidiform mole

葡萄胎后再次发生的葡萄胎。单次葡萄胎后的复发风险较低，约为1%，而有2次葡萄胎妊娠的患者发生第3次葡萄胎妊娠的概率为10%～20%。需要充分的遗传咨询。

07.510　家族复发性葡萄胎　familial recurrent hydatidiform mole, FRHM

在一个家系中两个或两个以上的家族成员反复发生两次或两次以上的葡萄胎。其最显著的特征是家族中的患者反复发生葡萄胎或自然流产，而几乎没有正常后代。发病机制尚不清楚，从家系近亲婚配情况和遗传模式综合分析提示可能为常染色体隐性遗传病。其中48%～80%的患者存在*NLRP7*基因突变。

07.511　双胎之一完全性葡萄胎　complete hydatidiform mole with co-existing fetus, CHMCF

又称"完全性葡萄胎与正常胎儿共存"。与正常胎儿共存的完全性葡萄胎。发生率为每22 000～100 000次妊娠1次。一般认为，与单纯性葡萄胎相比，其诊断可能会延迟、人绒毛膜促性腺激素更高，并发症更多，恶变的概率也更高。如果合并完全性葡萄胎，胎儿核型多为正常二倍体，可能会有健康的新生儿。

07.512 非葡萄胎异常绒毛病变 nonmolar abnormal villous lesion

类似于部分性葡萄胎的非葡萄胎性的绒毛病变。引起绒毛形态异常的原因包括多种不同的染色体异常或遗传改变，如水肿性流产、染色体三体综合征、二倍体/三倍体妊娠、胎盘间充质增生或贝-维（Beckwith-Wiedemann）综合征。常见于自然流产或不完全流产的病例。DNA分析可以有效地将其与部分性葡萄胎区分开。

07.09 妇科肿瘤合并其他疾病

07.513 妇科肿瘤合并心肺血管疾病 gynecologic tumor with cardiopulmonary vascular disease

妇科肿瘤患者同时有心脏及大血管的形成障碍而引起的局部解剖结构异常的心血管病变和（或）在一定病因作用下，引起肺循环系统结构、代谢及功能改变的肺血管病变的疾病。

07.514 妇科肿瘤合并心脏病 gynecologic tumor with heart disease

妇科肿瘤患者同时有因心脏结构受损或功能异常引起的心脏疾病。包括先天性心脏病和后天性心脏病。

07.515 妇科肿瘤合并风湿性心脏病 gynecologic tumor with rheumatic heart disease

妇科肿瘤患者同时有由于风湿热活动，累及心脏瓣膜而造成的心脏瓣膜病变。表现为二尖瓣、三尖瓣、主动脉瓣中有一个或几个瓣膜狭窄和（或）关闭不全的疾病。

07.516 妇科肿瘤合并高血压心脏病 gynecologic tumor with hypertensive heart disease

妇科肿瘤患者同时有因高血压长期控制不佳而引起心脏结构和功能的改变（包括早期左心室舒张功能减退、左心室肥厚），逐步发展出现心肌收缩功能减退，最终发生心力衰竭等疾病。

07.517 妇科肿瘤合并冠心病 gynecologic tumor with coronary heart disease

妇科肿瘤患者同时有冠状动脉粥样硬化引起的管腔狭窄或闭塞，导致心肌缺血缺氧或坏死而引起的心脏病。

07.518 妇科肿瘤合并肺源性心脏病 gynecologic tumor with cor pulmonale

妇科肿瘤患者同时有因支气管-肺组织、胸廓或肺血管病变致肺血管阻力增加，产生肺动脉高压，继而右心室结构和（或）功能改变的疾病。

07.519 妇科肿瘤合并先天性心脏病 gynecologic tumor with congenital heart disease

妇科肿瘤患者同时有因心脏及大血管在胎儿期发育异常引起的、在出生时病变即已存在的疾病。

07.520 妇科肿瘤合并心肌病 gynecologic tumor with cardiomyopathy

妇科肿瘤患者同时有因不同病因（遗传性病因较多见）引起的心肌病变，导致心肌机械和（或）心电功能障碍的疾病。常表现为心室肥厚或扩张，最终可导致心脏性死亡或进行性心力衰竭。

07.521　妇科肿瘤合并心律失常　gynecologic tumor with arrhythmia

妇科肿瘤患者同时有心脏搏动的频率、节律、起源部位、传导速度或激动次序异常的现象。

07.522　妇科肿瘤合并血管性疾病　gynecologic tumor with vascular disease

妇科肿瘤患者合并动脉粥样硬化、炎症性血管疾病、功能性血管疾病、血管的真性肿瘤性疾病等血管性疾病。可以是原发，也可以是化疗后的不良反应。

07.523　妇科肿瘤合并糖尿病　gynecologic tumor with diabetes mellitus

妇科肿瘤患者合并1型糖尿病、2型糖尿病或其他糖尿病并发症等疾病。糖尿病并发症包括糖尿病酮症酸中毒、糖尿病肾病等。

07.524　妇科肿瘤合并消化道疾病　gynecologic tumor with digestive tract disease

妇科肿瘤患者合并肝、胆、胃肠等疾病及其相关并发症。可以是原发，也可以是化疗后的不良反应。

07.525　妇科肿瘤合并免疫性疾病　gynecologic tumor with immune disease

妇科肿瘤患者合并先天性或后天性原因导致的免疫系统结构或功能上的异常，导致免疫调节失去平衡，影响机体的免疫应答而引起的疾病。可以是原发，也可以是化疗后的不良反应。

07.526　妇科肿瘤合并系统性红斑狼疮　gynecologic tumor with systemic lupus erythematosus

妇科肿瘤患者同时出现自身免疫介导的、以免疫性炎症为突出表现的弥漫性结缔组织病（即系统性红斑狼疮）。系统性红斑狼疮患者中，宫颈癌、阴道癌的发生率较非系统性红斑狼疮患者增加，卵巢癌和内膜癌的发生率较非系统性红斑狼疮患者下降。目前对于这些患者的治疗，需要结合免疫病及肿瘤的情况进行个体化处理。

07.527　妇科肿瘤合并血栓栓塞性疾病　gynecologic tumor with thromboembolic disease

妇科肿瘤患者存在血栓形成和血栓栓塞的基础病，导致患者体内某动脉或静脉或毛细血管部分或完全堵塞，引起相应部位血供障碍，导致组织缺血、缺氧和（或）器官功能障碍的病理疾病。如动脉粥样硬化、下肢深静脉血栓、易栓症等。

08.　妇科肿瘤治疗学

08.01　妇科肿瘤手术及相关感染和并发症

08.01.01　妇科肿瘤手术

08.001　妇科肿瘤手术　gynecologic tumor surgery

应用于妇科肿瘤的手术。术式可采用经腹部，经宫腔镜、腹腔镜、机器人辅助及经阴道等，分为针对妇科良性肿瘤（包括针对外阴、阴道、子宫、输卵管及卵巢的良性肿瘤），以及妇科恶性肿瘤（外阴恶性肿瘤、阴道恶性肿瘤、宫颈恶性肿瘤、子宫恶性肿瘤、卵巢恶性肿瘤和输卵管恶性肿瘤）的手术。

08.002　外阴良性肿瘤手术　surgery for benign vulvar neoplasm

应用于外阴良性肿瘤的手术。主要操作为外阴局部病灶切除及缝合，恢复外阴正常解剖结构，适用于外阴部位乳头瘤、纤维瘤、脂肪瘤、汗腺瘤等良性肿瘤。

08.003　外阴上皮局部切除术　local excision of vulvar epithelium

仅切除病变部位的皮肤黏膜组织而保留皮下组织和深层结构的手术。用于外阴毛发和无毛发区的局限性上皮内病变者。切除范围应在病灶边缘外正常组织5～10mm处，切除深度为1～3mm，其中无毛发区为0.1～0.9mm，毛发区切除深度应达2～4mm。同时应尽可能保留重要的解剖结构，如尽量保留阴蒂及功能，尤其是年轻女性。

08.004　外阴皮肤切除术　skinning vulvectomy

切除病变在内的部分或全部外阴和会阴皮肤的表皮及真皮层，保留皮下组织，维持外阴形态，尽量保留阴蒂的手术。用于较广泛或多灶性的外阴上皮内病变。缝合时应尽可能恢复局部解剖关系，如张力较大可潜行游离邻近外阴皮肤，手术创面较大，必要时行外阴游离皮片移植或股薄肌皮瓣移植。

08.005　单纯外阴切除术　simple vulvectomy

切除病变在内的外阴部皮肤黏膜、皮下组织的手术。手术范围应达外阴有无毛发区的交界处，会阴体上1/2，肛门括约肌上方，如遇阴部内动脉表浅分支应予以结扎。适用

于年龄较大、病变范围广、怀疑恶性的患者。可用电刀或激光刀从外向黏膜方向切除，切断阴蒂悬韧带，结扎并切断阴蒂背和阴蒂脚血管。切除大阴唇脂肪体，同时结扎会阴血管，分离直肠阴道间隙，保留肛管外括约肌。根据两切缘的不同长度，采用球拍状对边缝合。

08.006　前庭大腺囊肿造口术　marsupialization of Bartholin gland cyst

对前庭大腺囊肿或脓肿进行造口的手术。可保留前庭大腺及其分泌和局部滑润功能。局部浸润麻醉下，在前庭大腺开口处，沿处女膜缘的外侧皮肤与黏膜交界处，从囊肿或脓肿表面突出皮肤黏膜较薄处切开，达囊肿或脓肿的最低点，长度与其相等，待囊液流尽后，用生理盐水或抗生素稀释液多次冲洗囊腔，用2-0可吸收线将囊壁与周围皮肤或黏膜间断外翻缝合，形成口袋状，囊腔放置引流条。该手术操作简单，并发症少。

08.007　前庭大腺囊肿切除术　Bartholin gland cyst excision

切除前庭大腺囊肿的手术。沿皮肤黏膜交界切开皮肤，分离囊壁，剥离整个囊肿后，在基底部用4号丝线缝扎，切除囊肿，用可吸收缝合线从内到外缝合囊腔，不留死腔。适用于年龄较大、囊肿反复发作的患者。

08.008　阴道良性肿瘤手术　surgery for benign vaginal neoplasm

切除阴道良性肿瘤的手术。根据手术方式可分为阴道壁肿物切除术、阴道壁病灶消融术，适用于纤维瘤、平滑肌瘤、血管瘤、脂肪瘤、乳头状瘤等阴道良性肿瘤。

08.009　阴道壁肿物切除术　resection of vaginal mass

通过切除局部肿物达到治疗阴道良性肿瘤

的手术。可通过冷刀、电刀等器械完成，适用于纤维瘤、平滑肌瘤、血管瘤、脂肪瘤、乳头状瘤等阴道良性肿瘤。

08.010 阴道壁病灶消融治疗 ablation of vaginal lesion
通过电凝、冷冻、激光、超声波等物理性治疗方式消除阴道良性肿瘤的手术。适用于直径较小或孤立存在的纤维瘤、平滑肌瘤、血管瘤、脂肪瘤、乳头状瘤等阴道良性肿瘤。

08.011 宫颈上皮内病变消融治疗 ablation of cervical intraepithelial lesion
用各种物理方法直接破坏宫颈上皮内病变的局部介入治疗技术。包括射频、微波、冷冻、高频电灼、激光、高能聚焦超声等。

08.012 宫颈上皮内病变冷冻治疗 cryotherapy of cervical intraepithelial lesion
用液氮冷冻机将冷冻头接触病灶，利用局部超低温或低温冷冻促使病变组织快速降温、冻结及复温融化，从而产生一系列不可逆损伤以达到消除病灶的一种宫颈上皮内病变消融治疗方法。

08.013 宫颈上皮内病变激光治疗 laser therapy of cervical intraepithelial lesion
一种宫颈上皮内病变消融治疗方法。利用激光直接烧灼、气化或炭化组织的一种治疗方法。

08.014 宫颈上皮内病变热凝治疗 thermal ablation of cervical intraepithelial lesion
又称"宫颈上皮内病变冷凝治疗（cold coagulation of cervical intraepithelial lesion）"。通过凝结器产生100℃温度来有效破坏组织的一种宫颈上皮内病变消融治疗方法。之所以又称为"冷凝治疗"，并不是指通过冷冻温度破坏组织的冷冻手术，而是指与电凝或电灼相比产生的温度较低。

08.015 宫颈上皮内病变电灼治疗 electrocautery of cervical intraepithelial lesion
又称"宫颈上皮内病变电凝治疗（electrocoagulation of cervical intraepithelial lesion）"。利用高频或超高频电刀的电极头与组织间的电弧瞬间产生高温，使病变组织凝固坏死脱落，而对深部组织器官无损伤的一种宫颈上皮内病变消融治疗方法。常与电外科手术相混淆。在电灼治疗中，没有电流传递给患者，而是由热传导达到破坏组织效果的治疗方法。

08.016 宫颈上皮内病变切除性治疗 excision of cervical intraepithelial lesion
切除包括整个宫颈转化区并环绕宫颈管的宫颈圆锥状部分的方法。

08.017 宫颈冷刀锥切术 cold knife conization of cervix, CKC of cervix
利用手术刀切除包括宫颈整个转化区并环绕宫颈管的宫颈圆锥状部分的方法。

08.018 宫颈环形电切术 loop electrosurgical excision procedure of cervix, LEEP of cervix
利用高频电刀切除包括整个宫颈转化区并环绕宫颈管的宫颈圆锥状部分的方法。

08.019 宫颈激光锥切术 laser conization of cervix
利用激光切除包括整个宫颈转化区并环绕宫颈管的宫颈圆锥状部分的方法。

08.020 子宫良性肿瘤手术 surgery for benign uterus neoplasm
切除子宫良性肿瘤的方法。主要适应证为子

宫平滑肌瘤等。术式可采用经腹部，经腹腔镜、机器人辅助及经阴道等。

08.021　经腹子宫良性肿瘤手术　transabdominal surgery for benign uterus neoplasm

通过开腹方式切除子宫良性肿瘤的手术。

08.022　经腹子宫肌瘤切除术　transabdominal myomectomy

通过开腹方式切除子宫平滑肌瘤，恢复子宫结构，改善患者生活质量及生育能力的手术。术中切开腹部各层，将子宫肌瘤从假包膜中切除，整形缝合子宫。常用于多发性子宫肌瘤、子宫体积大于妊娠12周大小、盆腔粘连等。

08.023　经腹子宫次全切术　transabdominal subtotal hysterectomy

通过开腹方式切除部分子宫以达到治疗子宫平滑肌瘤目的的手术。术中仅保留宫颈。常用于宫颈正常、需保留宫颈的年轻女性及一般状况无法耐受子宫全切术的患者。

08.024　经腹子宫全切术　transabdominal total hysterectomy

通过开腹方式完全切除子宫各部分以达到治疗子宫平滑肌瘤目的的手术。术中切开腹部各层进入腹腔，完整切除子宫，缝合阴道残端。适用于无生育要求且需手术治疗的子宫肌瘤患者。

08.025　腹腔镜子宫良性肿瘤手术　laparoscopic surgery for benign uterus neoplasm

利用腹腔镜及相关器械切除子宫良性肿瘤的手术。

08.026　腹腔镜子宫肌瘤切除术　laparoscopic myomectomy

通过腹腔镜方式切除子宫平滑肌瘤，恢复子宫结构，改善患者生活质量及生育能力的手术。术中经微创切口进入腹腔操作，较大子宫肌瘤需经旋切器粉碎后取出。适用于肌瘤最大径≤10cm的浆膜下及部分肌壁间子宫肌瘤患者。

08.027　腹腔镜子宫次全切术　laparoscopic subtotal hysterectomy

又称"腹腔镜部分子宫切除术""腹腔镜阴道上子宫切除术（laparoscopic supracervical hysterectomy）"。通过腹腔镜切除部分子宫以达到治疗子宫平滑肌瘤目的的手术。术中仅保留宫颈，常用于宫颈正常、需保留宫颈的年轻女性及一般状况无法耐受子宫全切术的患者。

08.028　腹腔镜子宫全切术　laparoscopic total hysterectomy

通过腹腔镜方式完全切除子宫各部分以达到治疗子宫平滑肌瘤目的的手术。术中经微创切口进入腹腔，完整切除子宫并经阴道取出，缝合阴道残端。适用于无生育要求且需手术治疗的子宫肌瘤患者。

08.029　经阴道子宫良性肿瘤手术　transvaginal surgery for benign uterus neoplasm

经阴道操作治疗子宫良性肿瘤的手术。

08.030　经阴道子宫肌瘤切除术　transvaginal myomectomy

经阴道操作，切除子宫平滑肌瘤，恢复子宫结构，改善患者生活质量及生育能力的手术。适用于宫颈带蒂黏膜下肌瘤或子宫体有蒂的黏膜下肌瘤且瘤蒂附着较低者。

08.031　经阴道子宫全切术　transvaginal total hysterectomy

经阴道操作，完全切除子宫各部分以达到

治疗子宫平滑肌瘤目的的手术。术中采用阴道这一自然腔道切除子宫并经阴道取出，无体表切口。适用于无生育要求，需手术治疗且评估子宫大小可经阴道取出的子宫肌瘤患者。

08.032　机器人辅助腹腔镜子宫全切术　robot-assisted laparoscopic hysterectomy

达芬奇机器人手术系统下完成的筋膜外子宫全切术。主要指子宫筋膜外切除全子宫，包括宫颈的手术。适用于因子宫良性疾病、国际妇产科联盟（FIGO）分期为宫颈癌ⅠA1期及宫颈癌前病变患者。

08.033　机器人辅助腹腔镜筋膜内子宫全切术　robot-assisted laparoscopic intrafascial hysterectomy

达芬奇机器人手术系统下完成的保留宫颈的筋膜层，切除宫颈肌层和黏膜层的子宫全切术。适用于因子宫良性疾病需切除子宫但排除宫颈病变的，尤其是子宫体积超过妊娠16周、普通腹腔镜操作困难的患者。

08.034　机器人辅助腹腔镜子宫次全切术　robot-assisted laparoscopic subtotal hysterectomy

达芬奇机器人手术系统下完成的保留宫颈切除子宫体的手术。适用于因子宫良性疾病需切除子宫但排除宫颈病变的患者，现已很少采用该术式。

08.035　机器人辅助腹腔镜子宫肌瘤切除术　robot-assisted laparoscopic myomectomy

达芬奇机器人手术系统下完成的子宫肌瘤切除术。适用于年轻需要保留子宫、肌壁间及浆膜下子宫肌瘤患者。

08.036　机器人辅助腹腔镜子宫成形术　robot-assisted laparoscopic hystero-plasty

达芬奇机器人手术系统下完成的，对于子宫肌瘤、子宫腺肌症患者，除切除肌瘤或腺肌症病灶以外保留子宫、卵巢内分泌功能的术式。

08.037　机器人辅助腹腔镜子宫内膜异位深部结节切除术　robot-assisted laparoscopic resection of deep nodular endometriosis

达芬奇机器人手术系统下完成的腹盆腔深部子宫内膜异位结节的切除术。

08.038　机器人辅助单孔腹腔镜子宫肌瘤切除术　robot-assisted single-port laparoscopic myomectomy

达芬奇机器人手术系统辅助单孔腹腔镜下完成的子宫肌瘤切除术。适用于年轻需要保留子宫、肌壁间及浆膜下子宫肌瘤的患者。

08.039　机器人辅助单孔腹腔镜子宫全切术　robot-assisted single-port laparoscopic hysterectomy

达芬奇机器人手术系统辅助单孔腹腔镜下完成的筋膜外子宫全切术。适用于因子宫良性疾病、宫颈癌前病变、国际妇产科联盟（FIGO）分期为宫颈癌ⅠA1期的年龄＞50岁或绝经后女性患者。

08.040　卵巢良性肿瘤切除术　benign ovarian cystectomy

切除卵巢良性肿瘤，保留正常卵巢组织，恢复卵巢结构，改善患者生活质量及生育能力的手术。术式可采用开腹、腹腔镜、经阴道及机器人辅助单孔腹腔镜。适用于卵巢囊腺瘤、成熟性畸胎瘤、卵泡膜细胞瘤、纤维瘤等卵巢良性肿瘤患者。

08.041　经腹卵巢良性肿瘤切除术　transabdominal benign ovarian cystectomy

通过开腹方式进入腹腔，切除卵巢良性肿

瘤，保留正常卵巢组织，恢复卵巢结构，改善患者生活质量及生育能力的手术。适用于肿瘤较大无法行微创操作或无法经微创切口取出肿物，性质未定的卵巢肿瘤患者。

08.042 腹腔镜卵巢良性肿瘤切除术 laparoscopic benign ovarian cystectomy
通过腹腔镜方式，切除卵巢良性肿瘤，保留正常卵巢组织，恢复卵巢结构，改善患者生活质量及生育能力的手术。肿瘤标本需放置入标本袋中，经微创切口取出。适用于肿瘤直径≤8cm者，以及一般直径不超过15cm、活动度良好、无粘连的良性卵巢肿瘤患者。

08.043 经阴道卵巢良性肿瘤切除术 transvaginal benign ovarian cystectomy
经阴道操作，切除卵巢良性肿瘤，保留正常卵巢组织，恢复卵巢结构，改善患者生活质量及生育能力的手术。术中采用阴道这一自然腔道切除并取出肿物，无体表切口。适用于囊腺瘤、成熟性畸胎瘤、卵泡膜细胞瘤、纤维瘤等卵巢良性肿瘤患者。

08.044 机器人辅助单孔腹腔镜卵巢良性肿瘤切除术 robot-assisted single-port laparoscopic benign ovarian cystectomy
将器械通过脐孔进入腹部，切除良性卵巢肿瘤，保留正常卵巢组织，恢复卵巢结构的手术。术后切口隐匿于脐孔窝内，下腹部不留瘢痕。该技术作为一种术式的改进和创新，满足了患者特别是年轻女性对手术更加微创化的要求。

08.045 卵巢成形术 oophoroplasty
完成肿瘤切除后，将卵巢的正常组织整形缝合的手术。术式可采用开腹、腹腔镜、经阴道及机器人辅助单孔腹腔镜。适用于囊腺瘤、成熟性畸胎瘤、卵泡膜细胞瘤、纤维瘤

等卵巢良性肿瘤患者。

08.046 卵巢输卵管切除术 oophorosalpingectomy
又称"附件切除术（adnexectomy）"。切除输卵管、卵巢及附属肿物的手术。可分为单侧（患侧）及双侧切除，后者一般同时切除子宫。术式可采用开腹、腹腔镜、经阴道及机器人辅助单孔腹腔镜。适用于绝经后或患侧无正常卵巢组织的卵巢良性肿瘤患者。

08.047 经腹卵巢输卵管切除术 transabdominal oophorosalpingectomy
又称"经腹附件切除术（transabdominal adnexectomy）"。通过开腹方式进入腹腔，切除输卵管、卵巢及附属肿物的手术。可分为单侧（患侧）及双侧切除，后者一般同时切除子宫，适用于绝经后或患侧无正常卵巢组织的卵巢良性肿瘤患者。

08.048 经腹双侧卵巢输卵管切除术 transabdominal bilateral oophorosalpingectomy
通过开腹方式进入腹腔，切除双侧输卵管、卵巢及附属肿物的手术。一般同时切除子宫，适用于绝经后的卵巢良性肿瘤患者。

08.049 经腹单侧卵巢输卵管切除术 transabdominal unilateral oophorosalpingectomy
通过开腹方式进入腹腔，切除单侧输卵管、卵巢及附属肿物的手术。术中需探查对侧卵巢及输卵管组织。适用于患侧无正常卵巢组织的卵巢良性肿瘤患者。

08.050 腹腔镜卵巢输卵管切除术 laparoscopic oophorosalpingectomy
又称"腹腔镜附件切除术（laparoscopic adnexectomy）"。通过腹腔镜及相关器械切

除输卵管、卵巢及附属肿物的手术。可分为单侧（患侧）及双侧切除，后者一般同时切除子宫，适用于绝经后或患侧无正常卵巢组织的卵巢良性肿瘤患者。

08.051　腹腔镜双侧卵巢输卵管切除术　laparoscopic bilateral oophorosalpingectomy
通过腹腔镜及相关器械切除双侧输卵管、卵巢及附属肿物的手术。一般同时切除子宫，适用于绝经后的卵巢良性肿瘤患者。

08.052　腹腔镜单侧卵巢输卵管切除术　laparoscopic unilateral oophorosalpingectomy
通过腹腔镜及相关器械切除单侧输卵管、卵巢及附属肿物的手术。术中需探查对侧卵巢及输卵管组织。适用于患侧无正常卵巢组织的卵巢良性肿瘤患者。

08.053　经阴道卵巢输卵管切除术　transvaginal oophorosalpingectomy
又称"经阴道附件切除术（transvaginal adnexectomy）"。经阴道入路切除输卵管、卵巢及附属肿物的手术。可分为单侧（患侧）及双侧切除，后者一般同时切除子宫，适用于绝经后或患侧无正常卵巢组织的卵巢良性肿瘤患者。

08.054　输卵管良性肿瘤手术　surgery for benign fallopian tube neoplasm
切除输卵管及其良性肿瘤的手术。包括输卵管肿物切除、单侧/双侧输卵管切除。术式可采用开腹、腹腔镜、经阴道及机器人辅助单孔腹腔镜。适用于腺样瘤、乳头状瘤、平滑肌瘤、畸胎瘤等输卵管良性肿瘤患者。

08.055　输卵管切除术　salpingectomy
切除输卵管及附属肿物，治疗良性输卵管肿瘤的手术。可分为单侧（患侧）及双侧切除。术式可采用开腹、腹腔镜、经阴道及机器人辅助单孔腹腔镜。适用于腺样瘤、乳头状瘤、平滑肌瘤、畸胎瘤等输卵管良性肿瘤患者。

08.056　经腹输卵管切除术　transabdominal salpingectomy
通过开腹方式进入腹腔，切除输卵管及肿物，治疗良性输卵管肿瘤的手术。可分为单侧（患侧）及双侧切除，绝经后患者可同时切除卵巢及子宫。适用于腺样瘤、乳头状瘤、平滑肌瘤、畸胎瘤等输卵管良性肿瘤患者。

08.057　经腹双侧输卵管切除术　transabdominal bilateral salpingectomy
通过开腹方式进入腹腔，切除双侧输卵管及肿物，治疗良性输卵管肿瘤的手术。适用于腺样瘤、乳头状瘤、平滑肌瘤、畸胎瘤等良性肿瘤累及双侧输卵管无法切除者，以及绝经后患者。

08.058　经腹单侧输卵管切除术　transabdominal unilateral salpingectomy
通过开腹方式进入腹腔，切除单侧输卵管及肿物，治疗输卵管良性肿瘤的手术。适用于腺样瘤、乳头状瘤、平滑肌瘤、畸胎瘤等良性肿瘤累及单侧输卵管无法切除者。

08.059　腹腔镜输卵管切除术　laparoscopic salpingectomy
通过腹腔镜和相关器械切除输卵管及肿物，治疗输卵管良性肿瘤的手术。可分为单侧（患侧）及双侧切除，绝经后患者可同时切除卵巢及子宫。适用于腺样瘤、乳头状瘤、平滑肌瘤、畸胎瘤等输卵管良性肿瘤患者。

08.060　腹腔镜双侧输卵管切除术　laparoscopic bilateral salpingectomy

通过腹腔镜和相关器械切除双侧输卵管及肿物，治疗输卵管良性肿瘤的手术。适用于腺样瘤、乳头状瘤、平滑肌瘤、畸胎瘤等良性肿瘤累及双侧输卵管无法切除者，以及绝经后患者。

08.061　腹腔镜单侧输卵管切除术　laparoscopic unilateral salpingectomy
通过腹腔镜及相关器械切除单侧输卵管及肿物，治疗输卵管良性肿瘤的手术。适用于腺样瘤、乳头状瘤、平滑肌瘤、畸胎瘤等良性肿瘤累及单侧输卵管无法切除者。

08.062　经阴道输卵管切除术　transvaginal salpingectomy
经阴道入路切除输卵管及肿物，治疗输卵管良性肿瘤的手术。可分为单侧（患侧）及双侧切除，绝经后患者可同时切除卵巢及子宫。适用于腺样瘤、乳头状瘤、平滑肌瘤、畸胎瘤等输卵管良性肿瘤患者。

08.063　经阴道双侧输卵管切除术　transvaginal bilateral salpingectomy
经阴道入路切除双侧输卵管及肿物，治疗输卵管良性肿瘤的手术。适用于腺样瘤、乳头状瘤、平滑肌瘤、畸胎瘤等良性肿瘤累及双侧输卵管无法切除者及绝经后患者。

08.064　经阴道单侧输卵管切除术　transvaginal unilateral salpingectomy
经阴道入路切除单侧输卵管及肿物，治疗输卵管良性肿瘤的手术。适用于腺样瘤、乳头状瘤、平滑肌瘤、畸胎瘤等良性肿瘤累及单侧输卵管无法切除者。

08.065　妇科恶性肿瘤手术　surgery for gynecologic malignant tumor
切除妇科恶性肿瘤的手术。术式可采用经腹部，经腹腔镜、机器人辅助及经阴道。适用于外阴恶性肿瘤、阴道恶性肿瘤、宫颈恶性肿瘤、子宫恶性肿瘤、卵巢恶性肿瘤和输卵管恶性肿瘤等患者。

08.066　外阴癌手术　surgery for vulvar carcinoma
切除外阴恶性肿瘤的手术。包括外阴局部广泛切除术及广泛外阴切除术等，达到明确诊断、确定肿瘤浸润深度及治疗的目的。

08.067　外阴局部广泛切除术　vulval wide local excision
又称"外阴局部扩大切除术"。手术切除范围达病灶外2cm，深部达尿生殖膈下方；如果病灶侵犯尿道口，在预期不引起尿失禁的情况下可切除尿道远端1cm外阴癌的早期治疗方法。适用于外阴恶性黑色素瘤及国际妇产科联盟（FIGO）分期为ⅠA期（病灶直径≤2cm，间质浸润深度≤1mm）的外阴鳞癌。

08.068　广泛性外阴切除术　radical vulvectomy
又称"外阴癌根治术"。行外阴局部广泛切除及腹股沟淋巴结清扫的手术方法。当肿瘤距离中线<2cm或肿瘤直径>4cm或同侧腹股沟淋巴结阳性者，需完成双侧淋巴结清扫术。适用于前庭大腺癌及国际妇产科联盟（FIGO）分期为ⅠB～Ⅱ期（病灶直径>2cm，间质浸润深度>1mm）的外阴鳞癌。

08.069　阴道癌手术　surgery for vaginal carcinoma
切除阴道恶性肿瘤的手术。包括阴道部分切除术及阴道全切术等，达到明确诊断、确定肿瘤浸润深度及治疗的目的。

08.070　阴道部分切除术　partial vaginal resection
治疗阴道癌的一种手术方法。手术切除时切缘达病灶外1cm。适用于位于上段阴道或下段阴道，局限于阴道壁的国际妇产科联盟（FIGO）分期为Ⅰ期的阴道癌。

08.071 阴道全切术 total vaginectomy
治疗阴道癌的一种手术方法。术中切除阴道全长，根据分期、病理类型及肿瘤部位，常需同时行盆腔或腹股沟淋巴结清扫术，术后巩固放、化疗。适用于早期、局限于阴道壁，肿瘤直径＜2cm的阴道癌。

08.072 广泛性子宫切除术 radical hysterectomy
又称"宫颈癌根治术""子宫根治术"。针对早期宫颈癌的治疗方式。包括子宫全部切除和盆腔淋巴结清扫。1994年达尔让（Dargent）等报道了早期宫颈癌保留生育功能的根治性子宫颈切除术，2008年凯勒-莫罗（Querleu-Morrow）提出的宫颈癌手术分型（Q-M type）得到了妇科肿瘤学界的认可。可经阴道、开腹和腹腔镜进行。对于有生育要求的年轻（＜40岁）且无器质性不孕的国际妇产科联盟（FIGO）分期为ⅠA2～ⅠB1期宫颈鳞癌或腺癌患者，可切除宫颈保留宫体，从而保留患者的生育功能。

08.073 A型广泛性子宫切除术 type A radical hysterectomy
又称"宫颈癌最小根治术（minimal radical surgery of cervical cancer）"。广泛性子宫切除术的一种。子宫颈旁组织切除至输尿管内侧，但子宫颈外侧的宫骶韧带及膀胱子宫韧带基本不切除，即输尿管识别但不游离，将子宫动脉于输尿管内侧切断，宫旁组织最小化切除，阴道切除＜1cm。适用于宫颈原位癌、早期浸润癌、晚期癌放化疗后患者。

08.074 B型广泛性子宫切除术 type B radical hysterectomy
广泛性子宫切除术的一种。宫颈旁组织切除达输尿管隧道水平，部分切除宫骶韧带及膀胱子宫韧带，不切除宫颈旁组织中子宫深静脉下方的骶神经丛，阴道切除至少1cm，可经阴道、开腹和腹腔镜进行。适用于早期浸润癌或偏早的ⅠB1期宫颈癌。包括宫颈癌B1型和B2型根治术。

08.075 B1型广泛性子宫切除术 type B1 radical hysterectomy
又称"改良广泛性子宫切除术（modified radical hysterectomy）"。广泛性子宫切除术的一种类型。将输尿管自"隧道"顶部打开与侧推，子宫动脉在输尿管正上方切断，侧方宫旁组织在输尿管水平切除，部分切除膀胱宫颈韧带，宫骶韧带在子宫直肠腹膜反折处切除，阴道切除1cm。适用于早期浸润癌或偏早的ⅠB1期宫颈癌患者。

08.076 B2型广泛性子宫切除术 type B2 radical hysterectomy
广泛性子宫切除术的一种类型。在B1型广泛性子宫切除术的基础上行宫旁淋巴结切除。切除范围与B1型广泛性子宫切除术相同，可经阴道、开腹和腹腔镜进行。适用于早期浸润癌或偏早的ⅠB1期宫颈癌患者。

08.077 C型广泛性子宫切除术 type C radical hysterectomy
广泛性子宫切除术的一种。切除宫颈旁组织至与髂内血管系统交界处，切除宫骶韧带于直肠水平，膀胱宫颈韧带于膀胱水平，切除距肿瘤或宫颈下缘1.2～2cm的阴道及与之相关的阴道旁组织。可经阴道、开腹和腹腔镜进行。适用于ⅠB1期深间质受侵、ⅠB2～ⅡA2期宫颈癌患者。包括C1型广泛性子宫切除术和C2型广泛性子宫切除术。

08.078 C1型广泛性子宫切除术 type C1 radical hysterectomy
又称"保留神经的广泛性子宫切除术（nerve-

sparing radical hysterectomy，NSRH）"。广泛性子宫切除术的一种类型。输尿管完全游离，子宫动脉自髂内动脉起始处切断，侧方宫旁组织于髂血管内侧水平切断，腹侧及背侧宫旁组织分别于膀胱、直肠水平切断，阴道切除2cm，保留自主神经。适用于ⅠB1期深间质受侵、部分ⅠB2～ⅡA2期宫颈癌患者。

08.079　C2型广泛性子宫切除术　type C2 radical hysterectomy

广泛性子宫切除术的一种经典类型。切除范围与C1型广泛性子宫切除术相同，但在宫旁组织处理中不保留盆腔内脏神经、膀胱支及腹下神经。适用于ⅠB2～ⅡA2期的不适合C1型广泛性子宫切除术的宫颈癌患者。

08.080　D型广泛性子宫切除术　type D radical hysterectomy

广泛性子宫切除术的一种。切除子宫旁组织达盆壁，血管达髂内血管系统以上，暴露坐骨神经根并完全游离。包括D1型和D2型广泛性子宫切除术。可经阴道、开腹和腹腔镜进行。适用于ⅡB期及盆腔侧壁复发的宫颈癌患者。

08.081　D1型广泛性子宫切除术　type D1 radical hysterectomy

又称"侧盆扩大广泛性子宫切除术（laterally extended radical hysterectomy）"。D型广泛性子宫切除术的一种类型。输尿管完全游离，子宫动脉连同髂内动脉切断，侧方宫旁组织切断自盆壁血管，腹侧及背侧宫旁组织分别于膀胱、骶骨水平切断，阴道根据需要切除。适用于ⅡB期的宫颈癌患者。

08.082　D2型广泛性子宫切除术　type D2 radical hysterectomy

又称"侧盆廓清术（laterally extended endopelvic

resection，LEER）""扩大盆腔内侧壁切除术"。D型广泛性子宫切除术的一种类型。输尿管完全游离，子宫动脉连同髂内动脉切断，侧方宫旁组织切断自盆壁肌肉筋膜，腹侧宫旁、背侧宫旁及阴道根据需要切除。适用于盆腔侧壁复发的宫颈癌患者。

08.083　广泛性宫颈切除术　radical trachelectomy

又称"根治性宫颈切除术"。宫颈及宫旁组织达根治性切除，保留其余部分子宫及生育功能的手术方法。术中宫旁组织切除范围与B1型广泛性子宫切除术相同。可经阴道、开腹和腹腔镜进行，适用于有生育要求的年轻（<40岁）且无器质性不孕的国际妇产科联盟（FIGO）分期为ⅠA2～ⅠB1期的宫颈鳞癌或腺癌患者。

08.084　子宫内膜癌手术　surgery for endometrial carcinoma

切除子宫内膜癌的手术。一是进行手术病理分期，确定病变范围及预后相关因素；二是切除病变子宫及其他可能存在的转移病灶，达到明确诊断、确定肿瘤浸润深度、疾病分期及治疗的目的。一般采取全面分期术，对病灶局限于宫体者采取筋膜外全子宫切除术及双侧附件切除术。

08.085　子宫内膜癌全面分期术　comprehensive surgical staging of endometrial cancer

子宫内膜癌的标准手术方式。Ⅰ型子宫内膜癌患者行腹水细胞学检查，全子宫+双侧附件切除，盆腔及腹主动脉旁淋巴结清扫，对于ⅠA期低危淋巴结转移患者（高-中分化，肿瘤直径<2cm）可考虑不行系统性淋巴结清扫。Ⅱ期患者需按照广泛性/改良广泛性子宫切除术标准处理宫旁组织。Ⅱ型子宫内膜癌患者遵循卵巢癌的手术原则和方式，可经阴道、开腹和腹腔镜进行。

08.086　子宫内膜癌肿瘤细胞减灭术　cytore-
　　　　　ductive surgery for endometrial cancer

切除子宫、双侧附件及附件肿物、大网膜、盆腔及腹主动脉旁淋巴结的手术。适用于Ⅲ期及以上子宫内膜癌。手术目标是尽可能达到无肉眼可见的病灶。

08.087　输卵管癌–卵巢癌手术　surgery for
　　　　　the fallopian tube and ovarian cancer

切除输卵管–卵巢恶性肿瘤的手术。包括全面分期术、肿瘤细胞减灭术等，可经腹、腹腔镜及机器人辅助腹腔镜完成，达到明确诊断、确定肿瘤浸润范围、疾病分期及治疗的目的。

08.088　输卵管癌–卵巢癌全面分期术　com-
　　　　　prehensive surgical staging of the fallo-
　　　　　pian tube and ovarian cancer

通过全面探查盆腹腔，送检腹水细胞学及腹膜活检，切除子宫、双侧附件及附件肿物、大网膜、盆腔及腹主动脉旁淋巴结，切除肿物，明确分期并评估预后的手术治疗方法。适用于国际妇产科联盟（FIGO）分期为Ⅰ期的输卵管癌–卵巢癌患者。对于有生育需求且符合ⅠA期高分化浆液性癌及子宫内膜样癌的年轻患者，可保留健侧附件和子宫。

08.089　输卵管癌–卵巢癌肿瘤细胞减灭术
　　　　　cytoreductive surgery for the fallopian
　　　　　tube and ovarian cancer

输卵管癌–卵巢恶性肿瘤手术之一。尽最大努力切除输卵管–卵巢原发病灶和转移病灶，争取达到肉眼无残存肿瘤，必要时可切除部分肿瘤转移或侵犯的器官，如肠管、肝、脾等。手术目的在于最大程度地切除肉眼可见病灶，降低肿瘤负荷，提高化疗疗效，改善预后。适用于术前或术中评估有附件外转移的中晚期患者。

08.090　初次肿瘤细胞减灭术　primary cyto-

reductive surgery

初诊输卵管癌和卵巢癌患者经妇科查体及综合判断，如可以完成满意减瘤（残存肿瘤≤1cm），可直接进行手术的临床处置方法。

08.091　满意初次肿瘤细胞减灭术　optimal
　　　　　primary cytoreductive surgery

手术达到残存肿瘤≤1cm的初次肿瘤细胞减灭术（R1）。最好达到无肉眼残存（R0）的手术。

08.092　不满意初次肿瘤细胞减灭术　subop-
　　　　　timal primary cytoreductive surgery

手术残存肿瘤＞1cm的初次肿瘤细胞减灭术。

08.093　间歇性肿瘤细胞减灭术　interval
　　　　　cytoreductive surgery

初诊输卵管癌–卵巢癌患者经妇科查体及综合判断，无法实现满意减瘤（残存肿瘤≤1cm），可先给予约3个疗程化疗，减少肿瘤负荷后可行的肿瘤细胞减灭术。

08.094　满意间歇性肿瘤细胞减灭术　optimal
　　　　　interval cytoreductive surgery

手术达到残存肿瘤≤1cm的间歇性肿瘤细胞减灭术。

08.095　不满意间歇性肿瘤细胞减灭术　sub-
　　　　　optimal interval cytoreductive surgery

手术达到残存肿瘤＞1cm的间歇性肿瘤细胞减灭术。

08.096　再次肿瘤细胞减灭术　secondary cy-
　　　　　toreductive surgery

又称"二次肿瘤细胞减灭术"。初始治疗完成后复发的输卵管癌–卵巢癌患者进行的肿瘤细胞减灭术。一般要求铂类敏感型复发、无腹水形成、病灶孤立等情况。

08.097　满意再次肿瘤细胞减灭术　optimal

secondary cytoreductive surgery

手术达到残存肿瘤≤1cm的再次肿瘤细胞减灭术。

08.098 不满意再次肿瘤细胞减灭术 sub-optimal secondary cytoreductive surgery

手术达到残存肿瘤＞1cm的再次肿瘤细胞减灭术。

08.099 妇科肿瘤淋巴结手术 surgery of lymph node in gynecologic tumor

妇科恶性肿瘤手术一般需要同时行淋巴结彻底切除的手术方法。包括盆腔淋巴结切除术、腹主动脉旁淋巴结切除术等。

08.100 盆腔淋巴结切除术 pelvic lymphade-nectomy

又称"盆腔淋巴结清扫术"。在行妇科恶性肿瘤手术时，切除盆腔内淋巴引流区域内所有淋巴结行病理检查、明确疾病分期的手术。通常自髂总动脉终端处，自上而下，将髂总、髂外、髂内血管周围和闭孔区域淋巴脂肪组织切除。术式可采用经腹部，经腹腔镜、机器人辅助腹腔镜及经阴道。适用于阴道上段、宫颈、子宫及输卵管–卵巢的恶性肿瘤患者。

08.101 盆腔前哨淋巴结切除术 pelvic sen-tinel lymphadenectomy

又称"盆腔前哨淋巴结清扫术"。识别妇科肿瘤原发部位引流区域的第一站淋巴结并切除的手术。目前常用的显影方法包括蓝染法、核素显影法及荧光显影法。适用于早期宫颈癌、子宫内膜癌等。

08.102 盆腔淋巴结活检术 pelvic lymph node biopsy

穿刺或切除肿大或可疑肿瘤受累的盆腔淋巴结行病理检查、明确疾病分期的手术。术式可采用经腹部，经腹腔镜、机器人辅助腹

腔镜及经阴道。适用于宫颈恶性肿瘤、子宫恶性肿瘤、输卵管–卵巢恶性肿瘤等患者。

08.103 腹主动脉旁淋巴结切除术 para-aortic lymphadenectomy

切除腹主动脉及下腔静脉引流区域内淋巴结行病理检查、明确疾病分期的手术。上界达肾动脉水平，下界达腹主动脉分叉处，其中以肠系膜下动脉为界分为高位及低位淋巴结区。术式可采用经腹部，经腹腔镜、机器人辅助腹腔镜等。主要适用于早期子宫内膜癌与输卵管癌–卵巢癌患者。

08.104 低位腹主动脉旁淋巴结切除术 lower para-aortic lymphadenectomy

清扫肠系膜下动脉以下区域的腹主动脉旁淋巴结的手术。术式可采用经腹部，经腹腔镜、机器人辅助腹腔镜等。通常用于早期子宫内膜癌患者。

08.105 高位腹主动脉旁淋巴结切除术 upper para-aortic lymphadenectomy

清扫肠系膜下动脉以上至肾动脉水平内的腹主动脉旁淋巴结手术。术式可采用经腹部，经腹腔镜、机器人辅助腹腔镜等。通常用于卵巢癌全面分期术患者。

08.106 腹主动脉旁淋巴结活检术 para-aortic lymph node biopsy

穿刺或切除肿大或可疑肿瘤受累的腹主动脉旁淋巴结行病理检查、明确疾病分期的手术。术式可采用经腹部，经腹腔镜、机器人辅助腹腔镜及经阴道。主要用于早期子宫内膜癌与输卵管癌–卵巢癌患者。

08.107 骶前淋巴结切除术 anterior sacral lymphadenectomy

切除骶前引流区域内淋巴结行病理检查、明确疾病分期的手术。可经腹部，经腹腔镜、

机器人辅助腹腔镜等完成。适用于阴道上段、宫颈、子宫及输卵管-卵巢的恶性肿瘤患者。

08.108 骶前淋巴结活检术 anterior sacral lymph node biopsy

穿刺或切除肿大或可疑肿瘤受累的骶前淋巴结行病理检查、明确疾病分期的手术。术式可采用经腹部，经腹腔镜、机器人辅助腹腔镜及经阴道。适用于宫颈恶性肿瘤、子宫恶性肿瘤、输卵管-卵巢恶性肿瘤患者。

08.109 腹股沟淋巴结切除术 inguinal lymphadenectomy

切除腹股沟引流区域内淋巴结行病理检查、明确疾病分期的手术。分为浅、深两群。主要适用于外阴恶性肿瘤、阴道恶性肿瘤等患者。

08.110 腹股沟淋巴结活检术 inguinal lymph node biopsy

穿刺或切除肿大或可疑肿瘤受累的腹股沟淋巴结行病理检查、明确疾病分期的手术。主要适用于外阴恶性肿瘤、阴道恶性肿瘤等患者。

08.111 盆腔廓清术 pelvic exenteration

针对盆腔内复发的妇科恶性肿瘤，切除所有受累的盆腔脏器并行相关重建的手术。1948年，不伦瑞克（Brunschwig）医生首次提出全部切除盆腔器官用于治疗盆腔恶性病变。根据切除范围分为前盆腔、后盆腔及全盆腔廓清术。主要用于中央型复发性宫颈癌。

08.112 前盆腔廓清术 anterior pelvic exenteration

应用于中央型复发性宫颈癌的手术。当肿瘤累及膀胱时，术中需同时切除膀胱、阴道及肿瘤，将输尿管改道、造瘘于腹壁。

08.113 后盆腔廓清术 posterior pelvic exenteration

应用于中央型复发性宫颈癌的手术。当肿瘤累及直肠时，术中需同时切除直肠、阴道及肿瘤并行肠造瘘。

08.114 全盆腔廓清术 complete pelvic exenteration

应用于中央型复发性宫颈癌的手术。当肿瘤累及膀胱及直肠时，术中需同时切除膀胱、阴道、直肠及肿瘤，行输尿管及肠管改道、造瘘。

08.115 妇科肿瘤探查术 gynecologic tumor exploration

用于明确妇科肿瘤性质及病变程度并进而采取相应治疗的手术。包括腹腔镜探查术及剖腹探查术，通常用于初治或复发的输卵管-卵巢恶性肿瘤、妇科恶性肿瘤破裂、出血等急症。

08.116 腹腔镜探查术 laparoscopic exploration

采用腹腔镜及相关器械，获取局部肿瘤病灶，用以明确肿瘤性质及病变程度的手术。通常用于输卵管-卵巢恶性肿瘤。

08.117 剖腹探查术 exploratory laparotomy, transabdominal exploration

采用开腹方式获取局部肿瘤病灶，用以明确肿瘤性质及病变程度的手术。通常用于输卵管-卵巢恶性肿瘤、妇科恶性肿瘤破裂、出血等急症。

08.118 粘连松解术 adhesiolysis

去除盆腹腔内各脏器间及脏器结构内部炎性、肿瘤性或子宫内膜异位症性粘连，恢复器官正常解剖关系及功能的手术。可经腹部、经腹腔镜、机器人辅助腹腔镜等完成。

常用于输卵管癌–卵巢癌全面分期术及肿瘤细胞减灭术时。

08.119　卵巢粘连松解术　ovarian adhesiolysis
去除卵巢与周围组织及盆腹腔内其他脏器间的炎性、肿瘤性或子宫内膜异位症性粘连，恢复器官正常解剖关系及功能的手术。可经腹部，经腹腔镜、机器人辅助腹腔镜等完成。常用于输卵管癌–卵巢癌全面分期术及肿瘤细胞减灭术时。

08.120　输卵管粘连松解术　oviduct adhesio-lysis
去除输卵管与周围组织及盆腹腔内其他脏器间的炎性、肿瘤性或子宫内膜异位症性粘连，恢复器官正常解剖关系及功能的手术。可经腹部，经腹腔镜、机器人辅助腹腔镜等完成，常用于输卵管癌–卵巢癌全面分期术及肿瘤细胞减灭术时。

08.121　输卵管伞端成形术　fimbrioplasty
去除输卵管伞端与周围组织及盆腹腔内其他脏器间粘连，恢复输卵管伞端正常解剖结构的手术。可经腹部，经腹腔镜及机器人辅助腹腔镜完成。适应证包括因输卵管周围炎或肿瘤占位所致的部分或完全输卵管伞端梗阻，且尚能辨认出输卵管伞，如输卵管伞末端闭锁或输卵管伞内翻。

08.01.02　妇科肿瘤手术相关感染和并发症

08.122　盆腔脓肿　pelvic abscess
盆腔部位因感染（病原体以厌氧菌为主）形成的化脓性病变。属严重的盆腔炎性疾病，常由下生殖道感染、宫腔内操作后感染、性卫生不良及邻近器官炎症蔓延造成。临床表现主要为高热伴下腹痛。选择以抗生素药物治疗为主的综合治疗。

08.123　膈下脓肿　subphrenic abscess
脓液积聚在膈下与横结肠及其系膜的间隙内，形成较常见且处理困难的一类脓肿。常继发于腹膜炎或上腹部手术，表现为全身感染症状和脓肿部位疼痛。选择全身抗感染、穿刺及手术引流治疗。

08.124　腹腔感染　abdominal infection
病原体（主要是微生物）侵入腹腔且造成明显损害而引起的感染性疾病。包括腹腔内脏器感染、腹膜炎及腹腔脓肿。有腹膜刺激征、发热等临床表现。严重时可发展为感染性休克、败血症、弥散性血管内凝血，甚至多器官功能衰竭。治疗包括药物治疗及手术治疗。

08.125　切口感染　infection of incision
围手术期发生在手术切口的感染。外科手术常见并发症之一。仅累及皮肤及皮下组织为浅部感染，累及深部筋膜及肌层为深部感染。切口分泌物培养可明确致病菌。治疗以局部清创、全身抗炎为主。

08.126　菌血症　bacteremia
致病菌由局部侵入血流，但未在血液中繁殖或极少量繁殖，表现为一过性或间断性经过血流到达机体内适宜的组织器官，临床症状不明显，即血液中的活菌特征为暂时性和自限性的现象。

08.127　脓毒症　sepsis
由细菌等病原微生物侵入机体引起的全身炎症反应综合征。表现为寒战、高热、呼吸急促、心动过速等。严重者可发展为感染性休克、弥散性血管内凝血和多器官功能衰竭。

08.128　败血症　septicemia
细菌或真菌侵入血液循环，持续存在和繁殖，其组分、毒素及代谢产物等在体内诱生大量炎症介质，引起患者寒战、高热、呼吸急促、心动过速、皮疹、出血、淋巴结及肝脾大、白细胞计数和分类增高等全身中毒的表现。

08.129　膀胱阴道瘘　vesicovaginal fistula
因分娩、手术、放射治疗损伤或恶性肿瘤侵犯等引起的膀胱和阴道之间出现的异常瘘道。膀胱注入亚甲蓝后，阴道流出带显影剂颜色的尿液。临床表现为尿液经阴道溢出。瘘的严重程度取决于瘘道的大小和位置，可选择保守期待、手术修补、尿路改道等治疗方法。

08.130　输尿管阴道瘘　ureterovaginal fistula
输尿管和阴道之间出现的异常瘘道。膀胱注入亚甲蓝后，阴道流出清亮尿液。表现为阴道内漏尿，可经内镜、造影检查等确诊。多因妇科术中损伤输尿管所致。静脉注射造影剂经影像学检查后可明确部位。

08.131　膀胱宫颈瘘　vesicocervical fistula
膀胱和宫颈之间出现的异常瘘道。膀胱注入亚甲蓝后，宫颈口流出带显影剂颜色的尿液。

08.132　输尿管狭窄　ureteral stricture
手术损伤导致输尿管管腔部分或全段缩窄，管腔连续性没有中断，但引起不同程度上尿路梗阻和肾积水的病理改变。表现为患侧腰痛，并发感染时有畏寒、发热或脓尿，双侧狭窄可出现尿毒症表现。

08.133　尿潴留　uroschesis
由排尿困难导致膀胱内充满尿液而不能排出的现象。分为急性和慢性尿潴留，前者发病突然，胀痛难忍，需积极解除病因尽快恢复排尿；后者起病缓慢，可排尿但残余尿较多，可伴尿频、尿细、尿不尽感。病因分为机械性梗阻和动力性梗阻两方面。

08.134　尿失禁　urinary incontinence
因术中损伤、膀胱括约肌损伤或神经功能障碍，膀胱括约肌失去作用，使尿液不受控制而自行由尿道口流出的现象。可分为真性尿失禁（完全性尿失禁）、假性尿失禁（充溢性尿失禁）和压力性尿失禁（不完全性尿失禁）。

08.135　肠梗阻　intestinal obstruction, ileus
各种原因引起的肠内容物不能顺利通过肠道的病理状况。是外科常见急腹症之一。根据病因分为机械性、动力性和血运性肠梗阻；根据梗阻程度分为完全性和不完全性肠梗阻；根据起病缓急分为急性和慢性肠梗阻。

08.136　机械性肠梗阻　mechanical intestinal obstruction
多见于因肠内外或肠壁本身的各种器质性病变所致肠腔变小，肠内容物通过受阻所致的一类肠梗阻。常见原因有肠扭转、肠套叠、肿瘤或粪石等。诊断时需判断有无血运障碍，可分为单纯性和绞窄性肠梗阻。

08.137　动力性肠梗阻　dynamic intestinal obstruction
由于肠壁肌肉运动功能失调所致的一类肠梗阻。无肠腔狭窄，有麻痹性和痉挛性肠梗阻两种。

08.138　麻痹性肠梗阻　paralytic ileus
又称"无动力性肠梗阻（adynamic ileus）"。因多种原因引起肠道自主神经功能失衡、影响局部神经传导或肠道平滑肌收缩，致使肠管扩张蠕动消失的一类动力性肠梗阻。临床表现包括腹胀明显，无阵发性绞痛，肠鸣音减弱或消失，较少引起肠穿孔或肠坏死。

08.139　痉挛性肠梗阻　spastic intestinal obstruction
因多种原因引起肠壁肌肉痉挛性收缩致使肠内容物运行不畅的一类动力性肠梗阻。多见于小肠。临床上少见，均有明显的腹绞痛，以脐周最明显。

08.140　血运性肠梗阻　vascular intestinal obstruction
主要由于肠系膜血管内血栓形成导致肠壁血运障碍，致使肠蠕动功能丧失，内容物无法排出引起的一类肠梗阻。较少见，起病急骤，常有剧烈腹痛伴呕吐，若不及时处理，较一般绞窄性肠梗阻预后差、死亡率高。

08.141　完全性肠梗阻　complete intestinal obstruction
肠管被完全堵塞导致肠内容物无法通过并排出的一类肠梗阻。常由不完全性肠梗阻发展而来。多急性发病，常见临床表现有腹痛、呕吐、腹胀及停止肛门排气排便等。X线检查具有重要的诊断价值。

08.142　不完全性肠梗阻　incomplete instestinal obstruction
肠内容物不能在肠道内正常运行或通过障碍所致的一类肠梗阻。相对于完全性肠梗阻程度较轻。常见于腹部手术后的肠粘连、腹盆腔肿瘤、扭转等情况。多起病缓慢，临床表现同完全性肠梗阻，但程度较轻。

08.143　胃排空障碍　gastric emptying disability
又称"胃轻瘫（gastroplegia）"。一种以胃排空延缓为特征的临床综合征。主要表现为早饱、餐后上腹饱胀、饮食减少、恶心、发作性干呕或呕吐、体重减轻等，且临床检查未发现胃肠道有器质性损害。

08.144　吻合口出血　anastomotic hemorrhage
妇科手术后并发症之一。一般出现在术后早期1～2周，表现为术后吻合口处出血。

08.145　吻合口瘘　anastomotic leakage
妇科恶性肿瘤细胞减灭术后在吻合口出现的瘘。原因复杂。

08.146　淋巴水肿　lymphedema
又称"象皮肿（elephantiasis）"。机体某些部位因淋巴液回流受阻引起的皮下纤维结缔组织增生及脂肪硬化的现象。表现为皮褶加深，皮肤增厚变硬、粗糙，可有棘刺和疣状突起，发生在四肢可表现为肢体增粗。

08.147　淋巴囊肿　lymphocyst
由各种原因引起的淋巴液从被切断的淋巴管或结扎的淋巴结处渗出后积聚形成的囊肿。

08.148　淋巴漏　lymphatic leakage
某些疾病造成淋巴管完整性受损，淋巴液外漏至体腔内或器官包膜下，出现淋巴外淋巴液积存的病理现象。

08.149　乳糜漏　chylous leakage
胸导管或淋巴管主要分支破损引起富含蛋白质及脂质成分的淋巴结溢出的病理现象。常呈半透明乳白色。处理不当可导致乳糜液积聚，浅表处可引起局部皮瓣漂浮、坏死，导致皮肤漏，深部聚集易合并感染，大量漏出可造成水电解质失衡及蛋白质丢失。

08.150　下肢静脉血栓形成　lower extremity venous thrombosis

下肢深、浅两组静脉及其之间的交通支内形成固体血凝块的过程。是常见的周围血管疾病。血液滞缓，静脉壁损伤和高凝状态是主要病因。常见的临床表现为患侧肢体突然肿胀伴疼痛。下肢静脉血栓及静脉瓣膜功能不全是导致肺栓塞的重要危险因素。

08.151　上肢静脉血栓形成　upper extremity venous thrombosis
上肢静脉系统、颈内静脉、头臂干和上腔静脉内形成固体血凝块的过程。表现为上肢肿胀、疼痛、皮肤青紫和浅静脉曲张。血栓形成通常分为原发性和继发性两大类，上肢深静脉置管是较常见的继发性病因。

08.152　深静脉血栓形成　deep venous thrombosis
血液在深静脉腔内不正常凝结形成固体血凝块的过程和状态。阻塞静脉腔，使静脉回流障碍。

08.153　肺栓塞　pulmonary embolism
体循环的各种栓子脱落阻塞肺动脉及其分支，从而引起肺循环障碍的临床病理生理综合征。表现为突发原因不明的虚脱、面色苍白、出冷汗、呼吸困难、胸痛、咳嗽等，伴有脑缺氧症状如极度焦虑不安、恶心、抽搐甚至昏迷。死亡率高。

08.154　闭孔神经损伤　obturator nerve injury
闭孔神经自腰大肌内缘进入小骨盆，沿盆侧壁至闭孔管穿出骨盆，支配大腿的内收肌群和闭孔外肌，并分布于大腿内侧面皮肤。因其受损引起其所支配区的运动和感觉功能障碍。

08.155　肝部分切除术　partial hepatectomy
针对肝癌或其他肿瘤，将肝脏的一部分连同病灶一起切除的手术方式。手术范围依据病变范围确定，目的为切除病灶并保留足够正常的肝组织。

08.156　胰十二指肠切除术　pancreaticoduodenectomy
又称"惠普尔手术（Whipple operation）"。针对胰腺肿瘤、壶腹部肿瘤、十二指肠肿瘤及胆总管远端肿瘤的基本术式。切除范围包括远端胃、全部十二指肠、空肠上段、胰头、胆囊和胆总管下端及区域淋巴结，并行胰肠吻合、胆肠吻合和胃肠吻合。

08.157　胰体尾切除术　pancreaticotailectomy
切除胰腺体尾部各种类型的恶性肿瘤及胰腺体尾部良性肿瘤的手术。包括保留脾脏的胰体尾切除术和不保留脾脏的胰体尾切除术。

08.158　胰瘘　pancreatic fistula
因胰腺手术、创伤、炎症等导致胰腺管损伤后胰液由非生理途径外流的现象。是胰腺手术和创伤后严重并发症之一。

08.159　胆瘘　biliary fistula
胆汁或者含有胆汁的液体持续通过非正常途径流出的现象。通常与胆道创伤或胆道手术后因解剖变异、操作等原因引起的胆管损伤有关，胆汁从破损处流入腹腔、腹膜后或经引流管引出体外。

08.160　脾脏损伤　spleen injury
因各种腹部创伤引起的脾脏受损。是腹腔内最易受损的器官之一。常表现为腹腔内出血，病情较凶险，常合并其他脏器损伤。临床表现复杂，需及时诊断，恰当处理，合并脾蒂或大血管损伤者死亡率显著升高。

08.161　脾切除　spleen resection

因各类良恶性疾病或其他原因切除脾脏的手术。广泛应用于脾外伤、脾局部感染、良性血管瘤、恶性淋巴瘤、胃体部癌、肝内型门静脉高压症合并脾功能亢进等疾病。

08.02　妇科恶性肿瘤化学治疗

08.162　化学治疗　chemotherapy
简称"化疗"。用化学药物对妇科恶性肿瘤进行治疗的方法。

08.02.01　化 疗 模 式

08.163　辅助化疗　adjuvant chemotherapy
肿瘤手术后的化疗。术后化疗的优势在于可以有效降低体内肿瘤负荷，从而可能降低肿瘤细胞耐药的发生率，提高化疗敏感性，并达到提高治愈率的目的。

08.164　新辅助化疗　neoadjuvant chemotherapy
术前或放疗前进行的化疗。为了有效进行局部治疗（手术或放疗）、防止可能存在的微转移灶发展或减少围手术期肿瘤扩散。

08.165　单药化疗　single agent chemotherapy
使用一种药物进行的化疗。

08.166　联合化疗　combination chemotherapy
使用两种或两种以上的药物进行的化疗。旨在不增加毒性的前提下增加疗效，减少耐药性或延缓耐药出现，达到最大药效能力。

08.167　常规剂量化疗　conventional dose chemotherapy
依据特定医疗系统的专家，利用已明确的研究证据，根据当前的知识水平和经验，对某些常见肿瘤的治疗所采用的化疗药物的计算方法和剂量进行的化疗。

08.168　剂量密集化疗　dose-dense chemotherapy
在保障安全性的前提下，尽量缩短给药的间隔，给予最适宜剂量的化疗。

08.169　周剂量密集化疗　weekly dose-dense chemotherapy
以周为单位，通过周期给予的多次用药，实现肿瘤细胞数目的持续逐级递减，以提高肿瘤化疗效果的治疗方式。

08.170　序贯化疗　sequential chemotherapy
先后给予一定周期数的非交叉耐药的药物或化疗方案。通过序贯化疗，药物易于达到较高的剂量，并且可以避免单一化疗方案对耐药细胞的选择作用。

08.171　同步放化疗　concomitant radiochemotherapy
放疗的同时，采用不同方案进行的化疗。一方面可以通过化疗药物的增敏作用，提高放疗对肿瘤的局部控制效果；另一方面可以发挥化疗的全身治疗作用，减少远处转移的发生率。

08.172　巩固化疗　consolidation chemotherapy
完成初始化疗既定的周期数，肿瘤达到最大的缓解疗效后，继续进行的延续性治疗。

08.173　根治性化疗　radical chemotherapy
能杀灭全部癌细胞治愈患者的化疗方式。对化疗敏感，通过全身化疗可以治愈或完全控制的肿瘤往往采用根治性化疗，如绒毛膜上皮癌等恶性肿瘤。一般肺癌不能达到根治性化疗的目的。

08.174 姑息性化疗 palliative chemotherapy
对中晚期肿瘤使用的适度化疗方式。达到缩小肿瘤、延缓肿瘤的生长速度、减轻症状、减轻痛苦、延长生存期等目的。

08.02.02 化疗途径

08.175 静脉化疗 intravenous chemotherapy
经静脉输入化疗药物的一种治疗方法。可以减少药物吸收过程中的差异，便于给予准确的剂量，且易于随时调整或撤除药物，也可避免刺激性药物对胃肠道、皮肤和肌肉的毒性，是常用途径。

08.176 动脉介入化疗 arterial intervention chemotherapy
在局麻下经皮穿刺，置导管于动脉腔内，在影像设备引导下，通过血管造影，高度精确确定肿瘤供血动脉后，将导管选择或超选择性置入各种实体肿瘤供血动脉，再将化疗药物灌注到肿瘤组织的一种化疗方法。

08.177 腹腔化疗 intraperitoneal chemotherapy
将化疗药物在体外按照要求配制完毕后，在规定的时间内将药物按序直接注入腹腔，使药物直接与腹腔内残留的癌细胞作用，进而杀灭癌细胞，而对全身其他的细胞影响较少，可减轻全身毒性反应的一种化疗方法。

08.178 胸腔化疗 intrathoracic chemotherapy
将化疗药物在体外按照要求配制完毕后，在规定的时间内将药物直接注入胸腔，使药物直接与胸腔内残留的癌细胞作用，进而杀灭癌细胞，而对全身其他的细胞影响较少，可减轻全身毒性反应的一种化疗方法。

08.179 口服药物化疗 oral chemotherapy
药物经过胃肠道吸收和利用后达到治疗目的的一种给药方法。对于胃肠道吸收较完全的药物，口服药物化疗具有药物作用持久、平缓、用药方便，毒性低等特点，可在一些肿瘤生长较慢、负荷较小、患者耐受性差的情况下应用。

08.180 肿瘤间质内化疗 tumor interstitial chemotherapy
将化疗药物直接置入肿瘤组织或其周围的间质组织内，对肿瘤细胞进行直接攻击的方法。

08.181 鞘内注射化疗 intrathecal injection chemotherapy
通过腰椎穿刺，把化疗药物注射到椎管中，通过脑脊液循环，把药物运输到中枢神经系统的肿瘤组织处，从而发挥抗肿瘤作用的一种化疗方法。

08.02.03 化疗药物

08.182 细胞周期特异性药物 cell cycle specific agent, CCSA
仅对细胞增殖周期的某些时相敏感，而对G_0期细胞不敏感的药物。如作用于S期细胞的抗代谢药物和作用于M期的长春新碱药物等。

08.183 细胞周期非特异性药物 cell cycle non-specific agent, CCNSA
杀灭处于增殖周期各时相的细胞，甚至包括G_0期细胞的药物。如直接破坏DNA结构及影响其复制或转录功能的药物，包括烷化剂、抗生素类化疗药物及铂类化合物等。

08.184　抗代谢药物　antimetabolic drug, anti-metabolic agent

化学结构与天然代谢产物相似的化合物。在代谢反应中能与正常代谢产物相拮抗,减少正常代谢物参与反应的机会,抑制正常代谢过程。能降低外周淋巴细胞数量、减少抗体的形成、抑制机体免疫反应,故除用于抗癌外,也用于器官移植后抗排斥反应,包括硫唑嘌呤、霉酚酸酯、来氟米特等。

08.185　烷化剂　alkylating agent

能使细胞中DNA或蛋白质分子的氨基、巯基、羟基和磷酸基等起烷化作用的物质。

08.186　抗生素类化疗药物　antibiotics chemotherapeutic drug

在低浓度下能选择性地抑制或杀死他种微生物或肿瘤细胞的微生物次级代谢产物,以及采用化学或生物学等方法制得的衍生物与结构修饰物。

08.187　植物生物碱　plant alkaloid

从植物中提取的含氮结构复杂的多环有机化合物。如吡啶、吲哚、喹啉、嘌呤等,其化学成分可以抑制细胞端粒酶活性,减少肿瘤扩散,诱导肿瘤细胞分化与凋亡,抑制肿瘤细胞增殖,提高机体免疫功能,降低化疗不良反应。

08.188　紫杉烷　taxane

又称"红豆杉烷"。从裸子植物红豆杉的树皮或针叶中提取或半合成的抗肿瘤药物。基本碳骨架以6/8/6三环并合方式而形成的一类化合物。其中紫杉醇及其类似物作用于微管,干扰细胞内微管的正常装配、分解和稳定,从而在有丝分裂期阻止细胞分裂以发挥抗肿瘤作用。

08.189　长春新碱　vincristine, VCR

从夹竹桃科植物长春花中分离得到的由两分子单萜吲哚类生物碱聚合而成的一种双吲哚类生物碱。能结合微管蛋白并干扰微管组装,在细胞分裂M期发挥最大抗瘤效应的细胞周期特异性药物。

08.190　拓扑异构酶抑制剂　topoisomerase inhibitor

一类能够抑制DNA拓扑异构酶(TOPO)活性,阻碍DNA复制的化合物。发挥抗肿瘤作用,如喜树碱类抑制TOPO I,包括拓扑替康;鬼臼毒素抑制TOPO II,包括依托泊苷。

08.191　激素类抗肿瘤药物　hormone anti-tumor drug

通过特异性与激素受体及其相关受体结合而发挥抗肿瘤作用的一类药物。

08.192　肿瘤靶向药物　tumor-targeting drug

在细胞分子水平上,针对已经明确的致癌位点(该位点可以是肿瘤细胞内部的一个蛋白分子,也可以是一个基因片段)设计相应的治疗药物,进入体内会特异地选择致癌位点结合并发生作用,使肿瘤细胞特异性死亡,而不会波及肿瘤周围正常组织细胞的药物。

08.02.04　化疗疗效评价

08.193　化疗疗效评价　evaluation of efficacy of chemotherapy

基于肿瘤负荷评价标准,采用影像学评估或肿瘤标志物等得到的肿瘤客观缓解率等效果评判的化疗疗效的方法。

08.194　化疗疗效肿瘤标志物评价标准　tumor marker evaluation criteria of

chemotherapy effect

基于肿瘤异常升高的标志物（如妇科恶性肿瘤CA125）对肿瘤的化疗疗效进行的评价标准。

08.195　化疗疗效影像学评价标准　imaging evaluation criteria of chemotherapy effect

世界卫生组织基于影像学评估得到的客观缓解率对实体瘤化疗疗效进行的评价标准。细胞毒化疗药通过肿瘤缩小量来评价其抗肿瘤作用。

08.196　实体瘤临床疗效评价标准　response evaluation criteria in solid tumor, RECIST

基于解剖学单径测量，采用影像学方法对实体肿瘤负荷化疗疗效进行的评价标准。根据肿瘤病灶基线，将肿瘤病灶分为靶病灶和非靶病灶。世界卫生组织根据疗效分为：完全缓解（complete response，CR），所有可见病灶完全消失，至少维持4周以上；部分缓解（partial response，PR），所见肿瘤两个最大垂直径的乘积之和减少50%以上，维持4周以上，无任何病灶进展，无任何新病灶出现；轻度缓解（minor regression，MR），肿瘤缩小≥25%，但<50%，无新病灶出现；病情稳定（stable disease，SD），肿瘤缩小或增大均<25%，无新病灶出现；稳定（no change，NC），后取消此项评价；疾病进展（progressive disease，PD），治疗后有新病灶出现或原有病灶增大或估计增大25%以上，骨转移原有病灶扩大或出现新病灶的状态。

08.197　药物不良反应　adverse drug reaction, ADR

又称"副反应（side effect）"。合格药品在正常的用法用量下出现了与用药目的无关的有害反应。恶性肿瘤患者系统地接受了肿瘤

化疗治疗，在治疗过程或治疗后的不良反应与药物的因果关系不能否定。

08.198　药物不良反应分类　classification of adverse drug reaction

发生程度参照世界卫生组织的药物不良反应判定标准分为0、Ⅰ、Ⅱ、Ⅲ、Ⅳ度。常规毒性判定标准（NCI-CTC）参照美国国家癌症研究所分为：0级，正常/标准范围内（WNL）；一级，轻度/轻度毒性；二级，中度/中度毒性；三级，重度/重度毒性；四级，威胁生命或不能活动的毒性；五级，死于毒性（具有因果关系）。该标准已在国际得到应用，尤其在临床药物试验中，多采用NCI-CTC。

08.199　骨髓抑制支持治疗　supportive care of myelosuppression

对肿瘤化疗期间骨髓中的血细胞前体的活性下降，导致白细胞、粒细胞、血红蛋白、血小板下降，给予一些药物（包括粒细胞刺激因子、粒细胞集落刺激因子、促红细胞生成素、促血小板生成素及白介素-12）以提高抵抗力和生活质量的治疗。

08.200　镇吐药　antiemetic

又称"止吐药"。防止或减轻因化疗引起的恶心或呕吐的药物。旨在通过不同环节抑制呕吐反应，包括噻嗪类药物、抗组胺药、抗胆碱能药、5-HT$_3$受体拮抗剂、NK1受体拮抗剂、糖皮质激素等。

08.201　镇痛药　analgesic

又称"止痛药"。通过作用于中枢神经系统特定部位的阿片受体以减轻或解除因化疗或因晚期肿瘤引起的疼痛，同时缓解疼痛引起的不愉快情绪的药物。根据疼痛分类、分度和临床评价特点及内科合并症，以及患者心理状况等，进行非阿片类、弱阿片类与强

阿片类三阶梯用药。以口服为主，按时用药，采用个体化原则。

08.202　生物反应调节剂　biological response modifier, BRM

凡某一类物质主要通过免疫系统直接或间接增强机体的抗肿瘤效应，并对肿瘤有治疗效果的药剂。包括特异性主动免疫和非特异性主动免疫、过继性免疫等类型。

08.203　细胞保护剂　cell protective agent

对细胞膜有稳定作用，能提高细胞对缺血、缺氧的耐受性，即对细胞有明显保护作用的药剂。常用的有美司钠、右雷佐生和氨磷汀。

08.03　妇科恶性肿瘤放射治疗

08.03.01　放疗模式

08.204　放射治疗　radiotherapy

简称"放疗"。用放射线（临床常用X线、γ射线、β射线、中子线、高能粒子射线等）产生的生物效应杀灭、抑制肿瘤细胞，达到治疗目的的方法。根据放疗方式可分为远距离放疗及近距离放疗两大类；根据治疗目的可分为根治性放疗、辅助性放疗和姑息性放疗；根据与手术的关系可分为术前放疗、术中放疗和术后放疗。

08.205　远距离放射治疗　teleradiotherapy

简称"远距放疗"，又称"外照射治疗（external radiation therapy）"。利用距体表一定距离（通常不小于50cm）的射线装置或密封放射性核素源产生的外部粒子（如光子、质子或重离子）或辐射对患者病灶进行照射治疗的方法。常用技术有固定源皮距照射技术、等中心给角照射技术和旋转照射技术等。

08.206　钴-60 远距离放射治疗　^{60}Co teleradiotherapy

利用放射性核素钴-60产生的γ射线束进行的远距离放射治疗。放射源活度一般不超过370TBq（10 000Ci）。

08.207　直线加速器远距离放射治疗　linear accelerator teleradiotherapy

利用微波电场对电子进行加速，产生高能X线、电子束等对肿瘤进行的远距离放射治疗。

08.208　电子束远距离放射治疗　electron beam teleradiotherapy

质量最小的带电粒子（即电子）在电子加速器中经过汇集成束具有高能量，其被直接引出，对肿瘤进行的放射治疗。电子束能量越高，其射程越大。

08.209　质子束远距离放射治疗　proton beam teleradiotherapy

质子有一个单位的质量和一个单位的正电荷，是由3个夸克和胶子组成。以质子束为放射线进行的远距离放射治疗。利用质子独特的布拉格峰型剂量分布特点作为放射线进行的远距离放射治疗。

08.210　近距离放射治疗　brachytherapy

又称"内照射治疗（internal radiation therapy, internal exposure therapy）"。将放射源密封后直接放入人体的天然腔隙或被治疗的组织内进行照射的方法。包括腔内近距离放射治疗、管内近距离放射治疗、组织间近距离放射治疗、放射性粒子植入等。

08.211　腔内近距离放射治疗　intracavitary

brachytherapy

又称"后装放射治疗（after-loading radio-therapy）"。将放射源放入器官腔中，以射线对该部位肿瘤或其他病变进行局部照射的治疗技术。放射源可以相对特异地接近肿瘤组织持续照射，提高肿瘤组织的有效杀伤剂量，而周围的正常组织受量较低。是妇科恶性肿瘤近距离治疗的主要方式。

08.212 管内近距离放射治疗 brachytherapy in the pipeline
将放射源放入人体自然管道（如阴道、尿道、食管、直肠、支气管等）内对其发生的肿瘤进行治疗的一种近距离放射治疗方法。阴道的近距离放射治疗通常也归于腔内放疗。

08.213 组织间近距离放射治疗 interstitial brachytherapy
又称"组织间照射（interstitial irradiation）"。将放射源置于需要治疗的组织间，对肿瘤组织进行照射的一种近距离放射治疗方法。

08.214 放射性粒子植入 radioactive particle implantation
将微型放射源（粒子）植入肿瘤内或受肿瘤浸润的组织中，包括恶性肿瘤沿淋巴途径扩散的组织，通过放射性粒子源发出持续低能量的γ射线，使肿瘤组织遭受最大程度的辐射损伤和破坏，而正常组织不受损伤或仅受轻微损伤，以达到治疗目的的一种近距离放射治疗方法。

08.215 立体定向放射治疗 stereotactic radio-therapy
利用专门设备通过立体定向、定位技术实现小照射野聚焦式的放射治疗。是"立体定向放射外科（stereotactic radiosurgery，SRS）"和"分次立体定向放射治疗（fractioned stereotactic radiation therapy，FSRT）"的

统称。

08.216 三维适形放射治疗 three-dimensional conformal radiation therapy, 3DCRT
利用计算机体层摄影图像重建肿瘤的三维结构，使照射野在立体空间上与肿瘤形状一致的高精度放射治疗。在提高肿瘤区照射剂量的同时减少正常组织的照射，可以改善放疗疗效。

08.217 调强适形放射治疗 intensity-modu-lated radiation therapy, IMRT
简称"调强放疗"。放射治疗中多野同中心照射，各野的几何形状与肿瘤在该射野内的形状一致，每个射野内的射线强度依据肿瘤生物活性按要求进行调整，使靶区内及表面剂量处处相等的一种三维适形放射治疗技术。肿瘤周围组织受到的剂量最小，故放疗副作用小。

08.218 影像引导调强适形放射治疗 image-guided intensity-modulated radiotherapy
在调强放疗技术和调强适形放射治疗的基础上加入了时间因素的四维放射治疗技术。充分考虑了解剖组织在治疗过程中的运动和分次治疗间的位移误差，如呼吸、蠕动运动、日常摆位误差和靶区收缩等引起放射治疗剂量分布的变化及对治疗计划的影响等方面的情况，并能根据器官位置的变化调整治疗条件使照射野紧追随靶区，使之能做到真正意义上的精确治疗。

08.219 容积弧形调强放射治疗 volumetric intensity modulated arc therapy, VMAT
在影像引导调强适形放射治疗的基础上，集新型高精尖加速器与逆向优化治疗计划设计软件、精密三维和两维的剂量验证设备于一体的肿瘤放射治疗技术。具有快、准、优的特点，还可根据肿瘤及器官位置的变化、肿瘤的厚度和体积等调整治疗条件，使放射

线紧紧跟踪肿瘤进行精准治疗。

08.220 螺旋体层放射治疗 helical tomotherapy
又称"螺旋断层放射治疗"。一种使用兆伏级CT图像实时引导的调强适形放射治疗技术。是将治疗计划、剂量计算、兆伏级CT扫描、定位和螺旋照射治疗功能集为一体的调强放疗系统，在CT引导下360°聚焦断层照射肿瘤，对恶性肿瘤患者进行高效、精确的治疗。

08.221 参考点 reference point
又称"参照点"。近距离放射治疗由于剂量与离放射源的距离呈规律衰减，在治疗体积内各不同点的剂量有所不同，临床上选择的计算组织吸收剂量的点。为参考平面与辐射束轴相交处的点。

08.222 等剂量参考面 reference isodose surface
模体内剂量相等的点形成的平面。

08.223 等剂量参考体积 reference isodose volume
模体内等剂量面包括的体积。

08.224 理想剂量 optimal dose
既能治愈肿瘤，又不致引起正常组织和器官的放射损伤而引起严重并发症的剂量。

08.225 耐受剂量 tolerable dose
常规放射治疗中，人体正常组织可耐受的放射剂量。根据放射治疗后是否引起严重并发症主要分为最大耐受剂量和最小耐受剂量。

08.226 最大耐受剂量 maximum tolerable dose
在标准治疗条件下，治疗后5年内，50%的病例发生严重并发症的剂量。

08.227 最小耐受剂量 minimum tolerance dose
在标准治疗条件下，治疗后5年内≤5%的病例发生严重并发症的剂量。

08.228 吸收剂量 absorbed dose
单位质量物质所吸收的电离辐射的平均授予能。体积中物质接受的总能量除以该体积质量所得的商。适用于各种电离辐射和各种介质。单位为Gy。

08.229 剂量率 dose rate
单位时间内的辐射照射剂量。通常用于表示辐射场的强弱，单位为戈瑞/小时（Gy/h）或者拉德/小时（rad/h）。分为高剂量率、中剂量率和低剂量率。

08.230 高剂量率 high dose rate
每小时照射剂量大于12Gy的辐射照射剂量。妇科肿瘤中主要应用钴-60。

08.231 中剂量率 median dose rate
每小时照射剂量为2～12Gy的辐射照射量。如临床上使用的铯-137。

08.232 低剂量率 low dose rate
每小时照射剂量为0.4～2.0Gy的辐射照射剂量。如放射性镭等。

08.233 危险器官 organ at risk
妇科肿瘤放疗中有可能因照射而损伤的正常器官。如宫颈癌放疗对其邻近的直肠、膀胱、输尿管、乙状结肠、小肠、脊髓和骨均有一定的影响，放疗后并发症发生率高。

08.234 肿瘤区 gross target volume, GTV
一般临床手段能够明确的病变形状和范围。根据临床常规检查确定，对应于肿瘤细胞累及的组织，包括已确定肿瘤原发病灶、周围受侵及的组织及转移淋巴结。该范围必须接受适当的剂量，以达到局部控制肿瘤的目的。

08.235　临床靶区　clinical target volume, CTV

按一定的时间剂量模式，在临床上实施放射治疗的实际范围。包括肿瘤区、亚临床病变组织和因体位变化或其他不确定因素造成的肿瘤位置与形态的变动或移动。

08.236　计划靶区　planning target volume, PTV

包括临床靶区、照射中患者器官运动和由于日常摆位中靶位置和靶体积变化等因素引起的扩大照射的组织范围。以确保临床靶区得到规定的治疗剂量。

08.03.02　放疗并发症

08.237　放疗后全身反应　systemic reaction after radiotherapy

放疗后身体出现疲乏、精神不振、食欲下降、恶心呕吐等一系列的功能紊乱与失调的现象。

08.238　放射性急性外阴炎　radiation acute vulvitis

由放疗引起的外阴溃疡、疼痛或外阴皮色发红、粗糙、肿胀、溃烂等病理变化。

08.239　放射性急性阴道炎　radiation acute vaginitis

由放疗引起的阴道局部黏膜紧张、点状出血和水肿等病理变化。严重的表现为剧烈的水肿和疼痛，阴道可排出大量白色、黄色的脓液，常有全身症状，如体温升高。远期可致阴道弹性变差、阴道挛缩等。

08.240　放射性肠炎　radiation enteritis

肠管受到照射后出现急性早期损伤并随治疗剂量加大而加重的现象。临床表现以恶心、呕吐、痉挛性腹痛及腹泻为主，偶有出血、小肠梗阻、穿孔或瘘管形成；吸收剂量大于50Gy后，乙状结肠损伤，出现腹痛、里急后重及便血等，肛门黏膜及肛门周围皮肤出现局部渗出、糜烂及继发感染。

08.241　放射性直肠炎　radiation proctitis

由于盆腔、腹腔、腹膜后恶性肿瘤经放射线治疗后引起的直肠损害，直肠黏膜受到电离辐射照射超过其耐受剂量45～60Gy时所引起的炎症。如里急后重及便血等。

08.242　放射性小肠炎　radiation microenteritis

由于盆腔、腹腔、腹膜后恶性肿瘤经放射线治疗后引起的小肠损害。可表现为腹痛、小肠梗阻、穿孔或瘘管形成等。

08.243　放射性膀胱炎　radiation cystitis, radiation-induced cystitis

放射线照射损伤引起的膀胱炎症反应。表现为膀胱血管损伤、小血管闭塞、黏膜充血水肿以致形成溃疡，周围有明显水肿。远期可因组织处于缺血状态，形成黏膜、黏膜下组织、肌肉萎缩及纤维增生，形成慢性膀胱萎缩。可引起血尿、尿频、尿失禁，且容易合并感染。

08.244　急性放射性膀胱炎　acute radiation cystitis

膀胱受到一次和等效一次照射剂量＞12Gy，分次照射累积剂量＞30Gy，在照射中或照射后4～6周出现的膀胱黏膜充血、水肿及溃疡出血等病理变化。

08.245　慢性放射性膀胱炎　chronic radiation cystitis

膀胱受到一次或等效一次照射剂量＞16Gy，分次照射累积剂量＞50Gy所致的急性放射性膀胱炎照后不愈超过6个月，平均2～3年后可迁延为慢性炎症。

08.246　放射性盆腔炎　radiation pelvic inflammatory disease
由于放射原因引起的以小腹疼痛拒按或坠胀，或伴发热、白带增多等为主要表现的疾病。

08.247　放射性皮炎　radiodermatitis
由于放射线（主要是β射线、γ射线及X线）照射引起的皮肤黏膜炎症性损害。分为急性放射性皮炎和慢性放射性皮炎。急性放射性皮炎主要表现为放疗后皮肤红肿，慢性放射性皮炎主要表现为长期放疗后的皮肤变硬、粗糙等。

08.04　妇科恶性肿瘤生物治疗

08.248　妇科恶性肿瘤生物治疗　biological therapy for gynecological malignant tumor
以分子生物学和生物学技术为基础，用生物来源的制剂或调节生物反应的制剂治疗妇科恶性肿瘤的模式。是继手术、化疗和放疗后肿瘤治疗的第4种模式。

08.249　细胞因子治疗　cytokine therapy
利用细胞因子的生物活性治疗疾病的方法。细胞因子是由多种细胞产生的可溶性蛋白质或多肽，在免疫反应中具有多重作用，可直接刺激肿瘤部位的免疫效应细胞和基质细胞，起到抑制肿瘤细胞生长的作用。细胞因子联合应用或细胞因子与抗肿瘤药物联合应用可以提高肿瘤治疗效果。

08.250　粒细胞-巨噬细胞集落刺激因子　granulocyte-macrophage colony stimulating factor, GM-CSF
可以刺激髓系细胞增殖和成熟，活化效应细胞增强其功能的一种糖基化分子。可用于化疗和骨髓移植的患者。

08.251　白介素-2　interleukin-2, IL-2
曾称"T细胞生长因子（T cell growth factor，TCGF）"。主要由活化的T细胞产生的一种淋巴因子。具有多向性作用，对机体的免疫应答和抗病毒感染等有重要作用，可调节卵巢癌患者免疫系统，增强其免疫功能。

08.252　白介素-12　interleukin-12, IL-12
主要由单核细胞和巨噬细胞、B细胞等细胞产生的一种细胞因子。对T细胞和自然杀伤细胞具有多种生物学活性，通过多种机制促进免疫细胞杀伤肿瘤细胞，从而产生抗肿瘤效应。

08.253　肿瘤坏死因子-α　tumor necrosis factor-α, TNF-α
主要由活化的单核细胞和巨噬细胞产生的能抑制肿瘤细胞增殖或杀死肿瘤细胞、介导免疫反应、抗病毒及刺激血管生成等作用的细胞因子。可与某些化疗药物协同作用于肿瘤的治疗。

08.254　树突状细胞-细胞因子诱导的杀伤细胞免疫治疗　dendritic cell and cytokine-induced killer cell immunotherapy, DCCIK immunotherapy
树突状细胞能够准确识别肿瘤抗原并将信息传递给免疫系统，细胞因子诱导的杀伤细胞是人体内的一种自然杀伤细胞，将二者共同培养并激活后回输给患者达到抑制肿瘤生长、防治肿瘤复发转移等作用的治疗方法。

08.255　免疫治疗　immunotherapy

又称"免疫疗法"。应用免疫学理论与方法治疗疾病的一种生物治疗策略。可以通过激活机体自身免疫系统，增强抗肿瘤免疫应答，从而控制与清除肿瘤。主要有主动免疫治疗、被动免疫治疗、基因治疗等。

08.256　主动免疫治疗　active immunotherapy
通过向体内输入抗原性物质（如疫苗），诱导机体产生免疫应答物质，以发挥免疫效应的治疗方法。

08.257　被动免疫治疗　passive immunotherapy
给机体输注外源的免疫效应物质，由这些外源的效应物质在机体发挥治疗肿瘤作用的方法。

08.258　基因治疗　gene therapy
用正常或野生型基因修正或置换肿瘤细胞的某些基因，或引入有治疗价值的其他来源基因，达到治疗肿瘤目的的方法。

08.259　自杀基因治疗　suicide gene therapy
自杀基因是一种阴性选择性标记基因，可以在体内将无毒性的前体药物转化为有毒性药物，通过转入自杀基因能赋予肿瘤细胞新的表型，从而引起药物对肿瘤细胞直接或间接杀伤作用的方法。

08.260　抑癌基因治疗　tumor suppressor gene therapy, antioncogene therapy
将正常的抑癌基因导入肿瘤细胞，以补偿和代替突变或缺失的抑癌基因，从而达到抑制肿瘤的生长或逆转其表型目的的基因治疗方法。

08.261　抗体导向治疗　antibody-directed therapy
主要是利用高度特异性的抗体作为载体，将细胞毒性物质靶向性地携至肿瘤病灶局部，可以特异地杀伤肿瘤的治疗方法。

08.262　过继细胞输注　adoptive cell transfer, ACT
从肿瘤患者体内分离免疫活性细胞，在体外进行扩增和功能鉴定，然后向患者回输，从而达到直接或激发机体的免疫应答来杀伤肿瘤细胞目的的方法。包括肿瘤浸润淋巴细胞治疗、嵌合抗原受体T细胞免疫治疗和T细胞受体治疗。

08.263　肿瘤浸润淋巴细胞治疗　tumor infiltrating lymphocyte therapy, TIL therapy
采集、分离患者肿瘤组织浸润淋巴细胞或引流淋巴结中的淋巴细胞（主要是肿瘤特异性CD8$^+$CTL），在体外扩增后回输给患者，用于抗肿瘤治疗的方法。

08.264　嵌合抗原受体 T 细胞免疫治疗　chimeric antigen receptor T cell immunotherapy, CAR-T
通过基因转导，患者的T细胞能够表达嵌合抗原受体，将改造后的T细胞回输至患者体内，生成大量特异性识别肿瘤的嵌合抗原受体T细胞，从而杀死肿瘤细胞的方法。

08.265　T 细胞受体治疗　T-cell receptor therapy
将患者自身的T细胞在体外进行改造，然后将它们注回患者体内以杀伤肿瘤的免疫治疗方法。

08.266　细胞因子释放综合征　cytokine release syndrome, CRS
利用嵌合抗原受体T细胞介导免疫治疗时出现的一类特殊的药物不良反应。常表现为发热、低血压、缺氧及出现与血清中某些细胞因子水平显著升高有关的神经系统症状等。

08.267　嵌合抗原受体自然杀伤细胞免疫治疗　chimeric antigen receptor natural killer

cell immunotherapy, CAR-NK cell immunotherapy

通过基因编辑的手段,以嵌合抗原受体修饰的自然杀伤细胞为基础达到靶向抗肿瘤效应的恶性肿瘤免疫治疗方法。

08.268 非特异性免疫调节剂治疗 non-specific immunomodulator therapy

通过非特异性免疫调节剂提高机体的免疫应答而产生抗肿瘤效果的治疗方式。常见的制剂有卡介苗、Toll受体激动剂等。

08.269 双特异性抗体 bispecific antibody, BsAb

含有两种特异性抗原结合位点的人工抗体。能在靶细胞和功能分子或细胞之间架起桥梁,激发具有导向性的免疫反应,是基因工程抗体的一种,在肿瘤的免疫治疗中具有广阔的应用前景。

08.270 多药耐药基因 multiple drug resistance gene

又称"多重耐药基因"。在多种基因产物共同作用下肿瘤细胞对一种化疗药物产生耐药后会对其他不同结构、不同作用机制和作用靶点的药物产生交叉耐药,使肿瘤化疗失败的基因。其过度表达是肿瘤细胞多药耐药的主要原因。

08.271 融合基因 fusion gene

将两个或多个基因的编码区首尾相连,置于同一套调控序列(包括启动子、增强子、核糖体结合序列、终止子等)控制之下构成的嵌合基因。当基因组发生断裂形成错误拼接时有可能产生新的融合基因,从而导致或促进肿瘤的发生。

08.272 肿瘤疫苗 tumor vaccine

含肿瘤抗原基因或肿瘤抗原肽的疫苗。将肿瘤抗原以多种形式,如肿瘤细胞、肿瘤相关蛋白、表达肿瘤抗原的基因等导入患者体内,克服肿瘤引起的免疫抑制状态,激活患者自身免疫系统,诱导机体细胞免疫和体液免疫应答,从而达到控制或清除肿瘤的目的。

08.273 抗独特性抗体疫苗 anti-idiotype antibody vaccine

由抗独特型抗体制成的疫苗。具有模拟抗原和免疫调节的双重作用,能打破免疫耐受,代替肿瘤抗原诱导特异性主动免疫反应。

08.274 核酸疫苗 nucleic acid vaccine

将编码某种抗原蛋白的外源基因直接导入机体内,通过宿主细胞的表达系统合成抗原蛋白,诱导宿主产生针对该抗原蛋白的免疫应答,达到预防或治疗疾病目的的疫苗。包括DNA疫苗和RNA疫苗。

08.275 自体肿瘤细胞疫苗 autologous tumor vaccine, ATV

利用患者自身的肿瘤细胞、肿瘤特异性抗原及其他免疫调节细胞与分子,通过激发机体对肿瘤抗原特异的免疫反应,以达到治疗肿瘤和预防肿瘤复发目的的疫苗。

08.276 树突状细胞疫苗 dendritic cell vaccine

树突状细胞是有效的抗原提呈细胞,能诱导特异性T细胞反应,将其装载于蛋白质、抗原肽、病毒重组肿瘤抗原等制成的疫苗。在多种恶性肿瘤的治疗中发挥作用。

08.277 免疫佐剂 immunoadjuvant

同抗原一起或预先注入机体、能增强机体对抗原的免疫应答能力或改变免疫应答类型的辅助物质。是非特异性免疫增生剂,可用于抗感染、抗肿瘤的辅助治疗、预防接种、制备动物抗血清等。

08.278 溶瘤病毒 oncolytic virus
一类具有复制能力的肿瘤杀伤型病毒。能够特异性感染肿瘤细胞，并在肿瘤细胞内大量复制增殖并破坏肿瘤细胞，而对正常细胞无杀伤作用。

08.279 新抗原 neoantigen
肿瘤细胞在基因变异的基础上产生的带有特异性氨基酸序列变异的蛋白质。只存在于肿瘤细胞，可以通过人体固有的抗原提呈系统被免疫系统识别，产生免疫应答，可作为肿瘤治疗的靶标。

08.280 淋巴因子激活的杀伤细胞 lymphokine-activated killer cell, LAK
自然杀伤细胞或T细胞体外培养时，在高剂量白介素-2等细胞因子诱导下成为能够杀伤自然杀伤细胞不敏感的肿瘤细胞。对肾细胞癌、黑色素瘤、结肠癌等恶性肿瘤有一定疗效。

08.281 细胞因子诱导的杀伤细胞 cytokine-induced killer cell, CIK cell
将人外周血单个核细胞在体外用多种细胞因子[如抗CD3单抗（CD3McAb）、白介素-2（IL-2）、γ干扰素（IFN-γ）等]共同培养后获得的，具有非主要组织相容性抗原（MHC）限制性杀瘤活性的一群异质性细胞。该类细胞同时表达$CD3^+$和$CD56^+$两种膜蛋白分子，主要通过细胞毒作用和诱导细胞凋亡的方式杀灭肿瘤细胞。

08.282 抗体治疗 antibody therapy
应用抗体药物进行肿瘤治疗的方法。

08.283 人源化单克隆抗体 humanized mono-clonal antibody
利用现有的已详细分析的小鼠抗体，取其与抗原直接接触的抗体片段及互补决定区与人的抗体框架嫁接，经亲和力重塑，可维持其特异性和大部分的亲和力，同时去除免疫原性和毒副作用的抗体。

08.284 小分子单克隆抗体 small molecule monoclonal antibody
相对分子质量<5000的小分子物质（即半抗原）与大分子物质（一般为蛋白质）偶联生成人工抗原，再利用人工抗原使动物或人产生免疫应答而产生的抗体。

08.285 免疫检查点 immune checkpoint
在免疫细胞上表达、能调节免疫激活程度的一系列分子。对于维持自身耐受、防止自身免疫反应等至关重要，可抑制免疫细胞功能，使机体无法产生有效的抗肿瘤免疫应答，从而形成免疫逃逸。

08.286 免疫检查点抑制剂 immune check-point inhibitor, immune checkpoint blockade
针对相应的免疫检查点研发的一些单抗类药物。其主要作用为阻断表达免疫检查点的肿瘤细胞与免疫细胞之间的作用，从而阻断肿瘤细胞对免疫细胞的抑制作用。

08.287 细胞毒性T淋巴细胞相关抗原4 cytotoxic T lymphocyte-associated antigen-4, CTLA-4
主要表达于调节性T细胞，起下调免疫应答作用的一种免疫球蛋白超家族成员，即CD152。是免疫检查点之一。

08.288 淋巴细胞活化基因3 lymphocyte activation gene-3, LAG-3
免疫球蛋白超家族成员的一种膜蛋白，即CD223。在激活的自然杀伤细胞、T细胞等免疫细胞表面广泛表达，参与调节T细胞等的增殖活化，可作为免疫检查点在肿瘤免疫逃逸中发挥作用。

08.289　T 细胞免疫球蛋白黏蛋白 3　T cell immunoglobulin and mucin domain-containing protein 3, TIM3

T细胞免疫球蛋白及黏蛋白域蛋白基因家族的 I 型跨膜糖蛋白。主要表达于T细胞表面，通过与配体相互作用抑制免疫细胞功能，诱导T细胞等免疫活性细胞凋亡，参与肿瘤免疫

逃逸、自身免疫性反应等疾病的发生发展。

08.290　转化生长因子-β　transforming growth factor-β, TGF-β

由多种组织分泌的一大类生长因子超家族。具有多种功能，作用于细胞增殖、分化和细胞外基质分泌，参与调控生物体免疫功能、血管形成、胚胎发育、创伤愈合、骨重建等生理过程。

08.05　妇科恶性肿瘤靶向治疗

08.291　妇科恶性肿瘤靶向治疗　targeted therapy of gynecological malignant tumor

以妇科恶性肿瘤组织或细胞具有的特异性或相对特异性分子（如致癌的蛋白分子或基因片段）为靶点，利用分子靶向药物特异性阻断该靶点的生物学功能，达到抑制肿瘤细胞生长或使肿瘤细胞死亡，但不会波及周围正常组织的治疗方法。

08.292　血管内皮生长因子抑制剂　vascular endothelial growth factor inhibitor, VEGF inhibitor

能特异性结合血管内皮生长因子通路中的配体和受体阻断血管内皮细胞迁移、增殖和新生血管的形成，从而达到抑制肿瘤细胞增殖及转移作用的药物。如贝伐珠单抗等药物。

08.293　表皮生长因子受体拮抗剂　epidermal growth factor receptor antagonist, EGFR antagonist

通过抑制表皮生长因子受体及其下游通路，继而影响肿瘤细胞的异常增殖、分化，达到抗肿瘤疗效的药物。包括表皮生长因子受体单克隆抗体（如西妥昔单抗）、表皮生长因子受体家族小分子酪氨酸激酶抑制剂（如拉帕替尼）等。

08.294　多腺苷二磷酸核糖聚合酶抑制剂　poly (ADP-ribose) polymerase inhibitor, PARP inhibitor

多腺苷二磷酸核糖聚合酶（PARP）是一类能敏感感应DNA损伤的核蛋白，在DNA修复途径中起着至关重要的作用。当某些基因突变（如*BRCA1/2*突变）已经损坏肿瘤细胞DNA修复机制时，能够抑制PARP活性，有效增强*BRCA1/2*缺陷的肿瘤细胞对化疗药物的敏感性，导致肿瘤细胞凋亡的药物。常见药物有奥拉帕利、尼拉帕利等。

08.295　磷脂酰肌醇 3-激酶抑制剂　phosphoinositide 3-kinase inhibitor, PI3K inhibitor

通过阻断磷脂酰肌醇3-激酶及下游信号通路传导来抑制肿瘤细胞增殖的药物。

08.296　磷脂酰肌醇 3-激酶相关信号通路抑制剂　phosphoinositide 3-kinase related signal pathway inhibitor, PI3K related signal pathway inhibitor

磷脂酰肌醇3-激酶信号通路过度活化与恶性肿瘤的发生发展密切相关。该通路异常表达参与调控细胞的生长增殖、恶性转化、凋亡及转移，针对该信号通路特定位点制定的对应抑制剂。

08.297　Akt 激酶抑制剂　Akt kinase inhibitor
又称"蛋白激酶B抑制剂（protein kinase B inhibitor，PKB inhibitor）"。一种具有丝氨酸/苏氨酸蛋白激酶活性的抑制剂。是磷脂酰肌醇3-激酶下游的主要效应蛋白，包含Akt1、Akt2和Akt3三种亚型。活化的Akt可激活多种酶、激酶和转录因子等下游因子，进而调节细胞的功能，通过选择性抑制Akt激活，从而抑制下游基因活化的一类药物。

08.298　哺乳动物雷帕霉素靶蛋白抑制剂　mammalian target of rapamycin inhibitor, mTOR inhibitor
哺乳动物雷帕霉素靶蛋白（mTOR）是PI3K/Akt信号通路下游的一类丝氨酸/苏氨酸蛋白激酶，是调节细胞生长和增殖的重要因子，有mTORC1和mTORC2两种复合物亚型。能阻断mTOR信号通路，从而抑制肿瘤细胞生长、分化、代谢和血管生成的一类药物。

08.299　雌激素信号通路抑制剂　estrogen signaling pathway inhibitor
阻碍或抑制雌激素与细胞膜或细胞核中的雌激素受体结合，影响信号向雌激素受体反应元件传递，调节基因表达，改变细胞功能，从而发挥治疗作用的一类药物。

08.06　妇科恶性肿瘤内分泌治疗

08.300　妇科恶性肿瘤内分泌治疗　endocrine therapy for gynecological malignant tumor
应用内分泌药物（如孕激素、抗雌激素制剂、芳香化酶抑制剂或选择性雌激素受体调节剂等）治疗晚期妇科恶性肿瘤或复发患者的方法。早期子宫内膜癌年轻患者也可应用高效孕激素以保留生育功能。

08.301　抗孕激素　anti-pregnancy hormone
能与孕激素受体结合，从而阻断靶器官孕激素作用的药物。改变孕激素受体与雌激素受体间、孕激素与前列腺素间的平衡，使孕激素失去活性，促进宫颈成熟软化和扩张，胚胎停育、流产。常用的有米非司酮（mifepristone）。

08.302　选择性雌激素受体调节剂　selective estrogen receptor modulator
通过选择性竞争阻断雌激素受体而发挥抗雌激素作用的药物。现临床应用的有他莫昔芬和雷诺昔芬等。

08.303　芳香化酶抑制剂　aromatase inhibitor, AI
芳香化酶是雌激素生物合成的限速酶，能催化雄烯二酮、睾酮形成雌二醇和雌酮，能特异性导致芳香化酶失活，阻断芳构化反应，抑制雌激素生成的药物。降低绝经后血液循环中的雌激素水平，抑制卵巢上皮细胞有丝分裂。

08.304　促性腺激素释放激素类似物　gonadotropin-releasing hormone analogue, GnRHa
人工合成的能结合促性腺激素释放激素受体，抑制卵泡刺激素和黄体生成素分泌，降低雌二醇至绝经水平的物质。大剂量连续或长期非脉冲式给予用于某些激素依赖性肿瘤（如卵巢癌、乳腺癌）、子宫肌瘤和子宫肌腺病，以及中枢性性早熟的治疗及促排卵等。

08.305　促性腺激素释放激素激动剂　gonadotropin-releasing hormone agonist
人工合成的可与垂体促性腺激素释放激素受体结合，促进卵泡刺激素和黄体生成素释放的十肽促性腺激素释放激素类似物。持续应用可抑制垂体促性腺激素和卵巢性腺激素的合成与释放。

08.306 促性腺激素释放激素拮抗剂 gonadotropin-releasing hormone antagonist, GnRH-ant

在促性腺激素释放激素（GnRH）十肽的第6号和第8号氨基酸位点进行人工改造，使其在体内不易被肽链内切酶裂解，稳定性增强，半衰期延长，与垂体GnRH受体结合但不发挥生物学活性，但可完全阻断内源性GnRH的作用，使血清中的卵泡刺激素和黄体生成素水平迅速下降，黄体生成素峰不能出现的肽类激素。

08.307 化疗性卵巢早衰治疗药物 medica-tion for chemotherapy-induced premature ovarian failure

卵巢是生殖系统中对化疗最敏感的部位，大剂量、长期化疗可破坏卵巢组织及功能，甚至引起卵巢早衰。能预防或者减轻化疗导致的卵巢损伤，缓解由低雌激素导致的潮热、出汗、烦躁、骨质疏松等临床症状的药物。包括雌孕激素药物、非雌激素药物等。

08.308 妇科肿瘤患者激素补充治疗 hormone replacement therapy of gynecological tumor patient

对尚未绝经的患者，在病情缓解期内可酌情补充雌激素和（或）孕激素，以缓解雌激素缺乏导致临床不适的方法。

08.07 妇科恶性肿瘤中医药治疗

08.309 妇科恶性肿瘤中医药治疗 gynecological malignant tumor treated with traditional Chinese medicine

在妇科恶性肿瘤治疗中辅加中医中药的辨证治疗方法。

08.310 癌性疼痛 cancerous pain

由肿瘤直接引起的疼痛和肿瘤治疗中所引起的疼痛。

08.311 气郁证 qi depression syndrome

人体局部或某一脏腑经络的气机阻滞、运行不畅所表现的证候。疼痛部位闷胀，游走不定，时痛时缓，舌质暗红，脉弦。治以行气止痛。

08.312 瘀毒证 syndrome of poisonous damp-heat and static blood

多种病因导致瘀血停滞于经脉、脏腑所表现的证候。多表现为疼痛固定，拒按，入夜更甚，局部皮肤发紫，经脉怒张，舌质暗紫或瘀紫，脉弦细涩或结代。治以活血化瘀，散结止痛。

08.313 痰湿证 phlegm-damp syndrome

水液代谢异常导致痰湿内生，并停滞于经脉、脏腑所表现的证候。多见疼痛部位沉重，伴嗜睡，胸腹满闷，不思饮食。舌质紫暗或有瘀斑，脉弦细涩或结代。治以健脾燥湿，化痰止痛。

08.314 热毒证 heat-toxin syndrome

以疼痛剧烈，持续口渴欲饮，小便短赤，大便干结，局部红、肿、热、痛或酿脓，皮肤变蜡黄色，溃破后流出脓血，或有高热，舌质红绛苔黄，脉数或洪大为表现的证候。治以清热解毒，凉血止痛。

08.315 寒湿困脾证 syndrome of cold-dampness disturbing spleen

以腹大，按之如囊裹水，胸腹胀满，全身水肿，精神困倦，尿少，便溏，苔白腻，脉细缓等为表现的证候。治以温运脾阳，化湿行水。

08.316　肝脾血瘀证　syndrome of blood stasis of liver and spleen
以腹大坚满，脉络怒张，胁腹攻痛，面色暗黑，胸部有蜘蛛痣，朱砂掌，唇色紫暗，舌质紫暗或有青紫斑，脉细涩等为表现的证候。治以活血化瘀利水。

08.317　脾肾阳虚证　syndrome of yang deficiency of spleen and kidney
以腹大胀满，入暮较甚，神倦怯寒，脘闷纳呆，面色苍黄，小便短少，大便稀烂，舌质淡胖有齿印，脉沉细无力等为表现的证候。治以温补脾肾，化气行水。

08.318　肝肾阴虚证　syndrome of yin deficiency of liver and kidney
以腹大胀满、形体消瘦、面色晦滞、口干舌燥、五心烦热、小便短赤、舌质红绛少津、脉沉细等为表现的证候。治以滋补肝肾，养阴利水。

08.319　放化疗及术后辅助治疗　adjuvant therapy after radiochemotherapy and postoperation
针对恶性肿瘤患者在放疗、化疗及术后多耗气伤血，易耗伤阴血，出现一些不良反应，以及容易出现焦虑、恐惧、沮丧的心理等给予中药的治疗方法。

08.320　气血两虚证　syndrome of deficiency of both qi and blood
气虚血亏，形体失养，以神疲乏力、气短懒言、面色淡白或萎黄、头晕目眩、唇甲色淡、心悸失眠、舌淡、脉细弱等为表现的证候。治宜补益肝肾，填精益髓，以补气、补血、滋补肝肾中药为主。

08.321　肝肾亏损证　syndrome of deficiency of liver and kidney
以胃脘胀满、时时隐痛、窜及两胁、呃逆嗳气、吞酸嘈杂、舌淡红或暗红、苔薄白或薄黄、脉沉或弦等为表现的证候。治宜疏肝理气，和胃降逆。

08.322　肝胃不和证　syndrome of incoordination between liver and stomach
以脘腹绵绵疼痛、喜温喜按、饮食减少、微寒肢冷、口淡不渴、舌淡苔白润、脉沉细或迟等为表现的证候。治以温中祛寒，补气健脾。

08.323　脾胃虚寒证　syndrome of deficient cold of spleen and stomach
以腹胀、食少、脘腹冷痛、喜温喜按、畏寒肢冷、大便稀溏、舌淡苔白润、脉沉迟无力等为表现的证候。治以清热解毒。

08.324　肝郁证　syndrome of liver depression
以小腹胀痛、月经失调、情志郁闷、心烦易怒、胸胁满闷不适、舌苔薄白、脉弦为表现的证候。治以疏肝理气解郁。

08.08　妇科恶性肿瘤姑息性治疗

08.325　妇科恶性肿瘤姑息性治疗　palliative treatment of gynecological malignant tumor
对无法根治的晚期恶性肿瘤进行的以缓解症状、减轻痛苦为目的的治疗。妇科恶性肿瘤本身及肿瘤治疗的不良反应的预防和管理。其包含了妇科恶性肿瘤患者从诊断到治疗、从治疗中到治疗后全程的躯体、心理症状及治疗不良反应的控制和处理。肿瘤患者的康复、继发肿瘤的预防及终末期患者的临终关怀等。

08.326 妇科恶性肿瘤终末期治疗 terminal treatment of gynecological malignant tumor

对妇科恶性肿瘤终末期患者进行控制癌痛及有关症状，并对心理、社会和精神问题予以重视的治疗与护理。为其赢得最好的生活质量。

08.327 妇科恶性肿瘤维持性化疗 mainte-nance chemotherapy of gynecological malignant tumor

妇科肿瘤患者完成初始化疗制订的化疗周期数，并达到最佳肿瘤缓解疗效后，继续采用有效的单药化疗或靶向治疗进行的延续治疗。

08.328 临终关怀 hospice care

对临终患者及其家属提供的全面照顾。包括生理、心理、社会等方面，使临终患者的生命得到尊重和关爱，能无痛苦、安宁、舒适地走完人生的最后旅程，并使其家属的身心健康得到维护和增强。

08.09 妇科恶性肿瘤患者血液管理

08.329 妇科恶性肿瘤患者血液管理 patient blood management of gynecological cancer, PBM of gynecological cancer

以患者为中心，以循证医学为证据，系统地优化和管理患者，制备高质量的输注血制品，进而对患者实现有效的管理。恶性肿瘤患者的贫血状况尤为严重，妇科肿瘤患者的贫血患病率为81.4%，居第一位，其中以缺铁性贫血最为常见，需要加强妇科肿瘤患者的血液管理。2010年5月在世界卫生组织召开的世界卫生大会决议（WHA 63.12号）《血液制品的可用性、安全性和质量》中明确提出此理念。

08.10 妇科肿瘤治疗后随访

08.330 随访 follow-up

在妇科恶性肿瘤患者治疗后，需要终身随访，根据妇科肿瘤患者不同的治疗及恢复情况制订随访计划。医疗机构可以对妇科肿瘤患者以定期来诊、通信或其他方式了解病情变化并进行指导的过程。包括生存情况、有无复发、生活质量，并对妇科肿瘤患者人群的生存率、疾病进展时间和生活质量等进行评估。

08.331 失访 loss to follow-up

在对各种妇科肿瘤患者治疗结束后进行的随访过程中，因受试者（或患者）迁移、非临床试验相关原因，或非相关疾病死亡、身体不适或其他个人原因退出研究，或无法联系，不能获得其完整的随访数据或数据丢失的现象。

08.332 生存率 survival rate

接受某种治疗的患者或某病患者中，从治疗开始经若干年随访，通常为1年、3年、5年后，尚存活的患者人数所占的比例。反映了疾病对生命的危害程度，也可用于评价某种治疗的远期疗效。

08.333 远期疗效 long-term effect

接受某种治疗的患者或某病患者中，接受治疗30天后到随访时间前的疗效。

08.334　近期疗效　short-term effect
接受某种治疗的患者或某病患者中，接受治疗30天内的疗效。

08.11　妇科恶性肿瘤疾病进展时间

08.335　妇科恶性肿瘤疾病进展时间　disease progression time of gynecological malignant tumor
妇科恶性肿瘤患者从初次治疗开始至病情复发或进展的时间。

08.336　总生存期　overall survival, OS
接受某种治疗的患者或某病患者中，从随机化开始至任何原因引起死亡的时间。

08.337　中位生存时间　median survival time, MST
同一种妇科肿瘤患者的生存期按时间排列，位于总人数中位（如99位患者中的第50位）的生存时间。计算公式：生存时间总和除以人数所得的平均生存时间。

08.338　无进展生存期　progression free survival, PFS
患者从接受治疗开始到观察到疾病进展或者发生因为任何原因死亡之间的这段时间。

08.339　无病生存期　disease-free survival, DFS, disease-free interval, DFI
又称"无瘤生存期"。患者经过治疗后，疾病得以控制、消失，从临床确定完全缓解至重新出现病灶复发的时间。

08.340　带瘤生存　survival with tumor
患者经过全身有效的抗肿瘤治疗后，常见的癌性症状消失，处于临床治愈的健康状态。

08.341　生活质量量表　quality of life questionnaire
又称"生命质量量表"。对于恶性肿瘤患者，利用药物和手术治疗使疾病得到控制的同时，从包括患者生活的各个方面总体、客观地对患者的生活情况进行评价而设计的量表。

08.342　生活质量内容　quality of life content
在肿瘤患者治疗后，与个体目标、期望、标准，以及与其所关心的事务有关的生存状况和体验。评价内容包括生理健康、心理健康、社会健康、精神和宗教信仰及其他方面等。

08.343　一般健康状况　general health
肿瘤患者对自身机体一般健康情况的感受，是个体对自身健康状况及其发展趋势的评价。

08.344　生理功能　physiological function
机体某一器官或系统所具有的正常功能，在妇科肿瘤量表内主要测量由于生理健康问题所造成的器官或系统的功能限制。

08.345　妇科恶性肿瘤客观缓解率　objective remission rate of gynecological malignant tumor, ORR of gynecological malignant tumor
肿瘤缩小达到一定量并且保持一定时间的患者比例。包括完全缓解和部分缓解的病例。计算公式：（完全缓解+部分缓解）例数/总例数。

08.346　妇科恶性肿瘤疾病控制率　disease control rate of gynecological malignant tumor, DCR of gynecological malignant tumor

肿瘤缩小或稳定且保持一定时间的患者比例（主要针对实体瘤）。包括完全缓解、部分缓解和稳定的病例。计算公式：（完全缓解+部分缓解+稳定）例数/总例数。

08.347　妇科恶性肿瘤缓解持续时间　duration of remission of gynecological malignant tumor, DOR of gynecological malignant tumor

肿瘤第一次评估为完全缓解或部分缓解开始到第一次评估为疾病进展或任何原因死亡的时间。

08.348　妇科恶性肿瘤治疗失败时间　time to failure of gynecological malignant tumor

从随机化开始至治疗终止的时间。包括任何终止原因。恶性肿瘤细胞从原发部位，经淋巴道、血管或体腔等途径到达其他部位继续生长的过程。妇科恶性肿瘤复发指经治疗后达到临床完全缓解，但半年后再次出现肿瘤。

08.12　妇科恶性肿瘤转移和复发

08.12.01　妇科恶性肿瘤转移

08.349　妇科恶性肿瘤转移　gynecological malignant tumor metastasis

恶性肿瘤细胞从原发部位侵入淋巴管、血管、体腔而迁移到他处继续生长，形成与原发瘤同样类型肿瘤的过程。

08.350　直接蔓延　direct extension

随着肿瘤的不断长大，肿瘤细胞通常连续地沿着组织间隙、淋巴管或神经束膜浸润，破坏邻近正常器官或组织，并继续生长的现象。

08.351　血行转移　hematogenous metastasis, hematogenous dissemination

肿瘤细胞进入血管随血流转移至远隔部位如肺、肝、骨、脑等处，形成继发性肿瘤的过程。

08.352　播散转移　spread and metastasis

肿瘤细胞从原发部位，经淋巴、血行、体腔种植或局部蔓延等途径，扩散到多个器官的过程。

08.353　肿瘤播散　spreading of tumor, dissemination of tumor

随着恶性肿瘤的不断长大，肿瘤细胞常沿着组织间隙、淋巴管、血管或神经束膜连续或不连续地浸润性生长，破坏邻近器官或组织的过程。

08.354　肿瘤种植　implantation of tumor

发生于胸腹腔等体腔内器官的恶性肿瘤侵及器官表面时，肿瘤细胞可以脱落，像播种一样种植在体腔其他器官的表面，形成多个转移性肿瘤的过程。

08.355　腹腔种植转移　intraperitoneal implantation metastasis

当恶性肿瘤蔓延至器官表面时，肿瘤细胞即可脱落下来，随体腔内的液体像播种一样种植于腹腔的表面，形成转移性肿瘤的过程。

08.356　远处转移　distant metastasis

又称"远隔转移"。肿瘤从原发位转移至远处器官和部位的过程。

08.357　全身转移　systemic metastasis

恶性肿瘤扩散至全身多个部位的过程。

08.358 局部转移 local transfer
在原肿瘤病灶周围被侵犯出现同样肿瘤的现象。

08.359 淋巴转移 lymphatic metastasis
原发癌细胞穿过淋巴管壁，脱落后随淋巴引流，由近及远转移到各级淋巴结并以此为中心生长出同样肿瘤的现象。也可能超级转移，或因癌阻碍顺行的淋巴引流而发生逆向转移。转移癌在淋巴结发展时，淋巴结肿大且变硬，起初尚可活动，癌侵越包膜后趋向

固定，转移癌阻碍局部组织淋巴引流，可能引起皮肤、皮下或肢体的淋巴水肿。

08.360 淋巴脉管间隙浸润 lymphovascular space invasion, LVSI
简称"脉管浸润"。恶性肿瘤侵入淋巴管内，并通过淋巴管转移的现象。

08.361 微小浸润 microinvasion
肿瘤大部分局限于原位，只有极小部分出现间质浸润的现象。

08.12.02 妇科恶性肿瘤复发

08.362 妇科恶性肿瘤复发 recurrence of gynecological malignant tumor
肿瘤系统规范治疗后达到临床完全缓解，定期随访6个月后再次发现肿瘤的现象。

08.363 生化复发 biochemical recurrence
对肿瘤经过系统规范治疗后达到临床完全缓解，而在定期常规的监测和随访中发现肿瘤相关标志物生化指标水平升高，但无妇科恶性肿瘤症状，查体阴性，而且无影像学和体征证据的现象。

08.364 影像学复发 imaging recurrence
对肿瘤经过系统规范治疗后达到临床完全缓解，定期常规的监测和随访时仅出现恶性肿瘤影像学复发证据的现象。

08.365 临床复发 clinical recurrence
对肿瘤经过系统规范治疗后达到临床完全缓解，定期常规的监测和随访时出现临床症状和体征，有影像学证据的现象。

08.366 铂敏感型复发 platinum-sensitive recurrence
对肿瘤患者应用以铂类为主的化疗方案，并

经过有计划、系统规范治疗后达到临床完全缓解，停止化疗后，无疾病间隔时间超过6个月后出现复发的现象。

08.367 铂耐药型复发 platinum-resistant recurrence
对肿瘤患者应用以铂类为主的化疗方案，并经过有计划、系统规范治疗后达到临床完全缓解，停止化疗后，无疾病间隔时间不足6个月即出现复发的现象。

08.368 局部复发 local recurrence
在原发病灶周围复发的现象。不同妇科恶性肿瘤容易出现的局部复发部位不同，如宫颈癌最易出现在阴道断端和盆腔及骨盆韧带等处。

08.369 盆腔内复发 pelvic recurrence
在盆腔内邻近器官（如膀胱、结直肠、输尿管）复发的现象。也可在盆腔腹膜、盆壁，以及盆腔淋巴结等部位复发，多见于宫颈癌。

08.370 阴道残端复发 vaginal stump recurrence

又称"阴道断端复发（vaginal rupture recurrence）"。生殖道恶性肿瘤治疗后在阴道残端部位长出肿瘤的现象。最常见于宫颈癌，其次为子宫内膜腺癌、阴道癌。

08.371　远处复发　distant recurrence
在原发病灶远处〔如骨骼、脏器（肝、肺、胸膜）或淋巴结（如锁骨上淋巴结、腹股沟淋巴结等）〕生出肿瘤的现象。

08.372　腹腔内复发　intraperitoneal recurrence

在腹腔脏器（如肝、小肠、脾、胃、胰腺等）或腹膜生出肿瘤的现象。多见于卵巢癌复发。

08.373　淋巴结复发　lymph node recurrence
在盆腔外远处淋巴结或在锁骨上淋巴结、腹股沟淋巴结等部位生出肿瘤的现象。

08.374　其他部位复发　other site recurrence
在胸部的肺和胸膜、骨骼、神经系统（如脑、脊髓）等部位生出肿瘤的现象。

09.　妇科肿瘤生殖学

09.01　妇科恶性肿瘤保留生育功能治疗

09.001　妇科恶性肿瘤保留生育功能治疗　fertility-sparing treatment of gynecological malignant tumor
对于年轻、有生育要求的早期妇科生殖系统恶性肿瘤患者，在不影响其治疗效果的情况下实施的相对保守的手术及辅助放、化疗等治疗策略。旨在保存患者的未来生育能力。包括保留子宫体、卵巢（或部分卵巢组织）及输卵管的生育功能的手术，以及辅助化、放疗期间对卵巢生殖内分泌功能的保护。

09.002　宫颈癌保留生育功能治疗　fertility-sparing treatment of cervical cancer
为保留患者的未来生育能力，对年轻、有生育要求、分化较好、非特殊病理类型的早期宫颈癌患者进行保留子宫体的手术治疗。包括手术前的新辅助化疗及手术后的辅助化疗。手术方式包括宫颈锥切术、宫颈广泛切除术和宫颈单纯切除术，以及前哨淋巴结切除术或盆腔淋巴结切除术。

09.003　子宫内膜癌保留生育功能治疗　fertility-sparing treatment of endometrial cancer
对于年龄小于40岁、有强烈保留生育功能愿望的高分化的Ⅰ型子宫内膜样腺癌患者，经B超及盆腔磁共振等影像学检查未见子宫肌层受累，可采用高效大剂量孕激素治疗，使癌变的子宫内膜逆转为正常内膜，达到治疗的目的，以争取生育能力保存的治疗方法。

09.004　大剂量孕激素治疗　high dose progesterone treatment
由孕激素衍生而成的合成类固醇类药物有较强的孕激素样活性，具有抗雌激素、抗促性腺激素作用，对雌激素依赖性肿瘤（如子宫内膜癌、乳腺癌、前列腺癌等）给予大剂量孕激素可达到辅助治疗目的的方法。包括醋酸甲羟孕酮（250～500mg/d）、醋酸甲地孕酮（160～480mg/d）。

09.005　卵巢恶性肿瘤保留生育功能治疗
fertility-sparing treatment of ovarian
malignant tumor

对于年轻、有生育要求的卵巢恶性肿瘤患者，在制定治疗方案时，需要对其保留生育功能做出全面评估，即根据患者的年龄、肿瘤的组织病理学类型和手术病理分期及肿瘤细胞分化，决定能否保留子宫及部分卵巢，即保留生育能力的治疗方法。

09.006　卵巢上皮性癌保留生育功能治疗
fertility-sparing treatment of epithelial
ovarian cancer

对早期上皮性卵巢癌患者保留对侧卵巢及子宫的治疗方法。由于上皮性卵巢癌的恶性程度高、易复发，应慎重选择保留生育功能手术。适应证严格限于高分化国际妇产科联盟（FIGO）分期ⅠA期年轻的（<35岁）渴望生育的患者，应行全面分期手术，术中应对腹腔冲洗液、对侧卵巢及"高危转移区域"充分活检，经病理评估无转移证据才能实施。

09.007　卵巢恶性生殖细胞肿瘤保留生育功能治疗　fertility-sparing treatment of
ovarian malignant germ cell tumor

肿瘤未侵犯对侧卵巢和子宫，同时对化疗药物敏感的年轻患者，保留生育功能的治疗方法。不受肿瘤期别的限制，可行患侧附件切除术，保留对侧正常的卵巢和未受侵犯的子宫，尽可能地将其他转移病灶切除干净。术后需要化疗时，应进行卵巢保护。

09.008　卵巢性索间质肿瘤保留生育功能治疗
fertility-sparing treatment of ovarian
sex cord stromal tumor

卵巢性索间质肿瘤中颗粒细胞瘤、中/低分化的支持-间质细胞瘤等恶性肿瘤发展较慢、

多能早期发现，对化、放疗敏感，预后较好。对有生育要求、病变局限于一侧卵巢的年轻患者进行的保留生育功能的全面分期手术。不切除对侧卵巢和子宫，也可以不切除盆腔淋巴结。

09.009　卵巢交界性肿瘤保留生育功能治疗
fertility-sparing treatment of borderline
ovarian tumor

卵巢交界性肿瘤预后较好，对于年轻患者保留部分正常卵巢和子宫，以保留生育功能的治疗方法。单侧卵巢肿物行患侧附件切除术，可选择不行分期手术，避免造成盆腔粘连；双侧卵巢肿瘤可行切除术，保留部分正常卵巢组织。

09.010　妊娠滋养细胞肿瘤保留生育功能治疗
fertility-sparing treatment of gestational
trophoblastic neoplasia

对于患滋养细胞肿瘤的育龄期女性，采取非手术保留生育功能进行化疗的治疗方法。可以治愈，治愈后不影响生育和子代的健康。

09.011　保留卵巢功能手术　ovarian function
preservation surgery

对于早期生殖道恶性肿瘤的未绝经患者，在根治性手术切除肿瘤的同时保留一侧或双侧卵巢，或部分卵巢组织，以保留其内分泌功能的治疗方法。包括在早期宫颈鳞癌术中将卵巢移位至盆腔放射野以外的部位，以避免术后放疗损伤导致卵巢功能衰竭。

09.012　卵巢移位术　ovarian transposition
盆腔放射治疗前，为保留卵巢的内分泌功能，通过手术将卵巢移位至照射野之外部位并固定在结肠侧沟、横结肠下方，以保留卵巢的血液供应，避免放射治疗对卵巢功能造成损害的方法。主要适用于早期宫颈癌及部分卵巢癌的年轻患者。

09.013 卵巢移植术 ovarian transplantation
通过手术将卵巢器官或组织植入患者体内，以恢复其卵巢内分泌功能的治疗方法。分为自体移植和异体移植，包括器官移植和组织移植。适用于卵巢切除术后和卵巢早衰的严重内分泌失调患者，以及子宫恶性肿瘤早期卵巢无转移者。

09.02 妊娠合并恶性肿瘤

09.014 妊娠合并恶性肿瘤 pregnancy-associated with malignant tumor
妊娠期至产后1年内发现的恶性肿瘤。如宫颈恶性肿瘤和卵巢恶性肿瘤。

09.015 妊娠合并宫颈癌 pregnancy-associated with cervical cancer
妊娠期至产后1年内诊断的来源于宫颈的恶性肿瘤。如宫颈鳞癌、腺癌和腺鳞癌等。病灶位于宫颈阴道部及宫颈管。可向邻近组织和器官直接蔓延，向下至阴道穹窿及阴道壁，向上可侵犯子宫体，向两侧可侵犯盆腔组织，向前可侵犯膀胱，向后可侵犯直肠，也可通过淋巴管转移至宫旁、髂内、髂外、腹股沟淋巴结等。血行转移较少见，常见的转移部位是肺、肝及骨。

09.016 妊娠合并宫颈间叶性肿瘤 pregnancy-associated with cervical mesenchymal tumor
妊娠期至产后1年内诊断的来源于间叶组织的宫颈肿瘤。如宫颈肉瘤。

09.017 妊娠合并宫颈混合性上皮-间叶恶性肿瘤 pregnancy-associated with cervical mixed epithelial and mesenchymal carcinoma
妊娠期至产后1年内诊断的来源于上皮和间叶混合性的宫颈恶性肿瘤。肿瘤组织同时包含癌和肉瘤成分。

09.018 妊娠合并宫颈继发性恶性肿瘤 pregnancy-associated with secondary malignant tumor of cervix
妊娠期至产后1年内诊断的由身体其他部位的恶性肿瘤转移至宫颈的肿瘤。

09.019 妊娠合并卵巢恶性肿瘤 pregnancy-associated with ovarian malignant tumor
妊娠期至产后1年内诊断的卵巢恶性肿瘤。较少见，以上皮性癌为主，且多为早期患者，总生存率高于一般卵巢恶性肿瘤患者。妊娠期合并卵巢恶性肿瘤对母婴的影响贯穿整个孕期，肿瘤的类型、大小、发现时的孕周及对肿瘤的干预方式等都影响着母婴的结局。

09.020 妊娠合并卵巢上皮性癌 pregnancy-associated with ovarian epithelial carcinoma
妊娠期至产后1年内诊断的卵巢上皮性癌。最常见。

09.021 妊娠合并卵巢性索间质肿瘤 pregnancy- associated with ovarian sex cord stromal tumor
妊娠期至产后1年内诊断的来源于原始性腺中的性索和间质组织的卵巢恶性肿瘤。由性索演化形成的肿瘤为颗粒细胞瘤或支持细胞瘤，由间质演化形成的肿瘤为卵泡膜细胞瘤或间质细胞瘤。肿瘤可以由单一细胞构成，也可由不同细胞混合而成，常伴有内分泌功能。

09.022 妊娠合并卵巢生殖细胞恶性肿瘤 malignant tumor of ovarian germ cell in pregnancy

妊娠期至产后1年内诊断的来源于原始生殖细胞的卵巢恶性肿瘤。

09.023 妊娠合并卵巢继发性恶性肿瘤 secondary malignant tumor of ovary in pregnancy

妊娠期至产后1年内诊断的由身体其他部位的恶性肿瘤转移至卵巢的恶性肿瘤。常见的是胃肠道、乳腺及生殖器（子宫、输卵管），多为卵巢双侧性肿瘤，预后不良。如卵巢克鲁肯贝格瘤。

09.024 妊娠合并乳腺癌 pregnancy-associated with breast cancer

在妊娠期间或产后1年内诊断的原发性乳腺癌。包括非浸润性乳腺癌、早期浸润性乳腺癌、特殊浸润性乳腺癌、非特殊浸润性乳腺癌和特殊类型的乳腺癌等类型。

09.025 妊娠合并结直肠癌 pregnancy-associated with colorectal cancer

妊娠期发现的发生在结肠和直肠的恶性肿瘤。包括腺癌、未分化癌、腺鳞癌、鳞癌、小细胞癌、类癌等。

09.026 妊娠合并直肠癌 pregnancy-associated with rectal cancer

妊娠期发现的发生在直肠部位的恶性肿瘤。包括腺癌、未分化癌、腺鳞癌、鳞癌、小细胞癌、类癌等。

09.027 妊娠合并消化道肿瘤 pregnancy-associated with gastrointestinal tumor

妊娠期发生于口腔、咽、食管、胃、小肠（十二指肠、空肠、回肠）和大肠等部位的原发性和转移性恶性肿瘤。

09.028 妊娠合并食管癌 pregnancy-associated with esophageal cancer

妊娠期间发生在食管上皮组织的恶性肿瘤。包括腺癌和鳞癌。

09.029 妊娠合并胃癌 pregnancy-associated with gastric cancer

妊娠期发现的胃部起源于胃黏膜上皮的恶性肿瘤。临床罕见，确诊时多属进展期，发展迅速且预后极差。包括腺癌、鳞癌、腺鳞癌等。

09.030 妊娠合并呼吸道恶性肿瘤 pregnancy-associated with respiratory malignant tumor

妊娠期发生于鼻、咽、喉、气管、支气管和肺部的恶性肿瘤。

09.031 妊娠合并支气管恶性肿瘤 pregnancy-associated with bronchogenic malignant tumor

妊娠期间发现的起源于支气管上皮和间叶组织的恶性肿瘤。包括起源于支气管上皮的鳞癌、腺癌及少见的燕麦细胞癌，以及起源于气管间质的恶性肿瘤，如平滑肌肉瘤、软骨肉瘤、脂肪肉瘤等。

09.032 妊娠合并肺恶性肿瘤 pregnancy-associated with lung malignant tumor

妊娠期间发现的原发于肺部的恶性肿瘤。包括肺腺癌、鳞癌、小细胞癌、大细胞癌及转移性肺癌等。

09.033 妊娠合并纵隔肿瘤 pregnancy-associated with mediastinal tumor

妊娠期发现的发生于纵隔的肿瘤。包括原发性肿瘤和转移性肿瘤。原发性纵隔肿瘤包括位于纵隔内的各种组织结构所产生的肿瘤和囊肿，但不包括从食管、气管、支气管和心脏产生的良恶性肿瘤。

09.034 妊娠合并胸膜肿瘤 pregnancy-associated

with pleural tumor

妊娠期发现的侵犯胸膜的肿瘤。分为原发性和转移性，多数是转移性肿瘤，转移性肿瘤的原发肿瘤以肺癌、乳腺癌最为常见。胸膜间皮瘤为原发于胸膜的肿瘤。

09.035　妊娠合并白血病　pregnancy-associated with leukemia

妊娠前或妊娠期间发生的一种造血系统恶性肿瘤。在血细胞中，主要是白细胞的某一系列细胞异常增生，在骨髓、肝、脾、淋巴结等部位广泛浸润，在外周血中，白细胞有质和量的异常，红细胞和血小板数减少，并出现贫血、出血、感染与浸润等征象。

09.036　妊娠合并急性白血病　pregnancy-associated with acute leukemia

妊娠期间发现的急性白血病。以妊娠晚期多见。血涂片大部分表现为全血细胞减少和外周血涂片中出现原始和早幼细胞，骨髓象中至少有30%的总有核细胞或非红系细胞成熟障碍（即原始细胞增生＞30%）。

09.037　妊娠合并慢性白血病　pregnancy-associated with chronic leukemia

妊娠前或妊娠期间发生的慢性白血病。骨髓多能造血干细胞分化停滞于晚期，病情进展相对缓慢，自然病程可达数年。

09.038　妊娠合并急性髓系白血病　pregnancy-associated with acute myeloid leukemia

妊娠前或妊娠期间发生的造血系统肿瘤。累及髓系前体细胞，即粒细胞、单核细胞、红系细胞或巨核细胞的前体细胞。

09.039　妊娠合并慢性粒细胞白血病　pregnancy-associated with chronic myelocytic leukemia

简称"妊娠合并慢粒"，又称"妊娠合并慢性髓系白血病（pregnancy-associated with chronic myeloid leukemia）"。妊娠前或妊娠期间发生的一种慢性粒细胞白血病。起病缓慢，多表现为外周血粒细胞显著增多伴成熟障碍，嗜碱性粒细胞增多，伴有明显脾大，甚至巨脾。自然病程较长，分为慢性期、加速期和急变期。费城染色体（ph染色体）和 *BCR/ABL* 融合基因为其标志性改变。

09.040　妊娠合并急性淋巴细胞白血病　pregnancy-associated with acute lymphoblastic leukemia

妊娠前或妊娠期间发生的一种淋巴细胞恶性克隆性疾病。当淋巴样祖细胞出现体细胞突变时会过度增殖，这种进展性的克隆扩增会导致骨髓中的正常造血细胞被早期淋巴样前体细胞替代，进一步出现不同器官的浸润，最终导致急性淋巴细胞白血病。

09.041　妊娠合并慢性淋巴细胞白血病　pregnancy-associated with chronic lymphocytic leukemia

妊娠前或妊娠期间发生的一种慢性淋巴细胞白血病。以成熟样B淋巴细胞在外周血、骨髓、淋巴结和脾脏大量蓄积为特征的低度恶性肿瘤。

09.042　妊娠合并肾癌　pregnancy-associated with renal cancer

妊娠期发现的起源于肾实质泌尿小管上皮系统的恶性肿瘤。包括起源于泌尿小管不同部位的各种肾细胞癌亚型，但不包括来源于肾间质的肿瘤和肾盂肿瘤。

09.043　妊娠合并神经系统肿瘤　pregnancy-associated with neurologic tumor

在原有良性或恶性神经系统肿瘤的基础上新发妊娠，或妊娠后首次发现的神经系统肿瘤。可分为原发性神经系统肿瘤和继发性转移瘤，主要表现为颅内高压症状和定位体征。由于妊娠带来的特殊生理变化，一些神经系统肿瘤可进展较快。

10.　妇科肿瘤临床试验

10.001　妇科肿瘤临床试验　clinical trial of gynecologic tumor
对妇科肿瘤化疗药物进入临床前进行的抗肿瘤疗效及安全性的系统性研究。药物临床试验的目的是确定研究药物在人体的有效性和安全性。在传统的肿瘤药物研发中，早期临床试验的目的是评价安全性及药物的生物活性，如肿瘤缩小率；后期的有效性研究通常评价药物是否能带来临床获益。

10.002　Ⅰ期临床试验　phase Ⅰ clinical trial
新药进入人体研究的第一阶段。是初步的临床药理学及人体安全性评价试验。观察人体对新药的耐受程度和药代动力学，为制定给药方案提供依据。试验对象为健康志愿者。

10.003　Ⅱ期临床试验　phase Ⅱ clinical trial
在Ⅰ期临床试验后进行的新药临床研究阶段。是治疗作用的初步评价阶段。其目的是初步评价药物对目标适应证患者的治疗作用和安全性，也包括为Ⅲ期临床试验研究设计和给药剂量方案的确定提供依据。此阶段的研究设计可以根据具体的研究目的采用多种形式，包括随机盲法对照临床试验。

10.004　Ⅲ期临床试验　phase Ⅲ clinical trial
在Ⅱ期临床试验后进行的新药临床研究阶段。是治疗作用的确证阶段。其目的是进一步验证药物对目标适应证患者的治疗作用和安全性，评价利益与风险关系，最终为药物注册申请的审查提供充分的依据。

试验一般应为具有足够样本量的随机盲法对照试验。

10.005　Ⅳ期临床试验　phase Ⅳ clinical trial
在新药上市后临床广泛使用时进行的临床研究阶段。评价在普通或者特殊人群中使用的利益与风险关系，以及改进给药剂量等，此阶段临床试验参试人员多为患者，不少于前三期参试人员总和。

10.006　药物临床试验质量管理规范　good clinical practice, GCP
规范药物临床试验全过程的标准和规定。以保证临床试验过程的规范、结果科学可靠、保护受试者和研究参与各方的权益与安全。

10.007　标准操作规程　standard operating procedure, SOP
为有效和准确实施及完成临床研究中每项工作所拟定的标准和详细的书面规程。

10.008　随机对照试验　randomized controlled trial, RCT
采用随机方法，将研究对象分为实验和对照组，分别接受试验干预和对照处理，在相同的条件和环境同步进行观察，并用发病率、死亡率、治愈率等客观指标对试验结果进行科学、严格的测量、比较和评价的一种常用临床试验方法。

10.009　病例报告表　case report form, CRF
按试验方案所规定设计，记录每一名受试者

在试验过程中的数据的一种文件。

10.010　知情同意书　informed consent
患者表示自愿进行医疗治疗的证明文件。

10.011　不良事件　adverse event
受试者接受药物后出现的身体或其他方面的不适、病情改变等非药物预期效用的负面反应。但并非都与药物有因果关系。

10.012　严重不良事件　serious adverse event
临床试验过程中发生的需住院治疗、延长住院时间、伤残、影响工作能力、危及生命或死亡、导致先天畸形等事件。

10.013　临床试验终点　endpoint for clinical trial
研究方案中设定终止临床研究的一些观察指标或时间点。

10.014　真实世界研究　real world study, RWS
起源于实用性的临床试验，特点是在较大样本量的基础上，根据患者的实际病情和意愿选择治疗措施，开展长期评价，并注重有意义的结局治疗。是从传统循证临床科研以外的多个数据集中挖掘出信息，采取非随机、开放性、不使用安慰剂的研究，其形式包括观察性队列、登记和管理型数据库。

英 汉 索 引

A

abdominal computed tomography 腹部计算机体层成像 05.199

abdominal CT 腹部计算机体层成像 05.199

abdominal distension 腹胀 05.041

abdominal examination 腹部检查 05.148

abdominal infection 腹腔感染 08.124

abdominal magnetic resonance imaging 腹部磁共振成像 05.209

abdominal mass 腹部包块 05.047

abdominal MRI 腹部磁共振成像 05.209

abdominal muscle rigidity 腹肌强直 05.152

abdominal muscular tension 腹肌紧张 05.151

abdominal pain 腹痛 05.033

abdominal rebound pain 腹部反跳痛 05.150

abdominal tenderness 腹部压痛 05.149

ablation of cervical intraepithelial lesion 宫颈上皮内病变消融治疗 08.011

ablation of vaginal lesion 阴道壁病灶消融治疗 08.010

abnormal uterine bleeding-COEIN 无结构性改变异常子宫出血 05.023

abnormal leucorrhea *白带异常 05.026

abnormal urethral meatus 尿道口异常 05.100

abnormal uterine bleeding 异常子宫出血 05.021

abnormal uterine bleeding-PALM 结构性改变异常子宫出血 05.022

abnormal vaginal discharge 阴道分泌物异常 05.026

abnormal vaginal opening 阴道口异常 05.101

absorbed dose 吸收剂量 08.228

accuracy *准确度 04.086

acetic acid solution 醋酸溶液 04.065

acetic acid test 醋酸试验 04.034

acetic acid test under colposcopy 阴道镜下醋酸试验 05.292

aceto-white epithelium 醋白上皮 05.293

acetowhitening test *醋白试验 04.034

acoustic radiation force impulse elastography 声辐射力脉冲弹性成像 05.180

ACT 激活素，*激活蛋白 02.241，过继细胞输注 08.262

ACT-INH-FS 激活素–抑制素–卵泡抑制素系统 02.243

active immunotherapy 主动免疫治疗 08.256

activin 激活素，*激活蛋白 02.241

activin-inhibin-follistatin system 激活素–抑制素–卵泡抑制素系统 02.243

acute abdomen 急腹症 05.034

acute cervicitis 急性宫颈炎 05.113

acute radiation cystitis 急性放射性膀胱炎 08.244

adenocarcinoma 腺癌 04.049

adenocarcinoma in situ 原位腺癌 04.048

adenocarcinoma in situ of cervix 宫颈原位腺癌 07.121

adenocarcinoma of rete ovarii 卵巢网腺癌 07.383

adenoma of rete ovarii 卵巢网腺瘤 07.382

adenomatoid tumor of the fallopian tube 输卵管腺瘤样瘤 07.441

adenosarcoma of the fallopian tube 输卵管腺肉瘤 07.435

adequate colposcopy 充分性阴道镜检查 05.268

adhesiolysis 粘连松解术 08.118

adhesion of cervix 宫颈粘连 05.366

adjustment rate *调整率 03.006

adjuvant chemotherapy 辅助化疗 08.163

adjuvant therapy after radiochemotherapy and postoperation 放化疗及术后辅助治疗 08.319

adnexa *附件 02.045

adnexal abnormality 附件异常 05.131

adnexal mass 附件包块，*附件肿物 05.049

adnexal tenderness 附件压痛 05.133

adnexal thickening 附件增厚 05.132

adnexectomy *附件切除术 08.046

adoptive cell transfer 过继细胞输注 08.262

ADR 药物不良反应 08.197

adrenal cortical hormone 肾上腺皮质激素 02.229

adrenal cortical rest of the fallopian tube 输卵管内肾上腺残件 07.457

adverse drug reaction 药物不良反应 08.197

adverse event 不良事件 10.011

adverse event of human papillomavirus vaccine 人乳头瘤病毒疫苗不良事件 04.019

adverse reaction of human papillomavirus vaccine 人乳头瘤病毒疫苗不良反应 04.018

adynamic ileus *无动力性肠梗阻 08.138

AEXS 芳香化酶过剩综合征 02.195

AFP 甲胎蛋白 05.224

after-loading radiotherapy *后装放射治疗 08.211

AGC 不典型腺细胞, *非典型腺细胞 04.045

AGC-FN 不典型腺细胞倾向瘤变 04.047

AGC-NOS 不典型腺细胞无具体指定 04.046

age-specific rate 年龄别率 03.005

age-standardized incidence rate by Chinese standard population of cervical cancer 宫颈癌中国人口年龄标准化发病率 03.019

age-standardized incidence rate by Chinese standard population of corpus carcinoma 子宫体恶性肿瘤中国人口年龄标准化发病率 03.030

age-standardized incidence rate by Chinese standard population of ovarian cancer 卵巢癌中国人口年龄标准化发病率 03.046

age-standardized incidence rate by world standard population of cervical cancer 宫颈癌世界人口年龄标准化发病率 03.020

age-standardized incidence rate by world standard population of corpus carcinoma 子宫体恶性肿瘤世界人口年龄标准化发病率 03.031

age-standardized incidence rate by world standard population of ovarian cancer 卵巢癌世界人口年龄标准化发病率 03.047

age-standardized mortality rate by Chinese standard population of cervical cancer 宫颈癌中国人口年龄标准化死亡率 03.022

age-standardized mortality rate by Chinese standard population of corpus carcinoma 子宫体恶性肿瘤中国人口年龄标准化死亡率 03.034

age-standardized mortality rate by Chinese standard population of ovarian cancer 卵巢癌中国人口年龄标准化死亡率 03.050

age-standardized mortality rate by world standard popu-

lation of cervical cancer 宫颈癌世界人口年龄标准化死亡率 03.023

age-standardized mortality rate by world standard population of corpus carcinoma 子宫体恶性肿瘤世界人口年龄标准化死亡率 03.035

age-standardized mortality rate by world standard population of ovarian cancer 卵巢癌世界人口年龄标准化死亡率 03.051

age-standardized rate 年龄标准化率, *年龄标化率 03.007

agreement rate 符合率, *一致率 04.086

AI 芳香化酶抑制剂 08.303

AIN *肛门上皮内瘤变 07.050

AIN1 *肛门上皮内瘤变1级 07.051

air embolism 空气栓塞 05.408

air pollution 大气污染 02.256

AIS 原位腺癌 04.048

AIS of cervix 宫颈原位腺癌 07.121

Akt kinase inhibitor Akt激酶抑制剂 08.297

alkanes 烷烃类 02.286

alkylating agent 烷化剂 08.185

alpha-fetoprotein 甲胎蛋白 05.224

AMH 抗米勒管激素 05.226

ampulla portion of the fallopian tube 输卵管壶腹部 02.061

analgesic 镇痛药, *止痛药 08.201

anal high-grade squamous intraepithelial lesion 肛门高级别鳞状上皮内病变 07.052

anal HSIL 肛门高级别鳞状上皮内病变 07.052

anal intraepithelial neoplasia *肛门上皮内瘤变 07.050

anal intraepithelial neoplasia 1 *肛门上皮内瘤变1级 07.051

anal low-grade squamous intraepithelial lesion 肛门低级别鳞状上皮内病变 07.051

anal LSIL 肛门低级别鳞状上皮内病变 07.051

anal nerve 肛神经 02.094

anal pendant expansion 肛门坠胀感 05.043

anal squamous intraepithelial lesion 肛门鳞状上皮内病变 07.050

anaplasia 间变 06.006

anastomotic hemorrhage 吻合口出血 08.144

anastomotic leakage 吻合口瘘 08.145

anatomic internal os of cervix 子宫颈解剖学内口 02.043

androblastoma *男性母细胞瘤 07.376

androgen 雄激素 02.228

androgen receptor 雄激素受体 02.239

anemia 贫血 05.054

aneuploid chromosome 8 circulating tumor cell 第8号染色体异倍体循环肿瘤细胞 05.235

aneuploid circulating tumor-derived endothelial cell 异倍体循环肿瘤血管内皮细胞 05.236

aneuploid CTEC 异倍体循环肿瘤血管内皮细胞 05.236

angiography computed tomography *血管造影CT 05.201

angiography CT *血管造影CT 05.201

animal estrogen 动物雌激素 02.248

anteflexion of uterus 子宫前屈 02.049

anterior pelvic exenteration 前盆腔廓清术 08.112

anterior sacral lymphadenectomy 骶前淋巴结切除术 08.107

anterior sacral lymph node biopsy 骶前淋巴结活检术 08.108

anterior sacral plexus 骶前神经丛 02.099

anteversion of uterus 子宫前倾 02.047

antibiotics chemotherapeutic drug 抗生素类化疗药物 08.186

antibody-directed therapy 抗体导向治疗 08.261

antibody therapy 抗体治疗 08.282

antiemetic 镇吐药, *止吐药 08.200

anti-idiotype antibody vaccine 抗独特性抗体疫苗 08.273

antimetabolic agent 抗代谢药物 08.184

antimetabolic drug 抗代谢药物 08.184

anti-Müllerian hormone 抗米勒管激素 05.226

antioncogene therapy 抑癌基因治疗 08.260

anti-pregnancy hormone 抗孕激素 08.301

antral follicle 窦状卵泡 02.175

APSN 不典型胎盘部位结节 07.504

ARFI elastography 声辐射力脉冲弹性成像 05.180

aromatase excess syndrome 芳香化酶过剩综合征 02.195

aromatase inhibitor 芳香化酶抑制剂 08.303

arrhenoblastoma *男性母细胞瘤 07.376

arterial intervention chemotherapy 动脉介入化疗 08.176

artificial synthetic androgen 人工合成雄激素 02.252

artificial synthetic estrogen 人工合成雌激素 02.249

ASC-H 不能排除高级别鳞状上皮内病变的不典型鳞状细胞, *不典型鳞状细胞不除外高级别鳞状上皮内病变 04.041

ascites 腹水 05.042

ASC-US 无明确诊断意义的不典型鳞状细胞, *意义不明确的非典型鳞状细胞 04.040

ASIRC of cervical cancer 宫颈癌中国人口年龄标准化发病率 03.019

ASIRC of corpus carcinoma 子宫体恶性肿瘤中国人口年龄标准化发病率 03.030

ASIRC of ovarian cancer 卵巢癌中国人口年龄标准化发病率 03.046

ASIRW of cervical cancer 宫颈癌世界人口年龄标准化发病率 03.020

ASIRW of corpus carcinoma 子宫体恶性肿瘤世界人口年龄标准化发病率 03.031

ASIRW of ovarian cancer 卵巢癌世界人口年龄标准化发病率 03.047

ASMRC of cervical cancer 宫颈癌中国人口年龄标准化死亡率 03.022

ASMRC of corpus carcinoma 子宫体恶性肿瘤中国人口年龄标准化死亡率 03.034

ASMRC of ovarian cancer 卵巢癌中国人口年龄标准化死亡率 03.050

ASMRW of cervical cancer 宫颈癌世界人口年龄标准化死亡率 03.023

ASMRW of corpus carcinoma 子宫体恶性肿瘤世界人口年龄标准化死亡率 03.035

ASMRW of ovarian cancer 卵巢癌世界人口年龄标准化死亡率 03.051

ASR 年龄标准化率, *年龄标化率 03.007

atmospheric particulate matter 大气颗粒物 02.280

atmospheric pollution 大气污染 02.256

atretic follicle 闭锁卵泡 02.177

ATV 自体肿瘤细胞疫苗 08.275

atypia 异型性 06.005

atypical glandular cell 不典型腺细胞, *非典型腺细胞 04.045

atypical glandular cell-favor neoplastic 不典型腺细胞倾向瘤变 04.047

atypical glandular cell-not otherwise specified 不典型腺细胞无具体指定 04.046

atypical hyperplasia 不典型增生, *非典型增生 06.015

atypical placental site nodule 不典型胎盘部位结节 07.504

atypical proliferative serous tumor of the fallopian tube *输卵管不典型增生性浆液性肿瘤 07.425

atypical squamous cell 不典型鳞状细胞, *非典型鳞状细胞 04.039

atypical squamous cell-cannot exclude HSIL 不能排除高级别鳞状上皮内病变的不典型鳞状细胞，*不典型鳞状细胞不除外高级别鳞状上皮内病变 04.041

atypical squamous cell of undetermined significance 无明确诊断意义的不典型鳞状细胞，*意义不明确的非典型鳞状细胞 04.040

atypical vessel under colposcopy 阴道镜下非典型血管 05.308

AUB 异常子宫出血 05.021

AUB-COEIN 无结构性改变异常子宫出血 05.023

AUB-PALM 结构性改变异常子宫出血 05.022

autologous tumor vaccine 自体肿瘤细胞疫苗 08.275

B

backache 背痛 05.067

bacteremia 菌血症 08.126

bacterium 细菌 02.199

barrel-shaped cervix 桶状宫颈 05.126

Bartholin cyst 前庭大腺囊肿，*巴氏腺囊肿 07.005

Bartholin gland *巴氏腺 02.017

Bartholin gland adenoma 前庭大腺腺瘤 07.004

Bartholin gland carcinoma 前庭大腺癌，*巴氏腺癌 07.035

Bartholin gland cyst 前庭大腺囊肿，*巴氏腺囊肿 07.005

Bartholin gland cyst excision 前庭大腺囊肿切除术 08.007

behavioral intervention 行为干预 04.005

benign endometrial hyperplasia *良性子宫内膜增生 07.192

benign epithelial tumor of the fallopian tube 输卵管良性上皮性肿瘤 07.419

benign mixed Müllerian tumor *良性米勒混合瘤 07.085

benign ovarian cystectomy 卵巢良性肿瘤切除术 08.040

benign ovarian tumor 卵巢良性肿瘤 07.274

benign struma ovarii 卵巢良性甲状腺肿 07.337

benign tumor 良性肿瘤 06.007

benign vulvar neoplasm 外阴良性肿瘤 07.002

benzene compound 苯类化合物 02.289

BiCHM 双亲来源完全性葡萄胎 07.508

bicornate uterus 双角子宫 05.376

biliary fistula 胆瘘 08.159

bimanual examination 双合诊检查 05.159

biochemical recurrence 生化复发 08.363

biological factor 生物因素 02.268

biological response modifier 生物反应调节剂 08.202

biological therapy for gynecological malignant tumor 妇科恶性肿瘤生物治疗 08.248

biparental complete hydatidiform mole 双亲来源完全性葡萄胎 07.508

bispecific antibody 双特异性抗体 08.269

bivalent human papillomavirus adsorbed vaccine 双价人乳头瘤病毒吸附疫苗 04.009

bloody leucorrhea *血性白带 05.032

bloody vaginal discharge 血性阴道分泌物 05.032

B mode ultrasound *B超 05.166

body of clitoris 阴蒂体 02.010

body of uterus 子宫体，*宫体 02.030

borderline epithelial tumor of the fallopian tube 输卵管上皮性交界性肿瘤 07.424

borderline ovarian tumor 卵巢交界性肿瘤 07.276

borderline tumor 交界性肿瘤，*交界瘤 06.009

BOT 卵巢交界性肿瘤 07.276

brachytherapy 近距离放射治疗 08.210

brachytherapy in the pipeline 管内近距离放射治疗 08.212

branched DNA signal amplification 支链DNA信号放大法 04.056

BRM 生物反应调节剂 08.202

broad ligament of uterus 子宫阔韧带 02.052

BsAb 双特异性抗体 08.269

B-scan ultrasonography *B超 05.166

bubbly leucorrhea *泡沫状白带 05.028

bubbly vaginal discharge 泡沫状阴道分泌物 05.028

bulbocavernosus muscle 球海绵体肌，*阴道括约肌，*阴道缩肌 02.128

bulbospongiosus 球海绵体肌，*阴道括约肌，*阴道缩肌 02.128

C

CA 糖类抗原 05.214

CA125 糖类抗原125，*癌抗原125 05.215

CA15-3 糖类抗原15-3，*癌抗原15-3 05.216

CA19-9 糖类抗原19-9，*糖链抗原19-9 05.217

CA72-4 糖类抗原72-4 05.218

cachexia 恶病质 05.142

calcification of uterine fibroid 子宫肌瘤钙化 07.232

calretinin 钙网膜蛋白 05.252

cancer 癌 06.010

cancer antigen 125 *癌抗原125 05.215

cancer antigen 15-3 *癌抗原15-3 05.216

canceration of ovarian tumor 卵巢肿瘤恶变 07.415

cancerous pain 癌性疼痛 08.310

carbohydrate antigen 糖类抗原 05.214

carbohydrate antigen 125 糖类抗原125 05.215

carbohydrate antigen 15-3 糖类抗原15-3 05.216

carbohydrate antigen 19-9 糖类抗原19-9，*糖链抗原 19-9 05.217

carbohydrate antigen 72-4 糖类抗原72-4 05.218

carbon compound 含碳化合物 02.283

carcinoembryonic antigen 癌胚抗原 05.219

carcinoma 癌 06.010

carcinoma *in situ* 原位癌 06.011

carcinoma of the fallopian tube 输卵管癌 07.426

carcinoma of vagina 阴道癌 07.078

carcinoma of vulva 外阴癌 07.028

carcinosarcoma of the fallopian tube 输卵管癌肉瘤 07.436

cardinal ligament of uterus 子宫主韧带 02.056

CAR-NK cell immunotherapy 嵌合抗原受体自然杀伤细胞免疫治疗 08.267

CAR-T 嵌合抗原受体T细胞免疫治疗 08.264

case report form 病例报告表 10.009

cavity of uterus 子宫腔 02.037

cavum uteri 子宫腔 02.037

CCNSA 细胞周期非特异性药物 08.183

CCSA 细胞周期特异性药物 08.182

CDE image 彩色多普勒能量图 05.173

CDFI 彩色多普勒血流成像 05.172

CDS 彩色多普勒超声检查 05.171

CEA 癌胚抗原 05.219

cell cycle non-specific agent 细胞周期非特异性药物 08.183

cell cycle specific agent 细胞周期特异性药物 08.182

cell protective agent 细胞保护剂 08.203

cervical abnormality 宫颈异常 05.110

cervical ACC 宫颈腺样囊性癌 07.168

cervical adenocarcinoma 宫颈腺癌 07.147

cervical adenocarcinoma admixed with neuroendocrine carcinoma 宫颈腺癌混合神经内分泌癌 07.159

cervical adenoid basal cell carcinoma 宫颈腺样基底细胞癌 07.167

cervical adenoid cystic carcinoma 宫颈腺样囊性癌 07.168

cervical adenomyoma 宫颈腺肌瘤 07.181

cervical adenosarcoma 宫颈腺肉瘤 07.182

cervical adenosquamous carcinoma 宫颈腺鳞癌 07.160

cervical adhesion 宫颈粘连 05.366

cervical alveolar soft-part sarcoma 宫颈腺泡状软组织肉瘤 07.174

cervical Arias-Stella reaction 宫颈阿-斯反应 07.129

cervical ASPS 宫颈腺泡状软组织肉瘤 07.174

cervical atrophic squamous epithelium 宫颈萎缩性鳞状上皮 05.272

cervical atypical carcinoid 宫颈不典型类癌，*宫颈非典型类癌 07.164

cervical basaloid squamous cell carcinoma 宫颈基底样鳞状细胞癌 07.142

cervical benign mesenchymal tumor 宫颈良性间叶性肿瘤 07.133

cervical blue nevus 宫颈蓝痣 07.185

cervical blue or red powder-burn lesion 宫颈蓝紫色病变 05.121

cervical canal 子宫颈管，*宫颈管 02.039

cervical cancer 宫颈癌 07.137

cervical cancer screening 宫颈癌筛查 04.029

cervical cancer screening among women living with human immunodeficiency virus 人类免疫缺陷病毒感染女性宫颈癌筛查，*艾滋病病毒感染女性宫颈癌筛查 04.031

cervical cancer screening of general population 一般人群宫颈癌筛查 04.030

cervical carcinoid 宫颈类癌 07.163

cervical carcinoma 宫颈癌 07.137

cervical carcinosarcoma 宫颈癌肉瘤 07.183

cervical clear cell carcinoma 宫颈透明细胞癌 07.156

cervical columnar ectopy 宫颈柱状上皮异位，*宫颈柱状上皮外翻，*宫颈柱状上皮外移 05.119

cervical columnar epithelium 宫颈柱状上皮 05.273

cervical condyloma acuminatum 宫颈尖锐湿疣 07.120

cervical crypt opening 宫颈隐窝开口 05.279

形细胞结节 07.179

cervical pseudolymphoma *宫颈假性淋巴瘤 07.180

cervical rhabdomyoma 宫颈横纹肌瘤 07.136

cervical rhabdomyosarcoma 宫颈横纹肌肉瘤 07.172

cervical secondary malignant neoplasm 宫颈继发恶性肿瘤 07.177

cervical serous carcinoma 宫颈浆液性癌 07.157

cervical signet-ring cell type mucinous adenocarcinoma 宫颈印戒细胞型黏液腺癌 07.153

cervical small cell neuroendocrine carcinoma 宫颈小细胞神经内分泌癌 07.165

cervical squamotransitional cell carcinoma 宫颈鳞状移行细胞癌 07.145

cervical squamous carcinoma 宫颈鳞状细胞癌，*宫颈鳞癌 07.138

cervical squamous intraepithelial lesion 宫颈鳞状上皮内病变 07.117

cervical squamous papilloma 宫颈鳞状乳头状瘤 07.122

cervical transformation zone 宫颈转化区，*宫颈移行带 05.287

cervical transformation zone type 1 宫颈1型转化区 05.288

cervical transformation zone type 2 宫颈2型转化区 05.289

cervical transformation zone type 3 宫颈3型转化区 05.290

cervical tuboendometrioid metaplasia 宫颈输卵管子宫内膜样化生 07.131

cervical tumor-like lesion 宫颈瘤样病变 07.178

cervical tunnel cluster 宫颈隧道状腺丛 07.124

cervical TZ 宫颈转化区，*宫颈移行带 05.287

cervical TZ1 宫颈1型转化区 05.288

cervical TZ2 宫颈2型转化区 05.289

cervical TZ3 宫颈3型转化区 05.290

cervical ulcer 宫颈溃疡 05.120

cervical undifferentiated carcinoma 宫颈未分化癌 07.169

cervical verrucous squamous cell carcinoma 宫颈疣状鳞状细胞癌 07.144

cervical villoglandular adenocarcinoma 宫颈绒毛腺管状腺癌，*宫颈绒毛膜型腺癌 07.154

cervical warty squamous cell carcinoma 宫颈湿疣状鳞状细胞癌 07.143

cervical yolk sac tumor 宫颈卵黄囊瘤 07.188

cervicitis 宫颈炎 05.112

cervix 子宫颈，*宫颈 02.038

cervix cauliflower-like 宫颈菜花样 05.125

cervix uteri 子宫颈，*宫颈 02.038

CEUS 超声造影 05.181

chemical factor 化学因素 02.267

chemoprophylaxis 化学预防 04.006

chemotherapy 化学治疗，*化疗 08.162

chest computed tomography 胸部计算机体层成像 05.198

chest CT 胸部计算机体层成像 05.198

chest magnetic resonance imaging 胸部磁共振成像 05.211

chest MRI 胸部磁共振成像 05.211

chief complaint 主诉 05.002

chimeric antigen receptor natural killer cell immunotherapy 嵌合抗原受体自然杀伤细胞免疫治疗 08.267

chimeric antigen receptor T cell immunotherapy 嵌合抗原受体T细胞免疫治疗 08.264

chlamydia 衣原体 02.200

CHMCF 双胎之一完全性葡萄胎，*完全性葡萄胎与正常胎儿共存 07.511

choriocarcinoma 绒毛膜癌，*绒癌 07.498

chronic cervical canal mucositis 慢性宫颈管黏膜炎 05.115

chronic cervicitis 慢性宫颈炎 05.114

chronic pelvic pain 慢性盆腔痛 05.039

chronic radiation cystitis 慢性放射性膀胱炎 08.245

chylous leakage 乳糜漏 08.149

CIK cell 细胞因子诱导的杀伤细胞 08.281

CIN *宫颈上皮内瘤变 07.117

CIN1 *宫颈上皮内瘤变1级 07.118

circulating tumor cell 循环肿瘤细胞 05.234

circulating tumor deoxyribonucleic acid 循环肿瘤DNA 05.237

CK 细胞角蛋白 05.239

CK7 细胞角蛋白7 05.240

CK20 细胞角蛋白20 05.241

CKC of cervix 宫颈冷刀锥切术 08.017

classification of adverse drug reaction 药物不良反应分类 08.198

clear and sticky leucorrhea *透明黏性白带 05.027

clear and sticky vaginal discharge 透明黏性阴道分泌物 05.027

clear cell carcinoma of the fallopian tube 输卵管透明

CPL　*宫颈假性淋巴瘤　07.180

C-reactive protein　C反应蛋白　05.223

CRF　病例报告表　10.009

CRP　C反应蛋白　05.223

CRS　细胞因子释放综合征　08.266

crude death rate　*粗死亡率　03.004

crude incidence　*粗发病率　03.003

crude incidence of cervical cancer　*宫颈癌粗发病率　03.018

crude incidence of cervical squamous carcinoma　*宫颈鳞癌粗发病率　03.025

crude incidence of endometrial carcinoma　*子宫内膜癌粗发病率　03.036

crude incidence of ovarian cancer　*卵巢癌粗发病率　03.045

crude incidence of the fallopian tube cancer　*输卵管癌粗发病率　03.052

crude incidence of uterine sarcoma　*子宫肉瘤粗发病率　03.038

crude incidence of vaginal cancer　*阴道癌粗发病率　03.043

crude incidence of vulvar cancer　*外阴癌粗发病率　03.040

crude incidence rate　*粗发病率　03.003

crude incidence rate of cervical adenocarcinoma　*宫颈腺癌粗发病率　03.027

crude incidence rate of corpus carcinoma　*子宫体恶性肿瘤粗发病率　03.029

crude mortality　*粗死亡率　03.004

crude mortality of cervical cancer　*宫颈癌粗死亡率　03.021

crude mortality of cervical squamous carcinoma　*宫颈鳞癌粗死亡率　03.026

crude mortality of endometrial carcinoma　*子宫内膜癌粗死亡率　03.037

crude mortality of ovarian cancer　*卵巢癌粗死亡率　03.048

crude mortality of the fallopian tube cancer　*输卵管癌粗死亡率　03.053

crude mortality of uterine sarcoma　*子宫肉瘤粗死亡率　03.039

crude mortality of vaginal cancer　*阴道癌粗死亡率　03.044

crude mortality of vulvar cancer　*外阴癌粗死亡率　03.041

crude mortality rate　*粗死亡率　03.004

crude mortality rate of cervical adenocarcinoma　*宫颈腺癌粗死亡率　03.028

crude mortality rate of corpus carcinoma　*子宫体恶性肿瘤粗死亡率　03.032

crus of clitoris　阴蒂脚　02.011

cryotherapy of cervical intraepithelial lesion　宫颈上皮内病变冷冻治疗　08.012

CT　计算机体层成像，*计算机体层摄影，*计算机断层扫描　05.195

CTA　计算机体层成像血管造影　05.201

CT angiography　计算机体层成像血管造影　05.201

CTC　循环肿瘤细胞　05.234

ctDNA　循环肿瘤DNA　05.237

CTLA-4　细胞毒性T淋巴细胞相关抗原4　08.287

CTU　计算机体层成像尿路造影，*CT尿路成像　05.202

CTV　临床靶区　08.235

cuffed crypt gland opening under colposcopy　阴道镜下袖口状腺体开口　05.305

CW Doppler ultrasound imaging　连续波多普勒超声成像　05.176

cystic degeneration of uterine fibroid　子宫肌瘤囊性变　07.229

cytokeratin　细胞角蛋白　05.239

cytokeratin 7　细胞角蛋白7　05.240

cytokeratin 20　细胞角蛋白20　05.241

cytokeratin 19 fragment　细胞角蛋白19片段　05.242

cytokine-induced killer cell　细胞因子诱导的杀伤细胞　08.281

cytokine release syndrome　细胞因子释放综合征　08.266

cytokine therapy　细胞因子治疗　08.249

cytology of female genital tract　女性生殖道细胞学检查　05.435

cytoreductive surgery for endometrial cancer　子宫内膜癌肿瘤细胞减灭术　08.086

cytoreductive surgery for the fallopian tube and ovarian cancer　输卵管癌-卵巢癌肿瘤细胞减灭术　08.089

cytotoxic T lymphocyte-associated antigen-4　细胞毒性T淋巴细胞相关抗原4　08.287

D

Da Vinci robotic patient cart 达芬奇机器人床旁机械臂系统 05.422

Da Vinci robotic surgeon console 达芬奇机器人医生操控台 05.421

Da Vinci robotic vision cart 达芬奇机器人成像系统 05.423

Da Vinci robot operating system 达芬奇机器人操作系统，*内镜手术器械控制系统 05.420

DCCIK immunotherapy 树突状细胞–细胞因子诱导的杀伤细胞免疫治疗 08.254

DCR of gynecological malignant tumor 妇科恶性肿瘤疾病控制率 08.346

3DCRT 三维适形放射治疗 08.216

death rate 死亡率 03.004

deciduosis in pregnancy 妊娠期蜕膜 05.280

deep inguinal lymph node 腹股沟深淋巴结 02.082

deep transverse muscle of perineum 会阴深横肌 02.132

deep venous thrombosis 深静脉血栓形成 08.152

defecation desire 便意 05.046

degeneration of uterine fibroid 子宫肌瘤变性 07.227

dendritic cell and cytokine-induced killer cell immunotherapy 树突状细胞–细胞因子诱导的杀伤细胞免疫治疗 08.254

dendritic cell vaccine 树突状细胞疫苗 08.276

dense aceto-white epithelium under colposcopy 阴道镜下厚醋白上皮 05.303

deoxyribonucleic acid test 脱氧核糖核酸检测 04.053

desmin 结蛋白 05.244

DFI 无病生存期，*无瘤生存期 08.339

DFS 无病生存期，*无瘤生存期 08.339

diagnostic curettage 诊断性刮宫 05.431

diagnostics of gynecologic tumor 妇科肿瘤诊断学 01.012

didelphic uterus 双子宫 05.374

differentiated-type vulvar intraepithelial neoplasia 分化型外阴上皮内瘤变 07.014

differentiation 分化 06.004

difficult defecation 排便困难 05.072

diffuse laminar endocervical hyperplasia 弥漫性层状宫颈内膜增生 07.127

direct extension 直接蔓延 08.350

disease control rate of gynecological malignant tumor 妇科恶性肿瘤疾病控制率 08.346

disease-free interval 无病生存期，*无瘤生存期 08.339

disease-free survival 无病生存期，*无瘤生存期 08.339

disease progression time of gynecological malignant tumor 妇科恶性肿瘤疾病进展时间 08.335

dissemination of tumor 肿瘤播散 08.353

distant metastasis 远处转移，*远隔转移 08.356

distant recurrence 远处复发 08.371

DLEH 弥漫性层状宫颈内膜增生 07.127

DNA test 脱氧核糖核酸检测 04.053

Doppler ultrasound 多普勒超声 05.170

DOR of gynecological malignant tumor 妇科恶性肿瘤缓解持续时间 08.347

dorsal nerve of clitoris 阴蒂背神经 02.096

dose-dense chemotherapy 剂量密集化疗 08.168

dose rate 剂量率 08.229

double uterus 双子宫 05.374

dough sign of pelvic neoplasm 盆腔肿物面团征 05.191

Douglas pouch *道格拉斯陷凹，*道格拉斯腔 02.034

dualistic model of ovarian carcinoma 卵巢癌二元论模型 02.185

duration of remission of gynecological malignant tumor 妇科恶性肿瘤缓解持续时间 08.347

dVIN 分化型外阴上皮内瘤变 07.014

dynamic intestinal obstruction 动力性肠梗阻 08.137

dysplasia *异型增生 06.015

dysplastic epithelium 异型增生上皮，*非典型增生上皮 05.278

dysuria 排尿困难 05.071

E

EAH 子宫内膜不典型增生 07.193

ECC 宫颈管搔刮术 05.265

edema 水肿 05.141

EED 环境内分泌干扰物 02.244

effectiveness of human papillomavirus vaccine 人乳头瘤病毒疫苗保护效果 04.014

efficacy of human papillomavirus vaccine 人乳头瘤病毒疫苗保护效力 04.013

EGFR antagonist 表皮生长因子受体拮抗剂 08.293

egg 卵子 02.169

EIN *子宫内膜样上皮内瘤变 07.193

electrocautery of cervical intraepithelial lesion 宫颈上皮内病变电灼治疗 08.015

electrocoagulation of cervical intraepithelial lesion *宫颈上皮内病变电凝治疗 08.015

electromagnetic radiation 电磁辐射 02.263

electron beam teleradiotherapy 电子束远距离放射治疗 08.208

elephantiasis *象皮肿 08.146

EMA 上皮膜抗原 05.249

emaciation 消瘦 05.053

endocervical curettage 宫颈管搔刮术 05.265

endocervical polyp *宫颈管息肉 05.116

endocervicosis 宫颈子宫内膜异位症 07.130

endocrine therapy for gynecological malignant tumor 妇科恶性肿瘤内分泌治疗 08.300

endodermal sinus tumor of cervix *宫颈内胚窦瘤 07.188

endometrial ablation 子宫内膜切除术，*子宫内膜去除术 05.404

endometrial Arias-Stella reaction 子宫内膜阿–斯反应 07.217

endometrial atypical hyperplasia 子宫内膜不典型增生 07.193

endometrial biopsy 子宫内膜活检术 05.433

endometrial carcinoma 子宫内膜癌 07.194

endometrial cytology 子宫内膜细胞学检查 05.438

endometrial dedifferentiated carcinoma 子宫内膜去分化癌 07.213

endometrial hyperemia 子宫内膜充血 05.368

endometrial hyperplasia 子宫内膜增生 07.191

endometrial hyperplasia without atypia 子宫内膜不伴不典型增生 07.192

endometrial lymphoma-like lesion 子宫内膜淋巴瘤样病变 07.218

endometrial metaplasia 子宫内膜化生 07.216

endometrial mixed adenocarcinoma 子宫内膜混合性腺癌 07.211

endometrial mucinous adenocarcinoma *子宫内膜黏液

性腺癌 07.201

endometrial polyp 子宫内膜息肉 07.215

endometrial polypectomy 子宫内膜息肉切除术 05.390

endometrial stromal and related tumor 子宫内膜间质及相关肿瘤 07.250

endometrial stromal nodule 子宫内膜间质结节 07.251

endometrial tumor-like lesion 子宫内膜瘤样病变 07.214

endometrial undifferentiated carcinoma 子宫内膜未分化癌 07.212

endometrioid carcinoma 子宫内膜样癌 07.197

endometrioid carcinoma of the fallopian tube 输卵管子宫内膜样癌 07.429

endometrioid intraepithelial neoplasia *子宫内膜样上皮内瘤变 07.193

endometrium 子宫内膜，*子宫黏膜 02.031

endometrium malignancy *子宫内膜异常突起 05.369

endometrium neoplasm 子宫内膜赘生物 05.370

endometrium unevenness 子宫内膜不平 05.369

endosalpingiosis 输卵管子宫内膜异位症 07.453

endowrist acutenaculum 内腕持针器 05.424

endowrist bipolar forceps 内腕双极钳 05.429

endowrist graspers 内腕抓钳 05.427

endowrist monopolar forceps 内腕单极钳 05.428

endowrist scalpels 内腕手术刀 05.425

endowrist scissors 内腕剪刀 05.426

endpoint for clinical trial 临床试验终点 10.013

endpoint for clinical trial of human papillomavirus vaccine 人乳头瘤病毒疫苗临床试验终点 04.021

Enterobacteria 肠杆菌属 02.205

environmental androgen disruptor 环境雄激素干扰物 02.250

environmental endocrine disruptor 环境内分泌干扰物 02.244

environmental estrogen disruptor 环境雌激素干扰物 02.245

environmental glucocorticoid receptor interferer 环境糖皮质激素受体干扰物 02.254

environmental hormone *环境激素 02.244

environmental pollutant 环境污染物 02.279

environmental pollution 环境污染 02.255

environmental thyroxine interferer 环境甲状腺素干扰物 02.253

environmental toxicology 环境毒理学 02.278

enzyme digestion signal amplification 酶切信号放大

法 04.055

epidemiology of gynecologic tumor 妇科肿瘤流行病学 01.006

epidemiology of the lower female genital tract lesion 女性下生殖道病变流行病学 03.001

epidermal growth factor receptor antagonist 表皮生长因子受体拮抗剂 08.293

epithelial membrane antigen 上皮膜抗原 05.249

epithelial precursor lesion of the fallopian tube 输卵管前驱上皮病变 07.422

epithelial tumor of the fallopian tube 输卵管上皮性肿瘤 07.417

epithelioid trophoblastic tumor 上皮样滋养细胞肿瘤 07.500

EPS 胎盘部位过度反应 07.502

ER 雌激素受体 02.237

Escherichia 埃希菌属 02.206

estrogen 雌激素 02.226

estrogen-dependent endometrial carcinoma *雌激素依赖型子宫内膜癌 07.195

estrogen effect 雌激素效应 02.184

estrogen-independent endometrial carcinoma *非雌激素依赖型子宫内膜癌 07.196

estrogen receptor 雌激素受体 02.237

estrogen signaling pathway inhibitor 雌激素信号通路抑制剂 08.299

etiologic prevention *病因预防 04.001

etiology of gynecologic tumor 妇科肿瘤病因学 01.005

ETT 上皮样滋养细胞肿瘤 07.500

evaluation of efficacy of chemotherapy 化疗疗效评价 08.193

exaggerated placental site 胎盘部位过度反应 07.502

excision of cervical intraepithelial lesion 宫颈上皮内病变切除性治疗 08.016

exploratory laparotomy 剖腹探查术 08.117

external anal sphincter 肛门外括约肌 02.130

external genital lymph 外生殖器淋巴 02.080

external genital nerve 外生殖器神经 02.092

external iliac lymph node 髂外淋巴结 02.086

external orifice of urethra 尿道外口 02.018

external os of cervix 子宫颈外口 02.041

external radiation therapy *外照射治疗 08.205

extraovarian peritoneal serous papillary carcinoma 卵巢外腹膜浆液性乳头状癌 07.464

F

fallopian tube 输卵管 02.058

fallopian tube cancer 输卵管癌 07.426

fallopian tube wall 输卵管壁 02.063

falloposcope 输卵管镜 05.430

false negative rate 假阴性率,*漏诊率 04.083

false pelvis 假骨盆 02.120

false positive rate 假阳性率,*误诊率 04.082

familial recurrent hydatidiform mole 家族复发性葡萄胎 07.510

family history 家族史 05.008

fat-fluid level sign of pelvic neoplasm 盆腔肿物脂液分层征 05.192

fatigue 乏力 05.055

female external genitalia 女性外生殖器 02.004

female external genital organ 女性外生殖器 02.004

female genitalia 女性生殖器[官] 02.003

female genital nerve *女性生殖器神经 02.091

female genital organ 女性生殖器[官] 02.003

female genital organ lymph 女性生殖器淋巴 02.079

female genital system 女性生殖系统 02.002

female genital trauma 女性生殖器创伤 05.052

female internal genitalia 女性内生殖器 02.025

female internal genital organ 女性内生殖器 02.025

female pelvic nerve 女性盆腔神经 02.091

fertility factor 生育因素 02.272

fertility-sparing treatment of borderline ovarian tumor 卵巢交界性肿瘤保留生育功能治疗 09.009

fertility-sparing treatment of cervical cancer 宫颈癌保留生育功能治疗 09.002

fertility-sparing treatment of endometrial cancer 子宫内膜癌保留生育功能治疗 09.003

fertility-sparing treatment of epithelial ovarian cancer 卵巢上皮性癌保留生育功能治疗 09.006

fertility-sparing treatment of gestational trophoblastic neoplasia 妊娠滋养细胞肿瘤保留生育功能治疗 09.010

fertility-sparing treatment of gynecological malignant tumor 妇科恶性肿瘤保留生育功能治疗 09.001

fertility-sparing treatment of ovarian malignant germ cell

tumor 卵巢恶性生殖细胞肿瘤保留生育功能治疗 09.007

fertility-sparing treatment of ovarian malignant tumor 卵巢恶性肿瘤保留生育功能治疗 09.005

fertility-sparing treatment of ovarian sex cord stromal tumor 卵巢性索间质肿瘤保留生育功能治疗 09.008

fever 发热 05.137

¹⁸F-FDG ^{18}F-氟代脱氧葡萄糖 05.205

^{18}F-fluorodeoxyglucose ^{18}F-氟代脱氧葡萄糖 05.205

fibrohysteroscope 纤维宫腔镜 05.327

FIGO classification of uterine fibroid 国际妇产科联盟子宫肌瘤分类 07.226

FIGO staging and risk factor scoring system for gestational trophoblastic neoplasia 妊娠滋养细胞肿瘤国际妇产科联盟临床分期与预后评分系统 06.037

FIGO staging for carcinoma of the vulva 外阴癌国际妇产科联盟分期 06.024

FIGO staging for cervical carcinoma 宫颈癌国际妇产科联盟分期 06.028

FIGO staging for endometrial carcinoma 子宫内膜癌国际妇产科联盟分期 06.030

FIGO staging for epithelial ovarian, fallopian tube and primary peritoneal cancer 卵巢上皮性癌–输卵管癌–原发性腹膜癌国际妇产科联盟分期 06.034

FIGO staging for gestational trophoblastic neoplasia 妊娠滋养细胞肿瘤国际妇产科联盟临床分期 06.036

FIGO staging for gynecologic tumor 妇科肿瘤国际妇产科联盟分期 06.022

FIGO staging for uterine sarcoma 子宫肉瘤国际妇产科联盟分期 06.032

FIGO staging for vaginal carcinoma 阴道癌国际妇产科联盟分期 06.026

fimbrial portion of the fallopian tube 输卵管伞部 02.062

fimbrioplasty 输卵管伞端成形术 08.121

fine mosaic under colposcopy 阴道镜下细小镶嵌 05.300

fine-needle aspiration biopsy *细针抽吸活检 05.439

fine-needle aspiration cytology 细针吸取细胞学检查，*细针抽吸细胞学检查 05.439

fine punctation under colposcopy 阴道镜下细小点状血管 05.301

first stage of hysteroscopic surgery 宫腔镜手术一级 05.385

fishy-smelling leucorrhea *鱼腥味白带 05.030

fishy-smelling vaginal discharge 鱼腥味阴道分泌物 05.030

fluorescent probe-based polymerase chain reaction 荧光探针–聚合酶链反应 04.058

FNAB *细针抽吸活检 05.439

FNAC 细针吸取细胞学检查，*细针抽吸细胞学检查 05.439

FNR 假阴性率，*漏诊率 04.083

follicle-stimulating hormone 卵泡刺激素，*促卵泡激素 02.222

follicle-stimulating hormone receptor 卵泡刺激素受体 02.234

follistatin 卵泡抑制素 02.242

follow-up 随访 08.330

foreign body in uterine cavity 子宫腔内异物 05.379

fossa navicularis *舟状窝 02.022

fourth stage of hysteroscopic surgery 宫腔镜手术四级 05.397

FPR 假阳性率，*误诊率 04.082

fractional curettage 分段诊刮 05.432

fractioned stereotactic radiation therapy *分次立体定向放射治疗 08.215

frenulum labium pudendal 阴唇系带 02.014

frenulum of clitoris 阴蒂系带 02.013

frenulum of pudendal labia 阴唇系带 02.014

frequent micturition 尿频 05.069

FRHM 家族复发性葡萄胎 07.510

frozen pelvis 冰冻骨盆，*冰冻盆腔 05.135

FSH 卵泡刺激素，*促卵泡激素 02.222

FSHR 卵泡刺激素受体 02.234

FSH receptor 卵泡刺激素受体 02.234

FSRT *分次立体定向放射治疗 08.215

FST 卵泡抑制素 02.242

fundus of uterus 子宫底 02.035

fungus 真菌 02.202

fusion gene 融合基因 08.271

G

gasless laparoscopic operation 非气腹腹腔镜手术，*免气腹腹腔镜手术 05.413

gastric emptying disability　胃排空障碍　08.143

gastroplegia　*胃轻瘫　08.143

GCP　药物临床试验质量管理规范　10.006

general assessment of colposcopy　阴道镜检查总体评价　05.267

general health　一般健康状况　08.343

gene therapy　基因治疗　08.258

genetics of gynecologic tumor　妇科肿瘤遗传学　01.010

genetic tumor marker　基因类肿瘤标志物　05.229

genital ridge　生殖嵴　02.150

genital tubercle　生殖结节　02.163

genital wart　*生殖器疣　07.012

geographic border under colposcopy　阴道镜下地图样改变　05.299

germ cell　生殖细胞　02.164

germ cell tumor of the fallopian tube　输卵管生殖细胞肿瘤　07.442

gestational trophoblastic disease　妊娠滋养细胞疾病　07.495

gestational trophoblastic neoplasia　妊娠滋养细胞肿瘤　07.496

gestational tumor-like lesion　滋养细胞肿瘤样病变　07.501

glans of clitoris　阴蒂头　02.009

gliomatosis peritonei　腹膜神经胶质瘤病　07.494

GLO　非气腹腹腔镜手术，*免气腹腹腔镜手术　05.413

GM-CSF　粒细胞-巨噬细胞集落刺激因子　08.250

Gn　促性腺激素　02.221

GnRH　促性腺激素释放激素　02.220

GnRHa　促性腺激素释放激素类似物　08.304

GnRH-ant　促性腺激素释放激素拮抗剂　08.306

GnRHR　促性腺激素释放激素受体　02.233

GnRH receptor　促性腺激素释放激素受体　02.233

gonad　性腺，*生殖腺　02.147

gonadal ridge　*生殖腺嵴　02.150

gonadotropin　促性腺激素　02.221

gonadotropin-releasing hormone　促性腺激素释放激素　02.220

gonadotropin-releasing hormone agonist　促性腺激素释放激素激动剂　08.305

gonadotropin-releasing hormone analogue　促性腺激素释放激素类似物　08.304

gonadotropin-releasing hormone antagonist　促性腺激素释放激素拮抗剂　08.306

gonadotropin-releasing hormone receptor　促性腺激素释放激素受体　02.233

gonad pipeline　性腺管道，*生殖腺管道　02.153

good clinical practice　药物临床试验质量管理规范　10.006

Graafian follicle　*赫拉夫卵泡　02.176

granulocyte-macrophage colony stimulating factor　粒细胞-巨噬细胞集落刺激因子　08.250

granulose cell　颗粒细胞　02.178

greater omentum　大网膜　02.145

greater pelvis　*大骨盆　02.120

greater vestibular gland　前庭大腺　02.017

gross target volume　肿瘤区　08.234

GTM　基因类肿瘤标志物　05.229

GTN　妊娠滋养细胞肿瘤　07.496

GTV　肿瘤区　08.234

gynecological anatomy　妇科解剖学　02.001

gynecological embryology　妇科胚胎学　02.146

gynecological examining table　妇科检查床，*妇科手术台　05.162

gynecological malignant tumor metastasis　妇科恶性肿瘤转移　08.349

gynecological malignant tumor treated with traditional Chinese medicine　妇科恶性肿瘤中医药治疗　08.309

gynecological tumor specimen test　妇科肿瘤标本检查　05.434

gynecologic benign tumor　妇科良性肿瘤　01.002

gynecologic examination　妇科检查　05.154

gynecologic malignant tumor　妇科恶性肿瘤　01.003

gynecologic malignant tumor staging　妇科恶性肿瘤分期　06.021

gynecologic neoplasm　妇科肿瘤　01.001

gynecologic oncofertility　妇科肿瘤生殖学　01.014

gynecologic oncology　妇科肿瘤学　01.004

gynecologic tumor　妇科肿瘤　01.001

gynecologic tumor endoscopy　妇科肿瘤内镜检查　05.259

gynecologic tumor exploration　妇科肿瘤探查术　08.115

gynecologic tumor maker　妇科肿瘤标志物　05.212

gynecologic tumor surgery　妇科肿瘤手术　08.001

gynecologic tumor with arrhythmia　妇科肿瘤合并心律失常　07.521

gynecologic tumor with cardiomyopathy　妇科肿瘤合并心肌病　07.520

gynecologic tumor with cardiopulmonary vascular disease　妇科肿瘤合并心肺血管疾病　07.513

gynecologic tumor with congenital heart disease　妇科

肿瘤合并先天性心脏病 07.519

gynecologic tumor with coronary heart disease 妇科肿瘤合并冠心病 07.517

gynecologic tumor with cor pulmonale 妇科肿瘤合并肺源性心脏病 07.518

gynecologic tumor with diabetes mellitus 妇科肿瘤合并糖尿病 07.523

gynecologic tumor with digestive tract disease 妇科肿瘤合并消化道疾病 07.524

gynecologic tumor with heart disease 妇科肿瘤合并心脏病 07.514

gynecologic tumor with hypertensive heart disease 妇

科肿瘤合并高血压心脏病 07.516

gynecologic tumor with immune disease 妇科肿瘤合并免疫性疾病 07.525

gynecologic tumor with rheumatic heart disease 妇科肿瘤合并风湿性心脏病 07.515

gynecologic tumor with systemic lupus erythematosus 妇科肿瘤合并系统性红斑狼疮 07.526

gynecologic tumor with thromboembolic disease 妇科肿瘤合并血栓栓塞性疾病 07.527

gynecologic tumor with vascular disease 妇科肿瘤合并血管性疾病 07.522

H

halogenated compound 含卤素化合物 02.284

Hart line 哈特线 05.317

HBOC 遗传性乳腺癌-卵巢癌综合征 02.188

hCG 人绒毛膜促性腺激素 02.230

HCG 人绒毛膜促性腺激素 02.230

HC test 杂交捕获法检测 04.051

HE4 人附睾蛋白4 05.220

headache 头痛 05.060

health-care provider collected sample 医务人员取样 04.073

health education 健康教育 04.004

health promotion 健康促进 04.002

heat-toxin syndrome 热毒证 08.314

heavy metal pollution 重金属污染 02.259

helical tomotherapy 螺旋体层放射治疗，*螺旋断层放射治疗 08.220

hematogenous dissemination 血行转移 08.351

hematogenous metastasis 血行转移 08.351

hepatalgia 肝区疼痛 05.065

hepatocyte nuclear factor 1β 肝细胞核因子1β 05.256

hereditary breast and ovarian cancer syndrome 遗传性乳腺癌-卵巢癌综合征 02.188

hereditary gynecologic tumor syndrome 遗传性妇科肿瘤综合征 02.187

hereditary nonpolyposis colorectal cancer *遗传性非息肉病性结直肠癌 02.191

herpes virus 疱疹病毒 02.217

HG-CGIN *宫颈高级别腺上皮内瘤变 07.121

high dose progesterone treatment 大剂量孕激素治疗

09.004

high dose rate 高剂量率 08.230

high-grade cervical glandular intraepithelial neoplasia *宫颈高级别腺上皮内瘤变 07.121

high-grade endometrial stromal sarcoma 高级别子宫内膜间质肉瘤 07.253

high-grade serous carcinoma of the fallopian tube 输卵管高级别浆液性癌 07.428

high-grade squamous intraepithelial lesion 高级别鳞状上皮内病变 04.043

high risk HPV 高危型人乳头瘤病毒 02.213

high risk human papilloma virus 高危型人乳头瘤病毒 02.213

hilum of ovary 卵巢门 02.065

hip bone 髋骨 02.105

histological examination of female genital tract 女性生殖道组织学检查 05.442

histological internal os of cervix 子宫颈组织学内口 02.044

histopathology of gynecologic tumor 妇科肿瘤组织病理学 01.008

history of disease 病史 05.001

history of marriage, pregnancy and delivery 婚育史 05.005

history of present illness 现病史 05.003

HIV 人类免疫缺陷病毒 02.218

HNF1β 肝细胞核因子1β 05.256

HNPCC *遗传性非息肉病性结直肠癌 02.191

hormone 激素，*荷尔蒙 02.219

hormone antitumor drug 激素类抗肿瘤药物 08.191

hormone replacement therapy of gynecological tumor patient 妇科肿瘤患者激素补充治疗 08.308

horn of uterus 子宫角 02.036

hospice care 临终关怀 08.328

HPL 人胎盘催乳素，*人胎盘生乳素 02.231

HPV 人乳头瘤病毒 02.212

HPV associated endocervical adenocarcinoma 人乳头瘤病毒相关性宫颈腺癌 07.148

HPV immune evasion 人乳头瘤病毒免疫逃逸 02.186

HPV L1 VLP 人乳头瘤病毒L1衣壳蛋白病毒样颗粒 04.008

HPV test 人乳头瘤病毒检测 04.050

HPV vaccine 人乳头瘤病毒疫苗 04.007

HSG X线子宫输卵管造影 05.186

HSIL 高级别鳞状上皮内病变 04.043

human chorionic gonadotrophin 人绒毛膜促性腺激素 02.230

human epididymis protein 4 人附睾蛋白4 05.220

human immunodeficiency virus 人类免疫缺陷病毒 02.218

humanized monoclonal antibody 人源化单克隆抗体 08.283

human mismatch repair gene 人错配修复基因 05.248

human papilloma virus 人乳头瘤病毒 02.212

human papilloma virus immune evasion 人乳头瘤病毒免疫逃逸 02.186

human papillomavirus L1 virus-like particle 人乳头瘤病毒L1衣壳蛋白病毒样颗粒 04.008

human papilloma virus test 人乳头瘤病毒检测 04.050

human papillomavirus vaccine 人乳头瘤病毒疫苗 04.007

human placental lactogen 人胎盘催乳素，*人胎盘生乳素 02.231

human placental prolactin 人胎盘催乳素，*人胎盘生乳素 02.231

hyaline degeneration of uterine fibroid 子宫肌瘤玻璃样变性，*子宫肌瘤透明变性 07.228

hybrid capture test 杂交捕获法检测 04.051

HyCoSy 子宫输卵管超声造影 05.185

hydatid cyst of the fallopian tube 输卵管水泡囊肿 07.418

hydatidiform mole 葡萄胎，*水泡状胎块 07.505

hydrothorax 胸腔积液，*胸水 05.146

hymen 处女膜 02.021

hypermenorrhea 月经过多 05.011

hypomenorrhea 月经过少 05.012

hysteromyoma 子宫肌瘤 07.220

hysterosalpingo-contrast sonography 子宫输卵管超声造影 05.185

hysteroscope 宫腔镜 05.325

hysteroscopic adhesiolysis of moderate intrauterine adhesion 宫腔镜下宫腔中度粘连分离术 05.394

hysteroscopic adhesiolysis of severe intrauterine adhesion 宫腔镜下宫腔重度粘连分离术 05.398

hysteroscopic alligator forceps 宫腔镜鳄嘴钳 05.346

hysteroscopic biopsy 宫腔镜活检术 05.386

hysteroscopic biopsy forceps 宫腔镜活检钳 05.347

hysteroscopic bipolar electric cuttingring 宫腔镜双极电切环 05.356

hysteroscopic bipolar energy system 宫腔镜双极能源系统 05.355

hysteroscopic bipolar needle electrode 宫腔镜双极针状电极 05.357

hysteroscopic bipolar rolling ball electrode 宫腔镜双极球状电极 05.358

hysteroscopic bipolar vaporization electrode 宫腔镜双极气化电极 05.359

hysteroscopic camera system 宫腔镜成像系统 05.338

hysteroscopic cold equipment 宫腔镜冷器械 05.344

hysteroscopic complication 宫腔镜并发症 05.406

hysteroscopic display 宫腔镜显示器 05.329

hysteroscopic distending medium 宫腔镜膨宫介质 05.333

hysteroscopic distending pressure 宫腔镜膨宫压 05.336

hysteroscopic distending rate 宫腔镜膨宫流速 05.337

hysteroscopic distending system 宫腔镜膨宫系统 05.332

hysteromopic energy equipment 宫腔镜能源器械 05.349

hysteroscopic energy system 宫腔镜能源系统 05.330

hysteroscopic equipment 宫腔镜设备 05.328

hysteroscopic finding 宫腔镜检查所见 05.362

hysteroscopic gripper forceps 宫腔镜抓钳 05.345

hysteroscopic inner sheath 宫腔镜内鞘 05.340

hysteroscopic light source system 宫腔镜光源系统 05.331

hysteroscopic low viscosity distending medium 宫腔镜低黏度膨宫介质 05.334

hysteroscopic manipulator 宫腔镜工作手件 05.342

hysteroscopic monopolar rolling ball electrode 宫腔镜单极球状电极 05.353

hysteroscopic monopolar vaporization electrode 宫腔镜单极气化电极 05.354

staging for uterine sarcoma 子宫肉瘤国际妇产科联盟分期 06.032

International Federation of Gynecology and Obstetrics staging for vaginal carcinoma 阴道癌国际妇产科联盟分期 06.026

interstitial brachytherapy 组织间近距离放射治疗 08.213

interstitial irradiation *组织间照射 08.213

interstitial portion of the fallopian tube 输卵管间质部 02.059

interval cytoreductive surgery 间歇性肿瘤细胞减灭术 08.093

intestinal flora 肠道菌群 02.204

intestinal flora dysregulation 肠道菌群失调 02.210

intestinal obstruction 肠梗阻 08.135

intracavitary brachytherapy 腔内近距离放射治疗 08.211

intraepithelial carcinoma *上皮内癌 06.011

intramural myomectomy 子宫肌壁间肌瘤切除术 05.401

intraperitoneal chemotherapy 腹腔化疗 08.177

intraperitoneal implantation metastasis 腹腔种植转移 08.355

intraperitoneal recurrence 腹腔内复发 08.372

intrathecal injection chemotherapy 鞘内注射化疗 08.181

intrathoracic chemotherapy 胸腔化疗 08.178

intrauterine adhesion 子宫腔粘连 05.378

intravenous chemotherapy 静脉化疗 08.175

invasive mole 侵蚀性葡萄胎 07.497

iodine test under colposcopy 阴道镜下碘试验 05.294

ionizing radiation 电离辐射 02.262

irregular aceto-white epithelium under colposcopy 阴道镜下不规则醋白上皮 05.298

ischial spine 坐骨棘 02.108

ischiocavernosus muscle 坐骨海绵体肌 02.129

ischiococcygeus 坐尾肌 02.139

ischium 坐骨 02.107

isthmic portion of the fallopian tube 输卵管峡部 02.060

isthmus of uterus 子宫峡部 02.042

isthmus uteri 子宫峡部 02.042

IUA 子宫腔粘连 05.378

J

jaundice 黄疸 05.147

joint of pelvis 骨盆关节 02.110

K

Klebsiella 克雷伯菌属 02.209

koilocyte 挖空细胞 06.019

L

labium majus 大阴唇 02.006

labium minus 小阴唇 02.007

laceration of cervix 宫颈裂伤 05.122

lactobacillus 乳杆菌 02.197

LAG-3 淋巴细胞活化基因3 08.288

LAK 淋巴因子激活的杀伤细胞 08.280

laparoscope 腹腔镜 05.410

laparoscopic adnexectomy *腹腔镜附件切除术 08.050

laparoscopic benign ovarian cystectomy 腹腔镜卵巢良性肿瘤切除术 08.042

laparoscopic bilateral oophorosalpingectomy 腹腔镜双侧卵巢输卵管切除术 08.051

laparoscopic bilateral salpingectomy 腹腔镜双侧输卵管切除术 08.060

laparoscopic exploration 腹腔镜探查术 08.116

laparoscopic myomectomy 腹腔镜子宫肌瘤切除术 08.026

laparoscopic oophorosalpingectomy 腹腔镜卵巢输卵管切除术 08.050

laparoscopic operation 腹腔镜手术 05.412

laparoscopic salpingectomy 腹腔镜输卵管切除术 08.059

laparoscopic subtotal hysterectomy 腹腔镜子宫次全切术，*腹腔镜部分子宫切除术 08.027

laparoscopic supracervical hysterectomy *腹腔镜阴道上子宫切除术 08.027

laparoscopic surgery for benign uterus neoplasm 腹腔

镜子宫良性肿瘤手术　08.025

laparoscopic total hysterectomy　腹腔镜子宫全切术　08.028

laparoscopic unilateral oophorosalpingectomy　腹腔镜单侧卵巢输卵管切除术　08.052

laparoscopic unilateral salpingectomy　腹腔镜单侧输卵管切除术　08.061

laparoscopy　腹腔镜检查　05.411

laser conization of cervix　宫颈激光锥切术　08.019

laser therapy of cervical intraepithelial lesion　宫颈上皮内病变激光治疗　08.013

late menopause　绝经晚　02.273

laterally extended endopelvic resection　*侧盆廓清术，*扩大盆腔内侧壁切除术　08.082

laterally extended radical hysterectomy　*侧盆扩大广泛性子宫切除术　08.081

LBC　液基细胞学检查　04.036

LEEP of cervix　宫颈环形电切术　08.018

LEER　*侧盆廓清术，*扩大盆腔内侧壁切除术　08.082

LEGH　小叶状宫颈内膜腺体增生　07.126

leiomyoma of the fallopian tube　输卵管平滑肌瘤　07.438

leiomyomatosis peritonealis disseminata　腹膜播散性平滑肌瘤病，*播散性腹膜平滑肌瘤病　07.469

leiomyosarcoma of the fallopian tube　输卵管平滑肌肉瘤　07.439

lesser pelvis　*小骨盆　02.121

leucorrhea　*白带　05.025

levator ani muscle　肛提肌　02.135

LH　黄体生成素　02.223

LHCGR　*黄体生成素–绒毛膜促性腺激素受体　02.235

LHR　黄体生成素受体　02.235

life style　生活方式　02.270

ligament of pelvis　骨盆韧带　02.114

ligament of uterus　子宫韧带　02.051

light radiation　光辐射　02.264

linear accelerator teleradiotherapy　直线加速器远距离放射治疗　08.207

liquid-based cytology　液基细胞学检查　04.036

living factor　生活因素　02.269

lobular endocervical glandular hyperplasia　小叶状宫颈内膜腺体增生　07.126

local excision of vulvar epithelium　外阴上皮局部切除术　08.003

local recurrence　局部复发　08.368

local transfer　局部转移　08.358

location of cervical lesion under colposcopy　阴道镜下宫颈病变部位　05.291

long-term effect　远期疗效　08.333

loop electrosurgical excision procedure of cervix　宫颈环形电切术　08.018

loss to follow-up　失访　08.331

low dose rate　低剂量率　08.232

lower abdominal mass　*下腹部包块　05.048

lower abdominal pain　下腹痛　05.037

lower extremity venous thrombosis　下肢静脉血栓形成　08.150

lower para-aortic lymphadenectomy　低位腹主动脉旁淋巴结切除术　08.104

low-grade endometrial stromal sarcoma　低级别子宫内膜间质肉瘤　07.252

low-grade serous carcinoma of the fallopian tube　输卵管低级别浆液性癌　07.427

low-grade squamous intraepithelial lesion　低级别鳞状上皮内病变　04.042

low risk HPV　低危型人乳头瘤病毒　02.215

low risk human papilloma virus　低危型人乳头瘤病毒　02.215

LPD　腹膜播散性平滑肌瘤病，*播散性腹膜平滑肌瘤病　07.469

LSIL　低级别鳞状上皮内病变　04.042

Lugol's iodine solution　鲁氏碘液，*卢戈碘液　04.066

Lugol's solution　鲁氏碘液，*卢戈碘液　04.066

lumbar lymph nodes　腰淋巴组　02.090

lumbodynia　腰痛　05.066

luteinizing hormone　黄体生成素　02.223

luteinizing hormone/choriogonadotropin receptor　*黄体生成素–绒毛膜促性腺激素受体　02.235

luteinizing hormone receptor　黄体生成素受体　02.235

LVSI　淋巴脉管间隙浸润，*脉管浸润　08.360

lymphatic leakage　淋巴漏　08.148

lymphatic metastasis　淋巴转移　08.359

lymphedema　淋巴水肿　08.146

lymph node recurrence　淋巴结复发　08.373

lymphocyst　淋巴囊肿　08.147

lymphocyte activation gene-3　淋巴细胞活化基因3　08.288

lymphoid and myeloid tumor of the fallopian tube　输卵管淋巴和髓系肿瘤　07.454

lymphokine-activated killer cell　淋巴因子激活的杀伤细胞　08.280

lymphoma of the fallopian tube　输卵管淋巴瘤　07.455

lymphovascular space invasion　淋巴脉管间隙浸润，

　*脉管浸润　08.360

Lynch syndrome　林奇综合征　02.191

Lynch syndrome Ⅰ　林奇综合征 Ⅰ　02.192

Lynch syndrome Ⅱ　林奇综合征 Ⅱ　02.193

M

magnetic resonance imaging　磁共振成像　05.208

maintenance chemotherapy of gynecological malignant
　tumor　妇科恶性肿瘤维持性化疗　08.327

major vestibular gland　02.017

malignant epithelial tumor of the fallopian tube　*输卵
　管恶性上皮性肿瘤　07.426

malignant mole　*恶性葡萄胎　07.497

malignant ovarian tumor　卵巢恶性肿瘤　07.275

malignant struma ovarii　卵巢恶性甲状腺肿　07.338

malignant tumor　恶性肿瘤　06.008

malignant tumor of ovarian germ cell in pregnancy　妊
　娠合并卵巢生殖细胞恶性肿瘤　09.022

malignant tumor of uterine corpus　子宫体恶性肿瘤，
　*子宫体癌　07.190

mammalian target of rapamycin inhibitor　哺乳动物雷
　帕霉素靶蛋白抑制剂　08.298

marsupialization of Bartholin gland cyst　前庭大腺囊肿
　造口术　08.006

mass screening　群体筛查，*人群筛查　04.023

mature follicle　成熟卵泡　02.176

mature teratoma of the fallopian tube　输卵管成熟畸胎
　瘤　07.444

maximum tolerable dose　最大耐受剂量　08.226

MCA　黏蛋白样癌相关抗原　05.250

mechanical intestinal obstruction　机械性肠梗阻　08.136

median dose rate　中剂量率　08.231

median survival time　中位生存时间　08.337

medication for chemotherapy-induced premature ovarian
　failure　化疗性卵巢早衰治疗药物　08.307

medulla of ovary　卵巢髓质　02.069

melosalgia　下肢痛　05.068

menorrhagia　月经过多　05.011

menstrual history　月经史　05.004

mesenchymal tumor of the fallopian tube　输卵管间叶性
　肿瘤　07.437

mesenchyme　间质　06.003

mesonephric duct　中肾管　02.155

mesonephric ridge　中肾嵴　02.151

mesonephros　中肾　02.154

mesothelial tumor of the fallopian tube　输卵管间皮肿
　瘤　07.440

metaplastic papillary tumor of the fallopian tube　输卵
　管化生性乳头状肿瘤　07.450

microinvasion　微小浸润　08.361

micturition desire　尿意　05.045

minimal radical surgery of cervical cancer　*宫颈癌最
　小根治术　08.073

minimum tolerance dose　最小耐受剂量　08.227

mitotic figure　核分裂象　06.017

mixed epithelial and mesenchymal tumor of the fallopian
　tube　输卵管混合性上皮–间叶肿瘤　07.434

modified radical hysterectomy　*改良广泛性子宫切除
　术　08.075

molecular biology of gynecologic tumor　妇科肿瘤分子
　生物学　01.009

molecular phenotyping of endometrial carcinoma　子宫
　内膜癌分子分型　02.183

mons pubis　阴阜　02.005

morbidity　发病率　03.003

mortality　死亡率　03.004

mortality of cervical adenocarcinoma　宫颈腺癌死亡率
　03.028

mortality of cervical cancer　宫颈癌死亡率　03.021

mortality of cervical squamous carcinoma　宫颈鳞癌死
　亡率　03.026

mortality of corpus carcinoma　子宫体恶性肿瘤死亡率
　03.032

mortality of endometrial carcinoma　子宫内膜癌死亡率
　03.037

mortality of ovarian cancer　卵巢癌死亡率　03.048

mortality of the fallopian tube cancer　输卵管癌死亡率
　03.053

mortality of uterine sarcoma　子宫肉瘤死亡率　03.039

mortality of vaginal cancer　阴道癌死亡率　03.044

mortality of vulvar cancer　外阴癌死亡率　03.041

mortality rate　死亡率　03.004

MRI 磁共振成像 05.208

MRTES 缪尔–托尔综合征 02.194

MST 中位生存时间 08.337

mTOR inhibitor 哺乳动物雷帕霉素靶蛋白抑制剂 08.298

MTS1 *多肿瘤抑制因子1 05.243

MUC5AC 黏蛋白5AC 05.251

mucin 5AC 黏蛋白5AC 05.251

mucinous carcinoma-associated antigen 黏蛋白样癌相关抗原 05.250

mucinous carcinoma of the fallopian tube 输卵管黏液性癌 07.430

mucinous metaplasia of the fallopian tube 输卵管黏液性上皮化生 07.452

Muir-Torre syndrome 缪尔–托尔综合征 02.194

Müllerian duct *米勒管 02.156

Müllerian tubercle *米勒结节 02.157

multiple drug resistance gene 多药耐药基因，*多重耐药基因 08.270

multiple screening 多项筛查 04.028

multiple submucosal myomectomy 多发性黏膜下肌瘤切除术 05.400

multiple tumor suppressor 1 *多肿瘤抑制因子1 05.243

mycoplasma 支原体 02.201

myeloid neoplasm of the fallopian tube 输卵管髓系肿瘤 07.456

myometrium 子宫肌层，*子宫肌膜 02.032

N

Nabothian cyst 宫颈腺囊肿，*纳氏囊肿，*纳博特囊肿 05.123

natural androgen 天然雄激素 02.251

natural estrogen 天然雌激素 02.246

nausea 恶心 05.062

N/C 核质比 06.018

neck of uterus 子宫颈，*宫颈 02.038

negative likelihood ratio 阴性似然比 04.085

negative predictive value 阴性预测值 04.081

neoadjuvant chemotherapy 新辅助化疗 08.164

neoantigen 新抗原 08.279

neoplasm 肿瘤 06.001

nerve-sparing radical hysterectomy *保留神经的广泛性子宫切除术 08.078

new SCJ 新鳞–柱交接部，*生理性鳞–柱交接部 05.283

new squamo-columnar junction 新鳞–柱交接部，*生理性鳞–柱交接部 05.283

nitrogen compound 含氮化合物 02.281

NLR 阴性似然比 04.085

noise 噪声 02.266

noncontact hysteroscopy *非接触性宫腔镜检查 05.383

nonmolar abnormal villous lesion 非葡萄胎异常绒毛病变 07.512

non-specific immunomodulator therapy 非特异性免疫调节剂治疗 08.268

non-vascular route contrast-enhanced ultrasound 非血管途径超声造影 05.184

normal cervical appearance under hysteroscopy 宫腔镜下正常宫颈表现 05.363

normal endometrium appearance under hysteroscopy 宫腔镜下正常子宫内膜表现 05.364

normal fallopian tube opening under hysteroscopy 宫腔镜下正常输卵管开口 05.365

NPV 阴性预测值 04.081

NSCJ 新鳞–柱交接部，*生理性鳞–柱交接部 05.283

NSRH *保留神经的广泛性子宫切除术 08.078

nuclear-cytoplasmic ratio 核质比 06.018

nucleic acid vaccine 核酸疫苗 08.274

O

objective remission rate of gynecological malignant tumor 妇科恶性肿瘤客观缓解率 08.345

obstetrical history 婚育史 05.005

obstruction of oviduct opening 输卵管开口阻塞 05.382

obturator lymph node 闭孔淋巴结 02.088

obturator nerve injury 闭孔神经损伤 08.154

occupational exposure 职业接触，*职业暴露 02.277

octamer binding transcription factor 4 八聚体结合转录因子4 05.253

O-glycosylated protein O-糖基化蛋白质 05.228

oligomenorrhea　月经过少　05.012

oncolytic virus　溶瘤病毒　08.278

oocyte　卵母细胞　02.166

oogonium　卵原细胞　02.165

oophoroplasty　卵巢成形术　08.045

oophorosalpingectomy　卵巢输卵管切除术　08.046

opportunistic screening　机会性筛查　04.025

optical colposcope　光学阴道镜，*传统阴道镜　05.261

optical video integration colposcope　光电一体阴道镜　05.263

optimal dose　理想剂量　08.224

optimal interval cytoreductive surgery　满意间歇性肿瘤细胞减灭术　08.094

optimal primary cytoreductive surgery　满意初次肿瘤细胞减灭术　08.091

optimal secondary cytoreductive surgery　满意再次肿瘤细胞减灭术　08.097

oral chemotherapy　口服药物化疗　08.179

organ at risk　危险器官　08.233

organizational screening　组织性筛查　04.024

original SCJ　原始鳞-柱交接部，*原始鳞状上皮-柱状上皮交接部　05.282

original squamo-columnar junction　原始鳞-柱交接部，*原始鳞状上皮-柱状上皮交接部　05.282

ORR of gynecological malignant tumor　妇科恶性肿瘤客观缓解率　08.345

OS　总生存期　08.336

OSCJ　原始鳞-柱交接部，*原始鳞状上皮-柱状上皮交接部　05.282

other site recurrence　其他部位复发　08.374

outer layer of pelvic floor　骨盆底外层　02.126

ovarian adenomatoid tumor　卵巢腺瘤样瘤　07.390

ovarian adenosarcoma　卵巢腺肉瘤　07.325

ovarian adhesiolysis　卵巢粘连松解术　08.119

ovarian adult granulosa cell tumor　卵巢成年型颗粒细胞瘤，*卵巢成年型粒层细胞瘤　07.371

ovarian artery　卵巢动脉　02.071

ovarian atypical proliferative Brenner tumor　*卵巢不典型增生性布伦纳瘤　07.312

ovarian atypical proliferative clear cell tumor　*卵巢不典型增生性透明细胞瘤　07.307

ovarian atypical proliferative endometrioid tumor　卵巢不典型增生性子宫内膜样肿瘤　07.300

ovarian atypical proliferative mucinous tumor　*卵巢不典型增生性黏液性肿瘤　07.292

ovarian atypical proliferative seromucinous tumor　*卵巢不典型增生性浆黏液性肿瘤　07.318

ovarian basal cell carcinoma with sebaceous differentiation　卵巢伴皮脂腺分化的基底细胞癌　07.348

ovarian benign Brenner tumor　卵巢良性布伦纳瘤　07.311

ovarian borderline Brenner tumor　卵巢交界性布伦纳瘤　07.312

ovarian Brenner tumor　卵巢布伦纳瘤，*卵巢勃勒纳瘤　07.310

ovarian cancer　*卵巢癌　07.275

ovarian carcinoid　卵巢类癌　07.339

ovarian carcinoma　*卵巢癌　07.275

ovarian carcinosarcoma　卵巢癌肉瘤　07.326

ovarian cellular fibroma　卵巢富于细胞性纤维瘤　07.359

ovarian chocolate cyst　*卵巢巧克力囊肿　07.297

ovarian clear cell adenofibroma　卵巢透明细胞腺纤维瘤　07.306

ovarian clear cell benign tumor　卵巢透明细胞良性肿瘤　07.304

ovarian clear cell borderline tumor　卵巢透明细胞交界性肿瘤　07.307

ovarian clear cell carcinoma　卵巢透明细胞癌　07.309

ovarian clear cell cystadenoma　卵巢透明细胞囊腺瘤　07.305

ovarian clear cell malignant tumor　卵巢透明细胞恶性肿瘤　07.308

ovarian clear cell tumor　卵巢透明细胞肿瘤　07.303

ovarian corpus luteum cyst　卵巢黄体囊肿　07.397

ovarian cortex　卵巢皮质　02.068

ovarian dermoid cyst　*卵巢皮样囊肿　07.329

ovarian dysgerminoma　卵巢无性细胞瘤　07.331

ovarian embryonal carcinoma　卵巢胚胎性癌　07.333

ovarian endocervical-type mucinous and mixed epithelial carcinoma of Müllerian type　*卵巢宫颈型黏液混合米勒上皮性癌　07.319

ovarian endodermal sinus tumor　*卵巢内胚窦瘤　07.332

ovarian endometrioid adenofibroma　卵巢子宫内膜样腺纤维瘤　07.299

ovarian endometrioid benign tumor　卵巢子宫内膜样良性肿瘤　07.296

ovarian endometrioid borderline tumor　卵巢子宫内膜样交界性肿瘤　07.300

ovarian endometrioid carcinoma　卵巢子宫内膜样癌

07.302

ovarian endometrioid cyst 卵巢子宫内膜样囊肿 07.297

ovarian endometrioid cystadenoma 卵巢子宫内膜样囊腺瘤 07.298

ovarian endometrioid malignant tumor 卵巢子宫内膜样恶性肿瘤 07.301

ovarian endometrioid tumor 卵巢子宫内膜样肿瘤 07.295

ovarian endometriosis *卵巢子宫内膜异位症 07.297

ovarian epithelial tumor 卵巢上皮性肿瘤 07.277

ovarian extra-adrenal pheochromocytoma *卵巢肾上腺外嗜铬细胞瘤 07.388

ovarian fibroepithelial neoplasm *卵巢纤维上皮性肿瘤 07.311

ovarian fibroma 卵巢纤维瘤 07.358

ovarian fibromatosis 卵巢纤维瘤病 07.404

ovarian fibrosarcoma 卵巢纤维肉瘤 07.362

ovarian follicle 卵泡 02.170

ovarian follicle cyst 卵巢滤泡囊肿 07.396

ovarian functional tumor *卵巢功能性肿瘤 07.356

ovarian function preservation surgery 保留卵巢功能手术 09.011

ovarian germ cell-sex cord stromal tumor 卵巢生殖细胞–性索间质肿瘤 07.353

ovarian germ cell tumor 卵巢生殖细胞肿瘤 07.327

ovarian germinal epithelium 卵巢生发上皮 02.066

ovarian goblet cell carcinoid *卵巢杯状细胞类癌 07.343

ovarian gonadoblastoma 卵巢性腺母细胞瘤 07.354

ovarian granulosa cell tumor 卵巢颗粒细胞瘤，*卵巢粒层细胞瘤 07.370

ovarian high-grade endometrioid stromal sarcoma 卵巢高级别子宫内膜样间质肉瘤 07.323

ovarian high-grade serous carcinoma 卵巢高级别浆液性癌 07.287

ovarian hilus 卵巢门 02.065

ovarian hilus cell hyperplasia *卵巢门细胞增生 07.405

ovarian hypercalcemic type small cell carcinoma 卵巢高钙血症型小细胞癌 07.385

ovarian hyperreaction luteinalis 卵巢高反应黄素化，*卵巢过度黄素化反应 07.399

ovarian immature teratoma 卵巢未成熟畸胎瘤 07.330

ovarian insular carcinoid 卵巢岛状类癌 07.340

ovarian juvenile granulosa cell tumor 卵巢幼年型颗粒细胞瘤，*卵巢幼年型粒层细胞瘤 07.372

ovarian Krukenberg tumor 卵巢克鲁肯贝格瘤，*卵巢库

肯勃瘤 07.410

ovarian large solitary luteinized follicle cyst 卵巢巨大孤立性黄素化滤泡囊肿 07.398

ovarian Leydig cell hyperplasia 卵巢间质细胞增生 07.405

ovarian Leydig cell tumor 卵巢间质细胞瘤，*卵巢莱迪希细胞瘤 07.368

ovarian ligament *卵巢韧带 02.054

ovarian low-grade endometrioid stromal sarcoma 卵巢低级别子宫内膜样间质肉瘤 07.322

ovarian low-grade serous carcinoma 卵巢低级别浆液性癌 07.286

ovarian luteinized thecoma associated with sclerosing peritonitis 卵巢黄素化卵泡膜细胞瘤伴硬化性腹膜炎，*卵巢伴有硬化性腹膜炎的黄素化卵泡膜瘤 07.361

ovarian lymphoid and myeloid tumor 卵巢淋巴和髓系肿瘤 07.406

ovarian lymphoma 卵巢淋巴瘤 07.407

ovarian malignant Brenner tumor 卵巢恶性布伦纳瘤 07.313

ovarian malignant mixed mesodermal tumor *卵巢恶性中胚叶混合瘤 07.326

ovarian malignant mixed Müllerian tumor *卵巢恶性米勒混合瘤 07.326

ovarian malignant steroid cell tumor 卵巢恶性类固醇细胞瘤 07.367

ovarian massive edema 卵巢巨块水肿 07.402

ovarian mature teratoma 卵巢成熟畸胎瘤 07.329

ovarian medulla 卵巢髓质 02.069

ovarian mesenchymal tumor 卵巢间叶性肿瘤 07.321

ovarian mesothelioma 卵巢间皮瘤 07.391

ovarian metastatic tumor 卵巢转移性肿瘤 07.409

ovarian microcystic stromal tumor 卵巢微囊性间质瘤 07.365

ovarian miscellaneous tumor 卵巢杂类肿瘤 07.380

ovarian mixed epithelial and mesenchymal tumor 卵巢混合性上皮–间叶肿瘤 07.324

ovarian mixed germ cell tumor 卵巢混合性生殖细胞肿瘤 07.335

ovarian mixed sex cord stromal tumor 卵巢混合性性索间质肿瘤 07.375

ovarian MMMT *卵巢恶性米勒混合瘤 07.326

ovarian mucinous adenofibroma 卵巢黏液性腺纤维瘤 07.291

ovarian mucinous benign tumor 卵巢黏液性良性肿瘤

ovarian strumal carcinoid 卵巢甲状腺肿类癌 07.342

ovarian teratoma 卵巢畸胎瘤 07.328

ovarian theca-lutein cyst *卵巢黄素化囊肿 07.399

ovarian thecoma 卵巢卵泡膜细胞瘤 07.360

ovarian trabecular carcinoid 卵巢小梁状类癌 07.341

ovarian transplantation 卵巢移植术 09.013

ovarian transposition 卵巢移位术 09.012

ovarian tumor 卵巢肿瘤 07.273

ovarian tumor-like lesion 卵巢瘤样病变 07.395

ovarian unclassified mixed germ cell-sex cord stromal tumor 卵巢未分类的混合性生殖细胞-性索间质肿瘤 07.355

ovarian undifferentiated carcinoma 卵巢未分化癌 07.320

ovarian vein 卵巢静脉 02.075

ovarian Wilms tumor *卵巢维尔姆斯瘤 07.387

ovarian Wolffian tumor 卵巢沃尔夫管肿瘤 07.384

ovarian yolk sac tumor 卵巢卵黄囊瘤 07.332

ovary 卵巢 02.064

overall survival 总生存期 08.336

oviduct 输卵管 02.058

oviduct adhesiolysis 输卵管粘连松解术 08.120

ovulation 排卵 02.180

P

PAH 多环芳烃 02.287

pain 疼痛 05.064

palliative chemotherapy 姑息性化疗 08.174

palliative treatment of gynecological malignant tumor 妇科恶性肿瘤姑息性治疗 08.325

palpitation 心悸 05.056

pancreatic fistula 胰瘘 08.158

pancreaticoduodenectomy 胰十二指肠切除术 08.156

pancreaticotailectomy 胰体尾切除术 08.157

Pap class 巴氏细胞学分级 04.037

papillary endometrioid carcinoma *乳头状子宫内膜样癌 07.199

papilloma of the fallopian tube 输卵管乳头状瘤 07.420

Pap smear 巴氏涂片，*宫颈脱落细胞涂片 04.035

para-aortic lymphadenectomy 腹主动脉旁淋巴结切除术 08.103

para-aortic lymph node biopsy 腹主动脉旁淋巴结活检术 08.106

para-aortic lymph nodes *腹主动脉旁淋巴组 02.090

paraffin diagnosis 石蜡切片诊断 05.444

paralytic ileus 麻痹性肠梗阻 08.138

paramesonephric duct 中肾旁管，*副中肾管 02.156

paramesonephric tubercle *中肾旁管结节 02.157

paraneoplastic cerebellar degeneration 副肿瘤性小脑变性 02.190

paraurethral gland 尿道旁腺 02.020

parenchyma 实质 06.002

PARP inhibitor 多腺苷二磷酸核糖聚合酶抑制剂 08.294

partial hepatectomy 肝部分切除术 08.155

partial hydatidiform mole 部分性葡萄胎，*部分性水泡状胎块 07.507

partial vaginal resection 阴道部分切除术 08.070

PASS 子宫内膜切除术-输卵管绝育术后综合征，*子宫内膜去除术-输卵管绝育术后综合征 05.409

passive immunotherapy 被动免疫治疗 08.257

past history 既往史 05.006

patient blood management of gynecological cancer 妇科恶性肿瘤患者血液管理 08.329

PBM of gynecological cancer 妇科恶性肿瘤患者血液管理 08.329

PCD 副肿瘤性小脑变性 02.190

PCR-CE 聚合酶链反应-毛细管电泳法 04.063

PCR-RDB 聚合酶链反应-反向斑点杂交 04.059

PCR test 聚合酶链反应检测 04.057

PD-1 程序性死亡受体1 05.257

PD-L1 程序性死亡受体配体1 05.258

pelvic abnormality 盆腔异常 05.134

pelvic abscess 盆腔脓肿 08.122

pelvic blood vessel 盆腔血管 02.070

pelvic boundary 骨盆分界 02.119

pelvic cavity 骨盆腔 02.124

pelvic computed tomography 盆腔计算机体层成像 05.200

pelvic CT 盆腔计算机体层成像 05.200

pelvic diaphragm 盆膈 02.134

pelvic examination 盆腔检查 05.155

pelvic exenteration 盆腔廓清术 08.111

pelvic floor 骨盆底 02.125

pelvic inflammatory disease 盆腔炎 05.040

pelvic inlet 骨盆入口 02.122

pregnancy-associated with breast cancer 妊娠合并乳腺癌 09.024

pregnancy-associated with bronchogenic malignant tumor 妊娠合并支气管恶性肿瘤 09.031

pregnancy-associated with cervical cancer 妊娠合并宫颈癌 09.015

pregnancy-associated with cervical mesenchymal tumor 妊娠合并宫颈间叶性肿瘤 09.016

pregnancy-associated with cervical mixed epithelial and mesenchymal carcinoma 妊娠合并宫颈混合性上皮-间叶恶性肿瘤 09.017

pregnancy-associated with chronic leukemia 妊娠合并慢性白血病 09.037

pregnancy-associated with chronic lymphocytic leukemia 妊娠合并慢性淋巴细胞白血病 09.041

pregnancy-associated with chronic myelocytic leukemia 妊娠合并慢性粒细胞白血病, *妊娠合并慢粒 09.039

pregnancy-associated with chronic myeloid leukemia *妊娠合并慢性髓系白血病 09.039

pregnancy-associated with colorectal cancer 妊娠合并结直肠癌 09.025

pregnancy-associated with esophageal cancer 妊娠合并食管癌 09.028

pregnancy-associated with gastric cancer 妊娠合并胃癌 09.029

pregnancy-associated with gastrointestinal tumor 妊娠合并消化道肿瘤 09.027

pregnancy-associated with leukemia 妊娠合并白血病 09.035

pregnancy-associated with lung malignant tumor 妊娠合并肺恶性肿瘤 09.032

pregnancy-associated with malignant tumor 妊娠合并恶性肿瘤 09.014

pregnancy-associated with mediastinal tumor 妊娠合并纵隔肿瘤 09.033

pregnancy-associated with neurologic tumor 妊娠合并神经系统肿瘤 09.043

pregnancy-associated with ovarian epithelial carcinoma 妊娠合并卵巢上皮性癌 09.020

pregnancy-associated with ovarian malignant tumor 妊娠合并卵巢恶性肿瘤 09.019

pregnancy-associated with ovarian sex cord stromal tumor 妊娠合并卵巢性索间质肿瘤 09.021

pregnancy-associated with pleural tumor 妊娠合并胸膜肿瘤 09.034

pregnancy-associated with rectal cancer 妊娠合并直肠癌 09.026

pregnancy-associated with renal cancer 妊娠合并肾癌 09.042

pregnancy-associated with respiratory malignant tumor 妊娠合并呼吸道恶性肿瘤 09.030

pregnancy-associated with secondary malignant tumor of cervix 妊娠合并宫颈继发性恶性肿瘤 09.018

preovulatory follicle *排卵前卵泡 02.176

prepuce of clitoris 阴蒂包皮 02.012

pressure symptom 压迫症状 05.044

preventive medicine of gynecologic tumor 妇科肿瘤预防医学 01.007

primary cytoreductive surgery 初次肿瘤细胞减灭术 08.090

primary follicle 初级卵泡 02.173

primary malignant tumor 原发性恶性肿瘤 06.012

primary oocyte 初级卵母细胞 02.167

primary peritoneal serous papillary carcinoma *原发性腹膜浆液性乳头状癌 07.464

primary peritoneal tumor 原发性腹膜肿瘤 07.458

primary prevention 一级预防, *初级预防 04.001

primary screening for cervical cancer 宫颈癌初筛 04.032

primitive germ cell 原始生殖细胞 02.148

primitive gonad 原始性腺, *原始生殖腺 02.152

primitive neuroectodermal tumor of cervix *宫颈原始神经外胚层肿瘤 07.173

primitive neuroectodermal tumor of vulva *外阴原始神经外胚层肿瘤 07.044

primordial follicle 原始卵泡, *始基卵泡 02.171

PRL 催乳素, *促乳素, *泌乳素 02.224

profuse menstruation 月经过多 05.011

progesterone receptor 孕激素受体 02.238

progestogen 孕激素 02.227

programmed death-1 程序性死亡受体1 05.257

programmed death-ligand 1 程序性死亡受体配体1 05.258

progression free survival 无进展生存期 08.338

prolactin 催乳素, *促乳素, *泌乳素 02.224

promontory of sacrum 骶岬 02.103

proper ligament of ovary 卵巢固有韧带 02.054

protein detection 蛋白质检测 04.054

protein kinase B inhibitor *蛋白激酶B抑制剂 08.297

proton beam teleradiotherapy　质子束远距离放射治疗 08.209

pruritus vulvae　外阴瘙痒 05.050

pseudomyxoma peritonei　腹膜假黏液瘤 07.492

PSN　胎盘部位结节 07.503

PSP　*胎盘部位斑块 07.503

PSTT　胎盘部位滋养细胞肿瘤 07.499

psychological quality　心理素质 02.276

PTEN gene　PTEN基因, *第10号染色体上缺失与张力蛋白同源的磷酸酶基因, *人第10号染色体缺失的磷酸酶及张力蛋白同源的基因 05.247

PTV　计划靶区 08.236

pubic hair　阴毛 02.024

pubic symphysis　耻骨联合 02.111

pubis　耻骨 02.109

pubococcygeus　耻尾肌 02.137

pudendal nerve　阴部神经 02.093

pulmonary embolism　肺栓塞 08.153

pulsed wave Doppler ultrasound imaging　脉冲波多普勒超声成像 05.175

purulent leucorrhea　*脓性白带 05.031

purulent vaginal discharge　脓性阴道分泌物 05.031

PW Doppler ultrasound imaging　脉冲波多普勒超声成像 05.175

Q

qi depression syndrome　气郁证 08.311

quality of life content　生活质量内容 08.342

quality of life questionnaire　生活质量量表, *生命质量量表 08.341

R

radiation acute vaginitis　放射性急性阴道炎 08.239

radiation acute vulvitis　放射性急性外阴炎 08.238

radiation cystitis　放射性膀胱炎 08.243

radiation enteritis　放射性肠炎 08.240

radiation-induced cystitis　放射性膀胱炎 08.243

radiation microenteritis　放射性小肠炎 08.242

radiation pelvic inflammatory disease　放射性盆腔炎 08.246

radiation proctitis　放射性直肠炎 08.241

radical chemotherapy　根治性化疗 08.173

radical hysterectomy　广泛性子宫切除术, *宫颈癌根治术, *子宫根治术 08.072

radical trachelectomy　广泛性宫颈切除术, *根治性宫颈切除术 08.083

radical vulvectomy　广泛性外阴切除术, *外阴癌根治术 08.068

radioactive particle implantation　放射性粒子植入 08.214

radiodermatitis　放射性皮炎 08.247

radiotherapy　放射治疗, *放疗 08.204

randomized controlled trial　随机对照试验 10.008

rapid appearance of acetowhitening under colposcopy　阴道镜下醋白快速出现 05.304

rapid freezing diagnosis　快速冷冻诊断, *快速冰冻诊断 05.443

RCT　随机对照试验 10.008

real world study　真实世界研究 10.014

receiver operator characteristic curve　受试者操作特征曲线 04.079

receptor　受体 02.232

RECIST　实体瘤临床疗效评价标准 08.196

recombinant human papillomavirus 9-valent vaccine　九价重组人乳头瘤病毒疫苗 04.012

recombinant human papillomavirus bivalent vaccine　双价重组人乳头瘤病毒疫苗 04.010

recombinant human papillomavirus quadrivalent vaccine　四价重组人乳头瘤病毒疫苗 04.011

recto-abdominal examination　直肠–腹部诊, *肛腹诊 05.161

rectouterine pouch　直肠子宫陷凹 02.034

rectum　直肠 02.143

recurrence of gynecological malignant tumor　妇科恶性肿瘤复发 08.362

recurrent hydatidiform mole　复发性葡萄胎 07.509

red degeneration of uterine fibroid　子宫肌瘤红色变性 07.230

reference isodose surface　等剂量参考面　08.222

reference isodose volume　等剂量参考体积　08.223

reference point　参考点，*参照点　08.221

remain of intrauterine device　宫内节育器残留　05.381

remain of IUD　宫内节育器残留　05.381

removal of cervical canal neoplasm　宫颈管赘生物切除术　05.391

removal of intrauterine foreign body　宫内异物取出术　05.392

removal of residual pregnancy　残留妊娠物切除术，*妊娠物残留清除术　05.395

removal of special site of pregnancy　特殊部位妊娠物切除术　05.403

repair of cesarean section defect　剖宫产切口憩室修补术　05.405

repair of CSD　剖宫产切口憩室修补术　05.405

resection of vaginal mass　阴道壁肿物切除术　08.009

residue of pregnancy　妊娠残留物　05.380

response evaluation criteria in solid tumor　实体瘤临床疗效评价标准　08.196

restitution of congenital genital tract malformation　先天性生殖道畸形整复术　05.402

retroflexion of uterus　子宫后屈　02.050

retroversion of uterus　子宫后倾　02.048

ribonucleic acid test　核糖核酸检测　04.052

ridge sign under colposcopy　阴道镜下嵴样隆起　05.311

rigid hysteroscope　硬性宫腔镜　05.326

ring of fire sign of cervix　宫颈火环征　05.189

RNA test　核糖核酸检测　04.052

robot　机器人　05.416

robot-assisted laparoscopic hysterectomy　机器人辅助腹腔镜子宫全切术　08.032

robot-assisted laparoscopic hysteroplasty　机器人辅助腹腔镜子宫成形术　08.036

robot-assisted laparoscopic intrafascial hysterectomy　机器人辅助腹腔镜筋膜内子宫全切术　08.033

robot-assisted laparoscopic myomectomy　机器人辅助腹腔镜子宫肌瘤切除术　08.035

robot-assisted laparoscopic resection of deep nodular endometriosis　机器人辅助腹腔镜子宫内膜异位深部结节切除术　08.037

robot-assisted laparoscopic subtotal hysterectomy　机器人辅助腹腔镜子宫次全切术　08.034

robot-assisted single-port laparoscopic benign ovarian cystectomy　机器人辅助单孔腹腔镜卵巢良性肿瘤切除术　08.044

robot-assisted single-port laparoscopic hysterectomy　机器人辅助单孔腹腔镜子宫全切术　08.039

robot-assisted single-port laparoscopic myomectomy　机器人辅助单孔腹腔镜子宫肌瘤切除术　08.038

robotic arm system　机器人机械臂系统　05.417

robotic laparoscopy system　机器人腹腔镜系统　05.415

robotic movable base　机器人可移动基座　05.418

robotic surgical instrument　机器人手术器械　05.419

ROC curve　受试者操作特征曲线　04.079

round ligament of uterus　子宫圆韧带　02.055

rupture of ovarian tumor　卵巢肿瘤破裂　07.413

RWS　真实世界研究　10.014

S

sacral promontory　骶岬　02.103

sacral regional lymph nodes　骶前淋巴组　02.089

sacrococcygeal joint　骶尾关节　02.113

sacroiliac joint　骶髂关节　02.112

sacrospinous ligament　骶棘韧带　02.116

sacrotuberous ligament　骶结节韧带　02.115

sacrum　骶骨　02.102

SAE of HPV vaccine　人乳头瘤病毒疫苗严重不良事件　04.020

safety of human papillomavirus vaccine　人乳头瘤病毒疫苗安全性　04.017

SALL4　人类婆罗双树样基因4　05.254

sal-like 4　人类婆罗双树样基因4　05.254

Salmonella　沙门菌属　02.208

salpingectomy　输卵管切除术　08.055

salpingitis isthmica nodosa　峡部结节性输卵管炎，*结节性峡部输卵管炎　07.449

sarcoma　肉瘤　06.013

sarcomatous change　肉瘤变　06.016

sarcomatous change of uterine fibroid　子宫肌瘤肉瘤变　07.231

SCC　鳞状细胞癌　04.044

SCCA　鳞状细胞癌抗原　05.221

SCJ　鳞–柱交接部，*鳞柱交界　05.281

screening accuracy 筛查准确性，*筛查真实性 04.075

Se *灵敏度，*敏感度 04.076

secondary cytoreductive surgery 再次肿瘤细胞减灭术，*二次肿瘤细胞减灭术 08.096

secondary follicle 次级卵泡 02.174

secondary malignant tumor of ovary in pregnancy 妊娠合并卵巢继发性恶性肿瘤 09.023

secondary oocyte 次级卵母细胞 02.168

secondary prevention 二级预防 04.022

second stage of hysteroscopic surgery 宫腔镜手术二级 05.387

secretory endometrioid carcinoma 分泌性子宫内膜样癌 07.200

SEIC 浆液性子宫内膜上皮内癌 07.202

selective estrogen receptor modulator 选择性雌激素受体调节剂 08.302

selective interstitial tubal intubation 选择性输卵管间质部插管术 05.396

self-collected sample 自取样，*自采样 04.074

sensitivity *灵敏度，*敏感度 04.076

sepsis 脓毒症 08.127

septate uterus 纵隔子宫 05.377

septicemia 败血症 08.128

sequencing 测序法 04.061

sequential chemotherapy 序贯化疗 08.170

serious adverse event 严重不良事件 10.012

serious adverse event of human papillomavirus vaccine 人乳头瘤病毒疫苗严重不良事件 04.020

seroconversion percentage 血清阳转率 04.016

serological tumor marker 血清学肿瘤标志物 05.213

serous adenofibroma of the fallopian tube 输卵管浆液性腺纤维瘤 07.421

serous borderline tumor of the fallopian tube 输卵管浆液性交界性肿瘤 07.425

serous coat of uterus 子宫浆膜层 02.033

serous endometrial intraepithelial carcinoma 浆液性子宫内膜上皮内癌 07.202

serous tubal intraepithelial carcinoma 输卵管浆液性上皮内癌 07.423

serum ferritin 血清铁蛋白 05.222

sexual life 性生活 02.271

SF 血清铁蛋白 05.222

sharp border under colposcopy 阴道镜下边界锐利 05.309

shear wave elastography 剪切波弹性成像 05.179

shifting dullness 移动性浊音 05.153

Shigella 志贺菌属 02.207

shortness of breath 气短，*气急 05.057

short-term effect 近期疗效 08.334

side effect *副反应 08.197

signet-ring cell 印戒细胞 06.020

simple non-atypical endometrial hyperplasia *子宫内膜不伴不典型单纯性增生 07.192

simple vulvectomy 单纯外阴切除术 08.005

SIN 峡部结节性输卵管炎，*结节性峡部输卵管炎 07.449

single agent chemotherapy 单药化疗 08.165

single screening 单项筛查 04.027

sinus tubercle 窦结节 02.157

site-specific ovarian cancer 位点特异性卵巢癌 02.189

size of cervical lesion under colposcopy 阴道镜下宫颈病变范围 05.295

skinning vulvectomy 外阴皮肤切除术 08.004

SLNE 浅表淋巴结肿大 05.143

SMA 平滑肌肌动蛋白 05.245

small molecule monoclonal antibody 小分子单克隆抗体 08.284

smooth muscle actin 平滑肌肌动蛋白 05.245

snowstorm sign of uterine cavity 宫腔内落雪征 05.190

social mobilization 社会动员 04.003

soil pollution 土壤污染 02.258

SOP 标准操作规程 10.007

Sp *特异度 04.077

spalt-like transcription factor 4 人类婆罗双树样基因4 05.254

spastic intestinal obstruction 痉挛性肠梗阻 08.139

specificity *特异度 04.077

spectral Doppler ultrasound imaging 频谱多普勒超声成像 05.174

spleen injury 脾脏损伤 08.160

spleen resection 脾切除 08.161

spouse factor 配偶因素 02.274

SPR 表面等离子体共振，*表面等离激元共振 04.062

spread and metastasis 播散转移 08.352

spreading of tumor 肿瘤播散 08.353

squamo-columnar junction 鳞-柱交接部，*鳞柱交界 05.281

squamo-columnar junction completely visible 鳞-柱交接部完全可见 05.284

squamo-columnar junction not visible 鳞–柱交接部不可见 05.286

squamo-columnar junction partially visible 鳞–柱交接部部分可见 05.285

squamous cell carcinoma 鳞状细胞癌 04.044

squamous cell carcinoma antigen 鳞状细胞癌抗原 05.221

squamous cell carcinoma of vagina 阴道鳞状细胞癌，*阴道鳞癌 07.079

squamous differentiation endometrioid carcinoma 鳞状分化子宫内膜样癌 07.198

squamous epithelization 鳞状上皮化 05.276

squamous metaplasia 鳞状上皮化生 05.275

SRS *立体定向放射外科 08.215

standardized rate 标准化率，*标化率 03.006

standardized uptake value 标准摄取值 05.206

standard operating procedure 标准操作规程 10.007

stenosis of vagina 阴道狭窄 05.108

stereotactic radiosurgery *立体定向放射外科 08.215

stereotactic radiotherapy 立体定向放射治疗 08.215

steroid hormone 类固醇激素，*甾体激素 02.225

steroid hormone receptor 类固醇激素受体，*甾体激素受体 02.236

STIC 输卵管浆液性上皮内癌 07.423

stress 压力 02.275

stroma 间质 06.003

struma ovarii 卵巢甲状腺肿 07.336

subacute cerebellar degeneration *亚急性小脑变性 02.190

suboptimal interval cytoreductive surgery 不满意间歇性肿瘤细胞减灭术 08.095

suboptimal primary cytoreductive surgery 不满意初次肿瘤细胞减灭术 08.092

suboptimal secondary cytoreductive surgery 不满意再次肿瘤细胞减灭术 08.098

subphrenic abscess 膈下脓肿 08.123

suicide gene therapy 自杀基因治疗 08.259

sulfur compound 含硫化合物 02.282

superficial inguinal lymph node 腹股沟浅淋巴结 02.081

superficial lymph node enlargement 浅表淋巴结肿大 05.143

superficial transverse muscle of perineum 会阴浅横肌 02.127

superior pelvic aperture *骨盆上口 02.122

supportive care of myelosuppression 骨髓抑制支持治疗 08.199

supraclavicular lymph node enlargement 锁骨上淋巴结肿大 05.144

surface plasmon resonance 表面等离子体共振，*表面等离激元共振 04.062

surgery for benign fallopian tube neoplasm 输卵管良性肿瘤手术 08.054

surgery for benign uterus neoplasm 子宫良性肿瘤手术 08.020

surgery for benign vaginal neoplasm 阴道良性肿瘤手术 08.008

surgery for benign vulvar neoplasm 外阴良性肿瘤手术 08.002

surgery for endometrial carcinoma 子宫内膜癌手术 08.084

surgery for gynecologic malignant tumor 妇科恶性肿瘤手术 08.065

surgery for the fallopian tube and ovarian cancer 输卵管癌–卵巢癌手术 08.087

surgery for vaginal carcinoma 阴道癌手术 08.069

surgery for vulvar carcinoma 外阴癌手术 08.066

surgery of lymph node in gynecologic tumor 妇科肿瘤淋巴结手术 08.099

survival rate 生存率 08.332

survival rate of cervical cancer 宫颈癌生存率 03.024

survival rate of corpus carcinoma 子宫体恶性肿瘤生存率 03.033

survival rate of ovarian cancer 卵巢癌生存率 03.049

survival rate of vulvar cancer 外阴癌生存率 03.042

survival with tumor 带瘤生存 08.340

suspensory ligament of ovary *卵巢悬韧带 02.053

SUV 标准摄取值 05.206

SWE 剪切波弹性成像 05.179

symptomatology of gynecologic tumor 妇科肿瘤症状学 01.011

symptom of reproductive system 生殖系统症状 05.009

syncytial endometritis *合体细胞性子宫内膜炎 07.502

syndrome of blood stasis of liver and spleen 肝脾血瘀证 08.316

syndrome of cold-dampness disturbing spleen 寒湿困脾证 08.315

syndrome of deficiency of both qi and blood 气血两虚证 08.320

syndrome of deficiency of liver and kidney 肝肾亏损证 08.321

syndrome of deficient cold of spleen and stomach　脾胃虚寒证　08.323

syndrome of incoordination between liver and stomach　肝胃不和证　08.322

syndrome of liver depression　肝郁证　08.324

syndrome of poisonous damp-heat and static blood　瘀毒证　08.312

syndrome of yang deficiency of spleen and kidney　脾肾阳虚证　08.317

syndrome of yin deficiency of liver and kidney　肝肾阴虚证　08.318

systemic metastasis　全身转移　08.357

systemic reaction after radiotherapy　放疗后全身反应　08.237

T

tachycardia　心动过速　05.140

tachypnea　呼吸过速，*呼吸急促　05.058

targeted screening　目标筛查　04.026

targeted therapy of gynecological malignant tumor　妇科恶性肿瘤靶向治疗　08.291

taxane　紫杉烷，*红豆杉烷　08.188

TBS for reporting cervical cytology　宫颈细胞学贝塞斯达报告系统，*TBS分类法　04.038

T cell growth factor　*T细胞生长因子　08.251

T cell immunoglobulin and mucin domain-containing protein 3　T细胞免疫球蛋白黏蛋白3　08.289

T-cell receptor therapy　T细胞受体治疗　08.265

TCGF　*T细胞生长因子　08.251

TCT　*液基薄层细胞学检测　04.036

tearing pain　撕裂样痛　05.035

teleradiotherapy　远距离放射治疗，*远距放疗　08.205

teratoma of the fallopian tube　输卵管畸胎瘤　07.443

terminal treatment of gynecological malignant tumor　妇科恶性肿瘤终末期治疗　08.326

tertiary prevention　三级预防　04.087

TEX　肿瘤细胞来源外泌体　05.238

TGF-β　转化生长因子-β　08.290

the Bethesda system for reporting cervical cytology　宫颈细胞学贝塞斯达报告系统，*TBS分类法　04.038

theca-lutein ovarian cyst　*卵巢黄素化肿瘤　07.399

therapeutics of gynecologic tumor　妇科肿瘤治疗学　01.013

thermal ablation of cervical intraepithelial lesion　宫颈上皮内病变热凝治疗　08.014

thermostatic amplification　恒温扩增法　04.060

thin aceto-white epithelium under colposcopy　阴道镜下薄醋白上皮　05.297

thin endometrium　薄型子宫内膜　05.371

thin-prep cytologic test　*液基薄层细胞学检测　04.036

third stage of hysteroscopic surgery　宫腔镜手术三级　05.393

THL　经阴道注水腹腔镜检查　05.414

three-dimensional conformal radiation therapy　三维适形放射治疗　08.216

three-dimensional ultrasound imaging　三维超声成像　05.177

TIL therapy　肿瘤浸润淋巴细胞治疗　08.263

TIM3　T细胞免疫球蛋白黏蛋白3　08.289

time-intensity curve　时间–强度曲线　05.187

time to failure of gynecological malignant tumor　妇科恶性肿瘤治疗失败时间　08.348

tiny spot sign of pelvic neoplasm　盆腔肿物星花征　05.194

TMB　肿瘤突变负荷　05.230

TNF-α　肿瘤坏死因子-α　08.253

TNM staging for epithelial ovarian, fallopian tube and primary peritoneal cancer　卵巢上皮性癌–输卵管癌–原发性腹膜癌TNM分期系统　06.035

TNM staging for uterine sarcoma　子宫肉瘤TNM分期系统　06.033

TNM staging system for carcinoma of the vulva　外阴癌TNM分期系统　06.025

TNM staging system for cervical carcinoma　宫颈癌TNM分期系统　06.029

TNM staging system for endometrial carcinoma　子宫内膜癌TNM分期系统　06.031

TNM staging system for gynecologic tumor　妇科肿瘤TNM分期系统　06.023

TNM staging system for vaginal carcinoma　阴道癌TNM分期系统　06.027

TNM staging system of gestational trophoblastic neoplasia　妊娠滋养细胞肿瘤TNM分期系统　06.038

tolerable dose　耐受剂量　08.225

topoisomerase inhibitor　拓扑异构酶抑制剂　08.190

torsion of ovarian tumor 卵巢肿瘤蒂扭转 07.412

total vaginectomy 阴道全切术 08.071

transabdominal adnexectomy *经腹附件切除术 08.047

transabdominal benign ovarian cystectomy 经腹卵巢良性肿瘤切除术 08.041

transabdominal bilateral oophorosalpingectomy 经腹双侧卵巢输卵管切除术 08.048

transabdominal bilateral salpingectomy 经腹双侧输卵管切除术 08.057

transabdominal exploration 剖腹探查术 08.117

transabdominal myomectomy 经腹子宫肌瘤切除术 08.022

transabdominal oophorosalpingectomy 经腹卵巢输卵管切除术 08.047

transabdominal salpingectomy 经腹输卵管切除术 08.056

transabdominal subtotal hysterectomy 经腹子宫次全切术 08.023

transabdominal surgery for benign uterus neoplasm 经腹子宫良性肿瘤手术 08.021

transabdominal total hysterectomy 经腹子宫全切术 08.024

transabdominal ultrasonography 经腹部超声检查 05.167

transabdominal unilateral oophorosalpingectomy 经腹单侧卵巢输卵管切除术 08.049

transabdominal unilateral salpingectomy 经腹单侧输卵管切除术 08.058

transforming growth factor-β 转化生长因子-β 08.290

transitional cell carcinoma of the fallopian tube 输卵管移行细胞癌 07.431

transrectal ultrasonography 经直肠超声检查 05.169

transurethral resection of prostate syndrome 经尿道前列腺电切术综合征，*TURP综合征 05.407

transvaginal adnexectomy *经阴道附件切除术 08.053

transvaginal benign ovarian cystectomy 经阴道卵巢良性肿瘤切除术 08.043

transvaginal bilateral salpingectomy 经阴道双侧输卵管切除术 08.063

transvaginal hydrolaparoscopy 经阴道注水腹腔镜检查 05.414

transvaginal myomectomy 经阴道子宫肌瘤切除术 08.030

transvaginal oophorosalpingectomy 经阴道卵巢输卵管切除术 08.053

transvaginal salpingectomy 经阴道输卵管切除术 08.062

transvaginal surgery for benign uterus neoplasm 经阴道子宫良性肿瘤手术 08.029

transvaginal total hysterectomy 经阴道子宫全切术 08.031

transvaginal ultrasonography 经阴道超声检查 05.168

transvaginal unilateral salpingectomy 经阴道单侧输卵管切除术 08.064

transvascular route contrast-enhanced ultrasound 血管途径超声造影 05.183

transverse cervical ligament *子宫颈横韧带 02.056

triage of screening abnormality for cervical cancer 宫颈癌筛查异常分流 04.033

triangular ligament *三角韧带 02.131

Trichomonas vaginalis 阴道毛滴虫 02.203

trimanual examination 三合诊检查 05.160

trophoblast cell 滋养细胞 02.179

true negative rate 真阴性率 04.077

true pelvis 真骨盆 02.121

true positive rate 真阳性率 04.076

tubal hyperplasia 输卵管黏膜增生 07.447

tubo-ovarian abscess 输卵管卵巢脓肿 07.448

tumor 肿瘤 06.001

tumor-associated gene mutation 肿瘤相关基因突变 05.231

tumor cell-derived exosome 肿瘤细胞来源外泌体 05.238

tumor infiltrating lymphocyte therapy 肿瘤浸润淋巴细胞治疗 08.263

tumor interstitial chemotherapy 肿瘤间质内化疗 08.180

tumor-like lesion of the fallopian tube 输卵管瘤样病变 07.446

tumor marker evaluation criteria of chemotherapy effect 化疗疗效肿瘤标志物评价标准 08.194

tumor mutation burden 肿瘤突变负荷 05.230

tumor necrosis factor-α 肿瘤坏死因子-α 08.253

tumor-node-metastases staging system for carcinoma of the vulva 外阴癌TNM分期系统 06.025

tumor-node-metastasis staging system for cervical carcinoma 宫颈癌TNM分期系统 06.029

tumor-node-metastasis staging system for endometrial carcinoma 子宫内膜癌TNM分期系统 06.031

tumor-node-metastasis staging system for epithelial ovarian, fallopian tube and primary peritoneal cancer 卵巢上皮性癌–输卵管癌–原发性腹膜癌TNM分期系统 06.035

tumor-node-metastasis staging system for gestational trophoblastic neoplasia 妊娠滋养细胞肿瘤TNM分

期系统　06.038

tumor-node-metastasis staging system for gynecologic tumor　妇科肿瘤TNM分期系统　06.023

tumor-node-metastasis staging system for uterine sarcoma　子宫肉瘤TNM分期系统　06.033

tumor-node-metastasis staging system for vaginal carcinoma　阴道癌TNM分期系统　06.027

tumor of rete ovarii　卵巢网肿瘤　07.381

tumor of the fallopian tube　输卵管肿瘤　07.416

tumor suppressor gene therapy　抑癌基因治疗　08.260

tumor-targeting drug　肿瘤靶向药物　08.192

tumor vaccine　肿瘤疫苗　08.272

tunica albuginea of ovary　卵巢白膜　02.067

tunica albuginea ovarii　卵巢白膜　02.067

TURP syndrome　经尿道前列腺电切术综合征，*TURP综合征　05.407

two-dimensional ultrasonography　二维超声检查　05.166

type A radical hysterectomy　A型广泛性子宫切除术　08.073

type B radical hysterectomy　B型广泛性子宫切除术　08.074

type B1 radical hysterectomy　B1型广泛性子宫切除术　08.075

type B2 radical hysterectomy　B2型广泛性子宫切除术　08.076

type C radical hysterectomy　C型广泛性子宫切除术　08.077

type C1 radical hysterectomy　C1型广泛性子宫切除术　08.078

type C2 radical hysterectomy　C2型广泛性子宫切除术　08.079

type D radical hysterectomy　D型广泛性子宫切除术　08.080

type D1 radical hysterectomy　D1型广泛性子宫切除术　08.081

type D2 radical hysterectomy　D2型广泛性子宫切除术　08.082

type Ⅰ endometrial carcinoma　Ⅰ型子宫内膜癌　07.195

type Ⅱ endometrial carcinoma　Ⅱ型子宫内膜癌　07.196

type Ⅰ error　*第一类错误　04.082

type Ⅱ error　*第二类错误　04.083

U

UCA　超声造影剂　05.182

UEA　宫颈普通型腺癌　07.148

ultrasonic elastography　超声弹性成像　05.178

ultrasonic sign　超声征象　05.188

ultrasonic wave　超声波　02.265

ultrasonography　超声检查　05.165

ultrasound contrast　超声造影　05.181

ultrasound contrast agent　超声造影剂　05.182

unconsciousness　神志不清　05.138

undifferentiated carcinoma of the fallopian tube　输卵管未分化癌　07.433

undifferentiated uterine sarcoma　未分化子宫肉瘤　07.254

unicornous uterus　单角子宫　05.375

upper extremity venous thrombosis　上肢静脉血栓形成　08.151

upper para-aortic lymphadenectomy　高位腹主动脉旁淋巴结切除术　08.105

ureter　输尿管　02.142

ureteral stricture　输尿管狭窄　08.132

ureterovaginal fistula　输尿管阴道瘘　08.130

urethra　尿道　02.140

urethral fold　*尿道褶　02.162

urethral meatus　尿道外口　02.018

urethral sphincter　尿道括约肌　02.133

urgent micturition　尿急　05.070

urinary bladder　膀胱　02.141

urinary incontinence　尿失禁　08.134

urinary tumor marker　尿液肿瘤标志物　05.227

urogenital diaphragm　尿生殖膈　02.131

urogenital fold　尿生殖褶　02.162

urogenital membrane　尿生殖膜　02.161

urogenital ridge　尿生殖嵴　02.149

urogenital sinus　尿生殖窦　02.159

uroschesis　尿潴留　08.133

usual type endocervical adenocarcinoma　*宫颈普通型腺癌　07.148

uterine adenofibroma　子宫腺纤维瘤　07.264

uterine adenomatoid tumor　子宫腺瘤样瘤　07.268

uterine adenomyoma　子宫腺肌瘤　07.262

uterine adenosarcoma　子宫腺肉瘤　07.265

uterine adnexa　子宫附件　02.045

uterine anomaly　子宫异常　05.127

uterine apoplectic leiomyoma　子宫卒中性平滑肌瘤　07.237

uterine artery　子宫动脉　02.072

uterine atypical leiomyoma　*子宫不典型性平滑肌瘤　07.245

uterine atypical polypoid adenomyoma　子宫不典型息肉样腺肌瘤　07.263

uterine atypical smooth muscle neoplasm　*子宫不典型性平滑肌瘤　07.245

uterine benign leiomyoblastoma　*子宫良性平滑肌母细胞瘤　07.239

uterine benign PEComa　子宫良性血管周上皮样细胞肿瘤　07.259

uterine benign perivascular epithelioid cell tumor　子宫良性血管周上皮样细胞肿瘤　07.259

uterine body　子宫体，*宫体　02.030

uterine carcinoid　子宫类癌　07.207

uterine carcinosarcoma　子宫癌肉瘤　07.266

uterine cavity　子宫腔　02.037

uterine cavity malformation　子宫腔畸形　05.373

uterine cellular leiomyoma　子宫富于细胞性平滑肌瘤　07.233

uterine clear cell carcinoma　子宫透明细胞癌　07.204

uterine clear cell leiomyoma　*子宫透明细胞平滑肌瘤　07.239

uterine cotyledonoid dissecting leiomyoma　*子宫绒毛叶状分隔性平滑肌瘤　07.241

uterine cotyledonoid leiomyoma　子宫绒毛叶状平滑肌瘤　07.241

uterine diffuse leiomyomatosis　子宫弥漫性平滑肌瘤病　07.242

uterine epithelioid leiomyoma　子宫上皮样平滑肌瘤　07.239

uterine epithelioid leiomyosarcoma　子宫上皮样平滑肌肉瘤　07.248

uterine fibroid　子宫肌瘤　07.220

uterine germ cell tumor　子宫生殖细胞肿瘤　07.270

uterine hemorrhagic cellular leiomyoma　*子宫出血性富于细胞性平滑肌瘤　07.237

uterine high-grade neuroendocrine carcinoma　子宫高级别神经内分泌癌　07.208

uterine hydropic leiomyoma　子宫水肿性平滑肌瘤　07.236

uterine intrabroadligamentous myoma　子宫阔韧带肌瘤　07.223

uterine intramural myoma　子宫肌壁间肌瘤　07.221

uterine intravenous leiomyomatosis　子宫静脉内平滑肌瘤病　07.243

uterine large cell neuroendocrine carcinoma　子宫大细胞神经内分泌癌　07.210

uterine leiomyoma　*子宫平滑肌瘤　07.220

uterine leiomyoma with bizarre nucleus　子宫伴奇异形核平滑肌瘤　07.234

uterine leiomyosarcoma　子宫平滑肌肉瘤　07.247

uterine lipomatous leiomyoma　子宫脂肪平滑肌瘤　07.238

uterine low-grade neuroendocrine tumor　子宫低级别神经内分泌肿瘤　07.206

uterine lymphoma　子宫淋巴瘤　07.271

uterine malignant mixed Müllerian tumor　*子宫恶性米勒混合瘤　07.266

uterine malignant PEComa　子宫恶性血管周上皮样细胞肿瘤　07.260

uterine malignant perivascular epithelioid cell tumor　子宫恶性血管周上皮样细胞肿瘤　07.260

uterine mesenchymal tumor　子宫间叶性肿瘤　07.219

uterine metastasizing leiomyoma　子宫转移性平滑肌瘤　07.244

uterine miscellaneous mesenchymal tumor　子宫杂类间叶性肿瘤　07.256

uterine miscellaneous tumor　子宫杂类肿瘤　07.267

uterine mitotically active leiomyoma　子宫核分裂活跃平滑肌瘤　07.235

uterine mixed epithelial and mesenchymal tumor　子宫混合性上皮-间叶肿瘤　07.261

uterine mucinous carcinoma　子宫黏液性癌　07.201

uterine myeloid neoplasm　子宫髓系肿瘤　07.272

uterine myoma　子宫肌瘤　07.220

uterine myxoid leiomyoma　子宫黏液样平滑肌瘤　07.240

uterine myxoid leiomyosarcoma　子宫黏液样平滑肌肉瘤　07.249

uterine neuroectodermal tumor　子宫神经外胚层肿瘤　07.269

uterine neuroendocrine tumor　子宫神经内分泌肿瘤　07.205

uterine parasitic myoma　子宫寄生肌瘤　07.224

uterine PEComa　子宫血管周上皮样细胞肿瘤　07.258

uterine perivascular epithelioid cell tumor　子宫血管周上皮样细胞肿瘤　07.258

uterine position　子宫位置　02.046

uterine rhabdomyosarcoma　子宫横纹肌肉瘤　07.257

uterine sarcoma　子宫肉瘤　07.246

uterine serous carcinoma　子宫浆液性癌　07.203

uterine small cell neuroendocrine carcinoma　子宫小细胞神经内分泌癌　07.209

uterine smooth muscle tumor of uncertain malignant potential　恶性潜能未定的子宫平滑肌瘤　07.245

uterine STUMP　恶性潜能未定的子宫平滑肌瘤　07.245

uterine submucous myoma　子宫黏膜下肌瘤　07.225

uterine subserous myoma　子宫浆膜下肌瘤　07.222

uterine swing pain　子宫摇摆痛　05.130

uterine tenderness　子宫压痛　05.129

uterine tube　输卵管　02.058

uterine tumor　子宫肿瘤　07.189

uterine tumor resembling ovarian sex cord tumor　子宫类似卵巢性索瘤样肿瘤，*类似卵巢性索肿瘤的子宫肿瘤　07.255

uterine vein　子宫静脉　02.076

utero-ovarian ligament　*子宫卵巢韧带　02.054

uterosacral ligament　子宫骶韧带，*宫骶韧带　02.057

uterus　子宫　02.029

uterus septus　纵隔子宫　05.377

UTROSCT　子宫类似卵巢性索瘤样肿瘤，*类似卵巢性索肿瘤的子宫肿瘤　07.255

V

vagina　阴道　02.026

vaginal abnormality　阴道异常　05.103

vaginal adenocarcinoma　阴道腺癌　07.094

vaginal adenoid basal cell carcinoma　阴道腺样基底细胞癌　07.087

vaginal adenosarcoma　阴道腺肉瘤　07.099

vaginal adenosis　阴道腺病　07.065

vaginal adenosquamous carcinoma　阴道腺鳞癌　07.086

vaginal aggressive angiomyxoma　阴道侵袭性血管黏液瘤　07.075

vaginal artery　阴道动脉　02.073

vaginal basaloid squamous cell carcinoma　阴道基底样鳞状细胞癌　07.083

vaginal benign mesenchymal tumor　阴道良性间叶性肿瘤　07.070

vaginal bleeding　阴道流血，*阴道出血　05.010

vaginal bleeding after menelipsis　停经后阴道流血　05.016

vaginal bleeding with amenorrhea　停经后阴道流血　05.016

vaginal bleeding with irregular period　周期不规则阴道流血　05.014

vaginal blue nevus　阴道蓝痣　07.110

vaginal botryoid rhabdomyosarcoma　*阴道葡萄状横纹肌肉瘤　07.091

vaginal cancer　阴道癌　07.078

vaginal carcinosarcoma　阴道癌肉瘤　07.100

vaginal clear cell carcinoma　阴道透明细胞癌　07.096

vaginal condyloma acuminatum　阴道尖锐湿疣　07.058

vaginal cyst　阴道囊肿　07.067

vaginal cytology　阴道细胞学检查　05.436

vaginal dermoid cyst　*阴道皮样囊肿　07.113

vaginal dilator　阴道扩张器　05.163

vaginal discharge　阴道分泌物　05.025

vaginal discharge with fishy odor　鱼腥味阴道分泌物　05.030

vaginal embryonal rhabdomyosarcoma　阴道胚胎性横纹肌肉瘤　07.091

vaginal endometrioid carcinoma　阴道子宫内膜样癌　07.095

vaginal endometriosis　阴道子宫内膜异位症　07.066

vaginal Ewing sarcoma　阴道尤因肉瘤　07.114

vaginal examination　阴道检查　05.157

vaginal extra-adrenal pheochromocytoma　*阴道肾上腺外嗜铬细胞瘤　07.115

vaginal fibroepithelial polyp　阴道纤维上皮息肉　07.062

vaginal fibroma　阴道纤维瘤　07.072

vaginal fornix　阴道穹窿　02.027

vaginal germ cell tumor　阴道生殖细胞肿瘤　07.112

vaginal hemangioma　阴道血管瘤　07.077

vaginal high-grade squamous intraepithelial lesion　阴道高级别鳞状上皮内病变　07.057

vaginal intraepithelial neoplasia　*阴道上皮内瘤变　07.055

vaginal intraepithelial neoplasia 1　*阴道上皮内瘤变1

级　07.056

vaginal keratinizing squamous cell carcinoma　阴道角化型鳞状细胞癌　07.080

vaginal large cell neuroendocrine carcinoma　阴道大细胞神经内分泌癌　07.103

vaginal leiomyoma　阴道平滑肌瘤　07.071

vaginal leiomyosarcoma　阴道平滑肌肉瘤　07.089

vaginal low-grade squamous intraepithelial lesion　阴道低级别鳞状上皮内病变　07.056

vaginal lymphoma　阴道淋巴瘤　07.106

vaginal malignant melanoma　阴道恶性黑色素瘤　07.111

vaginal malignant mesenchymal tumor　阴道恶性间叶性肿瘤　07.088

vaginal mass　阴道包块　05.105

vaginal mature teratoma　阴道成熟性畸胎瘤　07.113

vaginal melanocytic nevus　阴道黑色素细胞痣　07.109

vaginal melanocytic tumor　阴道黑色素细胞肿瘤　07.108

vaginal mesonephric carcinoma　阴道中肾管癌　07.098

vaginal mesonephric cyst　阴道中肾管囊肿　07.069

vaginal metastatic tumor　阴道转移性肿瘤　07.116

vaginal microecology　阴道微生态　02.196

vaginal mixed tumor　阴道混合瘤　07.085

vaginal mucinous carcinoma　阴道黏液性癌　07.097

vaginal Müllerian papilloma　阴道米勒管乳头瘤　07.060

vaginal myeloid neoplasm　阴道髓系肿瘤　07.107

vaginal myofibroblastoma　阴道肌成纤维细胞瘤　07.074

vaginal neoplasm　阴道赘生物　05.104，阴道肿瘤　07.054

vaginal neuroendocrine tumor　阴道神经内分泌肿瘤　07.101

vaginal neurofibroma　阴道神经纤维瘤　07.076

vaginal non-keratinizing squamous cell carcinoma　阴道非角化型鳞状细胞癌　07.081

vaginal orifice　阴道口　02.019

vaginal papillary squamous cell carcinoma　阴道乳头状鳞状细胞癌　07.082

vaginal paraganglioma　阴道副神经节瘤　07.115

vaginal paramesonephric cyst　阴道中肾旁管囊肿　07.068

vaginal pathogenic bacterium flora　阴道致病菌群　02.198

vaginal plate　阴道板　02.158

vaginal postoperative spindle cell nodule　阴道术后梭形细胞结节　07.105

vaginal primitive neuroectodermal tumor　*阴道原始神经外胚层瘤　07.114

vaginal rhabdomyoma　*阴道横纹肌瘤　07.073

vaginal rhabdomyosarcoma　阴道横纹肌肉瘤　07.090

vaginal rupture recurrence　*阴道断端复发　08.370

vaginal small cell neuroendocrine carcinoma　阴道小细胞神经内分泌癌　07.102

vaginal speculum　*阴道窥器　05.163

vaginal spindle cell epithelioma　*阴道梭形细胞上皮瘤　07.085

vaginal squamous intraepithelial lesion　阴道鳞状上皮内病变　07.055

vaginal squamous papilloma　阴道鳞状乳头状瘤　07.059

vaginal stump bleeding　阴道残端出血　05.106

vaginal stump mass　阴道残端包块　05.107

vaginal stump recurrence　阴道残端复发　08.370

vaginal transitional cell metaplasia　阴道移行细胞化生　07.064

vaginal tubovillous adenoma　阴道管状绒毛状腺瘤　07.061

vaginal tubulosquamous polyp　阴道管状鳞状上皮息肉　07.063

vaginal tumor　阴道肿瘤　07.054

vaginal tumor-like lesion　阴道瘤样病变　07.104

vaginal ulcer　阴道溃疡　05.109

vaginal undifferentiated sarcoma　阴道未分化肉瘤　07.093

vaginal venous plexus　阴道静脉丛　02.077

vaginal verrucous squamous cell carcinoma　阴道疣状鳞状细胞癌，*阴道疣状鳞癌　07.084

vaginal vestibule　阴道前庭　02.015

vaginal wall　阴道壁　02.028

vaginal yolk sac tumor　阴道卵黄囊瘤　07.092

vaginitis　阴道炎　05.024

vagino-recto-abdominal examination　三合诊检查　05.160

vaginoscope　阴道镜　05.260

vaginoscopy　阴道内镜检查　05.383

VaIN　*阴道上皮内瘤变　07.055

VaIN1　*阴道上皮内瘤变1级　07.056

varicose blood vessel of endometrium　子宫内膜异形血管　05.372

vascular endothelial growth factor　血管内皮生长因子　05.225

vascular endothelial growth factor inhibitor　血管内皮生长因子抑制剂　08.292

vascular intestinal obstruction　血运性肠梗阻　08.140

VCR　长春新碱　08.189

VEGF 血管内皮生长因子 05.225

VEGF inhibitor 血管内皮生长因子抑制剂 08.292

vermiform appendix 阑尾 02.144

vertigo 眩晕 05.059

vesicocervical fistula 膀胱宫颈瘘 08.131

vesicovaginal fistula 膀胱阴道瘘 08.129

vesicular follicle *囊状卵泡 02.175

vesicular mole 葡萄胎，*水泡状胎块 07.505

vestibular bulb 前庭球 02.016

vestibular fossa of vagina 阴道前庭窝 02.022

vestibular gland adenoma 前庭大腺腺瘤 07.004

vestibular papilloma 前庭乳头状瘤 07.003

VIA 醋酸目视检查，*醋酸肉眼观察 04.067

video colposcope 电子阴道镜，*视频阴道镜，*数字阴道镜 05.262

VILI 鲁氏碘液目视检查，*卢戈碘液染色肉眼观察 04.068

villoglandular endometrioid carcinoma 绒毛管状子宫内膜样癌 07.199

vimentin 波形蛋白 05.246

VIN *外阴上皮内瘤变 07.010

VIN1 *外阴上皮内瘤变1级 07.011

vincristine 长春新碱 08.189

virus 病毒 02.211

visual inspection 目视检查，*肉眼观察 04.064

visual inspection with acetic acid 醋酸目视检查，*醋酸肉眼观察 04.067

visual inspection with Lugol iodine 鲁氏碘液目视检查，*卢戈碘液染色肉眼观察 04.068

VMAT 容积弧形调强放射治疗 08.219

volumetric intensity modulated arc therapy 容积弧形调强放射治疗 08.219

vomit 呕吐 05.063

vulva *外阴 02.004

vulval wide local excision 外阴局部广泛切除术，*外阴局部扩大切除术 08.067

vulvar examination 外阴检查 05.156

vulvar abnormality 外阴异常 05.073

vulvar aceto-white epithelium 外阴醋白上皮 05.321

vulvar angiokeratoma 外阴血管角皮瘤 07.022

vulvar atypical hyperplasia *外阴不典型增生 07.010

vulvar atypical vessel 外阴非典型血管 05.323

vulvar basal cell carcinoma 外阴基底细胞癌 07.033

vulvar benign neoplasm 外阴良性肿瘤 07.002

vulvar bleeding 外阴出血 05.092

vulvar blue or red powder-burn lesion 外阴蓝紫色病变 05.099

vulvar Bowen disease *外阴鲍恩病 07.010

vulvar bulla 外阴大疱 05.079

vulvar cancer 外阴癌 07.028

vulvar carcinoma 外阴癌 07.028

vulvar carcinoma in situ *外阴原位癌 07.010

vulvar condyloma acuminatum 外阴尖锐湿疣 07.012

vulvar cyst 外阴囊肿 05.077

vulvar dark lesion 外阴黑色病变 05.098

vulvar endodermal sinus tumor *外阴内胚窦瘤 07.046

vulvar epidermal cyst 外阴表皮样囊肿 07.008

vulvar epithelium 外阴上皮 05.318

vulvar erosion 外阴糜烂 05.089

vulvar Ewing sarcoma 外阴尤因肉瘤 07.044

vulvar exfoliation 外阴表皮剥脱 05.086

vulvar exophytic lesion 外阴外生型病变 05.075

vulvar fibroepithelial stromal polyp 外阴纤维上皮间质息肉 07.020

vulvar fibroma 外阴纤维瘤 07.018

vulvar fibrosarcoma 外阴纤维肉瘤 07.041

vulvar germ cell tumor 外阴生殖细胞肿瘤 07.045

vulvar glandular tumor 外阴腺性肿瘤 07.034

vulvar hemangioma 外阴血管瘤 07.021

vulvar high-grade squamous intraepithelial lesion 外阴高级别鳞状上皮内病变 07.013

vulvar HSIL 外阴高级别鳞状上皮内病变 07.013

vulvar hyperkeratosis 外阴过度角化 05.093

vulvar intraepithelial neoplasia *外阴上皮内瘤变 07.010

vulvar intraepithelial neoplasia 1 *外阴上皮内瘤变1级 07.011

vulvar keratinizing squamous cell carcinoma 外阴角化型鳞状细胞癌 07.030

vulvar leiomyoma 外阴平滑肌瘤 07.019

vulvar leiomyosarcoma 外阴平滑肌肉瘤 07.038

vulvar lichenification 外阴苔藓样变 05.085

vulvar lipoma 外阴脂肪瘤 07.016

vulvar liposarcoma 外阴脂肪肉瘤 07.040

vulvar low-grade squamous intraepithelial lesion 外阴低级别鳞状上皮内病变 07.011

vulvar LSIL 外阴低级别鳞状上皮内病变 07.011

vulvar lymphangioma 外阴淋巴管瘤 07.023

vulvar lymphoma 外阴淋巴瘤 07.047

vulvar macule　外阴斑疹　05.081

vulvar malignant melanoma　外阴恶性黑色素瘤　07.032

vulvar malignant neurogenic tumor　外阴恶性神经源性肿瘤　07.042

vulvar malignant tumor　外阴恶性肿瘤　07.027

vulvar melanocytic nevus　外阴色素细胞痣　07.026

vulvar metastatic tumor　外阴转移性肿瘤　07.049

vulvar micropapillomatosis　外阴微乳头瘤病　07.007

vulvar mild atypical hyperplasia　*外阴轻度不典型增生　07.011

vulvar mixed tumor　外阴混合瘤　07.024

vulvar moderate and severe atypical hyperplasia　*外阴中度和重度不典型增生　07.013

vulvar mucinous cyst　外阴黏液性囊肿　07.009

vulvar mucosa　外阴黏膜　05.320

vulvar myeloid neoplasm　外阴髓系肿瘤　07.048

vulvar neoplasm　外阴赘生物　05.074，外阴肿瘤　07.001

vulvar neuroendocrine tumor　外阴神经内分泌肿瘤　07.043

vulvar neurofibroma　外阴神经纤维瘤　07.025

vulvar nodule　外阴结节　05.076

vulvar non-keratinizing squamous cell carcinoma　外阴非角化型鳞状细胞癌　07.031

vulvar Paget disease　外阴佩吉特病　07.036

vulvar papule　外阴丘疹　05.083

vulvar patch　外阴斑点　05.082

vulvar pigmentation　外阴色素沉着　05.094

vulvar plaque　外阴斑块　05.084

vulvar punctation vessel　外阴点状血管　05.322

vulvar purpura　外阴紫癜　05.087

vulvar pustule　外阴脓疱　05.080

vulvar red lesion　外阴红色病变　05.097

vulvar rhabdomyoma　外阴横纹肌瘤　07.017

vulvar rhabdomyosarcoma　外阴横纹肌肉瘤　07.039

vulvar rhagades　外阴皲裂　05.091

vulvar sarcoma　外阴肉瘤　07.037

vulvar scar　外阴瘢痕　05.088

vulvar sebaceous cyst　外阴皮脂腺囊肿　07.006

vulvar skin　外阴皮肤　05.316

vulvar skin-color lesion　外阴皮肤色病变　05.096

vulvar soft fibroma　*外阴软纤维瘤，*外阴皮赘　07.018

vulvar soft tissue benign tumor　外阴良性软组织肿瘤　07.015

vulvar squamous cell carcinoma　外阴鳞状细胞癌　07.029

vulvar squamous epithelium　外阴鳞状上皮　05.319

vulvar squamous intraepithelial lesion　外阴鳞状上皮内病变　07.010

vulvar surface irregularity　外阴表面不规则　05.324

vulvar tumor　外阴肿瘤　07.001

vulvar ulceration　外阴溃疡　05.090

vulvar vesicle　外阴水疱　05.078

vulvar white lesion　外阴白色病变　05.095

vulvar yolk sac tumor　外阴卵黄囊瘤　07.046

vulvodynia　外阴痛　05.051

W

waterfall sign of pelvic neoplasm　盆腔肿物瀑布征　05.193

water pollution　水污染　02.257

weekly dose-dense chemotherapy　周剂量密集化疗　08.169

Whipple operation　*惠普尔手术　08.156

Wilms tumor gene 1　WT1基因，*肾母细胞瘤基因1　05.232

WLHIV screening　人类免疫缺陷病毒感染女性宫颈癌筛查，*艾滋病病毒感染女性宫颈癌筛查　04.031

Wolffian duct　*沃尔夫管　02.155

WT1　WT1基因，*肾母细胞瘤基因1　05.232

X

X-ray hysterosalpingography　X线子宫输卵管造影　05.186

Y

YI　正确诊断指数，*约登指数　04.078

Youden index　正确诊断指数，*约登指数　04.078

汉 英 索 引

A

埃希菌属　*Escherichia*　02.206

癌　carcinoma, cancer　06.010

*癌抗原125　cancer antigen 125, CA125　05.215

*癌抗原15-3　cancer antigen 15-3, CA15-3　05.216

癌胚抗原　carcinoembryonic antigen, CEA　05.219

癌前病变　precancerous lesion　06.014

癌性疼痛　cancerous pain　08.310

*艾滋病病毒感染女性宫颈癌筛查　cervical cancer screening among women living with human immunodeficiency virus, WLHIV screening　04.031

B

八聚体结合转录因子4　octamer binding transcription factor 4　05.253

巴氏涂片　Pap smear　04.035

巴氏细胞学分级　Pap class　04.037

*巴氏腺　Bartholin gland　02.017

*巴氏腺癌　Bartholin gland carcinoma　07.035

*巴氏腺囊肿　Bartholin gland cyst, Bartholin cyst　07.005

*白带　leucorrhea　05.025

*白带异常　abnormal leucorrhea　05.026

白介素-2　interleukin-2, IL-2　08.251

白介素-12　interleukin-12, IL-12　08.252

白体　corpus albicans　02.182

败血症　septicemia　08.128

伴异源性成分的卵巢支持-间质细胞瘤　ovarian Sertoli-Leydig cell tumor with heterologous element　07.377

薄型子宫内膜　thin endometrium　05.371

保留卵巢功能手术　ovarian function preservation surgery　09.011

*保留神经的广泛性子宫切除术　nerve-sparing radical hysterectomy, NSRH　08.078

背痛　backache　05.067

被动免疫治疗　passive immunotherapy　08.257

苯类化合物　benzene compound　02.289

闭孔淋巴结　obturator lymph node　02.088

闭孔神经损伤　obturator nerve injury　08.154

闭锁卵泡　atretic follicle　02.177

便意　defecation desire　05.046

*标化率　standardized rate　03.006

标准操作规程　standard operating procedure, SOP　10.007

标准化率　standardized rate　03.006

标准摄取值　standardized uptake value, SUV　05.206

*表面等离激元共振　surface plasmon resonance, SPR　04.062

表面等离子体共振　surface plasmon resonance, SPR　04.062

表皮生长因子受体拮抗剂　epidermal growth factor receptor antagonist, EGFR antagonist　08.293

冰冻骨盆　frozen pelvis　05.135

*冰冻盆腔　frozen pelvis　05.135

病毒　virus　02.211

病例报告表　case report form, CRF　10.009

病史　history of disease　05.001

*病因预防　etiologic prevention　04.001

波形蛋白　vimentin　05.246

*播散性腹膜平滑肌瘤病　leiomyomatosis peritonealis disseminata, LPD　07.469

播散转移　spread and metastasis　08.352

铂敏感型复发　platinum-sensitive recurrence　08.366

铂耐药型复发　platinum-resistant recurrence　08.367

哺乳动物雷帕霉素靶蛋白抑制剂　mammalian target of rapamycin inhibitor, mTOR inhibitor　08.298

不成熟化生上皮　immature metaplastic epithelium　05.277

不充分性阴道镜检查　inadequate colposcopy　05.269

不典型鳞状细胞　atypical squamous cell　04.039

*不典型鳞状细胞不除外高级别鳞状上皮内病变　atypical squamous cell-cannot exclude HSIL，ASC-H　04.041

不典型胎盘部位结节　atypical placental site nodule，APSN　07.504

不典型腺细胞　atypical glandular cell，AGC　04.045

不典型腺细胞倾向瘤变　atypical glandular cell-favor neoplastic，AGC-FN　04.047

不典型腺细胞无具体指定　atypical glandular cell-not otherwise specified，AGC-NOS　04.046

不典型增生　atypical hyperplasia　06.015

不良事件　adverse event　10.011

不满意初次肿瘤细胞减灭术　suboptimal primary cytoreductive surgery　08.092

不满意间歇性肿瘤细胞减灭术　suboptimal interval cytoreductive surgery　08.095

不满意再次肿瘤细胞减灭术　suboptimal secondary cytoreductive surgery　08.098

不能排除高级别鳞状上皮内病变的不典型鳞状细胞　atypical squamous cell-cannot exclude HSIL，ASC-H　04.041

不完全性肠梗阻　incomplete instestinal obstruction　08.142

部分性葡萄胎　partial hydatidiform mole　07.507

*部分性水泡状胎块　partial hydatidiform mole　07.507

C

*彩超　color ultrasound　05.171

彩色多普勒超声检查　color Doppler ultrasonography，CDS　05.171

彩色多普勒能量图　color Doppler energy image，CDE image　05.173

彩色多普勒血流成像　color Doppler flow imaging，CDFI　05.172

参考点　reference point　08.221

*参照点　reference point　08.221

残留妊娠物切除术　removal of residual pregnancy　05.395

*侧盆扩大广泛性子宫切除术　laterally extended radical hysterectomy　08.081

*侧盆廓清术　laterally extended endopelvic resection，LEER　08.082

测序法　sequencing　04.061

长春新碱　vincristine，VCR　08.189

肠道菌群　intestinal flora　02.204

肠道菌群失调　intestinal flora dysregulation　02.210

肠杆菌属　*Enterobacteria*　02.205

肠梗阻　intestinal obstruction，ileus　08.135

常规剂量化疗　conventional dose chemotherapy　08.167

*B超　B-scan ultrasonography，B mode ultrasound　05.166

超声波　ultrasonic wave　02.265

超声检查　ultrasonography　05.165

超声弹性成像　ultrasonic elastography　05.178

超声造影　ultrasound contrast，contrast-enhanced ultrasound，CEUS　05.181

超声造影剂　ultrasound contrast agent，UCA　05.182

超声征象　ultrasonic sign　05.188

成熟卵泡　mature follicle　02.176

程序性死亡受体1　programmed death-1，PD-1　05.257

程序性死亡受体配体1　programmed death-ligand 1，PD-L1　05.258

持续性阴道流血　constant vaginal bleeding　05.013

耻骨　pubis　02.109

耻骨联合　pubic symphysis　02.111

耻尾肌　pubococcygeus　02.137

充分性阴道镜检查　adequate colposcopy　05.268

初次肿瘤细胞减灭术　primary cytoreductive surgery　08.090

初级卵母细胞　primary oocyte　02.167

初级卵泡　primary follicle　02.173

*初级预防　primary prevention　04.001

处女膜　hymen　02.021

*传统阴道镜　optical colposcope　05.261

磁共振成像　magnetic resonance imaging，MRI　05.208

雌激素　estrogen　02.226

雌激素受体　estrogen receptor，ER　02.237

雌激素效应　estrogen effect　02.184

雌激素信号通路抑制剂　estrogen signaling pathway inhibitor　08.299

*雌激素依赖型子宫内膜癌　estrogen-dependent endometrial carcinoma　07.195

次级卵母细胞　secondary oocyte　02.168

次级卵泡　secondary follicle　02.174

*粗发病率　crude incidence，crude incidence rate　03.003

电子束远距离放射治疗 electron beam teleradiotherapy 08.208

电子阴道镜 video colposcope 05.262

动力性肠梗阻 dynamic intestinal obstruction 08.137

动脉介入化疗 arterial intervention chemotherapy 08.176

动物雌激素 animal estrogen 02.248

*豆渣样白带 cottage cheese-like leucorrhea 05.029

豆渣样阴道分泌物 cottage cheese-like vaginal discharge 05.029

窦结节 sinus tubercle 02.157

窦前卵泡 preantral follicle 02.172

窦状卵泡 antral follicle 02.175

*多重耐药基因 multiple drug resistance gene 08.270

多发性黏膜下肌瘤切除术 multiple submucosal myomectomy 05.400

多环芳烃 polycyclic aromatic hydrocarbon, PAH 02.287

多普勒超声 Doppler ultrasound 05.170

多腺苷二磷酸核糖聚合酶抑制剂 poly（ADP-ribose）polymerase inhibitor, PARP inhibitor 08.294

多项筛查 multiple screening 04.028

多药耐药基因 multiple drug resistance gene 08.270

*多肿瘤抑制因子1 multiple tumor suppressor 1, MTS1 05.243

E

恶心 nausea 05.062

恶病质 cachexia 05.142

*恶性葡萄胎 malignant mole 07.497

恶性潜能未定的子宫平滑肌瘤 uterine smooth muscle tumor of uncertain malignant potential, uterine STUMP 07.245

恶性肿瘤 malignant tumor 06.008

*二次肿瘤细胞减灭术 secondary cytoreductive surgery 08.096

二级预防 secondary prevention 04.022

二维超声检查 two-dimensional ultrasonography 05.166

F

发病率 incidence, incidence rate, morbidity 03.003

发热 fever 05.137

乏力 fatigue 05.055

C反应蛋白 C-reactive protein, CRP 05.223

芳香化酶过剩综合征 aromatase excess syndrome, AEXS 02.195

芳香化酶抑制剂 aromatase inhibitor, AI 08.303

放化疗及术后辅助治疗 adjuvant therapy after radio-chemotherapy and postoperation 08.319

*放疗 radiotherapy 08.204

放疗后全身反应 systemic reaction after radiotherapy 08.237

放射性肠炎 radiation enteritis 08.240

放射性急性外阴炎 radiation acute vulvitis 08.238

放射性急性阴道炎 radiation acute vaginitis 08.239

放射性粒子植入 radioactive particle implantation 08.214

放射性膀胱炎 radiation cystitis, radiation-induced cystitis 08.243

放射性盆腔炎 radiation pelvic inflammatory disease 08.246

放射性皮炎 radiodermatitis 08.247

放射性小肠炎 radiation microenteritis 08.242

放射性直肠炎 radiation proctitis 08.241

放射治疗 radiotherapy 08.204

*非雌激素依赖型子宫内膜癌 estrogen-independent endometrial carcinoma 07.196

*非典型鳞状细胞 atypical squamous cell 04.039

*非典型腺细胞 atypical glandular cell, AGC 04.045

*非典型增生 atypical hyperplasia 06.015

*非典型增生上皮 dysplastic epithelium 05.278

*非接触性宫腔镜检查 noncontact hysteroscopy 05.383

非葡萄胎异常绒毛病变 nonmolar abnormal villous lesion 07.512

非气腹腹腔镜手术 gasless laparoscopic operation, GLO 05.413

非特异性免疫调节剂治疗 non-specific immunomodulator therapy 08.268

非血管途径超声造影 non-vascular route contrast-enhanced ultrasound 05.184

肺栓塞 pulmonary embolism 08.153

*分次立体定向放射治疗 fractioned stereotactic radiation therapy，FSRT 08.215

分段诊刮 fractional curettage 05.432

分化 differentiation 06.004

分化型外阴上皮内瘤变 differentiated-type vulvar intraepithelial neoplasia，dVIN 07.014

*TBS分类法 the Bethesda system for reporting cervical cytology，TBS for reporting cervical cytology 04.038

分泌性子宫内膜样癌 secretory endometrioid carcinoma 07.200

酚类 phenols 02.288

^{18}F-氟代脱氧葡萄糖 ^{18}F-fluorodeoxyglucose，^{18}F-FDG 05.205

符合率 agreement rate 04.086

辅助化疗 adjuvant chemotherapy 08.163

妇科恶性肿瘤 gynecologic malignant tumor 01.003

妇科恶性肿瘤靶向治疗 targeted therapy of gynecological malignant tumor 08.291

妇科恶性肿瘤保留生育功能治疗 fertility-sparing treatment of gynecological malignant tumor 09.001

妇科恶性肿瘤分期 gynecologic malignant tumor staging 06.021

妇科恶性肿瘤复发 recurrence of gynecological malignant tumor 08.362

妇科恶性肿瘤姑息性治疗 palliative treatment of gynecological malignant tumor 08.325

妇科恶性肿瘤缓解持续时间 duration of remission of gynecological malignant tumor，DOR of gynecological malignant tumor 08.347

妇科恶性肿瘤患者血液管理 patient blood management of gynecological cancer，PBM of gynecological cancer 08.329

妇科恶性肿瘤疾病进展时间 disease progression time of gynecological malignant tumor 08.335

妇科恶性肿瘤疾病控制率 disease control rate of gynecological malignant tumor，DCR of gynecological malignant tumor 08.346

妇科恶性肿瘤客观缓解率 objective remission rate of gynecological malignant tumor，ORR of gynecological malignant tumor 08.345

妇科恶性肿瘤内分泌治疗 endocrine therapy for gynecological malignant tumor 08.300

妇科恶性肿瘤生物治疗 biological therapy for gynecological malignant tumor 08.248

妇科恶性肿瘤手术 surgery for gynecologic malignant tumor 08.065

妇科恶性肿瘤维持性化疗 maintenance chemotherapy of gynecological malignant tumor 08.327

妇科恶性肿瘤治疗失败时间 time to failure of gynecological malignant tumor 08.348

妇科恶性肿瘤中医药治疗 gynecological malignant tumor treated with traditional Chinese medicine 08.309

妇科恶性肿瘤终末期治疗 terminal treatment of gynecological malignant tumor 08.326

妇科恶性肿瘤转移 gynecological malignant tumor metastasis 08.349

妇科检查 gynecologic examination 05.154

妇科检查床 gynecological examining table 05.162

妇科解剖学 gynecological anatomy 02.001

妇科良性肿瘤 gynecologic benign tumor 01.002

妇科胚胎学 gynecological embryology 02.146

*妇科手术台 gynecological examining table 05.162

妇科肿瘤 gynecologic tumor，gynecologic neoplasm 01.001

妇科肿瘤标本检查 gynecological tumor specimen test 05.434

妇科肿瘤标志物 gynecologic tumor maker 05.212

妇科肿瘤病因学 etiology of gynecologic tumor 01.005

妇科肿瘤TNM分期系统 tumor-node-metastasis staging system for gynecologic tumor，TNM staging system for gynecologic tumor 06.023

妇科肿瘤分子生物学 molecular biology of gynecologic tumor 01.009

妇科肿瘤国际妇产科联盟分期 International Federation of Gynecology and Obstetrics staging for gynecologic tumor，FIGO staging for gynecologic tumor 06.022

妇科肿瘤合并肺源性心脏病 gynecologic tumor with cor pulmonale 07.518

妇科肿瘤合并风湿性心脏病 gynecologic tumor with rheumatic heart disease 07.515

妇科肿瘤合并高血压心脏病 gynecologic tumor with hypertensive heart disease 07.516

妇科肿瘤合并冠心病 gynecologic tumor with coronary heart disease 07.517

妇科肿瘤合并免疫性疾病 gynecologic tumor with

immune disease 07.525

妇科肿瘤合并糖尿病 gynecologic tumor with diabetes mellitus 07.523

妇科肿瘤合并系统性红斑狼疮 gynecologic tumor with systemic lupus erythematosus 07.526

妇科肿瘤合并先天性心脏病 gynecologic tumor with congenital heart disease 07.519

妇科肿瘤合并消化道疾病 gynecologic tumor with digestive tract disease 07.524

妇科肿瘤合并心肺血管疾病 gynecologic tumor with cardiopulmonary vascular disease 07.513

妇科肿瘤合并心肌病 gynecologic tumor with cardiomyopathy 07.520

妇科肿瘤合并心律失常 gynecologic tumor with arrhythmia 07.521

妇科肿瘤合并心脏病 gynecologic tumor with heart disease 07.514

妇科肿瘤合并血管性疾病 gynecologic tumor with vascular disease 07.522

妇科肿瘤合并血栓栓塞性疾病 gynecologic tumor with thromboembolic disease 07.527

妇科肿瘤患者激素补充治疗 hormone replacement therapy of gynecological tumor patient 08.308

妇科肿瘤临床试验 clinical trial of gynecologic tumor 10.001

妇科肿瘤淋巴结手术 surgery of lymph node in gynecologic tumor 08.099

妇科肿瘤流行病学 epidemiology of gynecologic tumor 01.006

妇科肿瘤内镜检查 gynecologic tumor endoscopy 05.259

妇科肿瘤生殖学 gynecologic oncofertility 01.014

妇科肿瘤手术 gynecologic tumor surgery 08.001

妇科肿瘤探查术 gynecologic tumor exploration 08.115

妇科肿瘤学 gynecologic oncology 01.004

妇科肿瘤遗传学 genetics of gynecologic tumor 01.010

妇科肿瘤预防医学 preventive medicine of gynecologic tumor 01.007

妇科肿瘤诊断学 diagnostics of gynecologic tumor 01.012

妇科肿瘤症状学 symptomatology of gynecologic tumor 01.011

妇科肿瘤治疗学 therapeutics of gynecologic tumor 01.013

妇科肿瘤组织病理学 histopathology of gynecologic

tumor 01.008

*附件 adnexa 02.045

附件包块 adnexal mass 05.049

*附件切除术 adnexectomy 08.046

附件压痛 adnexal tenderness 05.133

附件异常 adnexal abnormality 05.131

附件增厚 adnexal thickening 05.132

*附件肿物 adnexal mass 05.049

复发性葡萄胎 recurrent hydatidiform mole 07.509

*复方碘溶液 compound iodine solution 04.066

*副反应 side effect 08.197

*副中肾管 paramesonephric duct 02.156

副肿瘤性小脑变性 paraneoplastic cerebellar degeneration，PCD 02.190

腹部包块 abdominal mass 05.047

腹部磁共振成像 abdominal magnetic resonance imaging，abdominal MRI 05.209

腹部反跳痛 abdominal rebound pain 05.150

腹部计算机体层成像 abdominal computed tomography，abdominal CT 05.199

腹部检查 abdominal examination 05.148

腹部压痛 abdominal tenderness 05.149

*腹股沟弓 inguinal arch 02.117

腹股沟管 inguinal canal 02.118

腹股沟淋巴结活检术 inguinal lymph node biopsy 08.110

腹股沟淋巴结切除术 inguinal lymphadenectomy 08.109

腹股沟淋巴结肿大 inguinal lymph node enlargement 05.145

腹股沟浅淋巴结 superficial inguinal lymph node 02.081

腹股沟韧带 inguinal ligament 02.117

腹股沟深淋巴结 deep inguinal lymph node 02.082

腹肌紧张 abdominal muscular tension 05.151

腹肌强直 abdominal muscle rigidity 05.152

腹膜包涵囊肿 peritoneal inclusion cyst 07.483

腹膜播散性平滑肌瘤病 leiomyomatosis peritonealis disseminata，LPD 07.469

*腹膜不典型增生性浆液性肿瘤 peritoneal atypical proliferative serous tumor 07.465

腹膜促结缔组织增生性小圆细胞肿瘤 peritoneal desmoplastic small round cell tumor 07.470

腹膜低级别浆液性癌 peritoneal low-grade serous carcinoma 07.466

腹膜低级别子宫内膜样间质肉瘤 peritoneal low- grade endometrioid stromal sarcoma 07.479

腹膜恶性孤立性纤维性肿瘤　peritoneal malignant solitary fibrous tumor 07.473

腹膜恶性间皮瘤　peritoneal malignant mesothelioma 07.462

腹膜钙化纤维性肿瘤　peritoneal calcifying fibrous tumor 07.476

腹膜高分化乳头状间皮瘤　peritoneal well-differentiated papillary mesothelioma 07.461

腹膜高级别浆液性癌　peritoneal high-grade serous carcinoma 07.467

腹膜高级别子宫内膜样间质肉瘤　peritoneal high-grade endometrioid stromal sarcoma 07.480

腹膜孤立性纤维性肿瘤　peritoneal solitary fibrous tumor 07.472

腹膜继发性肿瘤　peritoneal secondary tumor 07.490

腹膜假黏液瘤　pseudomyxoma peritonei，PMP 07.492

腹膜间皮增生　peritoneal mesothelial hyperplasia 07.482

腹膜间皮肿瘤　peritoneal mesothelial tumor 07.459

腹膜浆液性交界性肿瘤　peritoneal serous borderline tumor 07.465

腹膜瘤样病变　peritoneal tumor-like lesion 07.481

腹膜米勒管型上皮性肿瘤　peritoneal epithelial tumor of Müllerian type 07.463

腹膜盆腔纤维瘤病　peritoneal pelvic fibromatosis 07.474

*腹膜脾植入　peritoneal splenosis，peritoneal splenic implantation 07.489

*腹膜脾种植　peritoneal splenosis，peritoneal splenic implantation 07.489

腹膜平滑肌肿瘤　peritoneal smooth muscle tumor 07.468

腹膜神经胶质瘤病　peritoneal gliomatosis, gliomatosis peritonei 07.494

腹膜输卵管内膜异位症　peritoneal endosalpingiosis 07.486

*腹膜瓦尔塔德细胞巢　peritoneal Walthard cell nest 07.484

腹膜胃肠道外间质瘤　peritoneal extra-gastrointestinal stromal tumor 07.477

腹膜腺瘤样瘤　peritoneal adenomatoid tumor 07.460

腹膜炎性肌成纤维细胞瘤　peritoneal inflammatory myofibroblastic tumor 07.475

腹膜移行细胞化生　peritoneal transitional cell metaplasia 07.484

腹膜异位蜕膜　peritoneal ectopic decidua 07.488

*腹膜硬纤维瘤　peritoneal desmoid tumor 07.474

腹膜杂类原发性肿瘤　peritoneal miscellaneous primary tumor 07.471

腹膜转移癌　peritoneal metastatic carcinoma 07.491

腹膜转移性肉瘤　peritoneal metastatic sarcoma 07.493

腹膜子宫内膜样间质肉瘤　peritoneal endometrioid stromal sarcoma 07.478

腹膜子宫内膜异位症　peritoneal endometriosis 07.485

腹膜组织细胞结节　peritoneal histiocytic nodule 07.487

腹腔感染　abdominal infection 08.124

腹腔化疗　intraperitoneal chemotherapy 08.177

腹腔镜　laparoscope 05.410

*腹腔镜部分子宫切除术　laparoscopic subtotal hysterectomy 08.027

腹腔镜单侧卵巢输卵管切除术　laparoscopic unilateral oophorosalpingectomy 08.052

腹腔镜单侧输卵管切除术　laparoscopic unilateral salpingectomy 08.061

*腹腔镜附件切除术　laparoscopic adnexectomy 08.050

腹腔镜检查　laparoscopy 05.411

腹腔镜卵巢良性肿瘤切除术　laparoscopic benign ovarian cystectomy 08.042

腹腔镜卵巢输卵管切除术　laparoscopic oophorosalpingectomy 08.050

腹腔镜手术　laparoscopic operation 05.412

腹腔镜输卵管切除术　laparoscopic salpingectomy 08.059

腹腔镜双侧卵巢输卵管切除术　laparoscopic bilateral oophorosalpingectomy 08.051

腹腔镜双侧输卵管切除术　laparoscopic bilateral salpingectomy 08.060

腹腔镜探查术　laparoscopic exploration 08.116

*腹腔镜阴道上子宫切除术　laparoscopic supracervical hysterectomy 08.027

腹腔镜子宫次全切术　laparoscopic subtotal hysterectomy 08.027

腹腔镜子宫肌瘤切除术　laparoscopic myomectomy 08.026

腹腔镜子宫良性肿瘤手术　laparoscopic surgery for benign uterus neoplasm 08.025

腹腔镜子宫全切术　laparoscopic total hysterectomy 08.028

腹腔内复发　intraperitoneal recurrence 08.372

*腹腔内脾组织植入　peritoneal splenosis，peritoneal splenic implantation 07.489

腹腔种植转移　intraperitoneal implantation metastasis

08.355

腹水 ascites 05.042

腹水细胞学检查 peritoneal cytology 05.440

腹痛 abdominal pain 05.033

腹胀 abdominal distension 05.041

腹主动脉旁淋巴结活检术 para-aortic lymph node biopsy 08.106

腹主动脉旁淋巴结切除术 para-aortic lymphadenectomy 08.103

*腹主动脉旁淋巴组 para-aortic lymph nodes 02.090

G

*改良广泛性子宫切除术 modified radical hysterectomy 08.075

钙网膜蛋白 calretinin 05.252

肝部分切除术 partial hepatectomy 08.155

肝脾血瘀证 syndrome of blood stasis of liver and spleen 08.316

肝区疼痛 hepatalgia 05.065

肝肾亏损证 syndrome of deficiency of liver and kidney 08.321

肝肾阴虚证 syndrome of yin deficiency of liver and kidney 08.318

肝胃不和证 syndrome of incoordination between liver and stomach 08.322

肝细胞核因子1β hepatocyte nuclear factor 1β, HNF1β 05.256

肝郁证 syndrome of liver depression 08.324

*肛腹诊 recto-abdominal examination 05.161

肛门低级别鳞状上皮内病变 anal low-grade squamous intraepithelial lesion, anal LSIL 07.051

肛门高级别鳞状上皮内病变 anal high-grade squamous intraepithelial lesion, anal HSIL 07.052

肛门鳞状上皮内病变 anal squamous intraepithelial lesion 07.050

肛门鳞状上皮内病变发病率 incidence of anal squamous intraepithelial lesion 03.016

*肛门上皮内瘤变 anal intraepithelial neoplasia, AIN 07.050

*肛门上皮内瘤变1级 anal intraepithelial neoplasia 1, AIN1 07.051

*肛门上皮内瘤变发病率 incidence of anal intraepithelial neoplasia, incidence of AIN 03.016

肛门外括约肌 external anal sphincter 02.130

肛门坠胀感 anal pendant expansion 05.043

肛神经 anal nerve 02.094

肛提肌 levator ani muscle 02.135

肛周鳞状上皮内病变 perianal squamous intraepithelial lesion 07.053

肛周鳞状上皮内病变发病率 incidence of perianal squamous intraepithelial lesion 03.017

*肛周上皮内瘤变 perianal intraepithelial neoplasia, PIN 07.053

*肛周上皮内瘤变发病率 incidence of perianal intraepithelial neoplasia, incidence of PIN 03.017

高级别鳞状上皮内病变 high-grade squamous intraepithelial lesion, HSIL 04.043

高级别子宫内膜间质肉瘤 high-grade endometrial stromal sarcoma 07.253

高剂量率 high dose rate 08.230

高危型人乳头瘤病毒 high risk human papilloma virus, high risk HPV 02.213

高危型人乳头瘤病毒持续性感染 persistent infection with high risk human papilloma virus, persistent infection with high risk HPV 02.216

高位腹主动脉旁淋巴结切除术 upper para-aortic lymphadenectomy 08.105

膈下脓肿 subphrenic abscess 08.123

个人史 personal history 05.007

*根治性宫颈切除术 radical trachelectomy 08.083

根治性化疗 radical chemotherapy 08.173

*宫骶韧带 uterosacral ligament 02.057

*宫颈 neck of uterus, cervix uteri, cervix 02.038

宫颈阿-斯反应 cervical Arias-Stella reaction 07.129

宫颈癌 cervical carcinoma, cervical cancer 07.137

宫颈癌保留生育功能治疗 fertility-sparing treatment of cervical cancer 09.002

宫颈癌初筛 primary screening for cervical cancer 04.032

*宫颈癌粗发病率 crude incidence of cervical cancer 03.018

*宫颈癌粗死亡率 crude mortality of cervical cancer 03.021

宫颈癌发病率 incidence of cervical cancer 03.018

宫颈癌TNM分期系统 tumor-node-metastasis staging

system for cervical carcinoma，TNM staging system for cervical carcinoma 06.029

*宫颈癌根治术 radical hysterectomy 08.072

宫颈癌国际妇产科联盟分期 International Federation of Gynecology and Obstetrics staging for cervical carcinoma，FIGO staging for cervical carcinoma 06.028

宫颈癌肉瘤 cervical carcinosarcoma 07.183

宫颈癌筛查 cervical cancer screening 04.029

宫颈癌筛查异常分流 triage of screening abnormality for cervical cancer 04.033

宫颈癌生存率 survival rate of cervical cancer 03.024

宫颈癌世界人口年龄标准化发病率 age-standardized incidence rate by world standard population of cervical cancer，ASIRW of cervical cancer 03.020

宫颈癌世界人口年龄标准化死亡率 age-standardized mortality rate by world standard population of cervical cancer，ASMRW of cervical cancer 03.023

宫颈癌死亡率 mortality of cervical cancer 03.021

宫颈癌中国人口年龄标准化发病率 age-standardized incidence rate by Chinese standard population of cervical cancer，ASIRC of cervical cancer 03.019

宫颈癌中国人口年龄标准化死亡率 age-standardized mortality rate by Chinese standard population of cervical cancer，ASMRC of cervical cancer 03.022

*宫颈癌最小根治术 minimal radical surgery of cervical cancer 08.073

宫颈白斑 cervical leukoplakia 05.118

宫颈病变切除术 cervical excision procedure 05.312

宫颈病变切除术1型 cervical excision procedure type 1 05.313

宫颈病变切除术2型 cervical excision procedure type 2 05.314

宫颈病变切除术3型 cervical excision procedure type 3 05.315

宫颈不典型类癌 cervical atypical carcinoid 07.164

宫颈菜花样 cervix cauliflower-like 05.125

宫颈肠型黏液腺癌 cervical intestinal type mucinous adenocarcinoma 07.152

宫颈成熟鳞状上皮 cervical mature squamous epithelium 05.271

宫颈大细胞神经内分泌癌 cervical large cell neuroendocrine carcinoma 07.166

宫颈低级别鳞状上皮内病变 cervical low-grade squamous intraepithelial lesion 07.118

宫颈低级别鳞状上皮内病变发病率 incidence of cervical low-grade squamous intraepithelial lesion，incidence of LSIL 03.009

宫颈恶性黑色素瘤 cervical malignant melanoma 07.186

宫颈恶性间叶性肿瘤 cervical malignant mesenchymal tumor 07.170

*宫颈恶性米勒混合瘤 cervical malignant mixed Müllerian tumor 07.183

宫颈恶性外周神经鞘瘤 cervical malignant peripheral nerve sheath tumor，cervical MPNST 07.175

*宫颈非典型类癌 cervical atypical carcinoid 07.164

宫颈非角化型鳞状细胞癌 cervical non-keratinizing squamous cell carcinoma 07.140

宫颈非特异性黏液癌 cervical nonspecific mucinous carcinoma 07.149

宫颈肥大 cervical hypertrophy 05.117

宫颈高级别鳞状上皮内病变 cervical high-grade squamous intraepithelial lesion 07.119

宫颈高级别鳞状上皮内病变发病率 incidence of cervical high-grade squamous intraepithelial lesion，incidence of HSIL 03.010

*宫颈高级别腺上皮内瘤变 high-grade cervical glandular intraepithelial neoplasia，HG-CGIN 07.121

*宫颈管 cervical canal 02.039

宫颈管搔刮术 endocervical curettage，ECC 05.265

*宫颈管息肉 endocervical polyp 05.116

宫颈管赘生物切除术 removal of cervical canal neoplasm 05.391

宫颈黑色素细胞瘤 cervical melanocytic tumor 07.184

宫颈横纹肌瘤 cervical rhabdomyoma 07.136

宫颈横纹肌肉瘤 cervical rhabdomyosarcoma 07.172

宫颈化生鳞状上皮 cervical metaplastic squamous epithelium 05.274

*宫颈化生上皮 cervical metaplastic squamous epithelium 05.274

宫颈环形电切术 loop electrosurgical excision procedure of cervix，LEEP of cervix 08.018

宫颈火环征 ring of fire sign of cervix 05.189

宫颈肌壁间平滑肌瘤 cervical intramural leiomyoma 07.135

宫颈基底样鳞状细胞癌 cervical basaloid squamous cell carcinoma 07.142

宫颈畸形 cervical deformity 05.367

宫颈激光锥切术 laser conization of cervix 08.019

宫颈继发恶性肿瘤　cervical secondary malignant neoplasm　07.177

*宫颈假性淋巴瘤　cervical pseudolymphoma，CPL　07.180

宫颈尖锐湿疣　cervical condyloma acuminatum　07.120

宫颈检查　cervical examination　05.158

宫颈浆液性癌　cervical serous carcinoma　07.157

宫颈角化型鳞状细胞癌　cervical keratinizing squamous cell carcinoma　07.139

宫颈举痛　cervical motion tenderness，CMT　05.124

宫颈溃疡　cervical ulcer　05.120

宫颈蓝痣　cervical blue nevus　07.185

宫颈蓝紫色病变　cervical blue or red powder-burn lesion　05.121

宫颈类癌　cervical carcinoid　07.163

宫颈冷刀锥切术　cold knife conization of cervix，CKC of cervix　08.017

宫颈良性间叶性肿瘤　cervical benign mesenchymal tumor　07.133

宫颈裂伤　laceration of cervix　05.122

宫颈淋巴瘤样病变　cervical lymphoma-like lesion　07.180

宫颈淋巴上皮瘤样鳞状细胞癌　cervical lymphoepithelioma-like squamous cell carcinoma　07.146

*宫颈鳞癌　cervical squamous carcinoma　07.138

*宫颈鳞癌粗发病率　crude incidence of cervical squamous carcinoma　03.025

*宫颈鳞癌粗死亡率　crude mortality of cervical squamous carcinoma　03.026

宫颈鳞癌发病率　incidence of cervical squamous carcinoma　03.025

宫颈鳞癌死亡率　mortality of cervical squamous carcinoma　03.026

宫颈鳞状乳头状瘤　cervical squamous papilloma　07.122

宫颈鳞状上皮内病变　cervical squamous intraepithelial lesion　07.117

宫颈鳞状细胞癌　cervical squamous carcinoma　07.138

宫颈鳞状移行细胞癌　cervical squamotransitional cell carcinoma　07.145

宫颈瘤样病变　cervical tumor-like lesion　07.178

宫颈卵黄囊瘤　cervical yolk sac tumor　07.188

宫颈毛玻璃细胞癌　cervical glassy cell carcinoma　07.161

*宫颈糜烂　cervical erosion　05.119

宫颈米勒管乳头状瘤　cervical Müllerian papilloma　07.123

*宫颈内胚窦瘤　endodermal sinus tumor of cervix　07.188

宫颈平滑肌瘤　cervical leiomyoma　07.134

宫颈平滑肌肉瘤　cervical leiomyosarcoma　07.171

*宫颈普通型腺癌　usual type endocervical adenocarcinoma，UEA　07.148

*宫颈绒毛膜型腺癌　cervical villoglandular adenocarcinoma　07.154

宫颈绒毛腺管状腺癌　cervical villoglandular adenocarcinoma　07.154

宫颈乳头状鳞状细胞癌　cervical papillary squamous cell carcinoma　07.141

*宫颈上皮内病变电凝治疗　electrocoagulation of cervical intraepithelial lesion　08.015

宫颈上皮内病变电灼治疗　electrocautery of cervical intraepithelial lesion　08.015

宫颈上皮内病变激光治疗　laser therapy of cervical intraepithelial lesion　08.013

宫颈上皮内病变冷冻治疗　cryotherapy of cervical intraepithelial lesion　08.012

*宫颈上皮内病变冷凝治疗　cold coagulation of cervical intraepithelial lesion　08.014

宫颈上皮内病变切除性治疗　excision of cervical intraepithelial lesion　08.016

宫颈上皮内病变热凝治疗　thermal ablation of cervical intraepithelial lesion　08.014

宫颈上皮内病变消融治疗　ablation of cervical intraepithelial lesion　08.011

*宫颈上皮内瘤变　cervical intraepithelial neoplasia，CIN　07.117

*宫颈上皮内瘤变1级　cervical intraepithelial neoplasia 1，CIN1　07.118

宫颈上皮内瘤变2级发病率　incidence of cervical intraepithelial neoplasia grade 2，incidence of CIN2　03.011

宫颈上皮内瘤变3级发病率　incidence of cervical intraepithelial neoplasia grade 3，incidence of CIN3　03.012

宫颈神经内分泌肿瘤　cervical neuroendocrine tumor　07.162

宫颈生殖细胞肿瘤　cervical germ cell tumor　07.187

宫颈湿疣状鳞状细胞癌　cervical warty squamous cell carcinoma　07.143

宫颈输卵管子宫内膜样化生　cervical tuboendometrioid metaplasia　07.131

宫颈术后梭形细胞结节　cervical postoperative spindle cell nodule　07.179

宫颈隧道状腺丛　cervical tunnel cluster　07.124

宫颈透明细胞癌　cervical clear cell carcinoma　07.156

*宫颈脱落细胞涂片　Pap smear　04.035

宫颈微偏腺癌　cervical minimal deviation adenocarci-noma, cervical MDA　07.151

宫颈微腺体增生　cervical microglandular hyperplasia, cervical MGH　07.125

宫颈萎缩性鳞状上皮　cervical atrophic squamous epi-thelium　05.272

宫颈未分化癌　cervical undifferentiated carcinoma　07.169

宫颈胃型黏液腺癌　cervical gastric type mucinous adenocarcinoma　07.150

宫颈息肉　cervical polyp　05.116

宫颈细胞学贝塞斯达报告系统　the Bethesda system for reporting cervical cytology, TBS for reporting cervical cytology　04.038

宫颈细胞学检查　cervical cytology　05.437

宫颈腺癌　cervical adenocarcinoma　07.147

*宫颈腺癌粗发病率　crude incidence rate of cervical adenocarcinoma　03.027

*宫颈腺癌粗死亡率　crude mortality rate of cervical adenocarcinoma　03.028

宫颈腺癌发病率　incidence of cervical adenocarcinoma　03.027

宫颈腺癌混合神经内分泌癌　cervical adenocarcinoma admixed with neuroendocrine carcinoma　07.159

宫颈腺癌死亡率　mortality of cervical adenocarcinoma　03.028

宫颈腺肌瘤　cervical adenomyoma　07.181

宫颈腺鳞癌　cervical adenosquamous carcinoma　07.160

宫颈腺囊肿　Nabothian cyst　05.123

宫颈腺泡状软组织肉瘤　cervical alveolar soft-part sarcoma, cervical ASPS　07.174

宫颈腺肉瘤　cervical adenosarcoma　07.182

宫颈腺样基底细胞癌　cervical adenoid basal cell car-cinoma　07.167

宫颈腺样囊性癌　cervical adenoid cystic carcinoma, cervical ACC　07.168

宫颈小细胞神经内分泌癌　cervical small cell neuro-endocrine carcinoma　07.165

宫颈1型转化区　cervical transformation zone type 1, cervical TZ1　05.288

宫颈2型转化区　cervical transformation zone type 2, cervical TZ2　05.289

宫颈3型转化区　cervical transformation zone type 3, cervical TZ3　05.290

宫颈炎　cervicitis　05.112

*宫颈移行带　cervical transformation zone, cervical TZ　05.287

宫颈异常　cervical abnormality　05.110

宫颈异位前列腺组织　cervical ectopic prostate tissue　07.132

宫颈隐窝开口　cervical crypt opening　05.279

宫颈印戒细胞型黏液腺癌　cervical signet-ring cell type mucinous adenocarcinoma　07.153

宫颈尤因肉瘤　cervical Ewing sarcoma　07.173

宫颈疣状鳞状细胞癌　cervical verrucous squamous cell carcinoma　07.144

宫颈原始鳞状上皮　cervical original squamous epithe-lium　05.270

*宫颈原始神经外胚层肿瘤　primitive neuroectodermal tumor of cervix, PNET of cervix　07.173

宫颈原位腺癌　adenocarcinoma in situ of cervix, AIS of cervix　07.121

宫颈原位腺癌发病率　incidence of cervical adenocar-cinoma in situ, incidence of cervical AIS　03.013

宫颈粘连　cervical adhesion, adhesion of cervix　05.366

宫颈脂肪肉瘤　cervical liposarcoma　07.176

宫颈中肾管残件增生　cervical mesonephric remnant and hyperplasia　07.128

*宫颈中肾管残留及增生　cervical mesonephric rem-nant and hyperplasia　07.128

宫颈中肾管腺癌　cervical mesonephric adenocarcinoma　07.158

宫颈柱状上皮　cervical columnar epithelium　05.273

*宫颈柱状上皮外翻　cervical columnar ectopy, cervical ectropion　05.119

*宫颈柱状上皮外移　cervical columnar ectopy, cervical ectropion　05.119

宫颈柱状上皮异位　cervical columnar ectopy, cervical ectropion　05.119

宫颈转化区　cervical transformation zone, cervical TZ　05.287

宫颈赘生物　cervical neoplasm　05.111

宫颈子宫内膜样癌　cervical endometrioid carcinoma　07.155

宫颈子宫内膜异位症　endocervicosis, cervical endo-metriosis　07.130

骨盆底外层　outer layer of pelvic floor　02.126
骨盆分界　pelvic boundary　02.119
骨盆关节　joint of pelvis　02.110
骨盆漏斗韧带　infundibulopelvic ligament　02.053
骨盆腔　pelvic cavity　02.124
骨盆韧带　ligament of pelvis　02.114
骨盆入口　pelvic inlet　02.122
*骨盆上口　superior pelvic aperture　02.122
*骨盆下口　inferior pelvic aperture　02.123
骨髓抑制支持治疗　supportive care of myelosuppression　08.199
钴-60远距离放射治疗　^{60}Co teleradiotherapy　08.206
管内近距离放射治疗　brachytherapy in the pipeline

08.212
光电一体阴道镜　optical video integration colposcope　05.263
光辐射　light radiation　02.264
光学阴道镜　optical colposcope　05.261
广泛性宫颈切除术　radical trachelectomy　08.083
广泛性外阴切除术　radical vulvectomy　08.068
广泛性子宫切除术　radical hysterectomy　08.072
国际妇产科联盟子宫肌瘤分类　International Federation of Gynecology and Obstetrics classification of uterine fibroid, FIGO classification of uterine fibroid　07.226
过继细胞输注　adoptive cell transfer, ACT　08.262

H

哈特线　Hart line　05.317
含氮化合物　nitrogen compound　02.281
含磷化合物　phosphorous compound　02.285
含硫化合物　sulfur compound　02.282
含卤素化合物　halogenated compound　02.284
含碳化合物　carbon compound　02.283
寒湿困脾证　syndrome of cold-dampness disturbing spleen　08.315
*合体细胞性子宫内膜炎　syncytial endometritis　07.502
*荷尔蒙　hormone　02.219
核分裂象　mitotic figure　06.017
核酸疫苗　nucleic acid vaccine　08.274
核糖核酸检测　ribonucleic acid test, RNA test　04.052
核质比　nuclear-cytoplasmic ratio, N/C　06.018
*赫拉夫卵泡　Graafian follicle　02.176
恒温扩增法　thermostatic amplification　04.060
*红豆杉烷　taxane　08.188
后盆腔廓清术　posterior pelvic exenteration　08.113
*后装放射治疗　after-loading radiotherapy　08.211
呼吸过速　tachypnea　05.058
*呼吸急促　tachypnea　05.058
*化疗　chemotherapy　08.162
化疗疗效评价　evaluation of efficacy of chemotherapy　08.193
化疗疗效影像学评价标准　imaging evaluation criteria of chemotherapy effect　08.195
化疗疗效肿瘤标志物评价标准　tumor marker evaluation criteria of chemotherapy effect　08.194

化疗性卵巢早衰治疗药物　medication for chemotherapy-induced premature ovarian failure　08.307
化学因素　chemical factor　02.267
化学预防　chemoprophylaxis　04.006
化学治疗　chemotherapy　08.162
环境雌激素干扰物　environmental estrogen disruptor　02.245
环境毒理学　environmental toxicology　02.278
*环境激素　environmental hormone　02.244
环境甲状腺素干扰物　environmental thyroxine interferer　02.253
环境内分泌干扰物　environmental endocrine disruptor, EED　02.244
环境糖皮质激素受体干扰物　environmental glucocorticoid receptor interferer　02.254
环境污染　environmental pollution　02.255
环境污染物　environmental pollutant　02.279
环境雄激素干扰物　environmental androgen disruptor　02.250
黄疸　jaundice　05.147
黄体　corpus luteum　02.181
黄体生成素　luteinizing hormone, LH　02.223
*黄体生成素-绒毛膜促性腺激素受体　luteinizing hormone/choriogonadotropin receptor, LHCGR　02.235
黄体生成素受体　luteinizing hormone receptor, LHR　02.235
会阴瘢痕　perineal scar　05.102
会阴浅横肌　superficial transverse muscle of perineum

02.127

会阴深横肌 deep transverse muscle of perineum 02.132

会阴神经 perineal nerve 02.095

会阴体 perineal body 02.023

*会阴中心腱 perineal central tendon 02.023

J

机会性筛查 opportunistic screening 04.025

机器人 robot 05.416

机器人辅助单孔腹腔镜卵巢良性肿瘤切除术 robot-assisted single-port laparoscopic benign ovarian cystectomy 08.044

机器人辅助单孔腹腔镜子宫肌瘤切除术 robot-assisted single-port laparoscopic myomectomy 08.038

机器人辅助单孔腹腔镜子宫全切术 robot-assisted single-port laparoscopic hysterectomy 08.039

机器人辅助腹腔镜筋膜内子宫全切术 robot-assisted laparoscopic intrafascial hysterectomy 08.033

机器人辅助腹腔镜子宫成形术 robot-assisted laparoscopic hysteroplasty 08.036

机器人辅助腹腔镜子宫次全切术 robot-assisted laparoscopic subtotal hysterectomy 08.034

机器人辅助腹腔镜子宫肌瘤切除术 robot-assisted laparoscopic myomectomy 08.035

机器人辅助腹腔镜子宫内膜异位深部结节切除术 robot-assisted laparoscopic resection of deep nodular endometriosis 08.037

机器人辅助腹腔镜子宫全切术 robot-assisted laparoscopic hysterectomy 08.032

机器人腹腔镜系统 robotic laparoscopy system 05.415

机器人机械臂系统 robotic arm system 05.417

机器人可移动基座 robotic movable base 05.418

机器人手术器械 robotic surgical instrument 05.419

机械性肠梗阻 mechanical intestinal obstruction 08.136

p16基因 p16^{INK4a} gene 05.243

p53基因 p53 gene 05.233

PTEN基因 phosphatase and tensin homologue deleted on chromosome ten gene, PTEN gene 05.247

WT1基因 Wilms tumor gene 1, WT1 05.232

基因类肿瘤标志物 genetic tumor marker, GTM 05.229

基因治疗 gene therapy 08.258

*激活蛋白 activin, ACT 02.241

激活素 activin, ACT 02.241

激活素-抑制素-卵泡抑制素系统 activin-inhibin-follistatin system, ACT-INH-FS 02.243

Akt激酶抑制剂 Akt kinase inhibitor 08.297

激素 hormone 02.219

激素类抗肿瘤药物 hormone antitumor drug 08.191

急腹症 acute abdomen 05.034

急性放射性膀胱炎 acute radiation cystitis 08.244

急性宫颈炎 acute cervicitis 05.113

计划靶区 planning target volume, PTV 08.236

*计算机断层扫描 computerized tomography, computed tomography, CT 05.195

计算机体层成像 computerized tomography, computed tomography, CT 05.195

计算机体层成像尿路造影 computed tomography urography, CTU 05.202

计算机体层成像血管造影 computed tomography angiography, CT angiography, CTA 05.201

*计算机体层摄影 computerized tomography, computed tomography, CT 05.195

剂量率 dose rate 08.229

剂量密集化疗 dose-dense chemotherapy 08.168

既往史 past history 05.006

家族复发性葡萄胎 familial recurrent hydatidiform mole, FRHM 07.510

家族史 family history 05.008

甲胎蛋白 alpha-fetoprotein, AFP 05.224

假骨盆 false pelvis 02.120

假阳性率 false positive rate, FPR 04.082

假阴性率 false negative rate, FNR 04.083

间变 anaplasia 06.006

间质 stroma, mesenchyme 06.003

剪切波弹性成像 shear wave elastography, SWE 05.179

间歇性肿瘤细胞减灭术 interval cytoreductive surgery 08.093

健康促进 health promotion 04.002

健康教育 health education 04.004

浆液性子宫内膜上皮内癌 serous endometrial intraepithelial carcinoma，SEIC 07.202

*交界瘤 borderline tumor 06.009

交界性肿瘤 borderline tumor 06.009

绞痛 colic，colicky pain 05.036

接触性出血 contact bleeding 05.017

结蛋白 desmin 05.244

结构性改变异常子宫出血 abnormal uterine bleeding-PALM，AUB-PALM 05.022

*结节性峡部输卵管炎 salpingitis isthmica nodosa，SIN 07.449

近距离放射治疗 brachytherapy 08.210

近期疗效 short-term effect 08.334

经腹部超声检查 transabdominal ultrasonography 05.167

经腹单侧卵巢输卵管切除术 transabdominal unilateral oophorosalpingectomy 08.049

经腹单侧输卵管切除术 transabdominal unilateral salpingectomy 08.058

*经腹附件切除术 transabdominal adnexectomy 08.047

经腹卵巢良性肿瘤切除术 transabdominal benign ovarian cystectomy 08.041

经腹卵巢输卵管切除术 transabdominal oophorosalpingectomy 08.047

经腹输卵管切除术 transabdominal salpingectomy 08.056

经腹双侧卵巢输卵管切除术 transabdominal bilateral oophorosalpingectomy 08.048

经腹双侧输卵管切除术 transabdominal bilateral salpingectomy 08.057

经腹子宫次全切术 transabdominal subtotal hysterectomy 08.023

经腹子宫肌瘤切除术 transabdominal myomectomy 08.022

经腹子宫良性肿瘤手术 transabdominal surgery for benign uterus neoplasm 08.021

经腹子宫全切术 transabdominal total hysterectomy 08.024

经间期出血 intermenstrual bleeding 05.019

经尿道前列腺电切术综合征 transurethral resection of prostate syndrome，TURP syndrome 05.407

经阴道超声检查 transvaginal ultrasonography 05.168

经阴道单侧输卵管切除术 transvaginal unilateral salpingectomy 08.064

*经阴道附件切除术 transvaginal adnexectomy 08.053

经阴道卵巢良性肿瘤切除术 transvaginal benign ovarian cystectomy 08.043

经阴道卵巢输卵管切除术 transva-ginal oophorosalpingectomy 08.053

经阴道输卵管切除术 transvaginal salpingectomy 08.062

经阴道双侧输卵管切除术 transvaginal bilateral salpingectomy 08.063

经阴道注水腹腔镜检查 transvaginal hydrolaparoscopy，THL 05.414

经阴道子宫肌瘤切除术 transvaginal myomectomy 08.030

经阴道子宫良性肿瘤手术 transvaginal surgery for benign uterus neoplasm 08.029

经阴道子宫全切术 transvaginal total hysterectomy 08.031

经直肠超声检查 transrectal ultrasonography 05.169

痉挛性肠梗阻 spastic intestinal obstruction 08.139

静脉化疗 intravenous chemotherapy 08.175

九价重组人乳头瘤病毒疫苗 recombinant human papillomavirus 9-valent vaccine 04.012

局部复发 local recurrence 08.368

局部转移 local transfer 08.358

聚合酶链反应–反向斑点杂交 polymerase chain reaction-reverse dot blot hybridization，PCR-RDB 04.059

聚合酶链反应检测 polymerase chain reaction test，PCR test 04.057

聚合酶链反应–毛细管电泳法 polymerase chain reaction-capillary electrophoresis，PCR-CE 04.063

绝经后阴道流血 postmenopausal vaginal bleeding 05.020

绝经晚 late menopause 02.273

菌血症 bacteremia 08.126

K

抗代谢药物 antimetabolic drug，antimetabolic agent 08.184

抗独特性抗体疫苗 anti-idiotype antibody vaccine 08.273

抗米勒管激素 anti-Müllerian hormone，AMH 05.226

抗生素类化疗药物 antibiotics chemotherapeutic drug

08.186

抗体导向治疗 antibody-directed therapy 08.261

抗体治疗 antibody therapy 08.282

抗孕激素 anti-pregnancy hormone 08.301

颗粒细胞 granulose cell 02.178

咳嗽 cough 05.061

克雷伯菌属 *Klebsiella* 02.209

空气栓塞 air embolism 05.408

口服药物化疗 oral chemotherapy 08.179

*快速冰冻诊断 rapid freezing diagnosis 05.443

快速冷冻诊断 rapid freezing diagnosis 05.443

髋骨 hip bone 02.105

*扩大盆腔内侧壁切除术 laterally extended endopelvic resection, LEER 08.082

L

阑尾 vermiform appendix 02.144

类固醇激素 steroid hormone 02.225

类固醇激素受体 steroid hormone receptor 02.236

*类似卵巢性索肿瘤的子宫肿瘤 uterine tumor resembling ovarian sex cord tumor, UTROSCT 07.255

理想剂量 optimal dose 08.224

*立体定向放射外科 stereotactic radiosurgery, SRS 08.215

立体定向放射治疗 stereotactic radiotherapy 08.215

粒细胞–巨噬细胞集落刺激因子 granulocyte-macrophage colony stimulating factor, GM-CSF 08.250

连续波多普勒超声成像 continous wave Doppler ultrasound imaging, CW Doppler ultrasound imaging 05.176

联合化疗 combination chemotherapy 08.166

联合筛查 combined screening 04.069

*良性米勒混合瘤 benign mixed Müllerian tumor 07.085

良性肿瘤 benign tumor 06.007

*良性子宫内膜增生 benign endometrial hyperplasia 07.192

林奇综合征 Lynch syndrome 02.191

林奇综合征Ⅰ Lynch syndrome Ⅰ 02.192

林奇综合征Ⅱ Lynch syndrome Ⅱ 02.193

临床靶区 clinical target volume, CTV 08.235

临床复发 clinical recurrence 08.365

*临床预防 clinical prevention 04.087

临终关怀 hospice care 08.328

淋巴结复发 lymph node recurrence 08.373

淋巴漏 lymphatic leakage 08.148

淋巴脉管间隙浸润 lymphovascular space invasion, LVSI 08.360

淋巴囊肿 lymphocyst 08.147

淋巴水肿 lymphedema 08.146

淋巴细胞活化基因3 lymphocyte activation gene-3,

LAG-3 08.288

淋巴因子激活的杀伤细胞 lymphokine-activated killer cell, LAK 08.280

淋巴转移 lymphatic metastasis 08.359

磷脂酰肌醇3–激酶相关信号通路抑制剂 phosphoinositide 3-kinase related signal pathway inhibitor, PI3K related signal pathway inhibitor 08.296

磷脂酰肌醇3–激酶抑制剂 phosphoinositide 3-kinase inhibitor, PI3K inhibitor 08.295

鳞–柱交接部 squamo-columnar junction, SCJ 05.281

鳞–柱交接部不可见 squamo-columnar junction not visible 05.286

鳞–柱交接部部分可见 squamo-columnar junction partially visible 05.285

鳞–柱交接部完全可见 squamo-columnar junction completely visible 05.284

*鳞柱交界 squamo-columnar junction, SCJ 05.281

鳞状分化子宫内膜样癌 squamous differentiation endometrioid carcinoma 07.198

鳞状上皮化 squamous epithelization 05.276

鳞状上皮化生 squamous metaplasia 05.275

鳞状上皮内病变发病率 incidence of squamous intraepithelial lesion, incidence of SIL 03.008

鳞状细胞癌 squamous cell carcinoma, SCC 04.044

鳞状细胞癌抗原 squamous cell carcinoma antigen, SCCA 05.221

*灵敏度 sensitivity, Se 04.076

*漏诊率 false negative rate, FNR 04.083

*卢戈碘液 Lugol's iodine solution, Lugol's solution 04.066

*卢戈碘液染色肉眼观察 visual inspection with Lugol iodine, VILI 04.068

鲁氏碘液 Lugol's iodine solution, Lugol's solution 04.066

卵巢高钙血症型小细胞癌 ovarian hypercalcemic type small cell carcinoma 07.385

卵巢高级别浆液性癌 ovarian high-grade serous carcinoma 07.287

卵巢高级别子宫内膜样间质肉瘤 ovarian high-grade endometrioid stromal sarcoma 07.323

*卵巢功能性肿瘤 ovarian functional tumor 07.356

*卵巢宫颈型黏液混合米勒上皮性癌 ovarian endocervical-type mucinous and mixed epithelial carcinoma of Müllerian type 07.319

卵巢固有韧带 proper ligament of ovary 02.054

*卵巢过度黄素化反应 ovarian hyperreaction luteinalis 07.399

卵巢环状小管性索肿瘤 ovarian sex cord tumor with annular tubule 07.374

卵巢黄素化卵泡膜细胞瘤伴硬化性腹膜炎 ovarian luteinized thecoma associated with sclerosing peritonitis 07.361

*卵巢黄素化囊肿 ovarian theca-lutein cyst, theca-lutein ovarian cyst 07.399

卵巢黄体囊肿 ovarian corpus luteum cyst 07.397

*卵巢混合细胞型米勒囊腺瘤 ovarian Müllerian cystadenoma of mixed cell type 07.315

卵巢混合性上皮–间叶肿瘤 ovarian mixed epithelial and mesenchymal tumor 07.324

卵巢混合性生殖细胞肿瘤 ovarian mixed germ cell tumor 07.335

卵巢混合性性索间质肿瘤 ovarian mixed sex cord stromal tumor 07.375

卵巢畸胎瘤 ovarian teratoma 07.328

*卵巢继发性肿瘤 ovarian secondary tumor 07.409

卵巢甲状腺肿 struma ovarii 07.336

卵巢甲状腺肿类癌 ovarian strumal carcinoid 07.342

卵巢间皮瘤 ovarian mesothelioma 07.391

卵巢间叶性肿瘤 ovarian mesenchymal tumor 07.321

卵巢间质卵泡增生 ovarian stromal hyperthecosis 07.403

卵巢间质细胞瘤 ovarian Leydig cell tumor 07.368

卵巢间质细胞增生 ovarian Leydig cell hyperplasia 07.405

卵巢间质增生 ovarian stromal hyperplasia 07.401

卵巢浆黏液性癌 ovarian seromucinous carcinoma 07.319

卵巢浆黏液性交界性肿瘤 ovarian seromucinous borderline tumor 07.318

卵巢浆黏液性良性肿瘤 ovarian seromucinous benign tumor 07.315

卵巢浆黏液性囊腺瘤 ovarian seromucinous cystadenoma 07.316

卵巢浆黏液性腺纤维瘤 ovarian seromucinous adenofibroma 07.317

卵巢浆黏液性肿瘤 ovarian seromucinous tumor 07.314

卵巢浆液性癌 ovarian serous carcinoma 07.285

卵巢浆液性表面乳头状瘤 ovarian serous surface papilloma 07.282

卵巢浆液性交界性肿瘤 ovarian serous borderline tumor 07.283

卵巢浆液性交界性肿瘤微乳头亚型 ovarian serous borderline tumor-micropapillary variant 07.284

卵巢浆液性良性肿瘤 ovarian serous benign tumor 07.279

卵巢浆液性囊腺瘤 ovarian serous cystadenoma 07.280

卵巢浆液性腺纤维瘤 ovarian serous adenofibroma 07.281

卵巢浆液性肿瘤 ovarian serous tumor 07.278

卵巢交界性布伦纳瘤 ovarian borderline Brenner tumor 07.312

卵巢交界性肿瘤 borderline ovarian tumor, BOT 07.276

卵巢交界性肿瘤保留生育功能治疗 fertility-sparing treatment of borderline ovarian tumor 09.009

卵巢静脉 ovarian vein 02.075

卵巢巨大孤立性黄素化滤泡囊肿 ovarian large solitary luteinized follicle cyst 07.398

卵巢巨块水肿 ovarian massive edema 07.402

卵巢颗粒细胞瘤 ovarian granulosa cell tumor 07.370

卵巢克鲁肯贝格瘤 ovarian Krukenberg tumor 07.410

*卵巢库肯勃瘤 ovarian Krukenberg tumor 07.410

*卵巢莱迪希细胞瘤 ovarian Leydig cell tumor 07.368

卵巢类癌 ovarian carcinoid 07.339

卵巢类固醇细胞瘤 ovarian steroid cell tumor 07.366

*卵巢粒层细胞瘤 ovarian granulosa cell tumor 07.370

卵巢良性布伦纳瘤 ovarian benign Brenner tumor 07.311

卵巢良性甲状腺肿 benign struma ovarii 07.337

卵巢良性肿瘤 benign ovarian tumor 07.274

卵巢良性肿瘤切除术 benign ovarian cystectomy 08.040

卵巢淋巴和髓系肿瘤 ovarian lymphoid and myeloid tumor 07.406

卵巢淋巴瘤 ovarian lymphoma 07.407

卵巢鳞状细胞癌 ovarian squamous cell carcinoma

07.352

卵巢瘤样病变 ovarian tumor-like lesion 07.395

卵巢卵黄囊瘤 ovarian yolk sac tumor 07.332

卵巢卵泡膜细胞瘤 ovarian thecoma 07.360

卵巢滤泡囊肿 ovarian follicle cyst 07.396

卵巢门 hilum of ovary, ovarian hilus 02.065

*卵巢门细胞增生 ovarian hilus cell hyperplasia 07.405

*卵巢内胚窦瘤 ovarian endodermal sinus tumor 07.332

卵巢黏液瘤 ovarian myxoma 07.393

卵巢黏液性癌 ovarian mucinous carcinoma 07.294

卵巢黏液性恶性肿瘤 ovarian mucinous malignant tumor 07.293

卵巢黏液性交界性肿瘤 ovarian mucinous borderline tumor 07.292

卵巢黏液性类癌 ovarian mucinous carcinoid 07.343

卵巢黏液性良性肿瘤 ovarian mucinous benign tumor 07.289

卵巢黏液性囊腺瘤 ovarian mucinous cystadenoma 07.290

卵巢黏液性腺纤维瘤 ovarian mucinous adenofibroma 07.291

卵巢黏液性肿瘤 ovarian mucinous tumor 07.288

卵巢胚胎性癌 ovarian embryonal carcinoma 07.333

*卵巢皮样囊肿 ovarian dermoid cyst 07.329

卵巢皮脂腺癌 ovarian sebaceous carcinoma 07.349

卵巢皮脂腺腺瘤 ovarian sebaceous adenoma 07.347

卵巢皮脂腺肿瘤 ovarian sebaceous tumor 07.346

卵巢皮质 ovarian cortex, cortex of ovary 02.068

卵巢其他罕见单胚层畸胎瘤 ovarian other monodermal teratoma 07.350

卵巢其他软组织肿瘤 ovarian other soft tissue tumor 07.394

卵巢起源于皮样囊肿的体细胞型恶性肿瘤 ovarian somatic-type malignant tumor arising from a dermoid cyst 07.351

卵巢起源于皮样囊肿的体细胞型肿瘤 ovarian somatic-type tumor arising from a dermoid cyst 07.345

*卵巢巧克力囊肿 ovarian chocolate cyst 07.297

*卵巢韧带 ovarian ligament 02.054

卵巢妊娠黄体瘤 ovarian pregnancy luteoma 07.400

卵巢软组织肿瘤 ovarian soft tissue tumor 07.392

卵巢上皮性癌保留生育功能治疗 fertility-sparing treatment of epithelial ovarian cancer 09.006

卵巢上皮性癌-输卵管癌-原发性腹膜癌TNM分期系统 tumor-node-metastasis staging system for epithelial ovarian, fallopian tube and primary peritoneal cancer, TNM staging for epithelial ovarian, fallopian tube and primary peritoneal cancer 06.035

卵巢上皮性癌-输卵管癌-原发性腹膜癌国际妇产科联盟分期 International Federation of Gynecology and Obstetrics staging for epithelial ovarian, fallopian tube and primary peritoneal cancer, FIGO staging for epithelial ovarian, fallopian tube and primary peritoneal cancer 06.034

卵巢上皮性肿瘤 ovarian epithelial tumor 07.277

卵巢神经丛 ovarian plexus 02.098

卵巢神经外胚层型肿瘤 ovarian neuroectodermal-type tumor 07.344

卵巢肾母细胞瘤 ovarian nephroblastoma 07.387

*卵巢肾上腺外嗜铬细胞瘤 ovarian extra-adrenal pheochromocytoma 07.388

卵巢生发上皮 ovarian germinal epithelium 02.066

卵巢生殖细胞-性索间质肿瘤 ovarian germ cell-sex cord stromal tumor 07.353

卵巢生殖细胞肿瘤 ovarian germ cell tumor 07.327

卵巢实性假乳头状瘤 ovarian solid pseudopapillary neoplasm 07.389

卵巢输卵管切除术 oophorosalpingectomy 08.046

卵巢髓系肿瘤 ovarian myeloid neoplasm 07.408

卵巢髓质 ovarian medulla, medulla of ovary 02.069

卵巢透明细胞癌 ovarian clear cell carcinoma 07.309

卵巢透明细胞恶性肿瘤 ovarian clear cell malignant tumor 07.308

卵巢透明细胞交界性肿瘤 ovarian clear cell borderline tumor 07.307

卵巢透明细胞良性肿瘤 ovarian clear cell benign tumor 07.304

卵巢透明细胞囊腺瘤 ovarian clear cell cystadenoma 07.305

卵巢透明细胞腺纤维瘤 ovarian clear cell adenofibroma 07.306

卵巢透明细胞肿瘤 ovarian clear cell tumor 07.303

卵巢外腹膜浆液性乳头状癌 extraovarian peritoneal serous papillary carcinoma 07.464

卵巢网腺癌 adenocarcinoma of rete ovarii 07.383

卵巢网腺瘤 adenoma of rete ovarii 07.382

卵巢网肿瘤 tumor of rete ovarii 07.381

卵巢微囊性间质瘤 ovarian microcystic stromal tumor

M

ductive surgery 08.094

满意再次肿瘤细胞减灭术 optimal secondary cytoreductive surgery 08.097

慢性放射性膀胱炎 chronic radiation cystitis 08.245

慢性宫颈管黏膜炎 chronic cervical canal mucositis 05.115

慢性宫颈炎 chronic cervicitis 05.114

慢性盆腔痛 chronic pelvic pain 05.039

酶切信号放大法 enzyme digestion signal amplification 04.055

弥漫性层状宫颈内膜增生 diffuse laminar endocervical hyperplasia, DLEH 07.127

*米勒管 Müllerian duct 02.156

*米勒结节 Müllerian tubercle 02.157

*泌乳素 prolactin, PRL 02.224

*免气腹腹腔镜手术 gasless laparoscopic operation, GLO 05.413

免疫检查点 immune checkpoint 08.285

免疫检查点抑制剂 immune checkpoint inhibitor, immune checkpoint blockade 08.286

*免疫疗法 immunotherapy 08.255

免疫治疗 immunotherapy 08.255

免疫佐剂 immunoadjuvant 08.277

*敏感度 sensitivity, Se 04.076

缪尔–托尔综合征 Muir-Torre syndrome, MRTES 02.194

目标筛查 targeted screening 04.026

目视检查 visual inspection 04.064

N

*纳博特囊肿 Nabothian cyst 05.123

*纳氏囊肿 Nabothian cyst 05.123

耐受剂量 tolerable dose 08.225

*男性母细胞瘤 androblastoma, arrhenoblastoma 07.376

*囊状卵泡 vesicular follicle 02.175

*内镜手术器械控制系统 Da Vinci robot operating system 05.420

内生殖器神经 internal genital nerve 02.097

内腕持针器 endowrist acutenaculum 05.424

内腕单极钳 endowrist monopolar forceps 05.428

内腕剪刀 endowrist scissors 05.426

内腕手术刀 endowrist scalpels 05.425

内腕双极钳 endowrist bipolar forceps 05.429

内腕抓钳 endowrist graspers 05.427

*内照射治疗 internal radiation therapy, internal exposure therapy 08.210

*年龄标化率 age-standardized rate, ASR 03.007

年龄标准化率 age-standardized rate, ASR 03.007

年龄别率 age-specific rate 03.005

黏蛋白5AC mucin 5AC, MUC5AC 05.251

黏蛋白样癌相关抗原 mucinous carcinoma-associated antigen, MCA 05.250

尿道 urethra 02.140

尿道口异常 abnormal urethral meatus 05.100

尿道括约肌 urethral sphincter 02.133

尿道旁腺 paraurethral gland 02.020

尿道外口 external orifice of urethra, urethral meatus

02.018

*尿道褶 urethral fold 02.162

尿急 urgent micturition 05.070

*CT尿路成像 computed tomography urography, CTU 05.202

尿频 frequent micturition 05.069

尿生殖窦 urogenital sinus 02.159

尿生殖膈 urogenital diaphragm 02.131

尿生殖嵴 urogenital ridge 02.149

尿生殖膜 urogenital membrane 02.161

尿生殖褶 urogenital fold 02.162

尿失禁 urinary incontinence 08.134

尿液肿瘤标志物 urinary tumor marker 05.227

尿意 micturition desire 05.045

尿潴留 uroschesis 08.133

*凝乳块状白带 cottage cheese-like leucorrhea 05.029

脓毒症 sepsis 08.127

*脓性白带 purulent leucorrhea 05.031

脓性阴道分泌物 purulent vaginal discharge 05.031

女性内生殖器 female internal genital organ, female internal genitalia 02.025

女性盆腔神经 female pelvic nerve 02.091

女性生殖道细胞学检查 cytology of female genital tract 05.435

女性生殖道组织学检查 histological examination of female genital tract 05.442

女性生殖器创伤 female genital trauma 05.052

女性生殖器[官] female genital organ, female genitalia 02.003

女性生殖器淋巴 female genital organ lymph 02.079

*女性生殖器神经 female genital nerve 02.091

女性生殖系统 female genital system 02.002

女性外生殖器 female external genital organ, female external genitalia 02.004

女性下生殖道病变流行病学 epidemiology of the lower female genital tract lesion 03.001

O

呕吐 vomit 05.063

P

排便困难 difficult defecation 05.072

排卵 ovulation 02.180

*排卵前卵泡 preovulatory follicle 02.176

排尿困难 dysuria 05.071

膀胱 urinary bladder 02.141

膀胱宫颈瘘 vesicocervical fistula 08.131

膀胱阴道瘘 vesicovaginal fistula 08.129

*泡沫状白带 bubbly leucorrhea 05.028

泡沫状阴道分泌物 bubbly vaginal discharge 05.028

疱疹病毒 herpes virus 02.217

配偶因素 spouse factor 02.274

*盆丛 pelvic plexus 02.100

盆膈 pelvic diaphragm 02.134

*盆腔包块 pelvic mass 05.048

盆腔磁共振成像 pelvic magnetic resonance imaging, pelvic MRI 05.210

盆腔计算机体层成像 pelvic computed tomography, pelvic CT 05.200

盆腔检查 pelvic examination 05.155

盆腔廓清术 pelvic exenteration 08.111

盆腔淋巴 pelvic lymph 02.083

盆腔淋巴结活检术 pelvic lymph node biopsy 08.102

盆腔淋巴结切除术 pelvic lymphadenectomy 08.100

*盆腔淋巴结清扫术 pelvic lymphadenectomy 08.100

盆腔内复发 pelvic recurrence 08.369

盆腔脓肿 pelvic abscess 08.122

盆腔前哨淋巴结切除术 pelvic sentinel lymphadenectomy 08.101

*盆腔前哨淋巴结清扫术 pelvic sentinel lymphade-nectomy 08.101

盆腔痛 pelvic pain 05.038

盆腔血管 pelvic blood vessel 02.070

盆腔炎 pelvic inflammatory disease, PID 05.040

盆腔异常 pelvic abnormality 05.134

盆腔肿物 pelvic neoplasm 05.048

盆腔肿物面团征 dough sign of pelvic neoplasm 05.191

盆腔肿物瀑布征 waterfall sign of pelvic neoplasm 05.193

盆腔肿物星花征 tiny spot sign of pelvic neoplasm 05.194

盆腔肿物脂液分层征 fat-fluid level sign of pelvic neoplasm 05.192

脾切除 spleen resection 08.161

脾肾阳虚证 syndrome of yang deficiency of spleen and kidney 08.317

脾胃虚寒证 syndrome of deficient cold of spleen and stomach 08.323

脾脏损伤 spleen injury 08.160

脾组织腹腔种植 peritoneal splenosis, peritoneal splenic implantation 07.489

贫血 anemia 05.054

频谱多普勒超声成像 spectral Doppler ultrasound imaging 05.174

平滑肌肌动蛋白 smooth muscle actin, SMA 05.245

平扫 plain scan 05.196

剖腹探查术 exploratory laparotomy, transabdominal exploration 08.117

剖宫产切口憩室修补术 repair of cesarean section defect, repair of CSD 05.405

葡萄胎 hydatidiform mole, vesicular mole 07.505

Q

Ⅰ期临床试验　phase Ⅰ clinical trial　10.002

Ⅱ期临床试验　phase Ⅱ clinical trial　10.003

Ⅲ期临床试验　phase Ⅲ clinical trial　10.004

Ⅳ期临床试验　phase Ⅳ clinical trial　10.005

其他部位复发　other site recurrence　08.374

气短　shortness of breath　05.057

*气急　shortness of breath　05.057

气血两虚证　syndrome of deficiency of both qi and blood　08.320

气郁证　qi depression syndrome　08.311

髂骨　ilium　02.106

髂淋巴组　iliac lymph nodes　02.084

髂内淋巴结　internal iliac lymph node　02.087

髂外淋巴结　external iliac lymph node　02.086

髂尾肌　iliococcygeus　02.138

髂总淋巴结　common iliac lymph node　02.085

前盆腔廓清术　anterior pelvic exenteration　08.112

前庭大腺　greater vestibular gland，major vestibular gland　02.017

前庭大腺癌　Bartholin gland carcinoma　07.035

前庭大腺囊肿　Bartholin gland cyst，Bartholin cyst　07.005

前庭大腺囊肿切除术　Bartholin gland cyst excision　08.007

前庭大腺囊肿造口术　marsupialization of Bartholin gland cyst　08.006

前庭大腺腺瘤　Bartholin gland adenoma，vestibular gland adenoma　07.004

前庭球　vestibular bulb　02.016

前庭乳头状瘤　vestibular papilloma　07.003

浅表淋巴结肿大　superficial lymph node enlargement，SLNE　05.143

嵌合抗原受体T细胞免疫治疗　chimeric antigen receptor T cell immunotherapy，CAR-T　08.264

嵌合抗原受体自然杀伤细胞免疫治疗　chimeric antigen receptor natural killer cell immunotherapy，CAR-NK cell immunotherapy　08.267

腔内近距离放射治疗　intracavitary brachytherapy　08.211

鞘内注射化疗　intrathecal injection chemotherapy　08.181

切口感染　infection of incision　08.125

侵蚀性葡萄胎　invasive mole　07.497

球海绵体肌　bulbocavernosus muscle，bulbospongiosus　02.128

*取材　collected sample　04.072

取样　collected sample　04.072

全盆腔廓清术　complete pelvic exenteration　08.114

全身转移　systemic metastasis　08.357

群体筛查　population screening，mass screening　04.023

R

热毒证　heat-toxin syndrome　08.314

人错配修复基因　human mismatch repair gene　05.248

*人第10号染色体缺失的磷酸酶及张力蛋白同源的基因　phosphatase and tensin homologue deleted on chromosome ten gene，PTEN gene　05.247

人附睾蛋白4　human epididymis protein 4，HE4　05.220

人工合成雌激素　artificial synthetic estrogen　02.249

人工合成雄激素　artificial synthetic androgen　02.252

人类免疫缺陷病毒　human immunodeficiency virus，HIV　02.218

人类免疫缺陷病毒感染女性宫颈癌筛查　cervical cancer screening among women living with human immunodeficiency virus，WLHIV screening　04.031

人类婆罗双树样基因4　spalt-like transcription factor 4，sal-like 4，SALL4　05.254

*人群筛查　population screening，mass screening　04.023

人绒毛膜促性腺激素　human chorionic gonadotrophin，hCG，HCG　02.230

人乳头瘤病毒　human papilloma virus，HPV　02.212

人乳头瘤病毒–醋酸联合筛查　co-testing with HPV and acetic acid　04.071

人乳头瘤病毒感染率　infection rate of human papilloma virus，infection rate of HPV　03.002

人乳头瘤病毒–宫颈细胞学联合筛查　co-testing with HPV and cytology　04.070

人乳头瘤病毒检测　human papilloma virus test，HPV test　04.050

人乳头瘤病毒免疫逃逸　human papilloma virus immune evasion，HPV immune evasion 02.186

人乳头瘤病毒相关性宫颈腺癌 HPV associated endo-cervical adenocarcinoma 07.148

人乳头瘤病毒L1衣壳蛋白病毒样颗粒 human papillomavirus L1 virus-like particle，HPV L1 VLP 04.008

人乳头瘤病毒疫苗 human papilloma avirus vaccine，HPV vaccine 04.007

人乳头瘤病毒疫苗安全性 safety of human papillomavirus vaccine 04.017

人乳头瘤病毒疫苗保护效果 effectiveness of human papillomavirus vaccine 04.014

人乳头瘤病毒疫苗保护效力 efficacy of human papillomavirus vaccine 04.013

人乳头瘤病毒疫苗不良反应 adverse reaction of human papillomavirus vaccine 04.018

人乳头瘤病毒疫苗不良事件 adverse event of human papillomavirus vaccine 04.019

人乳头瘤病毒疫苗临床试验终点 endpoint for clinical trial of human papillomavirus vaccine 04.021

人乳头瘤病毒疫苗免疫原性 immunogenicity of human papillomavirus vaccine 04.015

人乳头瘤病毒疫苗严重不良事件 serious adverse event of human papillomavirus vaccine，SAE of HPV vaccine 04.020

人胎盘催乳素 human placental prolactin，human placental lactogen，HPL 02.231

*人胎盘生乳素 human placental prolactin，human placental lactogen，HPL 02.231

人源化单克隆抗体 humanized monoclonal antibody 08.283

妊娠残留物 residue of pregnancy 05.380

妊娠合并白血病 pregnancy-associated with leukemia 09.035

妊娠合并恶性肿瘤 pregnancy-associated with malignant tumor 09.014

妊娠合并肺恶性肿瘤 pregnancy-associated with lung malignant tumor 09.032

妊娠合并宫颈癌 pregnancy-associated with cervical cancer 09.015

妊娠合并宫颈混合性上皮–间叶恶性肿瘤 pregnancy-associated with cervical mixed epithelial and mesenchymal carcinoma 09.017

妊娠合并宫颈继发性恶性肿瘤 pregnancy-associated with secondary malignant tumor of cervix 09.018

妊娠合并宫颈间叶性肿瘤 pregnancy-associated with cervical mesenchymal tumor 09.016

妊娠合并呼吸道恶性肿瘤 pregnancy-associated with respiratory malignant tumor 09.030

妊娠合并急性白血病 pregnancy-associated with acute leukemia 09.036

妊娠合并急性淋巴细胞白血病 pregnancy-associated with acute lymphoblastic leukemia 09.040

妊娠合并急性髓系白血病 pregnancy-associated with acute myeloid leukemia 09.038

妊娠合并结直肠癌 pregnancy-associated with colorectal cancer 09.025

妊娠合并卵巢恶性肿瘤 pregnancy-associated with ovarian malignant tumor 09.019

妊娠合并卵巢继发性恶性肿瘤 secondary malignant tumor of ovary in pregnancy 09.023

妊娠合并卵巢上皮性癌 pregnancy-associated with ovarian epithelial carcinoma 09.020

妊娠合并卵巢生殖细胞恶性肿瘤 malignant tumor of ovarian germ cell in pregnancy 09.022

妊娠合并卵巢性索间质肿瘤 pregnancy-associated with ovarian sex cord stromal tumor 09.021

*妊娠合并慢粒 pregnancy-associated with chronic myelocytic leukemia 09.039

妊娠合并慢性白血病 pregnancy-associated with chronic leukemia 09.037

妊娠合并慢性粒细胞白血病 pregnancy-associated with chronic myelocytic leukemia 09.039

妊娠合并慢性淋巴细胞白血病 pregnancy-associated with chronic lymphocytic leukemia 09.041

*妊娠合并慢性髓系白血病 pregnancy-associated with chronic myeloid leukemia 09.039

妊娠合并乳腺癌 pregnancy-associated with breast cancer 09.024

妊娠合并神经系统肿瘤 pregnancy-associated with neurologic tumor 09.043

妊娠合并肾癌 pregnancy-associated with renal cancer 09.042

妊娠合并食管癌 pregnancy-associated with esophageal cancer 09.028

妊娠合并胃癌 pregnancy-associated with gastric cancer 09.029

妊娠合并消化道肿瘤 pregnancy-associated with gastrointestinal tumor 09.027

妊娠合并胸膜肿瘤 pregnancy-associated with pleural tumor 09.034

妊娠合并支气管恶性肿瘤 pregnancy-associated with bronchogenic malignant tumor 09.031

妊娠合并直肠癌 pregnancy-associated with rectal cancer 09.026

妊娠合并纵隔肿瘤 pregnancy-associated with mediastinal tumor 09.033

妊娠期蜕膜 deciduosis in pregnancy 05.280

*妊娠物残留清除术 removal of residual pregnancy 05.395

妊娠滋养细胞疾病 gestational trophoblastic disease 07.495

妊娠滋养细胞肿瘤 gestational trophoblastic neoplasia, GTN 07.496

妊娠滋养细胞肿瘤保留生育功能治疗 fertility-sparing treatment of gestational trophoblastic neoplasia 09.010

妊娠滋养细胞肿瘤TNM分期系统 tumor-node-metastasis staging system for gestational trophoblastic neoplasia, TNM staging system of gestational trophoblastic neoplasia 06.038

妊娠滋养细胞肿瘤国际妇产科联盟临床分期 International Federation of Gynecology and Obstetrics staging for gestational trophoblastic neoplasia, FIGO staging for gestational trophoblastic neoplasia 06.036

妊娠滋养细胞肿瘤国际妇产科联盟临床分期与预后评分系统 International Federation of Gynecology and Obstetrics staging and scoring system based on prognostic factors for gestational trophoblastic neoplasia, FIGO staging and risk factor scoring system for gestational trophoblastic neoplasia 06.037

*绒癌 choriocarcinoma 07.498

绒毛管状子宫内膜样癌 villoglandular endometrioid carcinoma 07.199

绒毛膜癌 choriocarcinoma 07.498

容积弧形调强放射治疗 volumetric intensity modulated arc therapy, VMAT 08.219

溶瘤病毒 oncolytic virus 08.278

融合基因 fusion gene 08.271

肉瘤 sarcoma 06.013

肉瘤变 sarcomatous change 06.016

*肉眼观察 visual inspection 04.064

乳杆菌 lactobacillus 02.197

乳糜漏 chylous leakage 08.149

*乳头状子宫内膜样癌 papillary endometrioid carcinoma 07.199

S

三合诊检查 trimanual examination, vagino-recto-abdominal examination 05.160

三级预防 tertiary prevention 04.087

*三角韧带 triangular ligament 02.131

三维超声成像 three-dimensional ultrasound imaging 05.177

三维适形放射治疗 three-dimensional conformal radiation therapy, 3DCRT 08.216

沙门菌属 Salmonella 02.208

*筛查真实性 screening accuracy 04.075

筛查准确性 screening accuracy 04.075

上皮膜抗原 epithelial membrane antigen, EMA 05.249

*上皮内癌 intraepithelial carcinoma 06.011

上皮样滋养细胞肿瘤 epithelioid trophoblastic tumor, ETT 07.500

上肢静脉血栓形成 upper extremity venous thrombosis 08.151

社会动员 social mobilization 04.003

深静脉血栓形成 deep venous thrombosis 08.152

神志不清 unconsciousness 05.138

*肾母细胞瘤基因1 Wilms tumor gene 1, WT1 05.232

肾上腺皮质激素 adrenal cortical hormone 02.229

生存率 survival rate 08.332

生化复发 biochemical recurrence 08.363

生活方式 life style 02.270

生活因素 living factor 02.269

生活质量量表 quality of life questionnaire 08.341

生活质量内容 quality of life content 08.342

生理功能 physiological function 08.344

*生理性鳞-柱交接部 new squamo-columnar junction, new SCJ, NSCJ 05.283

*生命质量量表 quality of life questionnaire 08.341

生物反应调节剂 biological response modifier, BRM 08.202

生物因素 biological factor 02.268

生育因素 fertility factor 02.272

生殖嵴 genital ridge 02.150

生殖结节 genital tubercle 02.163

*生殖器疣 genital wart 07.012

生殖系统症状 symptom of reproductive system 05.009

生殖细胞 germ cell 02.164

*生殖腺 gonad 02.147

*生殖腺管道 gonad pipeline 02.153

*生殖腺嵴 gonadal ridge 02.150

声辐射力脉冲弹性成像 acoustic radiation force impulse elastography，ARFI elastography 05.180

失访 loss to follow-up 08.331

石蜡切片诊断 paraffin diagnosis 05.444

时间-强度曲线 time-intensity curve 05.187

实体瘤临床疗效评价标准 response evaluation criteria in solid tumor，RECIST 08.196

实质 parenchyma 06.002

*始基卵泡 primordial follicle 02.171

*视频阴道镜 video colposcope 05.262

室内环境污染 indoor environmental pollution 02.260

受试者操作特征曲线 receiver operator characteristic curve，ROC curve 04.079

受体 receptor 02.232

输卵管 fallopian tube，uterine tube，oviduct 02.058

输卵管癌 carcinoma of the fallopian tube，fallopian tube cancer 07.426

*输卵管癌粗发病率 crude incidence of the fallopian tube cancer 03.052

*输卵管癌粗死亡率 crude mortality of the fallopian tube cancer 03.053

输卵管癌发病率 incidence of the fallopian tube cancer 03.052

输卵管癌-卵巢癌全面分期术 comprehensive surgical staging of the fallopian tube and ovarian cancer 08.088

输卵管癌-卵巢癌手术 surgery for the fallopian tube and ovarian cancer 08.087

输卵管癌-卵巢癌肿瘤细胞减灭术 cytoreductive surgery for the fallopian tube and ovarian cancer 08.089

输卵管癌肉瘤 carcinosarcoma of the fallopian tube 07.436

输卵管癌死亡率 mortality of the fallopian tube cancer 03.053

输卵管壁 fallopian tube wall 02.063

*输卵管不典型增生性浆液性肿瘤 atypical proliferative serous tumor of the fallopian tube 07.425

输卵管成熟畸胎瘤 mature teratoma of the fallopian tube 07.444

输卵管低级别浆液性癌 low-grade serous carcinoma of the fallopian tube 07.427

*输卵管恶性上皮性肿瘤 malignant epithelial tumor of the fallopian tube 07.426

输卵管高级别浆液性癌 high-grade serous carcinoma of the fallopian tube 07.428

输卵管壶腹部 ampulla portion of the fallopian tube 02.061

输卵管化生性乳头状肿瘤 metaplastic papillary tumor of the fallopian tube 07.450

输卵管混合性上皮-间叶肿瘤 mixed epithelial and mesenchymal tumor of the fallopian tube 07.434

输卵管畸胎瘤 teratoma of the fallopian tube 07.443

输卵管间皮肿瘤 mesothelial tumor of the fallopian tube 07.440

输卵管间叶性肿瘤 mesenchymal tumor of the fallopian tube 07.437

输卵管间质部 interstitial portion of the fallopian tube 02.059

输卵管浆液性交界性肿瘤 serous borderline tumor of the fallopian tube 07.425

输卵管浆液性上皮内癌 serous tubal intraepithelial carcinoma，STIC 07.423

输卵管浆液性腺纤维瘤 serous adenofibroma of the fallopian tube 07.421

输卵管镜 falloposcope 05.430

输卵管开口阻塞 obstruction of oviduct opening 05.382

输卵管良性上皮性肿瘤 benign epithelial tumor of the fallopian tube 07.419

输卵管良性肿瘤手术 surgery for benign fallopian tube neoplasm 08.054

输卵管淋巴和髓系肿瘤 lymphoid and myeloid tumor of the fallopian tube 07.454

输卵管淋巴瘤 lymphoma of the fallopian tube 07.455

输卵管瘤样病变 tumor-like lesion of the fallopian tube 07.446

输卵管卵巢脓肿 tubo-ovarian abscess 07.448

输卵管内肾上腺残件 adrenal cortical rest of the fallopian tube 07.457

输卵管黏膜增生 tubal hyperplasia 07.447

输卵管黏液性癌 mucinous carcinoma of the fallopian tube 07.430

输卵管黏液性上皮化生 mucinous metaplasia of the fallopian tube 07.452

输卵管平滑肌瘤 leiomyoma of the fallopian tube 07.438

输卵管平滑肌肉瘤 leiomyosarcoma of the fallopian tube 07.439

输卵管前驱上皮病变 epithelial precursor lesion of the fallopian tube 07.422

输卵管切除术 salpingectomy 08.055

输卵管乳头状瘤 papilloma of the fallopian tube 07.420

输卵管伞部 fimbrial portion of the fallopian tube 02.062

输卵管伞端成形术 fimbrioplasty 08.121

输卵管上皮性交界性肿瘤 borderline epithelial tumor of the fallopian tube 07.424

输卵管上皮性肿瘤 epithelial tumor of the fallopian tube 07.417

输卵管生殖细胞肿瘤 germ cell tumor of the fallopian tube 07.442

输卵管水泡囊肿 hydatid cyst of the fallopian tube 07.418

输卵管髓系肿瘤 myeloid neoplasm of the fallopian tube 07.456

输卵管胎盘部位结节 placental site nodule of the fallopian tube 07.451

输卵管透明细胞癌 clear cell carcinoma of the fallopian tube 07.432

输卵管未成熟畸胎瘤 immature teratoma of the fallopian tube 07.445

输卵管未分化癌 undifferentiated carcinoma of the fallopian tube 07.433

输卵管峡部 isthmic portion of the fallopian tube 02.060

输卵管腺瘤样瘤 adenomatoid tumor of the fallopian tube 07.441

输卵管腺肉瘤 adenosarcoma of the fallopian tube 07.435

输卵管移行细胞癌 transitional cell carcinoma of the fallopian tube 07.431

输卵管粘连松解术 oviduct adhesiolysis 08.120

输卵管肿瘤 tumor of the fallopian tube 07.416

输卵管子宫内膜样癌 endometrioid carcinoma of the fallopian tube 07.429

输卵管子宫内膜异位症 endosalpingiosis 07.453

输尿管 ureter 02.142

输尿管狭窄 ureteral stricture 08.132

输尿管阴道瘘 ureterovaginal fistula 08.130

树突状细胞-细胞因子诱导的杀伤细胞免疫治疗 dendritic cell and cytokine-induced killer cell immunotherapy, DCCIK immunotherapy 08.254

树突状细胞疫苗 dendritic cell vaccine 08.276

*数字阴道镜 video colposcope 05.262

双合诊检查 bimanual examination 05.159

双价重组人乳头瘤病毒疫苗 recombinant human papillomavirus bivalent vaccine 04.010

双价人乳头瘤病毒吸附疫苗 bivalent human papillomavirus adsorbed vaccine 04.009

双角子宫 bicornate uterus 05.376

双亲来源完全性葡萄胎 biparental complete hydatidiform mole, BiCHM 07.508

双胎之一完全性葡萄胎 complete hydatidiform mole with co-existing fetus, CHMCF 07.511

双特异性抗体 bispecific antibody, BsAb 08.269

双子宫 didelphic uterus, double uterus 05.374

*水泡状胎块 hydatidiform mole, vesicular mole 07.505

水污染 water pollution 02.257

水肿 edema 05.141

撕裂样痛 tearing pain 05.035

死亡率 mortality, mortality rate, death rate 03.004

四价重组人乳头瘤病毒疫苗 recombinant human papillomavirus quadrivalent vaccine 04.011

随访 follow-up 08.330

随机对照试验 randomized controlled trial, RCT 10.008

锁骨上淋巴结肿大 supraclavicular lymph node enlargement 05.144

T

*胎盘部位斑块 placental site plaque, PSP 07.503

胎盘部位过度反应 exaggerated placental site, EPS 07.502

胎盘部位结节 placental site nodule, PSN 07.503

胎盘部位滋养细胞肿瘤 placental site trophoblastic tumor, PSTT 07.499

胎盘碱性磷酸酶 placental alkaline phosphatase, PLAP 05.255

痰湿证 phlegm-damp syndrome 08.313

O-糖基化蛋白质 O-glycosylated protein 05.228

糖类抗原 carbohydrate antigen, CA 05.214

糖类抗原125 carbohydrate antigen 125, CA125 05.215

糖类抗原15-3　carbohydrate antigen 15-3，CA15-3　05.216

糖类抗原19-9　carbohydrate antigen 19-9，CA19-9　05.217

糖类抗原72-4　carbohydrate antigen 72-4，CA72-4　05.218

*糖链抗原19-9　carbohydrate antigen 19-9，CA19-9　05.217

特殊部位妊娠物切除术　removal of special site of pregnancy　05.403

*特异度　specificity，Sp　04.077

疼痛　pain　05.064

体格检查　physical examination　05.136

天然雌激素　natural estrogen　02.246

天然雄激素　natural androgen　02.251

*调强放疗　intensity-modulated radiation therapy，IMRT　08.217

调强适形放射治疗　intensity-modulated radiation therapy，IMRT　08.217

*调整率　adjustment rate　03.006

停经后阴道流血　vaginal bleeding with amenorrhea，vaginal bleeding after menelipsis　05.016

同步放化疗　concomitant radiochemotherapy　08.171

桶状宫颈　barrel-shaped cervix　05.126

头痛　headache　05.060

*透明黏性白带　clear and sticky leucorrhea　05.027

透明黏性阴道分泌物　clear and sticky vaginal discharge　05.027

土壤污染　soil pollution　02.258

脱氧核糖核酸检测　deoxyribonucleic acid test，DNA test　04.053

拓扑异构酶抑制剂　topoisomerase inhibitor　08.190

W

挖空细胞　koilocyte　06.019

外生殖器淋巴　external genital lymph　02.080

外生殖器神经　external genital nerve　02.092

*外阴　vulva　02.004

外阴癌　vulvar cancer，vulvar carcinoma，carcinoma of vulva　07.028

*外阴癌粗发病率　crude incidence of vulvar cancer　03.040

*外阴癌粗死亡率　crude mortality of vulvar cancer　03.041

外阴癌发病率　incidence of vulvar cancer　03.040

外阴癌TNM分期系统　tumor-node-metastases staging system for carcinoma of the vulva，TNM staging system for carcinoma of the vulva　06.025

*外阴癌根治术　radical vulvectomy　08.068

外阴癌国际妇产科联盟分期　International Federation of Gynecology and Obstetrics staging for carcinoma of the vulva，FIGO staging for carcinoma of the vulva　06.024

外阴癌生存率　survival rate of vulvar cancer　03.042

外阴癌手术　surgery for vulvar carcinoma　08.066

外阴癌死亡率　mortality of vulvar cancer　03.041

外阴白色病变　vulvar white lesion　05.095

外阴斑点　vulvar patch　05.082

外阴斑块　vulvar plaque　05.084

外阴斑疹　vulvar macule　05.081

外阴瘢痕　vulvar scar　05.088

*外阴鲍恩病　vulvar Bowen disease　07.010

外阴表面不规则　vulvar surface irregularity　05.324

外阴表皮剥脱　vulvar exfoliation　05.086

外阴表皮样囊肿　vulvar epidermal cyst　07.008

*外阴不典型增生　vulvar atypical hyperplasia　07.010

外阴出血　vulvar bleeding　05.092

外阴醋白上皮　vulvar aceto-white epithelium　05.321

外阴大疱　vulvar bulla　05.079

外阴低级别鳞状上皮内病变　vulvar low-grade squamous intraepithelial lesion，vulvar LSIL　07.011

外阴点状血管　vulvar punctation vessel　05.322

外阴恶性黑色素瘤　vulvar malignant melanoma　07.032

外阴恶性神经源性肿瘤　vulvar malignant neurogenic tumor　07.042

外阴恶性肿瘤　vulvar malignant tumor　07.027

外阴非典型血管　vulvar atypical vessel　05.323

外阴非角化型鳞状细胞癌　vulvar non-keratinizing squamous cell carcinoma　07.031

外阴高级别鳞状上皮内病变　vulvar high-grade squamous intraepithelial lesion，vulvar HSIL　07.013

外阴过度角化　vulvar hyperkeratosis　05.093

外阴黑色病变　vulvar dark lesion　05.098

外阴横纹肌瘤　vulvar rhabdomyoma　07.017

外阴横纹肌肉瘤　vulvar rhabdomyosarcoma　07.039

外阴红色病变　vulvar red lesion　05.097

外阴混合瘤　vulvar mixed tumor　07.024

外阴基底细胞癌　vulvar basal cell carcinoma　07.033

外阴尖锐湿疣　vulvar condyloma acuminatum　07.012

外阴检查　vulvar examination　05.156

外阴角化型鳞状细胞癌　vulvar keratinizing squamous cell carcinoma　07.030

外阴结节　vulvar nodule　05.076

外阴局部广泛切除术　vulval wide local excision　08.067

*外阴局部扩大切除术　vulval wide local excision　08.067

外阴皲裂　vulvar rhagades　05.091

外阴溃疡　vulvar ulceration　05.090

外阴蓝紫色病变　vulvar blue or red powder-burn lesion　05.099

外阴良性软组织肿瘤　vulvar soft tissue benign tumor　07.015

外阴良性肿瘤　benign vulvar neoplasm，vulvar benign neoplasm　07.002

外阴良性肿瘤手术　surgery for benign vulvar neoplasm　08.002

外阴淋巴管瘤　vulvar lymphangioma　07.023

外阴淋巴瘤　vulvar lymphoma　07.047

外阴鳞状上皮　vulvar squamous epithelium　05.319

外阴鳞状上皮内病变　vulvar squamous intraepithelial lesion　07.010

外阴鳞状上皮内病变发病率　incidence of vulvar squamous intraepithelial lesion　03.015

外阴鳞状细胞癌　vulvar squamous cell carcinoma　07.029

外阴卵黄囊瘤　vulvar yolk sac tumor　07.046

外阴糜烂　vulvar erosion　05.089

外阴囊肿　vulvar cyst　05.077

*外阴内胚窦瘤　vulvar endodermal sinus tumor　07.046

外阴黏膜　vulvar mucosa　05.320

外阴黏液性囊肿　vulvar mucinous cyst　07.009

外阴脓疱　vulvar pustule　05.080

外阴佩吉特病　vulvar Paget disease　07.036

外阴皮肤　vulvar skin　05.316

外阴皮肤切除术　skinning vulvectomy　08.004

外阴皮肤色病变　vulvar skin-color lesion　05.096

外阴皮脂腺囊肿　vulvar sebaceous cyst　07.006

*外阴皮赘　vulvar soft fibroma　07.018

外阴平滑肌瘤　vulvar leiomyoma　07.019

外阴平滑肌肉瘤　vulvar leiomyosarcoma　07.038

*外阴轻度不典型增生　vulvar mild atypical hyperplasia　07.011

外阴丘疹　vulvar papule　05.083

外阴肉瘤　vulvar sarcoma　07.037

*外阴软纤维瘤　vulvar soft fibroma　07.018

外阴瘙痒　pruritus vulvae　05.050

外阴色素沉着　vulvar pigmentation　05.094

外阴色素细胞痣　vulvar melanocytic nevus　07.026

外阴上皮　vulvar epithelium　05.318

外阴上皮局部切除术　local excision of vulvar epithelium　08.003

*外阴上皮内瘤变　vulvar intraepithelial neoplasia，VIN　07.010

*外阴上皮内瘤变1级　vulvar intraepithelial neoplasia 1，VIN1　07.011

*外阴上皮内瘤变发病率　incidence of vulvar intraepithelial neoplasia，incidence of VIN　03.015

外阴神经内分泌肿瘤　vulvar neuroendocrine tumor　07.043

外阴神经纤维瘤　vulvar neurofibroma　07.025

外阴生殖细胞肿瘤　vulvar germ cell tumor　07.045

外阴水疱　vulvar vesicle　05.078

外阴髓系肿瘤　vulvar myeloid neoplasm　07.048

外阴苔藓样变　vulvar lichenification　05.085

外阴痛　vulvodynia　05.051

外阴外生型病变　vulvar exophytic lesion　05.075

外阴微乳头瘤病　vulvar micropapillomatosis　07.007

外阴纤维瘤　vulvar fibroma　07.018

外阴纤维肉瘤　vulvar fibrosarcoma　07.041

外阴纤维上皮间质息肉　vulvar fibroepithelial stromal polyp　07.020

外阴腺性肿瘤　vulvar glandular tumor　07.034

外阴血管角皮瘤　vulvar angiokeratoma　07.022

外阴血管瘤　vulvar hemangioma　07.021

外阴异常　vulvar abnormality　05.073

外阴尤因肉瘤　vulvar Ewing sarcoma　07.044

*外阴原始神经外胚层肿瘤　primitive neuroectodermal tumor of vulva，PNET of vulva　07.044

*外阴原位癌　vulvar carcinoma *in situ*　07.010

外阴脂肪瘤　vulvar lipoma　07.016

外阴脂肪肉瘤　vulvar liposarcoma　07.040

*外阴中度和重度不典型增生　vulvar moderate and severe atypical hyperplasia　07.013

外阴肿瘤　vulvar tumor，vulvar neoplasm　07.001

外阴转移性肿瘤 vulvar metastatic tumor 07.049

外阴赘生物 vulvar neoplasm 05.074

外阴紫癜 vulvar purpura 05.087

*外照射治疗 external radiation therapy 08.205

完全性肠梗阻 complete intestinal obstruction 08.141

完全性葡萄胎 complete hydatidiform mole 07.506

*完全性葡萄胎与正常胎儿共存 complete hydatidiform mole with co-existing fetus, CHMCF 07.511

*完全性水泡状胎块 complete hydatidiform mole 07.506

烷化剂 alkylating agent 08.185

烷烃类 alkanes 02.286

网状型卵巢支持-间质细胞瘤 ovarian Sertoli-Leydig cell tumor with retiform 07.378

危险器官 organ at risk 08.233

微小浸润 microinvasion 08.361

尾骨 coccyx 02.104

尾骨肌 coccygeus 02.136

未分化子宫肉瘤 undifferentiated uterine sarcoma 07.254

位点特异性卵巢癌 site-specific ovarian cancer 02.189

胃排空障碍 gastric emptying disability 08.143

*胃轻瘫 gastroplegia 08.143

吻合口出血 anastomotic hemorrhage 08.144

吻合口瘘 anastomotic leakage 08.145

*沃尔夫管 Wolffian duct 02.155

无病生存期 disease-free survival, DFS, disease-free interval, DFI 08.339

*无动力性肠梗阻 adynamic ileus 08.138

无结构性改变异常子宫出血 abnormal uterine bleeding-COEIN, AUB-COEIN 05.023

无进展生存期 progression free survival, PFS 08.338

*无瘤生存期 disease-free survival, DFS, disease-free interval, DFI 08.339

无明确诊断意义的不典型鳞状细胞 atypical squamous cell of undetermined significance, ASC-US 04.040

无任何周期规律的持续性阴道流血 constant vaginal bleeding without any cycle 05.015

物理因素 physical factor 02.261

*误诊率 false positive rate, FPR 04.082

X

吸收剂量 absorbed dose 08.228

细胞保护剂 cell protective agent 08.203

细胞毒性T淋巴细胞相关抗原4 cytotoxic T lymphocyte-associated antigen-4, CTLA-4 08.287

细胞角蛋白 cytokeratin, CK 05.239

细胞角蛋白7 cytokeratin 7, CK7 05.240

细胞角蛋白20 cytokeratin 20, CK20 05.241

细胞角蛋白19片段 cytokeratin 19 fragment 05.242

T细胞免疫球蛋白黏蛋白3 T cell immunoglobulin and mucin domain-containing protein 3, TIM3 08.289

*T细胞生长因子 T cell growth factor, TCGF 08.251

T细胞受体治疗 T-cell receptor therapy 08.265

细胞因子释放综合征 cytokine release syndrome, CRS 08.266

细胞因子诱导的杀伤细胞 cytokine-induced killer cell, CIK cell 08.281

细胞因子治疗 cytokine therapy 08.249

细胞周期非特异性药物 cell cycle non-specific agent, CCNSA 08.183

细胞周期特异性药物 cell cycle specific agent, CCSA 08.182

细菌 bacterium 02.199

*细针抽吸活检 fine-needle aspiration biopsy, FNAB 05.439

*细针抽吸细胞学检查 fine-needle aspiration cytology, FNAC 05.439

细针吸取细胞学检查 fine-needle aspiration cytology, FNAC 05.439

峡部结节性输卵管炎 salpingitis isthmica nodosa, SIN 07.449

*下腹部包块 lower abdominal mass 05.048

下腹痛 lower abdominal pain 05.037

下腹下丛 inferior hypogastric plexus 02.100

下肢静脉血栓形成 lower extremity venous thrombosis 08.150

下肢痛 melosalgia 05.068

先天性生殖道畸形整复术 restitution of congenital genital tract malformation 05.402

纤维宫腔镜 fibrohysteroscope 05.327

现病史 history of present illness 05.003

X线子宫输卵管造影 X-ray hysterosalpingography, HSG 05.186

腺癌 adenocarcinoma 04.049

*象皮肿 elephantiasis 08.146

像素　pixel　05.207

消瘦　emaciation　05.053

小分子单克隆抗体　small molecule monoclonal antibody　08.284

*小骨盆　lesser pelvis　02.121

小叶状宫颈内膜腺体增生　lobular endocervical glandular hyperplasia, LEGH　07.126

小阴唇　labium minus　02.007

泄殖腔　cloaca　02.160

心动过速　tachycardia　05.140

心悸　palpitation　05.056

心理素质　psychological quality　02.276

新辅助化疗　neoadjuvant chemotherapy　08.164

新抗原　neoantigen　08.279

新鳞–柱交接部　new squamo-columnar junction, new SCJ, NSCJ　05.283

行为干预　behavioral intervention　04.005

A型广泛性子宫切除术　type A radical hysterectomy　08.073

B型广泛性子宫切除术　type B radical hysterectomy　08.074

B1型广泛性子宫切除术　type B1 radical hysterectomy　08.075

B2型广泛性子宫切除术　type B2 radical hysterectomy　08.076

C型广泛性子宫切除术　type C radical hysterectomy　08.077

C1型广泛性子宫切除术　type C1 radical hysterectomy　08.078

C2型广泛性子宫切除术　type C2 radical hysterectomy　08.079

D型广泛性子宫切除术　type D radical hysterectomy　08.080

D1型广泛性子宫切除术　type D1 radical hysterectomy　08.081

D2型广泛性子宫切除术　type D2 radical hysterectomy　08.082

Ⅰ型子宫内膜癌　type Ⅰ endometrial carcinoma　07.195

Ⅱ型子宫内膜癌　type Ⅱ endometrial carcinoma　07.196

性交后出血　postcoital bleeding　05.018

性生活　sexual life　02.271

性腺　gonad　02.147

性腺管道　gonad pipeline　02.153

胸部磁共振成像　chest magnetic resonance imaging, chest MRI　05.211

胸部计算机体层成像　chest computed tomography, chest CT　05.198

胸腔化疗　intrathoracic chemotherapy　08.178

胸腔积液　hydrothorax　05.146

胸腔积液细胞学检查　pleural cytology　05.441

*胸水　hydrothorax　05.146

*胸水细胞学检查　pleural cytology　05.441

雄激素　androgen　02.228

雄激素受体　androgen receptor　02.239

序贯化疗　sequential chemotherapy　08.170

选择性雌激素受体调节剂　selective estrogen receptor modulator　08.302

选择性输卵管间质部插管术　selective interstitial tubal intubation　05.396

眩晕　vertigo　05.059

血管内皮生长因子　vascular endothelial growth factor, VEGF　05.225

血管内皮生长因子抑制剂　vascular endothelial growth factor inhibitor, VEGF inhibitor　08.292

血管途径超声造影　transvascular route contrast-enhanced ultrasound　05.183

*血管造影CT　angiography computed tomography, angiography CT　05.201

血清铁蛋白　serum ferritin, SF　05.222

血清学肿瘤标志物　serological tumor marker　05.213

血清阳转率　seroconversion percentage　04.016

血行转移　hematogenous metastasis, hematogenous dissemination　08.351

*血性白带　bloody leucorrhea　05.032

血性阴道分泌物　bloody vaginal discharge　05.032

血运性肠梗阻　vascular intestinal obstruction　08.140

循环肿瘤DNA　circulating tumor deoxyribonucleic acid, ctDNA　05.237

循环肿瘤细胞　circulating tumor cell, CTC　05.234

Y

压力　stress　02.275

压迫症状　pressure symptom　05.044

阴道副神经节瘤　vaginal paraganglioma　07.115

阴道高级别鳞状上皮内病变　vaginal high-grade squamous intraepithelial lesion　07.057

阴道管状鳞状上皮息肉　vaginal tubulosquamous polyp　07.063

阴道管状绒毛状腺瘤　vaginal tubovillous adenoma　07.061

阴道黑色素细胞痣　vaginal melanocytic nevus　07.109

阴道黑色素细胞肿瘤　vaginal melanocytic tumor　07.108

阴道横纹肌瘤　vaginal rhabdomyoma　07.073

阴道横纹肌肉瘤　vaginal rhabdomyosarcoma　07.090

阴道混合瘤　vaginal mixed tumor　07.085

阴道肌成纤维细胞瘤　vaginal myofibroblastoma　07.074

阴道基底样鳞状细胞癌　vaginal basaloid squamous cell carcinoma　07.083

阴道尖锐湿疣　vaginal condyloma acuminatum　07.058

阴道检查　vaginal examination　05.157

阴道角化型鳞状细胞癌　vaginal keratinizing squamous cell carcinoma　07.080

阴道静脉丛　vaginal venous plexus　02.077

阴道镜　colposcope，vaginoscope　05.260

阴道镜活体取样钳　colposcopic biopsy forceps　05.264

阴道镜检查　colposcopy　05.266

阴道镜检查总体评价　general assessment of colposcopy　05.267

阴道镜所见宫颈次要病变　cervical minor abnormal colposcopic finding　05.296

阴道镜所见宫颈主要病变　cervical major abnormal colposcopic finding　05.302

阴道镜下薄醋白上皮　thin aceto-white epithelium under colposcopy　05.297

阴道镜下边界锐利　sharp border under colposcopy　05.309

阴道镜下不规则醋白上皮　irregular aceto-white epithelium under colposcopy　05.298

阴道镜下粗大点状血管　coarse punctation under colposcopy　05.307

阴道镜下粗大镶嵌　coarse mosaic under colposcopy　05.306

阴道镜下醋白快速出现　rapid appearance of acetowhitening under colposcopy　05.304

阴道镜下醋酸试验　acetic acid test under colposcopy　05.292

阴道镜下地图样改变　geographic border under colposcopy　05.299

阴道镜下碘试验　iodine test under colposcopy　05.294

阴道镜下非典型血管　atypical vessel under colposcopy　05.308

阴道镜下宫颈病变部位　location of cervical lesion under colposcopy　05.291

阴道镜下宫颈病变范围　size of cervical lesion under colposcopy　05.295

阴道镜下厚醋白上皮　dense aceto-white epithelium under colposcopy　05.303

阴道镜下嵴样隆起　ridge sign under colposcopy　05.311

阴道镜下内部边界　inner border sign under colposcopy　05.310

阴道镜下细小点状血管　fine punctation under colposcopy　05.301

阴道镜下细小镶嵌　fine mosaic under colposcopy　05.300

阴道镜下袖口状腺体开口　cuffed crypt gland opening under colposcopy　05.305

阴道口　vaginal orifice　02.019

阴道口异常　abnormal vaginal opening　05.101

*阴道窥器　vaginal speculum　05.163

阴道溃疡　vaginal ulcer　05.109

阴道扩张器　vaginal dilator　05.163

*阴道括约肌　bulbocavernosus muscle，bulbospongiosus　02.128

阴道蓝痣　vaginal blue nevus　07.110

阴道良性间叶性肿瘤　vaginal benign mesenchymal tumor　07.070

阴道良性肿瘤手术　surgery for benign vaginal neoplasm　08.008

阴道淋巴瘤　vaginal lymphoma　07.106

*阴道鳞癌　squamous cell carcinoma of vagina　07.079

阴道鳞状乳头状瘤　vaginal squamous papilloma　07.059

阴道鳞状上皮内病变　vaginal squamous intraepithelial lesion　07.055

阴道鳞状上皮内病变发病率　incidence of vaginal squamous intraepithelial lesion　03.014

阴道鳞状细胞癌　squamous cell carcinoma of vagina　07.079

阴道流血　vaginal bleeding　05.010

阴道瘤样病变　vaginal tumor-like lesion　07.104

阴道卵黄囊瘤　vaginal yolk sac tumor　07.092

阴道毛滴虫　*Trichomonas vaginalis*　02.203

阴道米勒管乳头状瘤　vaginal Müllerian papilloma

07.060

阴道囊肿　vaginal cyst　07.067

阴道内镜检查　vaginoscopy　05.383

阴道黏液性癌　vaginal mucinous carcinoma　07.097

阴道胚胎性横纹肌肉瘤　vaginal embryonal rhabdomyosarcoma　07.091

*阴道皮样囊肿　vaginal dermoid cyst　07.113

阴道平滑肌瘤　vaginal leiomyoma　07.071

阴道平滑肌肉瘤　vaginal leiomyosarcoma　07.089

*阴道葡萄状横纹肌肉瘤　vaginal botryoid rhabdomyosarcoma　07.091

阴道前庭　vaginal vestibule　02.015

阴道前庭窝　vestibular fossa of vagina　02.022

阴道侵袭性血管黏液瘤　vaginal aggressive angiomyxoma　07.075

阴道穹窿　vaginal fornix　02.027

阴道全切术　total vaginectomy　08.071

阴道乳头状鳞状细胞癌　vaginal papillary squamous cell carcinoma　07.082

*阴道上皮内瘤变　vaginal intraepithelial neoplasia, VaIN　07.055

*阴道上皮内瘤变1级　vaginal intraepithelial neoplasia 1, VaIN1　07.056

*阴道上皮内瘤变发病率　incidence of vaginal intraepithelial neoplasia, incidence of VaIN　03.014

阴道神经内分泌肿瘤　vaginal neuroendocrine tumor　07.101

阴道神经纤维瘤　vaginal neurofibroma　07.076

*阴道肾上腺外嗜铬细胞瘤　vaginal extra-adrenal pheochromocytoma　07.115

阴道生殖细胞肿瘤　vaginal germ cell tumor　07.112

阴道术后梭形细胞结节　vaginal postoperative spindle cell nodule　07.105

阴道髓系肿瘤　vaginal myeloid neoplasm　07.107

*阴道梭形细胞上皮瘤　vaginal spindle cell epithelioma　07.085

*阴道缩肌　bulbocavernosus muscle, bulbospongiosus　02.128

阴道透明细胞癌　vaginal clear cell carcinoma　07.096

阴道微生态　vaginal microecology　02.196

阴道未分化肉瘤　vaginal undifferentiated sarcoma　07.093

阴道细胞学检查　vaginal cytology　05.436

阴道狭窄　colpostenosis, stenosis of vagina　05.108

阴道纤维瘤　vaginal fibroma　07.072

阴道纤维上皮息肉　vaginal fibroepithelial polyp　07.062

阴道腺癌　vaginal adenocarcinoma　07.094

阴道腺病　vaginal adenosis　07.065

阴道腺鳞癌　vaginal adenosquamous carcinoma　07.086

阴道腺肉瘤　vaginal adenosarcoma　07.099

阴道腺样基底细胞癌　vaginal adenoid basal cell carcinoma　07.087

阴道小细胞神经内分泌癌　vaginal small cell neuroendocrine carcinoma　07.102

阴道血管瘤　vaginal hemangioma　07.077

阴道炎　vaginitis　05.024

阴道移行细胞化生　vaginal transitional cell metaplasia　07.064

阴道异常　vaginal abnormality　05.103

阴道尤因肉瘤　vaginal Ewing sarcoma　07.114

*阴道疣状鳞癌　vaginal verrucous squamous cell carcinoma　07.084

阴道疣状鳞状细胞癌　vaginal verrucous squamous cell carcinoma　07.084

*阴道原始神经外胚层瘤　vaginal primitive neuroectodermal tumor　07.114

阴道致病菌群　vaginal pathogenic bacterium flora　02.198

阴道中肾管癌　vaginal mesonephric carcinoma　07.098

阴道中肾管囊肿　vaginal mesonephric cyst　07.069

阴道中肾旁管囊肿　vaginal paramesonephric cyst　07.068

阴道肿瘤　vaginal neoplasm, vaginal tumor　07.054

阴道转移性肿瘤　vaginal metastatic tumor　07.116

阴道赘生物　vaginal neoplasm　05.104

阴道子宫内膜样癌　vaginal endometrioid carcinoma　07.095

阴道子宫内膜异位症　vaginal endometriosis　07.066

阴蒂　clitoris　02.008

阴蒂包皮　prepuce of clitoris　02.012

阴蒂背神经　dorsal nerve of clitoris　02.096

阴蒂脚　crus of clitoris　02.011

阴蒂体　body of clitoris　02.010

阴蒂头　glans of clitoris　02.009

阴蒂系带　frenulum of clitoris　02.013

阴阜　mons pubis　02.005

阴毛　pubic hair　02.024

阴性似然比　negative likelihood ratio, NLR　04.085

阴性预测值　negative predictive value, NPV　04.081

印戒细胞　signet-ring cell　06.020

荧光探针–聚合酶链反应 fluorescent probe-based polymerase chain reaction 04.058

影像学复发 imaging recurrence 08.364

影像学检查 imaging examination，imageological examination 05.164

影像引导调强适形放射治疗 image-guided intensity-modulated radiotherapy 08.218

硬性宫腔镜 rigid hysteroscope 05.326

瘀毒证 syndrome of poisonous damp-heat and static blood 08.312

*鱼腥味白带 fishy-smelling leucorrhea 05.030

鱼腥味阴道分泌物 fishy-smelling vaginal discharge，vaginal discharge with fishy odor 05.030

原发性恶性肿瘤 primary malignant tumor 06.012

*原发性腹膜浆液性乳头状癌 primary peritoneal serous papillary carcinoma 07.464

原发性腹膜肿瘤 primary peritoneal tumor 07.458

原始鳞–柱交接部 original squamo-columnar junction，original SCJ，OSCJ 05.282

*原始鳞状上皮–柱状上皮交接部 original squamo-columnar junction，original SCJ，OSCJ 05.282

原始卵泡 primordial follicle 02.171

原始生殖细胞 primitive germ cell，PGC 02.148

*原始生殖腺 primitive gonad 02.152

原始性腺 primitive gonad 02.152

原位癌 carcinoma *in situ* 06.011

原位腺癌 adenocarcinoma *in situ*，AIS 04.048

远处复发 distant recurrence 08.371

远处转移 distant metastasis 08.356

*远隔转移 distant metastasis 08.356

*远距放疗 teleradiotherapy 08.205

远距离放射治疗 teleradiotherapy 08.205

远期疗效 long-term effect 08.333

*约登指数 Youden index，YI 04.078

月经过多 hypermenorrhea，menorrhagia，profuse menstruation 05.011

月经过少 hypomenorrhea，oligomenorrhea 05.012

月经史 menstrual history 05.004

孕激素 progestogen 02.227

孕激素受体 progesterone receptor，PR 02.238

Z

杂交捕获法检测 hybrid capture test，HC test 04.051

*甾体激素 steroid hormone 02.225

*甾体激素受体 steroid hormone receptor 02.236

再次肿瘤细胞减灭术 secondary cytoreductive surgery 08.096

噪声 noise 02.266

增强计算机体层成像 contrast-enhanced computed tomography，contrast-enhanced CT 05.197

粘连松解术 adhesiolysis 08.118

真骨盆 true pelvis 02.121

真菌 fungus 02.202

真实世界研究 real world study，RWS 10.014

真阳性率 true positive rate 04.076

真阴性率 true negative rate 04.077

诊断性刮宫 diagnostic curettage 05.431

镇痛药 analgesic 08.201

镇吐药 antiemetic 08.200

正电子发射计算机体层显像仪 positron emission computed tomography，positron emission tomography and computed tomography，PET/CT 05.204

正电子发射体层成像 positron emission tomography，PET 05.203

正确诊断指数 Youden index，YI 04.078

支链DNA信号放大法 branched DNA signal amplification 04.056

支原体 mycoplasma 02.201

知情同意书 informed consent 10.010

直肠 rectum 02.143

直肠–腹部诊 recto-abdominal examination 05.161

*直肠下神经 inferior rectal nerve 02.094

直肠子宫陷凹 rectouterine pouch 02.034

直接蔓延 direct extension 08.350

直线加速器远距离放射治疗 linear accelerator teleradiotherapy 08.207

*职业暴露 occupational exposure 02.277

职业接触 occupational exposure 02.277

植物雌激素 phytoestrogen 02.247

植物生物碱 plant alkaloid 08.187

*止痛药 analgesic 08.201

*止吐药 antiemetic 08.200

志贺菌属 *Shigella* 02.207

质子束远距离放射治疗 proton beam teleradiotherapy

08.209

中剂量率　median dose rate　08.231

中肾　mesonephros　02.154

中肾管　mesonephric duct　02.155

中肾嵴　mesonephric ridge　02.151

中肾旁管　paramesonephric duct　02.156

*中肾旁管结节　paramesonephric tubercle　02.157

中危型人乳头瘤病毒　intermediate risk human papilloma virus, intermediate risk HPV　02.214

中位生存时间　median survival time, MST　08.337

肿瘤　tumor, neoplasm　06.001

肿瘤靶向药物　tumor-targeting drug　08.192

肿瘤播散　spreading of tumor, dissemination of tumor　08.353

肿瘤坏死因子-α　tumor necrosis factor-α, TNF-α　08.253

肿瘤间质内化疗　tumor interstitial chemotherapy　08.180

肿瘤浸润淋巴细胞治疗　tumor infiltrating lymphocyte therapy, TIL therapy　08.263

肿瘤区　gross target volume, GTV　08.234

肿瘤突变负荷　tumor mutation burden, TMB　05.230

肿瘤细胞来源外泌体　tumor cell-derived exosome, TEX　05.238

肿瘤相关基因突变　tumor-associated gene mutation　05.231

肿瘤疫苗　tumor vaccine　08.272

肿瘤种植　implantation of tumor　08.354

重金属污染　heavy metal pollution　02.259

*舟状窝　fossa navicularis　02.022

周剂量密集化疗　weekly dose-dense chemotherapy　08.169

周期不规则阴道流血　vaginal bleeding with irregular period　05.014

主动免疫治疗　active immunotherapy　08.256

主诉　chief complaint　05.002

转化生长因子-β　transforming growth factor-β, TGF-β　08.290

*准确度　accuracy　04.086

滋养细胞　trophoblast cell　02.179

滋养细胞肿瘤样病变　gestational tumor-like lesion　07.501

子宫　uterus　02.029

子宫癌肉瘤　uterine carcinosarcoma　07.266

子宫伴奇异形核平滑肌瘤　uterine leiomyoma with bizarre nucleus　07.234

子宫不典型息肉样腺肌瘤　uterine atypical polypoid adenomyoma　07.263

*子宫不典型性平滑肌瘤　uterine atypical smooth muscle neoplasm, uterine atypical leiomyoma　07.245

*子宫出血性富于细胞性平滑肌瘤　uterine hemorrhagic cellular leiomyoma　07.237

子宫卒中性平滑肌瘤　uterine apoplectic leiomyoma　07.237

子宫大细胞神经内分泌癌　uterine large cell neuroendocrine carcinoma　07.210

子宫低级别神经内分泌肿瘤　uterine low-grade neuroendocrine tumor　07.206

子宫底　fundus of uterus　02.035

子宫骶韧带　uterosacral ligament　02.057

子宫动脉　uterine artery　02.072

*子宫恶性米勒混合瘤　uterine malignant mixed Müllerian tumor　07.266

子宫恶性血管周上皮样细胞肿瘤　uterine malignant perivascular epithelioid cell tumor, uterine malignant PEComa　07.260

子宫附件　uterine adnexa　02.045

子宫富于细胞性平滑肌瘤　uterine cellular leiomyoma　07.233

子宫高级别神经内分泌癌　uterine high-grade neuroendocrine carcinoma　07.208

*子宫根治术　radical hysterectomy　08.072

子宫核分裂活跃平滑肌瘤　uterine mitotically active leiomyoma　07.235

子宫横纹肌肉瘤　uterine rhabdomyosarcoma　07.257

子宫后倾　retroversion of uterus　02.048

子宫后屈　retroflexion of uterus　02.050

子宫混合性上皮-间叶肿瘤　uterine mixed epithelial and mesenchymal tumor　07.261

子宫肌壁间肌瘤　uterine intramural myoma　07.221

子宫肌壁间肌瘤切除术　intramural myomectomy　05.401

子宫肌层　myometrium　02.032

子宫肌瘤　uterine fibroid, uterine myoma, hysteromyoma　07.220

子宫肌瘤变性　degeneration of uterine fibroid　07.227

子宫肌瘤玻璃样变性　hyaline degeneration of uterine fibroid　07.228

子宫肌瘤钙化　calcification of uterine fibroid　07.232

子宫肌瘤红色变性　red degeneration of uterine fibroid　07.230

子宫肌瘤囊性变　cystic degeneration of uterine fibroid　07.229

子宫肌瘤肉瘤变　sarcomatous change of uterine fibroid　07.231

*子宫肌瘤透明变性　hyaline degeneration of uterine fibroid　07.228

*子宫肌膜　myometrium　02.032

子宫寄生肌瘤　uterine parasitic myoma　07.224

子宫间叶性肿瘤　uterine mesenchymal tumor　07.219

子宫浆膜层　serous coat of uterus　02.033

子宫浆膜下肌瘤　uterine subserous myoma　07.222

子宫浆液性癌　uterine serous carcinoma　07.203

子宫角　horn of uterus，cornua uteri　02.036

子宫颈　neck of uterus，cervix uteri，cervix　02.038

子宫颈管　cervical canal　02.039

*子宫颈横韧带　transverse cervical ligament　02.056

子宫颈解剖学内口　anatomic internal os of cervix　02.043

子宫颈内口　internal os of cervix　02.040

子宫颈外口　external os of cervix　02.041

子宫颈组织学内口　histological internal os of cervix　02.044

子宫静脉　uterine vein　02.076

子宫静脉内平滑肌瘤病　uterine intravenous leiomyomatosis　07.243

子宫阔韧带　broad ligament of uterus　02.052

子宫阔韧带肌瘤　uterine intrabroadligamentous myoma　07.223

子宫类癌　uterine carcinoid　07.207

子宫类似卵巢性索瘤样肿瘤　uterine tumor resembling ovarian sex cord tumor，UTROSCT　07.255

*子宫良性平滑肌母细胞瘤　uterine benign leiomyoblastoma　07.239

子宫良性血管周上皮样细胞肿瘤　uterine benign perivascular epithelioid cell tumor，uterine benign PEComa　07.259

子宫良性肿瘤手术　surgery for benign uterus neoplasm　08.020

子宫淋巴瘤　uterine lymphoma　07.271

*子宫卵巢韧带　utero-ovarian ligament　02.054

子宫弥漫性平滑肌瘤病　uterine diffuse leiomyomatosis　07.242

子宫内膜　endometrium　02.031

子宫内膜阿–斯反应　endometrial Arias-Stella reaction 07.217

子宫内膜癌　endometrial carcinoma　07.194

子宫内膜癌保留生育功能治疗　fertility-sparing treatment of endometrial cancer　09.003

*子宫内膜癌粗发病率　crude incidence of endometrial carcinoma　03.036

*子宫内膜癌粗死亡率　crude mortality of endometrial carcinoma　03.037

子宫内膜癌发病率　incidence of endometrial carcinoma　03.036

子宫内膜癌TNM分期系统　tumor-node-metastasis staging system for endometrial carcinoma，TNM staging system for endometrial carcinoma　06.031

子宫内膜癌分子分型　molecular phenotyping of endometrial carcinoma　02.183

子宫内膜癌国际妇产科联盟分期　International Federation of Gynecology and Obstetrics staging for endometrial carcinoma，FIGO staging for endometrial carcinoma　06.030

子宫内膜癌全面分期术　comprehensive surgical staging of endometrial cancer　08.085

子宫内膜癌手术　surgery for endometrial carcinoma　08.084

子宫内膜癌死亡率　mortality of endometrial carcinoma　03.037

子宫内膜癌肿瘤细胞减灭术　cytoreductive surgery for endometrial cancer　08.086

*子宫内膜不伴不典型单纯性增生　simple non-atypical endometrial hyperplasia　07.192

*子宫内膜不伴不典型复杂性增生　complex non-atypical endometrial hyperplasia　07.192

子宫内膜不伴不典型增生　endometrial hyperplasia without atypia　07.192

子宫内膜不典型增生　endometrial atypical hyperplasia，EAH　07.193

子宫内膜不平　endometrium unevenness　05.369

子宫内膜充血　endometrial hyperemia　05.368

子宫内膜化生　endometrial metaplasia　07.216

子宫内膜混合性腺癌　endometrial mixed adenocarcinoma　07.211

子宫内膜活检术　endometrial biopsy　05.433

子宫内膜间质及相关肿瘤　endometrial stromal and related tumor　07.250

子宫内膜间质结节　endometrial stromal nodule　07.251

tion of corpus carcinoma, ASIRW of corpus carcinoma 03.031

子宫体恶性肿瘤世界人口年龄标准化死亡率 age-standardized mortality rate by world standard population of corpus carcinoma, ASMRW of corpus carcinoma 03.035

子宫体恶性肿瘤死亡率 mortality of corpus carcinoma 03.032

子宫体恶性肿瘤中国人口年龄标准化发病率 age-standardized incidence rate by Chinese standard population of corpus carcinoma, ASIRC of corpus carcinoma 03.030

子宫体恶性肿瘤中国人口年龄标准化死亡率 age-standardized mortality rate by Chinese standard population of corpus carcinoma, ASMRC of corpus carcinoma 03.034

子宫透明细胞癌 uterine clear cell carcinoma 07.204

*子宫透明细胞平滑肌瘤 uterine clear cell leiomyoma 07.239

*子宫外膜 perimetrium 02.033

子宫位置 uterine position 02.046

子宫峡部 isthmus of uterus, isthmus uteri 02.042

子宫腺肌瘤 uterine adenomyoma 07.262

子宫腺瘤样瘤 uterine adenomatoid tumor 07.268

子宫腺肉瘤 uterine adenosarcoma 07.265

子宫腺纤维瘤 uterine adenofibroma 07.264

子宫小细胞神经内分泌癌 uterine small cell neuroendocrine carcinoma 07.209

子宫血管周上皮样细胞肿瘤 uterine perivascular epithelioid cell tumor, uterine PEComa 07.258

子宫压痛 uterine tenderness 05.129

子宫摇摆痛 uterine swing pain 05.130

子宫异常 uterine anomaly 05.127

子宫圆韧带 round ligament of uterus 02.055

子宫杂类间叶性肿瘤 uterine miscellaneous mesenchymal tumor 07.256

子宫杂类肿瘤 uterine miscellaneous tumor 07.267

子宫增大 increment of uterus 05.128

子宫脂肪平滑肌瘤 uterine lipomatous leiomyoma 07.238

子宫肿瘤 uterine tumor 07.189

子宫主韧带 cardinal ligament of uterus 02.056

子宫转移性平滑肌瘤 uterine metastasizing leiomyoma 07.244

紫杉烷 taxane 08.188

*自采样 self-collected sample 04.074

自取样 self-collected sample 04.074

自杀基因治疗 suicide gene therapy 08.259

自体肿瘤细胞疫苗 autologous tumor vaccine, ATV 08.275

*TURP综合征 transurethral resection of prostate syndrome, TURP syndrome 05.407

总生存期 overall survival, OS 08.336

纵隔子宫 septate uterus, uterus septus 05.377

组织间近距离放射治疗 interstitial brachytherapy 08.213

*组织间照射 interstitial irradiation 08.213

组织性筛查 organizational screening 04.024

最大耐受剂量 maximum tolerable dose 08.226

最小耐受剂量 minimum tolerance dose 08.227

坐骨 ischium 02.107

坐骨海绵体肌 ischiocavernosus muscle 02.129

坐骨棘 ischial spine 02.108

坐尾肌 ischiococcygeus 02.139

（R-9824.31）

ISBN 978-7-03-073064-0

9 787030 730640 >

定价：168.00 元